中药化学成分分析技术与方法

主　编　罗永明　饶　毅
副主编　刘荣华　张　凌　彭　红　谢一辉
编　委（按姓氏笔画排序）

韦国兵　平欲辉　付辉政　刘亚丽　刘建群
刘荣华　李　斌　张　凌　张普照　陈　杰
邵　峰　罗永明　金　晨　饶　毅　徐向红
彭　红　舒积成　谢一辉　廖夫生　魏惠珍

科学出版社

北　京

内 容 简 介

中药的化学成分是中药防病治病的物质基础，对中药化学成分的定性、定量和结构分析研究，贯穿于中药研究、生产和应用的全过程，是中药质量评价、控制和应用的基础，是中药现代化的主要内容之一。本书以科学性与实用性相结合为原则，以中药的化学成分为核心，系统地介绍中药材、中药制剂、生物样品等不同来源样品中化学成分的分析技术与方法，阐明其定性分析、定量分析和结构分析的原理，规范实验操作技术，推广新技术和新方法的应用，为中药的研究、产品质量评价和生产过程质量控制等服务。

本书可供从事中药研究和开发、质量监督、生产管理的专业技术人员，相关专业高校教师、高年级本科生、研究生及从事相关研究的技术人员学习参考。

图书在版编目（CIP）数据

中药化学成分分析技术与方法 / 罗永明，饶毅主编. —北京：科学出版社，2018.1
  ISBN 978-7-03-056311-8

Ⅰ. ①中… Ⅱ. ①罗… ②饶… Ⅲ. ①中药化学成分–化学分析 Ⅳ. ①R284.1

中国版本图书馆 CIP 数据核字（2018）第 007092 号

责任编辑：王 超　胡治国 / 责任校对：郭瑞芝
责任印制：徐晓晨 / 封面设计：陈 敬

科 学 出 版 社 出版
北京东黄城根北街 16 号
邮政编码：100717
http://www.sciencep.com

北京凌奇印刷有限责任公司 印刷
科学出版社发行　各地新华书店经销
*
2018 年 1 月第 一 版　　开本：787×1092　1/16
2021 年 3 月第 四 次印刷　　印张：20 1/2
字数：502 000
定价：168.00 元
（如有印装质量问题，我社负责调换）

前　言

中药是中华民族宝贵的文化遗产，为民族的生存和繁衍发挥了巨大的作用，至今仍是我国医疗卫生体系的重要组成部分，为保障人民的身体健康做出重大的贡献。进入 21 世纪以来，回归自然成为新的世界潮流，中药再次焕发出强大的生命力，尤其是我国科学家屠呦呦从中药中发现青蒿素而荣获诺贝尔生理学或医学奖，使中药的现代化研究引起了国内外的广泛关注。

中药的化学成分是中药防病治病的物质基础，因此，对中药化学成分的研究，包括化学成分提取分离、定性定量分析、活性评价、制剂开发等成为中药现代化研究的核心、产业化生产的关键和国际化发展的基础。其中对中药化学成分的分析不仅是中药研究的主要领域，也是中药质量标准的重要内容，贯穿于中药研究、生产和应用的全过程。

中药大多来源于药用植物和动物，其化学成分十分复杂，具有种类繁多、结构和含量差别大、理化性质迥异等特点。致使中药化学成分的分析工作十分艰难而复杂，需要较先进的技术方法和设备。随着中药现代化的发展，中药化学成分分析的新技术、新方法层出不穷，如各种现代色谱法、波谱法及联用技术等。这些新技术与设备具有灵敏、准确和快速等诸多优点而被广泛应用，迅速普及。为了总结中药化学成分的分析方法、规范实验操作技术、介绍新技术的应用，我们编写了本书，为推动中药化学成分的分析技术的发展、培养相关专业技术人才、促进中药的现代化尽一点绵薄之力。

本书是根据作者多年从事科研和生产工作的实践，在收集、查阅大量中药化学成分分析的国内外文献的基础上编写而成。本书以中药的化学成分为核心，阐明中药中化学成分的定性分析、定量分析和结构分析的原理，全面介绍中药材、中药制剂、生物样品等不同来源样品中化学成分的分析技术与方法，规范实验操作技术，介绍新技术的应用，突出了科学性与实用性，为中药的研究、产品质量评价和生产过程质量控制等提供重要的参考。本书可供从事中药研究和开发、质量监督、生产管理的专业技术人员、相关专业高校教师、高年级本科生、研究生及从事相关研究的技术人员学习参考。

在本书编写过程中，编者参考了有关同行专家的科研成果和文献资料，在此表示特别感谢。由于中药化学成分分析技术的不断迅速发展，以及编者水平有限，书中存在不妥之处在所难免，敬请各位专家及读者批评指正，以利于今后改进提高。

编　者

2017 年 12 月

目　　录

第一章 绪 论

第一节 概 述

中药是中华民族几千年文明的结晶，其悠久的应用历史、确切的疗效和丰富的资源，形成了独特的理论和生产应用体系，为中华民族的健康与繁衍做出了不可磨灭的贡献。在长期开发和应用中药的历史中，了解药物的作用和作用物质、评价药物的性质贯穿于整个过程中。其方法经历了体验、辨析、检测三个阶段。体验是古代人民群众在寻食过程中，对食物、毒物与药物进行尝试的方法，是药物发现和积累的初级阶段，《淮南子》一书中就记载了"神农尝百草，一日遇七十二毒"的传说。该方法除了发现和积累了药性等与临床相关的经验知识以外，主要是从药材的角度发现和确定中药品种，产生了一系列的本草学著作，出现了"道地药材"的概念。辨析是主要基于生物物种的遗传性，根据药材的外观性状（形、色、气、味），直接利用人体感官，即用看、摸、闻、尝等方法，必要时加用水试与火试法来辨别药物和解析其特点。辨形如人参、牛膝等；辨色如丹参、黄连、紫草、青蒿等；辨气味如木香、败酱、甘草、苦瓜、酸枣、细辛等。此时中药研究的著作不仅有文字记述，而且出现了药图，看图认药，一目了然。但该方法存在不同基源的药材偶然性的貌似而实异，或长期适应相同环境使其外形趋于近似，或个性特征专靠外形难以突出表现等不足。检测是在现代植物分类学、形态学、解剖学和中药化学等研究的基础上，应用物理和化学等现代分析技术对中药中化学成分进行分析测定，用定性定量等数据来科学表征中药的有效性内涵和特点，其结果的准确性不断提高，成为现代中药研究的主流方法，是《中华人民共和国药典》（以下简称《中国药典》）等中药质量标准的主要内容。

中药化学成分分析是以中医药基本理论为指导，运用现代科学技术特别是运用物理、化学的理论和方法分析研究中药的有效化学成分、标志性化学成分及毒性化学成分。根据这些成分的理化性质，对其进行定性、定量和结构分析，以阐明中药作用的物质基础，保证中药临床应用的安全、有效，也为新药的开发奠定基础。

一、中药化学成分分析的研究对象及特点

中药包括中药材、中药饮片和中成药，它们大多来源于天然界的动植物，其种类繁多，以植物来源为主。《神农本草经》收载药物365种，明代的《本草纲目》收载药物1892种，迄今记载中草药最全的《中华本草》收载达8980种。中药防病治病的药效物质基础是其中所含的化学成分。中药的化学成分十分复杂，一种中药具有多方面的药效，通常含有多种有效成分，且发挥某一方面的药效通常与一种以上的有效成分有关。中药中既有具生物活性、起防病治病作用的有效成分如青蒿素、麻黄碱、利血平等，又有不具生物活性、不能起防病治病的无效成分如普通的蛋白质、碳水化合物、油脂等。此外，在中药的生产制备和储藏等环节还可能引入一些无治疗作用、影响中药稳定性和疗效甚至对人体有害的物质或化学成分（杂质）。这些都是进行中药化学成分分析研究的主要对象。因此，中药化学成分的分析是一项十分艰巨而细致的工作。

中药的化学成分种类繁多、结构和含量差别大、理化性质迥异。它既包括组成生物体的化学物质，又包括生物体新陈代谢过程中的一系列产物，以及生命活动的作用物质。一种中药常含多种类型的化学成分，而这些化学成分正是中药具有多方面功效和生物活性的物质基础。它们的存在与否及含量的高低决定着中药的质量和疗效，这些化学成分在植物体内有如下特点。

（一）化学成分种类多样性

中药的化学成分数量繁多，结构复杂。有效成分通常是次生代谢产物如生物碱、萜类、黄酮、香豆素、醌类、有机酸、氨基酸和各种苷类化合物等，而中药中糖类、蛋白质、脂类、叶绿素、树脂、树胶、鞣质和无机盐等化学成分一般被认为是无效成分或杂质。中药中复杂的化学成分构成了其多方面临床功效或多种药理作用的物质基础，一种中药往往含有结构、性质不尽相同的多种有效成分。例如，中药麻黄中含有麻黄碱、伪麻黄碱等多种生物碱，以及挥发油、鞣质、纤维素、叶绿素、草酸钙等化学成分，其中麻黄碱、伪麻黄碱具平喘、解痉的作用，麻黄挥发油有抗病毒作用，挥发油中的松油醇能降低小鼠体温，具有发汗散寒的作用。因而麻黄碱、伪麻黄碱、松油醇被认为是麻黄中具有不同药理作用的有效成分，而鞣质、纤维素、叶绿素等一般被认为是无效成分。又如，中药甘草中含有甘草酸等多种皂苷及黄酮类、淀粉、纤维素、草酸钙等化学成分。其中甘草酸具有抗炎、抗过敏、治疗胃溃疡的作用，被认为是甘草中的代表性有效成分。而淀粉、树脂、叶绿素等一般被认为是无效成分或者杂质。由于存在多种结构和性质都不同的有效成分，且和大量杂质共存，故增加了分析的难度。因此，通常使用各种分离手段，分离富集有效成分，尽量除去干扰成分，才能得到准确的分析结果。

（二）化学成分数量的复杂性

1. 中药化学成分数量多　一种中药不仅含有多种结构类型的化学成分，而且每一种结构类型的化学成分的数目也是很多的。一种中药中所含化学成分数量有数十种甚至数百种之多，如石菖蒲挥发油中含有 30 余种化学成分，茶叶挥发油中含有 150 余种化学成分。中药人参中含有三萜、多糖、炔醇、挥发油、甾体、黄酮、氨基酸、多肽、有机酸、微量元素等多类化学成分，仅含有的三萜类化学成分就有人参皂苷 Ro、Ra$_1$、Ra$_2$、Rb$_1$、Rb$_2$、Rb$_3$、Rc、Rd、Re、Rf、Rg$_1$、Rg$_2$、Rg$_3$、Rh$_1$、Rh$_2$ 及 Rh$_3$ 等 30 余种。这些结构和性质都相近的有效成分的分离难度较高，需要较高的分离技巧和细致认真的工作。

2. 中药有效成分含量低　中药的有效化学成分往往是生物体内的二次代谢产物，其结构复杂，数量繁多，有效成分的含量通常都较低，多则百分之几，少则千万分之几甚至更少。例如，云南红豆杉中所含的抗癌有效成分紫杉醇主要存在于树皮中，含量仅为 0.01%～0.08%。

（三）化学成分含量可变性

中药中有效成分的数量和含量可因植物器官不同有较大的差异，如槐花、黄柏皮、川芎根茎、马钱种子等是含有效成分较多的部位。有效成分的含量还与植物生长的环境条件（海拔高度、气温、土质、雨量、光照等）、生长年限、采收季节等、加工方法、储存条件等多种因素有较大的关系。例如，曼陀罗叶中的有效成分生物碱的含量可因日光的照射而提高，而毛地黄叶片被日光照射后，其有效成分强心苷的含量反而下降。麻黄在雨季有效成分生物碱含量急剧下降，在干燥季节则上升到最高值。含挥发油的植物，在充足的阳光和气温较高的地带生长时，挥发油含量增高，雨季含油量下降。薄荷在干燥的秋季叶片开始黄时，挥发油中薄荷脑含量最高。麻黄中平喘、发汗的有效成分麻黄碱在春季含量较低，八、九月含量最高。因此，分析前需要总结前人经验，对各种因素进行分析调研，规范药材的产地、采收时间和加工方法等，保证分析结果的有效、稳定。

此外，中药所含杂质较多。例如，土壤污染、加工过程污染常常导致中药中农药残留量和重金属含量过高；储藏、运输不当易造成微生物污染或异物污染等，也会增加中药化学成分的复杂性。因此，对中药化学成分进行分析研究是一项复杂而艰巨的任务，分析时必须注意选择代表性强的样品，以及先进的高灵敏度的分析仪器和合理的检测方法，使检测过程具有较好的可操作性，分析结果具有重现性。

二、中药化学成分分析的内容和方法

中药化学成分分析的主要内容包括中药化学成分的定性分析、定量分析和结构分析。

（一）定性分析

中药化学成分的定性分析是应用微量、简便、快速、可靠的方法，以确定中药所含有的或从中药中分离的化学成分属于哪一类化合物或哪一种化合物。对中药中某一特异性的化学成分的定性分析结果往往可以辨别药材的真伪优劣。定性分析的方法主要有以下几种。

1. 化学分析法 是利用化学成分与某些特定试剂发生反应，产生特殊的颜色或沉淀，以此进行分析鉴别。一般是取少量中药干粉、切片或经初步提取分离后的样品，选择专属性强的化学反应，大多是在试管中进行试验，也可在薄层板或滤纸上进行。化学分析法所用装置简单，操作简便，但其灵敏度低，专属性不强，对中药粉末或粗提物等混合物分析时，由于其他化学成分的干扰而容易出现假阳性或假阴性反应。因此一般试验结果只是一个初步判断，尚需进一步提纯后进行鉴定，才能最后确证。

2. 色谱分析法 主要利用色谱的分离作用，将中药中复杂的化学成分的混合物先进行分离，然后以显色试剂显色或以对照品为参照比对进行中药化学成分定性的分析技术。色谱分析法有着分离、分析鉴定双重优势，具有高效、快速、灵敏、样品用量少、自动化程度高等优点，是多组分混合物最重要的分离分析方法。目前广泛应用于中药化学成分定性分析有薄层色谱法（thin layer chromatography，TLC）、纸色谱法（paper chromatography，PC）、气相色谱法（gas chromatography，GC）、高效液相色谱法（high performance liquid chromatography，HPLC）等，其中以薄层色谱法最常用。

3. 波谱分析法 是选择某一波段波长的光，通过中药的粉末或提取液，测定中药化学成分对光的吸收并记录其吸收光谱。对中药化学成分进行定性分析，常用的光谱分析法有紫外-可见分光光度法（ultraviolet-visible spectrophotometry，UV-Vis）、红外分光光度法、荧光分光光度法等。波谱分析法具有简便、快速、灵敏、准确等特点，但也有专属性不强、有些化合物没有吸收而限制应用等缺点。

4. 色谱-波谱联用 是将色谱法（chromatography）与质谱法（mass spectrometry，MS）

或其他波谱法联用的方法，该方法结合了色谱的高效分离与波谱的定性鉴定优势对中药进行多成分分析，特别适合对成分复杂的中药化学成分的分析，是解决复杂混合物中未知物定性分析的最有效的技术。常用的有气相色谱–质谱联用（gas chromatography-mass spectrometer，GC-MS）、液相色谱-质谱联用（liquid chromatography-mass spectrometer，LC-MS）、液相色谱-核磁共振谱联用（liquid chromatography-nuclear magnetic resonance system，LC-NMR）等方法。

（二）定量分析

中药作为临床使用的药物，不仅要求其含有有效成分，还要求其有效成分达到一定量才能确保疗效，所以中药中有效成分含量的多少与其质量的优劣有直接关系。另外，对其含有的毒性成分，必须严格控制含量或限度，才能确保临床用药的安全。因此，中药成分的定量分析是中药质量控制的核心，是中药化学成分分析的重点和难点。定性分析只是研究和判断药材的真伪，定量分析是通过测定中药中有效成分或指标成分的含量来判定中药质量的优劣。

常见的定量分析方法有化学分析法、紫外-可见分光光度法、原子吸收分光光度法、TLC 法、GC 法、HPLC 法、高效毛细管电泳法等。目前应用最为广泛的是 HPLC 法，它具有快速、分离效能高、适用面广等优势。

（三）结构分析

中药的作用与其中含有的化学成分的组成和结构直接相关，化学成分的结构是导致生物活性的根本原因，是中药有效的科学本质。同时化学成分的结构分析也是定性、定量分析等工作的重要基础。中药化学成分结构分析方法主要是紫外光谱、红外光谱、核磁共振谱和质谱等波谱技术。波谱技术有快速、灵敏、准确的优点，而且只需要很少量的样品，尤其是超导核磁共振技术的普及和质谱新技术的应用，使其灵敏度高、选择性强、用量少，以及快速、简便的优点得到了进一步发挥，大大加快了化学成分结构分析的速度并提高了准确性。但通常要将中药化学成分分离成单体才能进行结构分析。

三、中药化学成分分析的意义和作用

随着社会的发展，回归自然成为新的世界潮流，中医药再次焕发出强大的生命力，传统中医药正发挥着越来越大的作用。随着科学技术的发展和生活水平的提高，人们对中医药提出了越来越高的要求。中药的药效物质基础组成和结构清楚、作用明确、含量确切可控等是现代中药发展的主要目标。因此，在中医药理论的指导下，利用现代科学技术方法，围绕中药的有效成分或药效物质基础为核心，建立中药化学成分的定性、定量和结构分析方法，将是中药现代研究的关键内容，也是我国中医药相关科研工作者的努力目标和主要历史任务。研究和应用适合中药及其复方中化学成分的快速、准确、先进的分析新技术，对于中药的产业化、现代化、国际化发展具有十分重要的意义，其主要作用表现在如下方面。

（一）中药质量标准的重要内容

中药受品种、产地、栽培条件、采收季节、储存条件、加工方法等各种自然及人工条件的影响而产生变化，使中药材和中药制剂质量不稳定，最终可能导致临床疗效不稳定。因此，建立科学的中药质量标准对于保证临床用药的安全有效、提高中医药的国际地位、促进中药的现代化具有重要意义。中药质量标准必须在系统的中药化学成分分析研究基础上，制订与疗效相关、专属性强的定性定量指标，建立以中药的有效成分为核心的中药质量控制的指标体系和检测方法。在中药材和中成药的质量控制中，如果能确定其有效成分，则应以其有效成分为指标，建立定性鉴别和含量测定的方法，以此来控制质量。如果其有效成分还不清楚时，可以采用该主要化学成分或标志性化学成分为指标进行。另外，中药具有多成分、多功效的特点，还可建立多指标的中药质量的控制体系。尤其在中药复方制剂的质量控制中，应尽量选用组方中的君药、主要臣药及贵重药、毒剧药中的有效成分、有效部位作为检测的对象。例如，龟龄集胶囊由人参、鹿茸、海马等 20 味中药组成，其中人参是君药，也是贵重药，故选用人参的有效成分人参皂苷的苷元人参二醇和人参三醇作为鉴别对象，用薄层色谱法鉴别。如果中药制剂中的有效成分含量低，可选用有效部位来进行检测，如总黄酮、总生物碱、总皂苷等。现在越来越多地应用中药化学成分的检识反应、鉴别方法、各种色谱法及各种波谱法对中药材及其制剂进行定性鉴别和含量测定，并尽可能对其生产的全过程进行监控，提升了中药质量控制的技术水平，有效地保证了中药的质量，保障了临床用药的安全有效。

（二）中药现代化研究的核心

1. 阐明中药的药效物质基础，揭示中药防治疾病的原理 通过对中药化学成分的分析，尤其是对其中有效成分的定性、定量和结构研究，不仅可以阐明中药产生功效的物质基础，也为揭示中药防治疾病的原理提供了科学依据。例如，麻黄中化学成分分析研究证明，麻黄中的挥发油成分 α-松油醇是其发汗散寒的有效成分；其平喘的有效成分是麻黄碱和苯丙醇胺；而利水的有效成分则是伪麻黄碱。还可对中药的化学成分与中药药性之间关系的探讨，揭示中药药性的现代科学内涵。例如，研究发现，温热药附子、吴茱萸、细辛、丁香等都含有强心活性成分消旋去甲基乌药碱，陈皮、青皮中含有去氧肾上腺素，麻黄中含有麻黄碱，这三个化学成分与肾上腺素一样，都具有儿茶酚胺的类似结构，具有拟肾上腺素样的生物活性，其作用与热性药的药性基本一致，从而提出具有儿茶酚胺基本结构的中药成分为"热性"中药的物质基础。有些学者测定了一些中药有效成分在动物体内的含量分布情况，并与中药"归经"理论相联系，初步得出一些结果。川芎嗪是川芎的有效成分，川芎嗪在动物体内主要分布在肝脏和胆囊中，与川芎归肝、胆经相符。中药冰片是一单体物质，在动物体内可在很短的时间内穿过血脑屏障，在中枢神经内蓄积的时间较长，含量较高，这一结果与冰片的"开窍"作用相一致。

2. 促进中药复方配伍原理的现代研究 中药在临床上大多是以复方的形式应用。中药复方的配伍不是同类药物的简单累加，也不是不同药物的随机并列，而是根据病症的不同和治则的变化，按照中药配伍理论优化组合而成。中药通过配伍，可以提高和加强疗效，降低毒性和不良反应，适应复杂多变的病情，或改变药效。其根本原因是复方中各味中药有效成分的复合作用。当然，大多中药复方并不是单味药有效成分的简单加和，而可能存在着一种中药的有效成分与他种中药的有效成分之间产生物理或化学的相互作用，是通过各种化学成分种类和含量变化来实现的。

中药复方中各药味的配伍有可能出现的物理变化之一是溶解度的改变，从而改变有效成分的含量而对药效产生相应的影响。例如，很多含柴胡的方剂常配伍人参，经研究证明，柴胡的主要有效成分是柴胡皂苷 A、D 等，它们的水溶性较差，用水煎煮时溶出率较低。但与人参配伍后，因人参中的有效成分人参皂苷类有助溶作用，可使柴胡皂苷的溶出率有较大的提高，从而提高了临床疗效。甘草与甘遂配伍是中药"十八反"之一，在煎煮过程中，甘草中的有效成分甘草皂苷能增加甘遂的毒性成分甾萜类成分的溶出率，使其毒性增加。

中药复方中各药味的配伍产生化学变化的情况也比较多。含生物碱的中药与含大分子酸性成分的中药配伍时，往往会因他们之间产生难溶性物质而使生物碱在煎煮液中有效成分的含量降低。例如，黄连与吴茱萸配伍，煎煮液中来源于黄连的小檗碱含量较单味黄连液降低 37%，是小檗碱和吴茱萸中的黄酮类化合物生成沉淀而致。因此，对中药复方进行系统的有效成分的分析研究，是阐明中药复方配伍理论的重要途径。

3. 阐明中药炮制的机制 中药炮制是我国传统中医药学的一门独特的制药技术。很多中药在临床使用前都要经过炮制，以达到提高疗效，降低毒副作用等目的。通过中药化学成分的定性定量分析，研究中药炮制前后有效成分的变化，有助于揭示中药饮片炮制的机制，简化、规范炮制过程，控制炮制品的质量。例如，乌头为剧毒药，其毒性成分为乌头碱等双酯型生物碱。将乌头用蒸、煮等方法进行炮制，乌头碱等化合物的酯键水解，生成毒性较低的氨醇类生物碱如乌头原碱。制乌头的毒性大大降低，但仍保留了镇痛消炎的作用。

（三）创新药物研制的重要手段

1. 通过对中药化学成分的分析，配合药理活性研究，直接将有效成分研制出新药，如青蒿素、麻黄素、黄连素、阿托品、利血平、洋地黄毒苷等药物。这些药物疗效好、毒副作用小，在植物中含量较高，往往是临床的常用药物。

2. 有些有效成分在中药中含量少，或该天然资源有限、产量小、价格高，可以从其他植物中寻找其代用品，扩大药源，大量生产供临床使用。例如，黄连素是黄连中的有效成分，用量很大，用黄连来提取黄连素生产成本高。通过三颗针、黄柏、古山龙等植物中化学成分分析研究发现均有含量较高的黄连素，可作为生产黄连素的原料。

3. 改进中药新剂型。传统中药剂型主要是汤、膏、丹、丸、散，这些传统制剂已经不能适应现代医学防病治病的需要。要研制中药的新制剂和新剂型，提高临床疗效，就要在有效成分研究的基础上，去粗存精，去伪存真，以主要有效成分含量为指标，并根据其性质设计中药新剂型，以有效成分转移率等分析指标，制订合理可行的制剂工艺。用新技术加工成现代新剂型，研制符合"三效"（高效、速效、长效）、"三小"（剂量小、毒性小、不良反应小）、"三便"（储存、携带、服用方便）的新型中药，提高药物质量和临床疗效。

（四）中药生产的技术指南

中药化学成分分析是贯穿于中药的整个生产和应用过程，是药物质量控制的灵魂。从中药材栽培、采收、加工、炮制、制剂到应用，都离不开对中药的化学成分（尤其是有效成分和毒性成分）的分析监控，才能保证中药的质量，保障临床用药的安全有效。

第二节 中药化学成分的主要类型

一、糖类和苷类化合物

糖类化合物在植物中存在最广泛，常占植物干重的 80%～90%。糖类化合物包括单糖、寡糖（又称低聚糖）和多糖（又称多聚糖）及其衍生物。单糖分子都是带有多个羟基的醛类或酮类，为无色晶体，味甜，有吸湿性，极易溶于水，难溶于乙醇，不溶于乙醚等有机溶剂。常见的单糖有葡萄糖、半乳糖、鼠李糖、木糖、阿拉伯糖等。低聚糖指含有 2～9 个单糖分子脱水缩合而成的化合物，它们易溶于水，难溶于乙醚等有机溶剂，常见的有蔗糖、芸香糖、麦芽糖等。多聚糖是由 10 个以上的单糖基通过苷键连接而成的一类化合物，一般多糖常由几百甚至几万个单糖组成。多糖一般不溶于水，有的能溶于热水，生成胶体溶液，如纤维素、淀粉、菊糖、茯苓多糖、树胶、黏液质等。

苷类化合物是由糖或糖的衍生物与非糖物质（苷元）通过糖的端基碳原子连接而成的化合物，多能溶于水，可溶于甲醇、乙醇，难溶于乙醚。苷元大多难溶于水，易溶于有机溶剂。

二、醌类化合物

醌类化合物是一类具有醌式结构的化学成分，主要分为苯醌、萘醌、菲醌和蒽醌 4 种类型，小分子的苯醌、萘醌多以游离形式存在，蒽醌类除了游离形式存在外，还与糖结合成苷的形式存在。许多中药如大黄、虎杖、何首乌、决明子、芦荟、丹参、紫草中的有效成分都是醌类化合物。在中药中以蒽醌及其衍生物尤为重要。醌类化合物分子中多具有酚羟基，有一定酸性。游离醌类化合物多溶于乙醇、乙醚等有机溶剂，微溶或难溶于水。成苷后，易溶于甲醇、乙醇，可溶于热水。

信筒子醌　　　　胡桃醌　　　　大黄酸

三、苯丙素类化合物

苯丙素类化合物是一类含有一个或几个 C_6-C_3 单位的天然成分。这类成分有单独存在的，也有以 2 个、3 个、4 个甚至多个单位聚合存在的，母核上常连接有酚羟基、甲氧基、甲基、异戊烯基等助色官能团。常见的香豆素和木脂素属此类化合物。

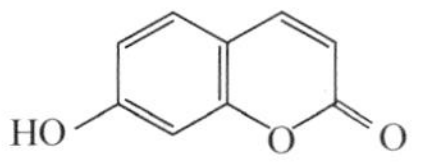

伞形花内酯 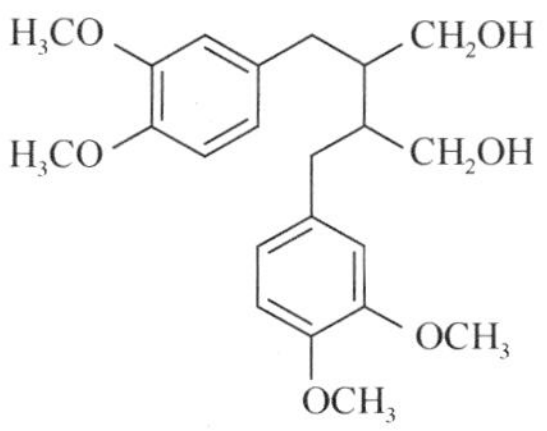   叶下珠脂素

1. 香豆素　为邻羟基桂皮酸内酯，具有苯骈 α-吡喃酮的母核。香豆素具芳香气味。游离香豆素溶于沸水、甲醇、乙醇和乙醚，香豆素苷类则溶于水、甲醇和乙醇。在碱性溶液中，内酯环水解开环，生成能溶于水的顺邻羟桂皮酸盐，加酸又环合为原来的内酯。

2. 木脂素　是由苯丙素氧化聚合而成的一类化合物，多数呈游离状态，只有少数与糖结合成苷而存在。木脂素分子中具有手性碳，故大多具有光学活性。游离的木脂素亲脂性较强，难溶于水，能溶于三氯甲烷、乙醚等有机溶剂。木脂素苷类水溶性增大。

四、黄酮类化合物

黄酮类化合物是以 2-苯基色原酮为母核而衍生的一类化学成分，具有 C_6-C_3-C_6 的基本碳架。天然的黄酮类化合物既有与糖结合成苷的，又有以苷元游离形式存在。其母核上常含有羟基、甲氧基、烃氧基、异戊烯氧基等取代基。黄酮类化合物多具有酚羟基，显酸性。游离黄酮类化合物易溶于甲醇、乙醇、乙酸乙酯等有机溶剂和稀碱溶液中。黄酮苷类化合物一般易溶于水、甲醇、乙醇等溶剂中，难溶或不溶于苯、三氯甲烷等有机溶剂中，糖链越长，则水溶性越大。花青素类化合物因以离子形式存在，具有盐的通性，故亲水性较强，水溶性较大。

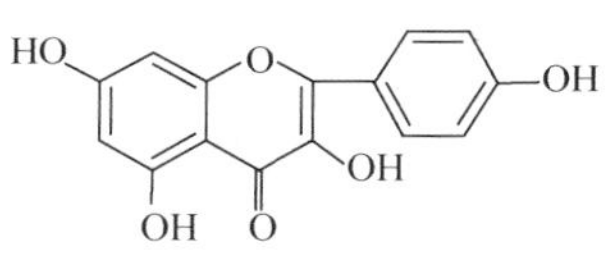

山奈酚 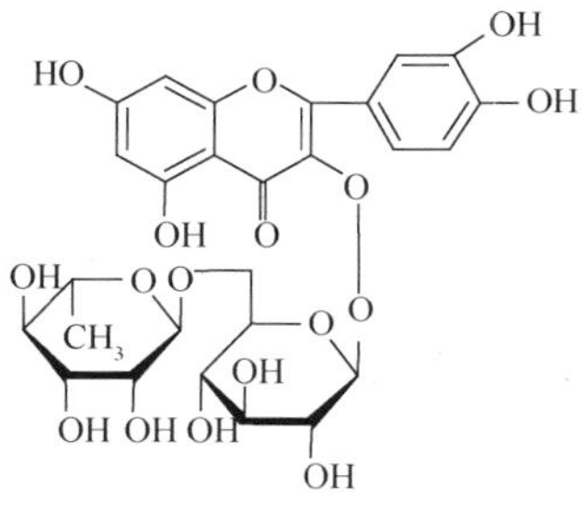   芦丁

五、鞣质类化合物

鞣质类化合物又称单宁或鞣酸，是存在于植物体内的一类结构比较复杂的多元酚类化合物，能与蛋白质结合形成不溶于水的沉淀。鞣质类化合物广泛存在于植物界，许多中药都含有鞣质类化合物。鞣质类化合物可分为可水解鞣质、缩合鞣质和复合鞣质三大类。可水解鞣质由于分子中具有酯键和苷键，在酸、碱、酶的作用下，可水解成小分子酚酸类化合物和糖或多元醇；缩合鞣质是由黄烷-3-醇或黄烷-3,4-二醇类通过 4,8-或 4,6-位以 C—C 缩合而成；复合鞣质则是由可水解鞣质部分与黄烷醇缩合而成的一类鞣质。鞣质大多为无定形粉末，能溶于水、乙醇、丙酮、乙酸乙酯等极性溶剂中，不溶于乙醚、三氯甲烷等有

机溶剂，可溶于乙醚和乙醇的混合溶液。

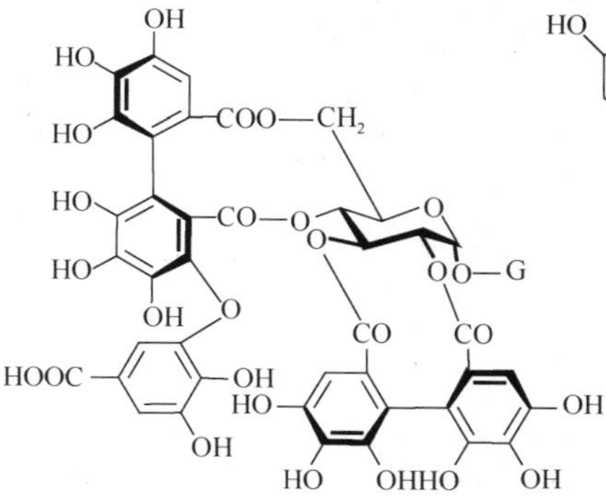

地榆素H-2 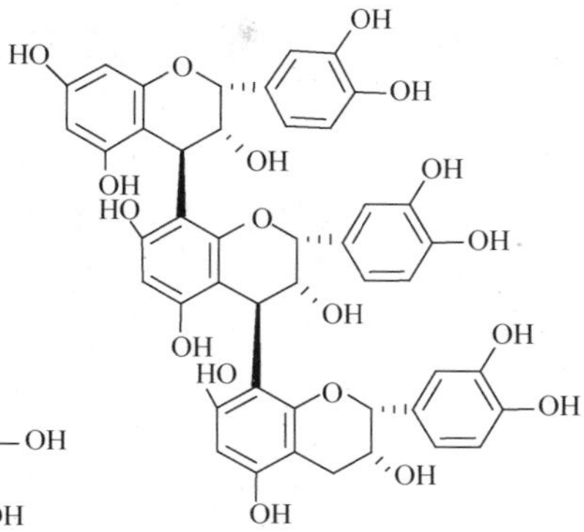 　　　　原花青定C-1

六、萜类化合物

萜类化合物是指由甲戊二羟酸衍生、分子式符合（C_5H_8）$_n$ 通式的衍生物。根据分子结构中异戊二烯单位的数目，分为单萜、倍半萜、二萜、三萜等（表 1-1）。萜类化合物多数是含氧衍生物，常形成醇、醛、酮、羧酸、酯及苷等衍生物。小分子的单萜、倍半萜多具有挥发性，是挥发油的主要成分。二萜和三萜多为结晶性固体。游离萜类化合物亲脂性强，易溶于有机溶剂，难溶于水。含内酯结构的萜类化合物能溶于碱水，酸化后又从水中析出。萜类化合物苷化后亲水性增强，能溶于热水、甲醇、乙醇等极性溶剂。

表 1-1　萜类化合物的分类及存在形式

类别	碳原子数	异戊二烯单位数（C_5H_8）$_n$	存在形式
半萜	5	1	植物叶
单萜	10	2	挥发油
倍半萜	15	3	挥发油
二萜	20	4	树脂、苦味素、植物醇、叶绿素
二倍半萜	25	5	海绵、植物病菌、昆虫代谢物
三萜	30	6	皂苷、树脂、植物乳汁
四萜	40	8	植物胡萝卜素
多萜	～（$7.5 \times 10^3 \sim 3 \times 10^5$）	>8	橡胶、硬橡胶

七、挥发油类化合物

挥发油类化合物又称精油，是存在于植物中的一类具有芳香气味、可随水蒸气蒸馏出来而又与水不相混溶的挥发性油状成分的总称。挥发油类化合物为混合物，其组分较为复杂，常由数十种到数百种化学成分组成，主要有萜类化合物、芳香族化合物和脂肪族化合物。其中萜类化合物在挥发油中所占比例最大，主要是由单萜、倍半萜及其含氧衍生物组成。

八、甾体类化合物

甾体类化合物是一类结构中具有环戊烷骈多氢菲甾核的化合物，是天然界广泛存在的一类化学成分，种类很多，生物活性不同，包括植物甾醇、胆汁酸、C_{21}甾类、昆虫变态激素、强心苷等（表1-2）。游离的甾体化合物通常是亲脂性的，能溶于乙醚、三氯甲烷等亲脂性溶剂，不溶于水。而苷化后有较强的亲水性，可溶于水，易溶于热水、稀醇，不溶于乙醚等有机溶剂。

表 1-2　甾体化合物的分类及结构特点

名称	A/B	B/C	C/D	C_{17}-取代基
强心苷	顺、反	反	顺	不饱和内酯环
甾体皂苷	顺、反	反	反	含氧螺杂环
C_{21}甾类	反	反	顺	C_2H_5
胆甾酸	顺	反	反	戊酸
植物甾醇	顺、反	反	反	8～10个碳的脂肪烃
植物蜕皮素	顺	反	反	8～10个碳的脂肪烃

九、皂苷类化合物

皂苷类化合物按其皂苷元的不同，大致可分为三萜皂苷和甾体皂苷两大类。

1. 三萜皂苷　是由三萜类化合物与糖类化合物结合而成的。一些常用的中药如人参、黄芪、三七、甘草、桔梗、党参、远志、柴胡等均含有三萜皂苷，三萜皂苷中往往含有羧基而称为酸性皂苷，如甘草皂苷也称为甘草酸。

2. 甾体皂苷　是由螺甾烷类化合物与糖类化合物结合而成的。其中苷元由 27 个碳原子组成，一般不含有羧基呈中性，故称为中性皂苷，如薯蓣皂苷等。中药麦冬、知母、薯蓣、穿山龙、重楼、薤白、百合、玉竹等均富含甾体皂苷。

皂苷类化合物具有显著而广泛的生理活性，如具有改善冠状动脉循环、缓解心绞痛、改善心肌缺血、降血糖、降胆固醇、抗癌、抗菌、免疫调节等许多生物活性。另外，有些皂苷类化合物具有溶血作用。

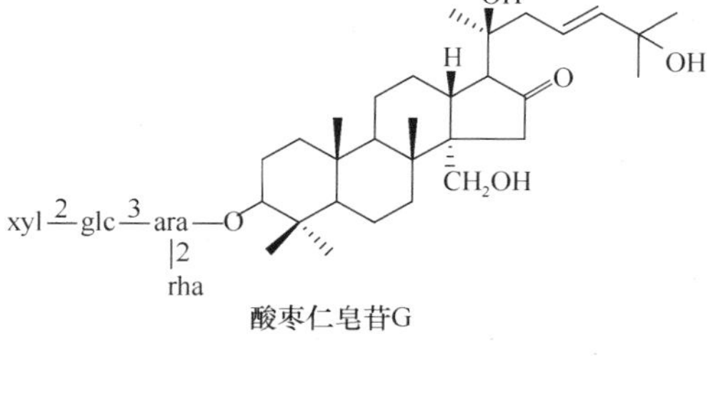

酸枣仁皂苷G

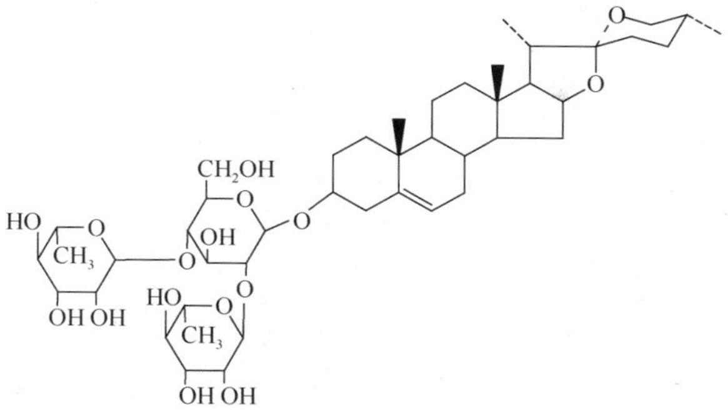

薯蓣皂苷

皂苷类分子较大，多数结合低聚糖，所以极性较大，一般可溶于水，易溶于热水、稀醇、含水丁醇或戊醇。

十、生　物　碱

生物碱是指存在于植物或动物体内的一类含氮有机化合物，大多数有较复杂的环状结构，氮原子常结合在环内，多呈碱性，可与酸成盐，多具有显著而特殊的生物活性。在植物体内，大多数生物碱呈碱性，与有机酸（如酒石酸和草酸等）结合成生物碱盐，少数生物碱与无机酸（硫酸和盐酸等）成盐，还有的生物碱呈游离状态，极少数生物碱以酯、苷和氮氧化物的形式存在。游离型的生物碱亲脂性较强，一般难溶或不溶于水，可溶于亲脂性的有机溶剂，如氯仿、乙醚、丙酮、乙醇等；但生物碱的盐类大多溶于水；有些小分子的生物碱如麻黄碱、秋水仙碱既能溶于水，又可以溶于有机溶剂；一些酚性生物碱既可溶于酸水，又能溶于氢氧化钠等碱水；季铵型生物碱由于能够离子化，亲水性较强可溶于水。

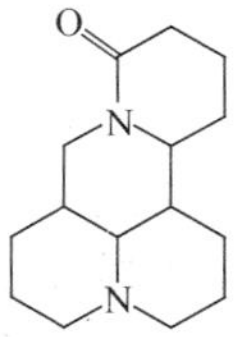

苦参碱 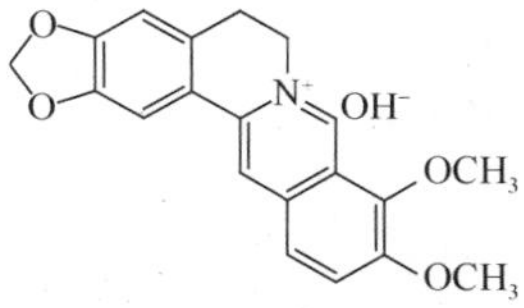　　　　　　小檗碱 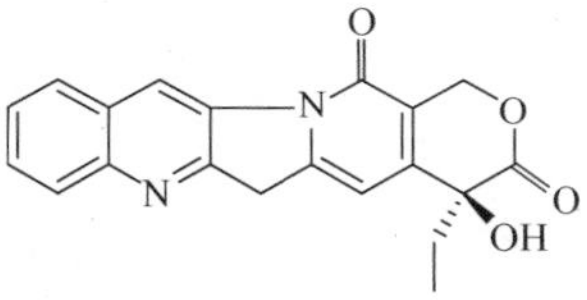　　　　　　喜树碱

十一、有　机　酸

有机酸是分子中含有羧基（不包括氨基酸）的一类酸性有机化合物，普遍存在于植物界，尤其在果实中分布较多。有机酸在植物体中除少数以游离状态存在外，一般都与钾、钠、钙、镁等金属离子或生物碱结合成盐。常见植物中的有机酸有三类。

1. 脂肪族有机酸　有一元、二元、多元羧酸，如酒石酸、草酸、苹果酸、柠檬酸、抗坏血酸等。

2. 芳香族有机酸　以苯丙素类型较多，如桂皮酸、咖啡酸、阿魏酸、绿原酸、当归酸等。

3. 萜类有机酸　大多属于三萜类，如甘草次酸、齐墩果酸、熊果酸等。

一般低级的脂肪酸易溶于水、乙醇等，难溶于有机溶剂，高级脂肪酸及芳香酸较易溶于有机溶剂而难溶于水。有机酸盐一般溶于水而难溶于有机溶剂。

十二、植物色素

植物色素是指普遍分布于植物界的有色物质，如叶绿素类、叶黄素类、胡萝卜素类、黄酮类、醌类化合物等。

叶绿素是绿色植物进行光合作用的色素。由植物中分离得的叶绿素约有 10 种。叶绿素的基本骨架是由四个吡咯以四个次甲基连接成环状称为卟啉类型的结构。叶绿素中有两个羧基，其中一个是和甲醇酯化，而另一个是和植物醇酯化。叶绿素相对分子质量较大，极性较小，不溶于水，难溶于甲醇，可溶于石油醚，易溶于乙醚、氯仿、热乙醇等。通常情况下叶绿素是要作为杂质除去。

	R	R′
叶绿素a	CH₃	CH=CH₂
叶绿素b	CHO	CH=CH₂
叶绿素d	CH₃	CHO

	R
叶绿素c	CH=CH₂

十三、氨基酸、蛋白质和酶

分子中含有氨基和羧基的化合物称为氨基酸，构成生物有机体蛋白质的氨基酸大多是 α-氨基酸。氨基酸一般易溶于水，难溶于有机溶剂。氨基酸在等电点时，在水中的溶解度最小，因此，可利用调节等电点的方法对氨基酸类化合物进行分离。蛋白质是由 α-氨基酸通过肽链结合而成的一类高分子化合物，由于组成蛋白质的氨基酸种类不同和空间构型不同形成多种蛋白质。蛋白质大多能溶于水成胶体溶液。高温、强酸、强碱和浓醇等因素可导致蛋白质变性。酶是生物体内具有催化能力的蛋白质，它的催化作用具有专一性，通常一种酶只能催化某一种特定的反应，如蛋白酶只能催化蛋白质分解成氨基酸，脂肪酶只能水解脂肪成为脂肪酸和甘油。

十四、油 脂 和 蜡

油脂和蜡统称为脂类，动物油脂多存在于脂肪组织中，植物油脂主要存在于种子中，约88%以上高等植物的种子含有油脂。通常将常温下呈液态的油脂称为脂肪油，呈固态或半固态的油脂称为脂肪。油脂大多为高级脂肪酸的甘油酯。

高级脂肪酸大部分为直链结构，脂肪中多为饱和脂肪酸，如月桂酸、棕榈酸等；而脂肪油中多为不饱和脂肪酸，如亚油酸、亚麻酸、花生四烯酸、二十碳五烯酸（EPA）和二十二碳六烯酸（DHA）等，这些不饱和脂肪酸为人体必需脂肪酸。油脂比水轻，易被皂化，不溶于水，易溶于石油醚、苯、氯仿、乙醚、丙酮和热乙醇中。

蜡为高级脂肪酸与高级一元醇（$C_{24} \sim C_{36}$）结合成的脂类，植物蜡多存在于茎、叶、果实的表面，药用蜡多为动物蜡，如蜂蜡、虫白蜡、鲸蜡等。蜡常温下为固体，性质较脂肪稳定，不溶于水，也不易被碱水皂化。

十五、无 机 成 分

植物中的无机成分主要是钾盐、钙盐及镁盐。它们以无机盐或者与有机物结合存在，也有的成为特殊的结晶形式存在，如草酸钙结晶等。在一些中药中，无机离子与生物活性和疗效有一定关系。

第三节　中药化学成分分析技术与方法的发展趋势

随着中药现代化、产业化和国际化进程的不断推进，人们对中药的认识不断加深，中药及其相关产品在国内外得到越来越广泛的应用，促进了中药质量控制体系的构建，中药化学成分的分析技术与方法得到不断提升和完善。但中药化学成分的复杂性使得其分析评价仍是中药现代化研究的重点和难点，研究和应用适合中药及其复方中化学成分的快速、准确、先进的分析新技术和新方法仍是中药研究的热门领域。近年来呈现如下发展趋势。

1. 分析方法朝着仪器化、自动化、快速和微量的方向发展　由于中药化学成分的复杂性，传统的分析检测方法难以客观准确地分析测定。现代仪器分析技术方法具有自动化程度高、快速和微量的特点，通常集成了分离、分析及计算机技术，更适合中药中复杂组分的化学成分分析测定，并可以提供丰富而准确的定性定量信息。采用分离能力强、灵敏度高、稳定性好的分析仪器已成为趋势，目前，高效液相色谱、气相色谱、高效毛细管电泳、超临界流体色谱已成为中药化学成分分析的常规手段。几种功能不同仪器的联用技术将会更加普及，成为中药化学成分分析的有力工具。色谱-质谱联用可以将色谱仪器的快速、高效分离能力和质谱的高灵敏度分析能力有效结合，实现对复杂混合物的分析，在中药化学成分分析领域中发挥越来越重要的作用。液相色谱-核磁共振联用技术将高分离性能和强大的结构确证能力仪器有效结合，也开始应用。其他一些联用技术，如生物色谱-质谱、薄层色谱-生物自显影技术不但可以提供化学成分的定性定量信息，而且还在线显示各化学成分体外活性信息，有助于中药有效成分的研究。

2. 分析指标向多成分或整体性分析方向发展　中药具有多成分、多功效的特点，传统的分析方法仅测定中药所含有的 $1 \sim 2$ 种有效成分（或指标成分）往往具有很大的片面性，很难反映中药有效性内涵的全貌和正确评价中药复杂的化学成分体系。因此，符合中药作用特点的多指标成分的定性定量分析方法成为中药化学成分分析发展的方向。通过选择代表不同药效特征的多个指标成分进行分析测定，能更全面反映中药内在质量。例如，三黄片测定大黄素、大黄酚、盐酸小檗碱、黄芩苷含量；双黄连系列品种测定黄芩苷、绿原酸、连翘苷含量；清开灵系列品种测定胆酸、栀子苷、黄芩苷含量等。对于对照品难以获得或检测成本较高的样品，也可以采用"一测多评法"进行分析，即建立化学成分间的相对校正因子，用一个对照品同时测定中药中多个化学成分的含量。为了更好地分析评价中药，分析指标整体性技术发展趋势明显，如指纹图谱/特征图谱技术等。中药化学成分色谱指纹图谱是目前应用最为广泛的分析模式，它既反映中药化学成分群的整体特征，又符合中医药整体性特点，中药指纹图谱能提供更丰富的信息，能更客观、更有效地控制中药的内在质量，保证中药产品质量的一致性和稳定性，其方法已经日趋成熟，已应用到法定药品标准中。随着色谱技术的发展和仪器性能的提高，指纹图谱技术也在不断地发展，产生了多维多息指纹图谱、多波长指纹图谱、指纹图谱融合技术、2D 指纹图谱、在线指纹图谱等新技术方法。

3. 重视分析指标和方法的专属性　由于许多中药的化学成分研究基础较薄弱，其有效成分的研究甚至是空白。这些中药的质量评价等通常是采用所谓指标成分来进行分析，但显然不够科学。例如，中药山茱萸原来采用的指标成分是熊果酸，但熊果酸不是山茱萸的专属成分，许多中药如山楂、地榆、车前草等中都含有此化学成分。如今采用马钱苷为分析指标，专属性更强，使得分析结果更加科学、合理。又如，何首乌的指标成分原来是大黄素，现在采用与其药效相关，且有高度专属性的二苯乙烯苷为分析指标。另外，有些化学显色、沉淀反应和光谱鉴别方法的专属性差，正在逐步被专属性较强的 TLC、MS 及 DNA 分子鉴定等现代分析技术所取代。

4. 化学成分的分析深入到体内　过去人们对于药物的认识往往局限于药物本身，建立了药物中化学成分的分析评价体系来反映和控制药品质量。而对于药物进入体内后化学成分的变化情况很少被关注。随着临床药理学、药物代谢动力学等新学科的兴起，使人们认识到药物进入体内后化学成分的变化情况的重要性，使中药体内化学成分分析成为中药研究和质量控制未来发展趋势。通过现代分析手段来了解中药化学成分在生物体内数量与质量的变化，获得药物代谢动力学的各种参数、代谢方式、代谢途径及代谢产物等信息，从而促进新药的研制生产、药物临床试验、药物作用机制的探讨、药物质量的评价和产品的改进等。

5. 生产过程的在线检测质控模式　中药化学成分分析的重要目的是保障中药产品的质量，而过去对中药质量控制主要集中在中药材、中药饮片和最终产品的质量控制上，忽略了其生产过程的质量控制，而生产过程却是最能影响中药产品质量的主要环节。因此，实施生产过程的规范化管理及实时在线检测对于保证中药产品的质量具有重要的意义。同时，中药生产过程自动化程度较高，在线分析方法必须适应高速连续化的生产特点，建立快速、无损的在线分析方法，对生产线上的中间体及成品进行快速的质量分析评价，保证生产过程中工艺的可控性、产品的稳定性。当前应用的方法主要有近红外光谱(near infrared spectroscopy，NIRS)、太赫兹技术等。

第二章　样品前处理方法

第一节　概　　述

中药来自于天然界的植物、动物、矿物或其加工品，包括中药材、中药饮片和中成药 3 种药用形式。药材形态各异，化学成分复杂。除极个别是单体化合物外，绝大部分是化学成分十分复杂的混合物。它既包括组成生物体的化学物质，又包括生物体新陈代谢过程中的一系列产物，以及生命活动的作用物质。进行中药化学成分分析时，中药样品的干扰成分多，影响分析结果的准确性。对中药化学成分进行分析研究时，大多需经一定的前处理制成较纯净的供试样品溶液，才可进行分析测定。同时，各种分析技术与方法对样品的形态、纯度等是有严格要求的，符合其要求才能得到准确的分析结果。因此，对含有复杂化学成分的中药进行合适的前处理并制备符合要求的供试样品至关重要。另外，样品前处理在分析中药化学成分过程中是一个既耗时又极易引入误差的步骤，样品处理得恰当与否直接影响分析的最终结果。

中药通过前处理制备供试样品是中药化学成分分析需解决的首要问题，是分析研究过程中非常重要的步骤，其主要作用有如下几点。

（1）将被测化学成分有效地从样品中释放出来，并制成便于分析测定的状态。

（2）尽可能地除去杂质，使被测化学成分的纯度提高，以提高分析方法的准确度和重现性。

（3）富集被测化学成分，以测定低含量的被测成分。

（4）通过被测化学成分进行衍生化，提高分析检测的灵敏度和选择性。

（5）使供试样品符合所选定分析检测方法的技术要求。

中药化学成分分析样品的制备一般包括取样、粉碎、提取、分离纯化（精制）、浓缩和衍生化等步骤。在制备过程中可根据被测化学成分的性质、分析目的、分析方法及干扰成分的特性等条件来进行选择。选择的原则是最大限度地保留被测化学成分，除去干扰化学成分，浓缩被测定化学成分至高于分析方法最小检测限所需浓度。样品前处理前必须了解样品的来源，明确分析目的，科学地选择样品制备方法。在样品制备过程还必须注意：①制备过程中避免化学成分发生化学变化；②要防止和避免对欲测定化学成分的污染；③尽可能减少无关化合物引入处理过程；④尽可能简单易行。

第二节　取　　样

取样是中药化学成分分析的一个重要环节，它直接影响分析的结果。正确的取样可保证分析样品的代表性、均匀性和合理性，所取样品能代表中药整个批次的情况。否则将直接影响分析结果的准确性。因此，必须重视取样操作。

中药的形式较多，既有中药材，又有饮片、提取物和制剂。从物理状态上分，有固体、半流体、液体及气体，即使是固体也有粉末状和颗粒状等形态上的不同。这就要求取样时应分别对待，还要根据分析目的合理取样。其中尤以定量分析测定对取样的要求最为严格，要真正体现均匀性和代表性，并且所抽检的样品量要足够多。各类中药样品的取样方法有如下几种。

（一）中药材和饮片的取样

（1）从同批药材和饮片包件中抽取分析用样品的原则：

1）总包件数不足 5 件的，逐件取样。

2）总包件数为 5～99 件的，随机抽取 5 件取样。

3）总包件数为 100～1000 件的，按 5% 比例取样。

4）超过 1000 件的，超过部分按 1% 比例取样。

5）贵重药材和饮片，不论多少均逐件取样。

（2）每一包件至少在 2～3 个不同部位各取样品 1 份；包件大的应从 10cm 以下的深处在不同部位分别抽取；对破碎的、粉末状的或大小在 1cm 以下的药材和饮片，可用采样器（探子）抽取样品；对包件较大或个体较大的药材，可根据实际情况抽取有代表性的样品。每一包件的取样量一般按下列规定。

1）一般药材和饮片抽取 100～500g。

2）粉末状药材和饮片抽取 25～50g。

3）贵重药材和饮片抽取 5～10g。

（3）将所抽取样品混合，即为抽取样品总量。若抽取样品总量超过分析检验用量数倍时，可按四分法再取样，即将所有样品摊成正方形，依对角线划"×"，使分为四等份，取用对角两份；再如上操作，反复数次，直至最后剩余量能满足供分析用样品量。

（4）最终抽取的供分析用样品量，一般不得少于实验所需用量的 3 倍，即 1/3 供分析用，1/3 供复核用，其余 1/3 则留样保存。

（二）中药提取物的取样

1. 固体或者半固体提取物　将抽样单元表面拭净后移至洁净取样室，用洁净干燥的抽样棒等适宜取样工具，从确定的抽样单元内抽取单元样品。一般应当从上、中、下、前、后、左、右等不同部位取样，但不一定从同一抽样单元的不同部位取样，而可在不同抽样单元的不同部位取样。

2. 液体提取物　将抽样单元表面拭净后移至洁净取样室，先将液体混匀，再用洁净干燥的吸管等适宜取样工具，从确定的抽样单元内抽取单元样品。有结晶析出的液体，应当在不影响药品质量的情况下，使结晶溶解并混匀后取样。对非均质液体提取物，应当在充分混匀后迅速取样。

（三）中药制剂的取样

中药制剂以完整的最小包装作为抽样对象，从确定的抽样单元内抽取样品。固体制剂一般应从每个包装的四角及中间五处抽样，袋装药品可以从袋中间垂直插入，所抽取的样品混合均匀后再取样检验、分析。储存于大容器内的液体药物，要从上、中、下不同部位分别抽取部分样品，充分混匀，即具有代表性的样品。

1. 固体样品的取样　应采用"四分法"取样，通常将试样混匀后，堆成圆锥形，略为压平，通过中心划"×"，使试样分为四等份，将对角的两份弃去，其余两份混匀，再如上操作，反复数次，直至最后剩余量能满足供分析用样品量为止。定量分析取样量大致如下所示。

（1）颗粒剂、散剂及药材或饮片粉末：取样量一般为样品测定所需量的 10～20 倍。

（2）片剂：取样量一般为 20 片，若为糖衣片，应除去糖衣称重后研磨均匀。

（3）丸剂：一般应取 10 丸（大蜜丸），水蜜丸、水丸应取测定所需量的 10～20 倍，合并后混合。

（4）胶囊剂：取样量不得少于 10 粒胶囊，称定总重量（W_1），倾出其中药物并仔细将附着在胶囊上的药物刮下，合并，混匀，称定空胶囊的总重量（W_2）。W_1 减去 W_2 即为胶囊内容物的总重量。软胶囊剂的取样量为测定量的 10 倍以上。

（5）其他剂型：可以按《中国药典》附录中制剂通则检查项下的规定进行，如滴丸不少于 20 丸；膏药不少于 5 张；茶剂不少于 10 块（袋、包）；栓剂不少于 10 粒等。

2. 半流体样品的取样　浸膏剂和煎膏剂一般为稠厚的半流体状态，样品不易混匀。为保证取样的均匀性，可取适量样品精密称定后，精密加入一定量的硅藻土，拌匀，使成疏散的固体粉末后，再按固体中药的方式取样。也可以加入适宜的溶剂，精确定容至一定体积，按液体中药样品的方式取样。

3. 液体样品的取样　液体中药样品，如口服液、酊剂、酒剂、糖浆剂、露剂、水剂等，取样时先将样品混合均匀，特别是底部沉淀的液体制剂要注意振摇均匀，然后按测定方法中的要求定量移取一定体积进行测定。一般用移液管精密移取液体样品，抽取样品数量为 200ml。

4. 气体样品的取样　气体试样由于扩散作用，其组成比较均匀，但不同存在形式的气体，取样的方法和装置也不同。取静态气体的试样时，可在气体容器上装一取样管，用橡皮管与吸气管等盛气体的实验容器相连接，或直接与气体分析仪相连。取动态气体的试样时，要注意气体在反应容器内流动的不均匀性，对此可延长气体通过采样器的时间，以取得不同部位、不同时间的平均试样——取样管插入反应器的深度一般为 1/3，取样管口斜面对着气流方向，取样管的安装与水平方向成 100°～250°仰角，以便冷凝液流入反应器中。打开取样管的旋塞，气样即可流入盛样容器或气体分析仪。如取样管不能与气体分析仪直接连接，可将气样收集于取样吸气瓶、吸气管或球胆内。如采取少量气样也可以用注射器抽取。

取样的关键在于所取样品的代表性，而所取样品的代表性主要取决于样品的取样量和正确的操作方法。因此，应该非常重视取样的规范和正确的操作。另外，取样的操作还要结合分析目的来选择，分析目的不同对取样的代表性、均匀性也有不同的要求，如鉴别实验对取样的要求就没有含量测定的要求严格。同一片剂分别做鉴别和含量测定实验时均需样品量为 0.2g，鉴别时可以取 3 片，研细，混匀，从中取 0.2g；而含量测定时则需取 20 片，研细，混匀，从中取 0.2g，精密称定。

第三节　粉　　碎

粉碎主要是借机械力将大块的中药固体样品粉碎成适宜程度的碎块或细粉的操作过程。中药材、饮片和一些固体制剂的样品均需经过粉碎才可取样进行分析检测。粉碎主要有两个目的：一是保证所取样品均匀而有代表性，提高测定结果的精密度和准确度；二是增加样品的表面积，使被测化学成分能更快、更充分地被溶解出来，便于分析。习惯上将大块物料分裂成小块物料的操作称为破碎，而将小块物料分裂成细粉的操作称为磨碎或研磨，两者又统称为粉碎。粉碎后物料颗粒的大小称为粒度，它是粉碎程度的代表性尺寸。根据被粉碎后成品物料粒度的大小，粉碎可分为粗粉碎、中粉碎、微粉碎和超微粉碎四种。①粗粉碎：原粒度为 40～1500mm，成品颗粒粒度为 5～50mm。②中粉碎：原料粒度为 10～100mm，成品粒度 5～10mm。③微粉碎（细粉碎）：原料粒度为 5～10mm，成品粒度在 100μm 以下。④超微粉碎（超细粉碎）：原料粒度为 5～10mm，成品粒度在 10μm 以下。适宜的粉碎方法是保证中药化学成分分析的准确性的前提之一，可视样品和被测化学成分等实际情况进行选择，在粉碎样品时，要尽量避免由于设备的磨损或不干净等原因而玷污样品，并防止粉尘飞散或挥发性成分的损失。粉碎后过筛时，不能通过筛孔的部分颗粒不能丢弃，必须反复粉碎或碾磨，让其全部通过筛孔。粉碎设备目前主要有粉碎机、铜冲、研钵、匀浆机等，其中植物类的中药材和饮片一般用粉碎机，片剂和丸剂等制剂可用研钵研碎，蜜丸可用剪刀剪碎或用小刀切碎；动物组织需用匀浆机搅碎。常用中药粉碎法有如下几种。

一、干 法 粉 碎

干法粉碎（dry grinding）也称常规粉碎，系指药物经过适当干燥，使药物中的水分降低到一定限度（一般应少于 5%）后再进行粉碎的方法。除特殊中药外，一般药物均采用干法粉碎。此法优点是操作简单，一次成粉，缺点是连续作业易产生热量。在实际操作中根据中药质地不同又分以下 4 种方法。

1. 单独粉碎 系指将一味药单独进行粉碎。此法适用于树脂、胶质、贵重、毒剧及体积小的种子类药的粉碎。

2. 混合粉碎 系指针对处方的成分分析研究将方中全部或部分药料掺合在一起进行粉碎。适用于处方中质地相似的群药粉碎，此法可以避免有些药物由于黏性或油性给粉碎过程带来困难，如熟地、当归、杏仁等中药的粉碎。

3. 掺碾法 又称串油，即将处方中"油性"大的药料先留下，将其他药物粉碎成粉，然后用此混合药粉陆续掺入含"油性"药料再粉碎一次。这样先粉碎的药物可及时将油性吸收，不黏着粉碎机与筛孔，如火麻仁、杏仁、瓜蒌仁、郁李仁等。

4. 串碾法 又称串料，即将处方中"黏性"大的药料留下，先将其他药料混合粉碎成粗粉，然后用此混合药料陆续掺入含"黏性"药料，再行粉碎一次。其"黏性"物质在粉碎过程中及时被已粉碎的药粉分散并吸附，使粉碎和过筛得以顺利进行，如生地、玄参、党参、龙眼肉等。

二、湿 法 粉 碎

湿法粉碎（wet grinding）系指往药物中加入适量水或其他液体并与之一起研磨粉碎的方法（即加液研磨法）。通常选用的液体是以药物遇湿不膨胀，两者不起变化，不妨碍药效为原则。湿法粉碎是针对某些药物粉碎研磨时会黏结器具或再次聚结成块（如冰片），如在药物中加入适量水或其他液体进行粉碎更易成细粉。湿法粉碎的优点是加入的液体减少药物分子间的引力而易于粉碎；另外对某些有较强刺激性或毒性药物，用此法可避免粉尘飞扬。

常用的湿法粉碎有研磨水飞法、湿法研磨法和共溶研磨法 3 种。

1. 研磨水飞法　即利用药物的粗细粉末在水中悬浮性的不同来分离和提纯细粉，此法主要适用于某些不溶于水的矿物药及毒剧药，如雄黄、朱砂、滑石、珍珠等药物。

2. 湿法研磨法　又称加液研磨法，是将药物置于被湿润的粉碎容器中，或在药物上洒少许清水、乙醇或香油等再进行研磨粉碎，此法主要适用于一些干法粉碎易黏结成块的药物，如冰片、樟脑等。

3. 共溶研磨法　当两种或更多药物经混合研磨成细粉的过程中出现湿润或液化现象，称这种研磨成细粉的方法为共溶研磨法。常见的有薄荷脑和樟脑、薄荷脑和冰片等。

三、低温粉碎

低温粉碎（cryogenic comminution）借助待粉碎物料在低温状态下的脆性，低温时物料脆性增加，易于粉碎，是一种较新的粉碎方法，适用于脂胶、黏膏状中药的粉碎。

低温粉碎常采用锤击式粉碎，锤击式粉碎机利用 T 形锤高速旋转产生离心力，使物料受到冲击、剪切、摩擦等综合作用得以粉碎。将粉碎后的粉末在孔径上自上而下逐渐减小的分级筛上进行分离，在振动作用下，粉末不断通过筛孔进入到下一级直到被筛孔截留停留在相应筛上，最后不同粒径的混合粉末被截留在不同目数的筛上，得以分离，将粒径与筛径上物料重量差进行绘图，得到物料粒度特性曲线图。粒度特性曲线可以反映粉碎效果，衡量粉末的均匀性。

四、超细粉碎

超细粉碎（ultrafine grinding）能把中药材加工成微米甚至纳米级的微粉，已经在中药行业得到了广泛的应用。鉴于粉碎是中药生产及应用中的基本加工技术，超微粉碎已越来越引起人们的关注，虽然起步较晚，开发研制的品种相对较少，但已显露出特有的优势和广阔的应用前景。

超微粉碎技术是粉体工程中的一项重要内容，包括对粉体原料的超微粉碎，高精度的分级和表面活性改变等内容。根据原料和成品颗粒的大小或粒度，粉碎可分为粗粉碎、中粉碎、微粉碎和超微粉碎，这是一个大概的分类。值得注意的是，各国各行业由于超微粉体的用途、制备方法和技术水平的差别，对超微粉体的粒度有不同的划分，通常分为微米级、亚微米级及纳米级粉体。粉体粒径为 $1\sim100nm$ 的称为纳米粉体；粒径为 $0.1\sim1\mu m$ 称为亚微米粉体；粒径大于 $1\mu m$ 称为微米粉体。

第四节　提　取

中药样品的化学成分十分复杂，既有多种有效成分，又有许多无效成分，来源于动植物的中药还有大量的组成生物体结构的化学物质，中药制剂样品包含大量的赋形剂和添加剂。因此，通常要将被测化学成分从药材组织中或复杂混合体系中抽提出来，而将大量的药渣和杂质舍去，再对被测化学成分进行分析。

提取就是用适当的溶剂或适当的方法将中药中的化学成分抽提出来的过程。提取时要将所需测定的化学成分尽可能完全地提出，而不需要的成分尽可能少地提出。但用任何一种溶剂、任何一种方法提取而得到的提取物，仍然是包含多种化学成分和杂质的混合物，一般还需进一步分离和纯化。

中药化学成分提取方法很多，其中有历史悠久的应用较多的传统方法，包括溶剂提取法、水蒸气蒸馏法（water-steam distillation）、升华法（sublimation method）等。随着科学技术的发展，现代中药提取出现了许多新技术、新方法，主要有超临界流体萃取法（supercritical fluid extraction，SFE）、超声提取法（ultrasonic extraction，UE）、微波萃取分离（microwave extraction separation；MES）、半仿生提取法（semi-bionic extraction method，SBE）、生物酶解法（enzymatic extraction）等，新技术具有提升效率、降低能耗、确保质量、提高产品纯度、缩短提取时间等优势。在此对一些中药化学成分的提取方法进行介绍。

一、溶剂提取法

溶剂提取法是最常用的提取方法，是根据被提取化学成分在溶剂中的溶解度大小，通过溶剂浸润、溶解、扩散的过程，将化学成分从复杂的均相或者非均相体系中提取出来。

（一）溶液提取法原理

溶剂提取法是根据中药中各种化学成分在不同溶剂中的溶解性，选用对活性成分溶解度大、对不需要溶出成分（杂质成分）溶解度小的溶剂，而将有效成分从药材组织内溶解出来的方法。当溶剂加到中药原料中时，溶剂由于扩散、渗透作用通过细胞壁透入细胞内，溶解可溶性物质，而造成细胞内外的浓度差，细胞内的浓溶液不断向外扩散，溶剂又不断进入药材组织细胞中，多次往返，直到细胞内外溶液浓度达到动态平衡时，将此饱和溶液滤出，再加入新溶剂，可把所需成分大部分溶出。

（二）溶剂的性质及选择

中药化学成分在溶剂中的溶解度直接与溶剂性质有关。溶剂可分为水、亲水性有机溶剂及亲脂性有机溶剂，被溶解物质也有亲水性及亲脂性的不同。化学成分亲水性、亲脂性及其程度的大小，与分子结构直接相关。有机化合物分子结构中亲水性基团多，其极性大而疏于脂；有的亲水性基团少，其极性小而疏于水。这种亲水性、亲脂性及其程度的大小，是和化合物的分子结构直接相关。一般来说，两种基本母核相同的成分，其分子中功能基的极性越大，或极性功能基数量越多，则整个分子的极性大，亲水性强，而亲脂性就越弱；其分子非极性部分越大，或碳键越长，则极性小，亲脂性强，而亲水性就越弱。各类溶剂的性质，同样也与其分子结构有关。例如，甲醇、乙醇是亲水性比较强的溶剂，它们的分子比较小，有羟基存在，与水的结构很近似，所以能够和水任意混合。丁醇和戊醇分子中虽都有羟基，保持和水有相似处，但分子逐渐地加大，与水的性质也就逐渐疏远，所以它们能与水部分互溶，达到饱和状态之后，丁醇或戊醇都能与水分层。氯仿、苯和石油醚是烃类或氯烃衍生物，分子中没有氧，属于亲脂性强的溶剂。因此，在进行中药成分结构分析时，可估计其性质来选用溶剂。例如，葡萄糖、蔗糖等分子比较小的多羟基化合物，具有强亲水性，极易溶于水，就是在亲水性比较强的乙醇中也难于溶解。淀粉虽然羟基数目多，但相对分子质量大，所以难溶于水。蛋白质和氨基酸都是酸碱两性化合物，有一定程度的极性，所以能溶于水，不溶于或难溶于有机溶剂。苷类都比其苷元的亲水性强，特别是皂苷，由于它们的分子中往往结合有较多糖分子，羟基数目多，能表现出较强的亲水性，而皂苷元则属于亲脂性强的化合物。多数游离的生物碱是亲脂性化合物，与酸结合成盐后，能够离子化，加强了极性，就变为亲水的物质。所以，生物碱的盐类易溶于水，不溶或难溶于有机溶剂；而多数游离的生物碱不溶或难溶于水，易溶于亲脂性溶剂，一般以在氯仿中溶解度最大。鞣质是多羟基的化合物，为亲水性的物质。油脂、挥发油、蜡、脂溶性色素都是强亲脂性的。总的说来，只要中药化学成分的亲水性和亲脂性与溶剂的此项性质相当，就会在其中有较大的溶解度，即所谓"相似相溶"的规律。这是选择适当溶剂自中药中提取所需要化学成分的依据之一。常用的有机溶剂的性质参见附录一。

运用溶剂提取法的关键是溶剂的选择，选择恰当，就可以比较顺利地将需要的成分提取出来。选择溶剂要注意以下三点。

（1）溶剂对有效成分溶解度大，对杂质溶解度小。

（2）溶剂不能与中药的成分起化学变化。

（3）溶剂要经济、易得、使用安全等。

（三）常用溶剂的种类

1. 水　是一种强的极性溶剂。中药中亲水性的成分，如无机盐、糖类、相对分子质量不太大的多糖类、鞣质、氨基酸、有机酸盐、生物碱盐及苷类等都能被水溶解。为了增加某些成分的溶解度，也常采用酸水及碱水作为提取溶剂。酸水提取，可使生物碱与酸生成盐类而溶出，碱水提取可使有机酸、黄酮、蒽醌、内酯、香豆素及酚类成分溶出。但用水提取易酶解苷类成分，且易霉坏变质。某些含果胶、黏液质类成分的中药，其水提取液常常很难过滤。沸水提取时，中药中的淀粉可被糊化，而增加过滤的困难。故含淀粉量多的中药，不宜磨成细粉后加水煎煮。中药传统用的汤剂，多用中药饮片直火煎煮，加温除可以增大中药成分的溶解度外，还可能与其他成分产生"助溶"现象，增加了一些水中溶解度小的、亲脂性强的成分的溶解度。但多数亲脂性成分在沸水中的溶解度是不大的，即使有助溶现象存在，也不容易提取完全。如果应用大量水煎煮，就会增加蒸发浓缩时的困难，且会溶出大量杂质，给进一步分离提纯带来麻烦。中药水提取液中含有皂苷及黏液质类成分，在减压浓缩时，还会产生大量泡沫，造成浓缩的困难。通常可在蒸馏器上装置一个汽-液分离防溅球加以克服。

2. 亲水性的有机溶剂　也就是一般所说的与水能混溶的有机溶剂，如乙醇、甲醇和丙酮等，以乙醇最常用。乙醇的溶解性能比较好，对中药细胞的穿透能力较强。亲水性的成分除蛋白质、黏液质、果胶、淀粉和部分多糖等外，大多能在乙醇中溶解。难溶于水的亲脂性成分，在乙醇中的溶解度也较大。还可以根据被提取物质的性质，采用不同浓度的乙醇进行提取。用乙醇提取比用水提取时使用量较少，提取时间短，溶解出的水溶性杂质也少。乙醇为有机溶剂，虽易燃，但毒性小，价格便宜，来源方便，有一定设备即可回收反复使用，而且乙醇的提取液不易发霉变质。由于这些原因，用乙醇提取的方法是最常用的方法之一。甲醇的性质和乙醇相似，沸点较低（64℃），但有毒性，使用时应注意。

3. 亲脂性的有机溶剂　也就是一般所说的与水不能混溶的有机溶剂，如石油醚、苯、三氯甲烷、乙醚、乙酸乙酯、二氯乙烷等。这些溶剂的选择性能强，不能或不容易提出亲水性杂质。但这类溶剂挥发性大，多易燃，一般有毒，价格贵，设备要求较高，且它们透入植物组织的能力弱，往往需长时间反复提取才能提取完全。如果药材中含有较多的水分，用这类溶剂就很难浸出其有效成分，因此，大量提取中药原料时，直接应用这类溶剂有一定的局限性。故此法较少使用。

（四）提取操作方法

用溶剂提取中药成分有冷提法和热提法两种，冷提法常用浸渍法和渗漉法，热提法有煎煮法、回流提取法及连续回流提取法等。同时，原料的粉碎度、提取时间、提取温度、设备条件等因素也都能影响提取效率，必须加以考虑。

1. 浸渍法　是先将中药粗粉装入适当的容器中然后加入适宜的溶剂（如乙醇、水等）浸渍药材，以溶出其中有效成分。该法尤其适用于有效成分遇热易挥发和易破坏的药材、黏性药材、新鲜及易于膨胀的药材。按提取温度和浸渍次数，该法可分为热浸渍法、温浸渍法、冷浸渍法和重浸渍法等。但该法操作时间较长，且往往不易完全浸出有效成分，最好采用多次浸渍，以减少由于药渣吸附导致的损失，提高提取率。

2. 渗漉法　将中药粉末装在渗漉器中，用流动的溶剂渗过药粉而进行提取，通过不断地从渗漉器上部添加新溶剂，使其渗透过药材，从渗漉器下部流出并收集浸出液的一种提取方法。当溶剂渗进药粉溶出化学成分密度加大而向下移动时，上层的溶液或稀浸液便置换其位置，造成良好的浓度差，使扩散能较好地进行，故浸出效果优于浸渍法。但应控制流速，在渗漉过程中随时自药面上补充新溶剂，使药材中有效成分充分浸出为止。当渗漉液颜色极浅或渗漉液的体积相当于原药材重的 10 倍时，便可认为基本上已提取完全。在大量生产中常将收集的稀渗漉液作为另一批新原料的溶剂之用。其适用于贵重药材、毒性药材及高浓度制剂，也可用于有效成分含量较低的药材，但新鲜的易膨胀的药材、无组织结构的药材不宜选用。该法提取效率优于浸渍法，但溶剂消耗量大、费时且操作麻烦。

3. 煎煮法　是我国最早使用的传统的提取方法，多以水作溶剂，用陶器、砂罐或铜制、搪瓷器皿，不宜用铁锅，以免药液变色。将中药材加热煮沸 2～3 次，直火加热时最好时常搅拌，以免局部药材受热过高，产生焦糊。有蒸汽加热设备的药厂，多采用大反应锅、大铜锅、大木桶或水泥砌的池子中通入蒸汽加热。还可将数个煎煮器通过管道互相连接，进行连续煎浸，以提取其所含成分。此法适用于药效成分对热较稳定且能溶于水的药材，方法简便易行，能煎出大部分有效成分，但煎出液中杂质较多，且易发生霉变、腐败。根据煎煮法加压与否，该法可分为常压煎煮法和加压煎煮法。常压煎煮法适用于一般性药材的煎煮。加压煎煮法适用于药效成分在高温下不易被破坏，或在常压下不易煎透的药材。

4. 回流提取法　是以易挥发的有机溶剂（如乙醇、石油醚等）为溶剂，在回流装置进行加热提取，直至有效成分基本提尽为止。由于回流提取时要加热，故对含受热易破坏成分的药材不适用。

5. 连续提取法（索氏提取法）　是应用有机溶剂提取中药有效成分较好的方法，实验室常用脂肪提取器或称索氏提取器进行，一般需数小时才能提取完全。该法需用溶剂量较少，提取成分也较完全。但提取成分受热时间较长，遇热不稳定易变化的化学成分不宜采用此法。

（五）影响提取效率的因素

溶剂提取法的关键在于选择合适的溶剂及提取方法，但是在操作过程中，原料的粒度、提取温度、提取时间等因素也都能影响提取效率，必须加以考虑。

1. 原料的粒度　粉碎是中药前处理过程中的必要环节，通过粉碎可增加药物的表面积，促进药物化学成分的溶解，加速有效成分的浸出。但粉碎过细，药粉比表面积太大，吸附作用增强，反而影响扩散速度，尤其是含蛋白、多糖类成分较多的中药，粉碎过细，用水提取时容易产生黏稠现象，影响提取效率。原料的粉碎度应该考虑选用的提取溶剂和药用部位，如果用水提取，最好采用粗粉，用有机溶剂提取可略细；原料为根茎类，最好采用粗粉，全草类、叶类、花类等可用细粉。

2. 提取的温度　温度增高使得分子运动速度加快，渗透、扩散、溶解的速度也加快，所以热提比冷提的提取效率高，但杂质的提出也相应有所增加。另外，温度也不可以无限制增高，过高的温度会使某些有效成分遭到破坏，发生氧化分解。一般加热到60℃左右为宜，最高不宜超过100℃。

3. 提取的时间　在药材细胞内外有效成分的浓度达到平衡以前，随着提取时间的延长，提取出的量也随着增加，但达到平衡后但不再增加，因此提取的时间没必要无限延长，只要合适，提取完全就行。一般来说，加热提取3次，每次1h为宜。

二、水蒸气蒸馏法

水蒸气蒸馏法适用于能随水蒸气蒸馏而不被破坏的且难溶于水的化学成分的提取，此类成分的沸点多在100℃以上，与水不相混溶或仅微溶，且在约100℃时存在一定的蒸汽压，当与水在一起加热时，其蒸汽压和水的蒸汽压总和为一个大气压时，液体就开始沸腾，水蒸气将挥发性物质一起带出。例如，中药中的挥发油，某些小分子生物碱——麻黄碱、萧碱、槟榔碱，以及某些小分子的酚性物质，如牡丹酚（paeonol）等，都可采用本法提取。有些挥发性成分在水中的溶解度稍大些，常将蒸馏液重新蒸馏，在最先蒸馏出的部分，分出挥发油层，或在蒸馏液水层经盐析法并用低沸点溶剂将成分提取出来。该法可分为通水蒸气蒸馏法、共水蒸馏法和水上蒸馏法3种。

三、升　华　法

升华法是利用中药中有些化学成分具有升华（固体物质受热直接气化，遇冷后又凝固为固体化合物，称为升华）的性质，直接将其从中药中提取出来。例如，大黄中的游离羟基蒽醌类成分、一些香豆素类、有机酸类成分有些也具有升华的性质，如七叶内酯及苯甲酸等。升华法虽然简单易行，但中药炭化后，往往产生挥发性的焦油状物，黏附在升华物上，不易精制除去，其次，升华不完全，产率低，有时还伴随有分解现象。

四、超声提取法

超声提取法是利用超声波的空化作用、机械效应和热效应等加速对细胞膜的破坏，使胞内有效物质释放、扩散和溶解的提取植物活性成分方法。当大能量的超声波作用于介质时，介质被撕裂成许多小空穴，这些小空穴瞬时闭合，并产生高达几千个大气压的瞬间压力，即空化现象。超声空化中微小气泡的爆裂会产生极大的压力，使植物细胞壁及整个生物体的破裂在瞬间完成，缩短了破碎时间，有助于活性成分的释放与溶出，同时超声波的次级效应，如机械振动、乳化、扩散、击碎、化学效应等作用也能加速欲提取成分的释放、扩散和溶解，从而显著提高提取效率，利于提取。同时超声波的热效应使溶剂维持在一定温度，有促进溶解的作用。因此，超声波法大大缩短了提取时间，提高了有效成分的提取率及原料的利用率。与常规提取法相比，具有提取时间短、产率高、无需加热（避免高温高压对有效成分的破坏）等优点。

五、超临界流体提取法

超临界流体提取法是利用温度和压力略超过或接近临界的、介于气体和液体之间的超临界流体作为提取剂，从固体或液体中化学成分进行溶解和分离的过程。即是以超临界流体（supercritical fluid，SF）代替常规有机溶剂对中药有效成分进行提取和分离的新型技术。

（一）超临界流体提取法原理

超临界流体提取法是利用处于临界温度（T_c）和临界压力（P_c）以上相区内的物质（超临界流体）与待分离混合物中的溶质具有异常相平衡行为和传递性能，且对溶质的溶解能力随压力和温度的改变而在相当宽的范围内变动，利用这种 SF 作溶剂，可以从多种液态或固态混合物中提取出待测定的组分。在超临界状态下，将超临界流体与待提取的药材接触，使其有选择性地依次把极性大小、沸点高低和相对分子质量大小的化学成分提取出来。然后借助减压、升温的方法使超临界流体转变为气体，使溶解于超临界流体中的化学成分溶解度大大降低而完全析出，实现特定化学成分的提取，并实现了与提取介质的分离。

（二）超临界流体提取法的操作

超临界流体提取法操作时先对气体施加一定的温度和压力使之成为超临界流体，然后导入提取罐对药材进行提取，提取后收集溶有中药化学成分的流体，通过改变压力或同时改变温度，使之进入临界曲线以下相区，此时超临界流体又成为气体，对物质的溶解能力大大下降，被提取成分即可析出。此时的提取物极易与气体分离。

（三）超临界流体提取常用流体

CO_2 是超临界流体提取最常用的流体，因为 CO_2 无毒，不易燃易爆，价廉，有较低的临界压力和温度，易于安全地从混合物中分离出来，特别适合于医药、食品添加剂等产品的提取。

（四）超临界流体提取法特点

与一般的提取分离技术相比，超临界流体提取法具有操作周期短、提取效率高、无溶剂残留及有效成分和热不稳定成分不易被分解等优点，可用于一些挥发油及其他有效成分的提取。虽然超临界流体提取法对设备的工艺要求较高，但其高选择性、高收率、低毒害是其他方法所不能比拟的。超临界 CO_2 萃取法与传统提取方法相比，最大的优点是可以在近常温的条件下提取分离，几乎保留产品中全部有效成分，无有机溶剂残留，产品纯度高，操作简单，节能。

六、微波提取法

微波萃取又名微波辅助提取（microwave assisted extraction，MAE），主要是利用微波能提高提取效率的一种新的技术。微波萃取分离是在分析化学中派生出来的提取技术，利用微波强化固液浸取过程进行中药化学成分提取，与传统的连续提取技术相比：微波提取具有设备简单、应用范围广泛、提取效率较高、可预处理批量样品、省时、省试剂、成本低及污染小等优点。微波提取法不仅可用于中药化学成分的提取，还用于生化、食品、工业分析和天然产物提取等领域。

（一）原理

微波是指波长为 $1 \times 10^{-3} \sim 1m$，频率为 $3 \times 10^8 \sim 3 \times 10^9 Hz$ 的电磁波，是介于红外线和无线电波之间的波段。当微波在传输过程中遇到不同的介质时，微波将依据介质性质的不同，产生反射、吸收及穿透等现象，这主要是由介质物料本身的介电常数、比热、形态及含水量等的不同所致，即不同的介质物料在受到微波作用时对微波的敏感性不同。极性分子受到微波辐射后，通过分子偶极以每秒数十亿次的高速旋转产生热效应，其对微波的敏感性较非极性分子强。

不同物质其介电常数必然有所不同，在受到微波作用时对微波的敏感性必然不同，对微波能的吸收程度不同，因而产生的热量及传递给其周围其他物质的热量也必然有所差异。微波萃取分离过程中，在选用非极性分子作为溶剂时，由于非极性分子的介电常数较小等原因，这时提取剂对微波来说是透明的，微波可以直接到达被提取物料内部，对微波敏感性的差异使得物料内部的某些目标成分被选择性加热，从而使得目标成分从体系中分离提取出来。

微波提取分离的提取机制在于如下几点。①物料在吸收了微波能以后，物料细胞内部温度迅速升高，致使细胞内压超过细胞壁最大承受能力，于是细胞壁破裂，胞内目标成分自由流出，从而在较低的温度下获得溶解于介质中的目标成分。通过分离，提纯，最终获得目标成分。②微波所产生的电磁场可加速被提取组分的分子由固体内部向固液界面扩散的速率。例如，以水作溶剂时，在微波场的作用下，水分子由高速转动状态转变为激发态，这是一种高能量的不稳定状态。此时水分子或者汽化以加强提取组分的驱动力，或者释放出自身多余的能量回到基态，所释放出的能量将传递给其他物质的分子，以加速其热运动，从而缩短提取组分的分子由固体内部扩散至固液界面的时间，结果使萃取速率提高数倍，并能降低提取温度，最大限度地保证提取物的质量。③由于微波的频率与分子转动的频率相关联，因此微波能是一种由离子迁移和偶极子转动而引起分子运动的非离子化辐射能，当它作用于分子时，可促进分子的转动运动，若分子具有一定的极性，即可在微波场的作用下产生瞬时极化，并以 24.5 亿次/秒的速度作极性变换运动，从而产生键的振动、撕裂和粒子间的摩擦和碰撞，并迅速生成大量的热能，促使细胞破裂，使细胞液溢出并扩散至溶剂中。在微波提取分离中，吸收微波能力的差异可使基体物质的某些区域或提取体系中的某些组分被选择性加热，从而使被提取物质从基体或体系中分离，进入到具有较小介电常数、微波吸收能力相对较差的提取溶剂中。

（二）微波提取法的应用

微波提取法在提取有机酸类、生物碱类、黄酮类、蒽醌类、多糖，皂苷等有效成分方面已被广泛应用。微波提取中药有效成分的过程中，富含水的部分优先破壁，而含水少的细胞则比较滞后甚至不能破壁，因此若所提取的有效成分不在富含水的部分，微波提取则难以进行。

（三）微波萃取分离的特点

微波提取法具有设备简单、适用范围广、选择性高、提取效率高、重现性好、提取时间短、节省溶剂、节能、污染小及易挥发性成分提取的得率高，不需要特殊的分离步骤等优点，适用于许多中药有效成分的提取。此外与传统煎煮法相比较，克服了药材细粉易凝聚、易焦化的弊病，提取时间极短，设备简单，投资较少。

七、生物酶解法

生物酶解法是一种较大限度从植物体内提取有效成分的方法之一。

（一）生物酶解法原理

大多数中药来源于植物，中药中的有效成分多存在于植物细胞的细胞质中，其有效成分经常与蛋白质、果胶、淀粉、植物纤维等杂质混合存在，且提取时溶剂需要克服来自细胞壁及细胞间质的传质阻力。细胞壁是由纤维素、半纤维素、果胶质等物质构成的致密结构，在中药提取过程中，这些杂质不但影响植物细胞中活性成分的浸出，而且影响中药液体制剂的澄清度。选用合适的酶（如纤维素酶、半纤维素酶、果胶酶）对中药材进行预处理，不但可分解去除构成细胞壁的纤维素、半纤维素及果胶这些杂质，而且可通过酶反应较温和地将植物组织分解，加速有效成分的释放提取，同时破坏细胞壁的结构，产生局部的坍塌、溶解、疏松，减少溶剂提取时来自细胞壁和细胞间质的阻力，加快有效成分溶出细胞的速率，提高提取效率，缩短提取时间。

（二）生物酶解法的应用

生物酶解法用于中药提取方面研究较多的是纤维素酶，大部分的中药材的细胞壁是由纤维素构成，植物的有效成分往往包裹在细胞壁内；纤维素则是由 β-D-葡萄糖以 1，4-β-葡萄糖苷键连接，用纤维素酶酶解可以破坏 β-D-葡萄糖键，使植物细胞破坏，有利于对有效成分的提取。

不同的提取方法对不同药物有效成分的提取率不同，在实际应用中，只有根据有效成分及伴存杂质的性质、提取方法的特点、提取工艺设备等条件来选择适合的提取方法，或多种提取方法联合运用，才能提高中药有效成分的提取率。中药所含成分十分复杂，传统的提取方法不需要特殊仪器设备，应用较普遍，但存在着影响药效、步骤复杂、耗时长、提取率低、能耗高、溶剂消耗量大等缺点。随着科学的发展，以现代仪器设备为基础的新型提取技术，以其高效、节能、环保等优点，得到了越来越广泛的应用。

第五节 分 离 纯 化

分离是根据提取物中各成分之间物理或化学性质的差异，运用一定的方法使各化学成分彼此分开的过程。中药提取得到的中药提取液或浓缩后提取物仍然是包含多种化学成分和杂质的混合物，称总提取物，需进一步分离和精制。分离的原理一般是利用各化学成分之间理化性质的差异，将中药提取液中各有效成分彼此分开或将有效成分与杂质分开。分离方法较多，可根据其分离的原理主要分成以下几类。

1. 根据各化学成分溶解度的差异进行分离 该类分离的操作往往在溶液中进行，可以采用下列几种方法。

（1）利用温度不同，引起溶解度的改变以分离化学成分，如常见的结晶及重结晶等操作。

（2）在溶液中加入另一种溶剂以改变溶剂的极性，使一部分化学成分沉淀析出，从而实现分离，如水/醇法或醇/水法。

（3）对酸性、碱性或两性有机化合物来说，常可通过加入酸或碱以调节溶液的pH，改变分子的存在状态（游离型或离解型），从而改变溶解度而实现分离，如生物碱、黄酮、蒽醌类、酚酸性成分的分离。

（4）在溶液中加入某种沉淀试剂，使之与某些化学成分生成水不溶性的复合物等，导致沉淀析出而分离，如乙酸铅、雷氏铵盐、氯化钠明胶等试剂。

2. 根据各化学成分在两相溶剂中的分配比差异进行分离 常见有简单的液-液萃取法、逆流分配法（Counter current distribution，CCD）、液滴逆流色谱法（droplet counter current chromatography，DCCC）、高速逆流色谱（high-speed counter current chromatography，HSCCC）、气液分配色谱（GC 或 GLC）及液液分配色谱（LC 或 LLC）等。

3. 根据各化学成分的吸附性差异进行分离 吸附现象在化学成分分离中应用广泛，通常又以固液吸附为主，有物理吸附、化学吸附及半化学吸附之分。物理吸附也称表面吸附，因构成溶液的分子（含溶质及溶剂）与吸附剂表面分子通过分子间力而引起的相互作用。特点是无选择性，吸附与解吸（脱吸附）过程可逆且可快速进行，如采用硅胶、氧化铝及活性炭为吸附剂进行的吸附色谱即属于这一类型，在分离工作中应用最广。

4. 根据各化学成分分子大小差异进行分离 中药化学成分的分子大小各异，相对分子质量从几十到几百万，故也可据此进行分离。常用的有透析法、凝胶滤过法、超滤法等。前两者系利用半透膜的膜孔或凝胶的三维网状结构的分子筛滤过作用；超滤法则利用因分子大小不同引起的扩散速度的差别。

5. 根据各化学成分离解程度差异进行分离 具有酸性、碱性及两性基团的分子，在水中多呈离解状态，据此可用离子交换法或电泳技术进行分离。

依据研究目标成分的不同，可以采用不同的分离方案及分离方法。经典的分离方法包括系统溶剂法、沉淀法、结晶法、经典色谱法、分馏法、盐析法和透析法等，现代的分离方法有高效液相色谱法、超滤法和高速逆流色谱法等。

一、溶 剂 法

一般是将总提取物用3、4种不同极性的溶剂，由低极性到高极性分步进行提取分离。

水浸膏或乙醇浸膏常常为胶状物，难以均匀分散在低极性溶剂中，故不能提取完全，可加入适量惰性填充剂，如硅藻土或纤维粉等，然后低温或自然干燥，粉碎后，再以选用溶剂依次提取，使总提取物中各组成成分，依其在不同极性溶剂中溶解度的差异而得到分离。例如，粉防己乙醇浸膏，碱化后可利用乙醚溶出脂溶性生物碱，再以冷苯处理溶出粉防己碱，与其结构类似的防己诺林碱比前者少一甲基而有一酚羟基，不溶于冷苯而得以分离。利用中药化学成分在不同极性溶剂中的溶解度进行分离纯化，是最常用的方法。广而言之，自中药提取溶液中加入另一种溶剂，析出其中某种或某些成分，或析出其杂质，也是一种溶剂分离的方法。中药的水提液中常含有树胶、黏液质、蛋白质、糊化淀粉等，可以加入一定量的乙醇，使这些不溶于乙醇的成分自溶液中沉淀析出，而达到与其他成分分离的目的。例如，从中药白及水提取液中获得白及胶，可采用加乙醇沉淀法；自新鲜栝楼根汁中制取天花粉素，可滴入丙酮使分次沉淀析出。目前，提取多糖及多肽类化合物，多采用水溶解、浓缩、加乙醇或丙酮析出的办法。除此以外，利用混合物中各组分酸碱性不同，通过加碱或加酸变更溶液的 pH 后，使某组分溶解或生成不溶物而析出以达到分离。如亲脂性生物碱成分可与酸生成盐而溶于水；含有羧基的亲脂性有机酸类成分可溶于碳酸氢钠溶液；具有酚羟基的酚性成分可溶于氢氧化钠溶液；具有内酯或内酰胺结构的亲脂性成分可被皂化而溶于水。

一般中药总提取物用酸水、碱水先后处理，可以分为 3 部分：溶于酸水的为碱性成分（如生物碱），溶于碱水的为酸性成分（如有机酸），酸、碱均不溶的为中性成分（如甾醇）。还可利用不同酸、碱度进一步分离，如酸性化合物可以分为强酸性、弱酸性和酚性三种，它们分别溶于碳酸氢钠、碳酸钠和氢氧化钠，借此可进行分离。有些总生物碱，如长春花生物碱、石蒜生物碱，可利用不同 pH 进行分离。

二、沉　淀　法

沉淀法是在提取液中加入某些试剂使其产生沉淀，以分离有效成分或除去杂质。

1. 铅盐沉淀法　为分离某些中药成分的经典方法之一。由于乙酸铅及碱式乙酸铅在水及醇溶液中，能与多种中药化学成分生成难溶的铅盐沉淀，故可利用这种性质使有效成分与杂质分离。中性乙酸铅可与酸性物质或某些酚性物质结合成不溶性铅盐。因此，常用以沉淀有机酸、氨基酸、蛋白质、黏液质、鞣质、树脂、酸性皂苷、部分黄酮等。而能与碱式乙酸铅产生不溶性铅盐沉淀物的范围更广。通常将中药的水或醇提取液先加入乙酸铅浓溶液，静置后滤出沉淀，并将沉淀洗液并入滤液，于滤液中加碱式乙酸铅饱和溶液至不发生沉淀为止，这样就可得到乙酸铅沉淀物、碱式乙酸铅沉淀物及母液三部分。然后将铅盐沉淀悬浮于新溶剂中，通以硫化氢气体进行脱铅处理。也可用硫酸、磷酸、硫酸钠、磷酸钠或阳离子交换树脂等除铅。

2. 试剂沉淀法　利用某些试剂能选择性与某类化学成分反应生成可逆的沉淀，借以与其他化合物分离的方法。例如，水溶性生物碱可加入雷氏铵盐沉淀而分离；甾体皂苷可被胆甾醇沉淀；鞣质可用明胶沉淀等。

三、结　晶　法

结晶法（crystallization method）利用混合物中各成分在同一种溶剂里溶解度的不同来

达到分离的方法。固体化学成分溶于一种热的溶剂或混合溶剂中,然后慢慢冷却此溶液,溶解的化学成分在较低温度时溶解度下降而形成过饱和溶液,然后该化学成分从溶液中结晶析出,而其他杂质仍留在母液中,这种现象称为结晶。结晶状化合物通常都有较高纯度,这样就可通过过滤使结晶和母液分开,从而达到分离纯化的目的。中药化学成分在常温下多数是固体物质,具有结晶化的通性,可用结晶法来达到分离,一旦获得结晶,就能有效地精制成单体。纯化合物的结晶有一定的熔点和结晶学特征,有利于化合物的鉴定。一般地说,从不是结晶状物质处理得到结晶状物质,这一步称为结晶;而从不纯的结晶处理得到较纯的结晶称为重结晶;结晶后的母液经处理可分别得到第二批、第三批结晶,这种方法则称为分步结晶。大多数中药的化学成分在常温下是固体物质,常具有结晶的通性,因此,可以用结晶法来进行分离、纯化、精制。

(一)结晶溶剂的选择

制备结晶的关键是要选择合适的溶剂和应用适量的溶剂。合适的溶剂,最好是在冷时对所需要的化学成分溶解度较小,而热时溶解度较大。溶剂的沸点亦不宜太高。一般常用甲醇、丙酮、氯仿、乙醇、乙酸乙酯等。但有些化合物在一般溶剂中不易形成结晶,而在某些不太常用的溶剂中则易于形成结晶。例如,葛根素、逆没食子酸(ellagic acid)在冰醋酸中易形成结晶,大黄素(emodin)在吡啶中易于结晶,萱草毒素(hemerocallin)在 N,N-二甲基甲酰胺(DMF)中易得到结晶,而穿心莲亚硫酸氢钠加成物在丙酮-水中较易得到结晶。又如,蝙蝠葛碱通常为无定形粉末,但能和氯仿或乙醚形成加成物而结晶。

(二)结晶法的操作

结晶法的操作过程包括选择合适的结晶溶剂—加热溶解—趁热过滤—析晶—抽滤—干燥。主要的操作通常包括以下 4 个步骤。

1. 溶解 将需要结晶处理的固体物质或粗晶溶解于沸腾或近于沸腾的适宜溶剂中。为了减少样品留在母液中而造成损失,加入溶剂的量应尽可能少,并且应将溶剂加热沸腾或近于沸腾,以使溶剂产生最大的溶解度,以利于冷却后过饱和溶液的形成和结晶的析出。

2. 趁热过滤 将溶解了样品的热溶液趁热过滤,以除去不溶性杂质。

3. 析晶 将滤液慢慢冷却放置,结晶析出。在这一过程中,一般是溶液浓度越高,降温越快,析出结晶的速度也越快,但此时结晶的颗粒较小,杂质也可能较多,有时自滤液中析出的速度太快,往往只能得到无定形粉末。有时溶液浓度过高,相应杂质的浓度或溶液的黏度也较大,反而阻碍结晶的析出。因此,在操作中往往使溶液浓度适当,慢慢降低温度,常常能析出结晶较大而纯度较高的结晶,有的结晶的形成需要较长的时间,往往需要放置数日或更长的时间。

4. 滤过 滤出结晶,干燥即得。

(三)重结晶及分步结晶

在制备结晶时,最好在形成一批结晶后,立即倾出上层溶液,然后再放置以得到第二批结晶。晶态物质可以用溶剂溶解再次结晶精制。这种方法称为重结晶法。结晶经重结晶后所得各部分母液,再经处理又可分别得到第二批、第三批结晶。这种方法则称为分步结晶法或分级结晶法。晶态物质在再结晶过程中,结晶的析出总是越来越快,纯度也越来越高。分步结晶得到的各部分结晶，其纯度往往有较大的差异，但常可获得一种以上的结晶成分，在未加检查前不要贸然混在一起。

（四）结晶纯度的判定

1. 结晶形态和色泽 结晶化合物都有一定的晶形和均匀的色泽。结晶的形状往往随结晶的条件不同而不同，但一个纯化合物在一定的结晶条件下，其结晶形态总是一致的。如果样品的结晶形状不一致，就可能不是一个纯化合物。结晶的色泽如果不均匀，并随着结晶次数增多，结晶色泽变浅，那么这种色泽往往反映了杂质的存在，应继续重结晶除去，必要时要加活性炭脱色除去。

2. 熔点和熔距 一个纯化合物一般都有一定的熔点和较小的熔距。如重结晶前后熔点一致，熔距很窄，则一般说明该化合物纯度很高了。一般纯化合物的结晶熔距较窄，有时要求在 0.5℃左右。但一般自植物中提取出来的中药化学成分结晶，由于本身结构的原因，有时熔距会为 1～2℃。如果熔距长则表示化合物不纯，但有些例外情况，特别是只有分解点的化合物，有些化合物分解点距离较长或分解点不易看清楚。如有些结晶化合物在加热测熔点过程中色泽逐渐变深，最后分解，看不到明显的收缩点。也有一些化合物熔点一致，熔距较窄，但不是纯化合物，这种现象常见于一些立体异构体或结构非常类似的混合物，因此，通常还要配合色谱方法进行检查。

3. 色谱法 各种色谱方法如 TLC、PC、GC 和 HPLC 等方法均可用于化合物纯度的检查，一般常用的有 TLC 法和 PC 法。在 TLC 法和 PC 法中，如果操作条件适当，一个化合物经过展开剂展开，显色或在紫外灯下观察，可以看到一个不拖尾的近于圆形的斑点。但一个样品的检查往往需要用几种不同的展开剂展开，然后显色或在紫外灯下观察，如果不止一个斑点或斑点有拖尾则说明样品不纯。如都只看到一个斑点，方可证明样品纯度高。个别情况下甚至需采用正相、反相两种色谱方式加以确认。

总之，判断一个结晶成分的纯度的方法很多，检查时应多采用几个指标综合起来考虑。通常情况下，一个中药化学成分经过同一溶剂三次重结晶，其熔点一致，同时在 TLC 或 PC 中经数种不同的展开剂系统检查都为一个斑点者，一般可以认为是单一化合物。

四、盐 析 法

盐析法（salting out method）是在中药的水提液中加入无机盐至一定浓度，或达到饱和状态，可使某些成分在水中的溶解度降低沉淀析出，而与水溶性大的杂质分离。常用作盐析的无机盐有氯化钠、硫酸钠、硫酸镁、硫酸铵等。例如，三七的水提取液中加硫酸镁至饱和状态，三七皂苷乙即可沉淀析出；自黄藤中提取掌叶防己碱，自三颗针中提取小檗碱在生产上都是用氯化钠或硫酸铵盐析制备。有些成分如原白头翁素、麻黄碱、苦参碱等水溶性较大，在提取时，亦往往先在水提取液中加入一定量的食盐，再用有机溶剂萃取。

五、透 析 法

透析法是利用小分子物质在溶液中可通过半透膜，而大分子物质不能通过半透膜的性质达到分离的方法。例如，分离和纯化皂苷、蛋白质、多肽、多糖等物质时，可用透析法以除去无机盐、单糖、双糖等杂质。反之也可将大分子的杂质留在半透膜内，而将小分子的物质通过半透膜进入膜外溶液中而加以分离精制。透析是否成功与透析膜的规格关系极大。透析膜的膜孔有大有小，要根据欲分离化学成分的具体情况选择。透析膜有动物性膜、火棉胶膜、羊皮纸膜（硫酸纸膜）、蛋白质胶膜、玻璃纸膜等。常用市售的玻璃纸或动物性半透膜扎成袋状，外面用尼龙网袋加以保护，小心加入欲透析的样品溶液，悬挂在清水容器中。经常更换清水使透析膜内外溶液的浓度差加大，必要时适当加热，并加以搅拌，以加快透析速度。为了加快透析速度，还可应用电透析法，即在半透膜旁边纯溶剂两端放置二个电极，接通电路，则透析膜中的带有正电荷的成分如无机阳离子、生物碱等向阴极移动，而带负电共荷的成分如无机阴离子、有机酸等则向阳极移动，中性化合物及高分子化合物则留在透析膜中。透析是否完全，须取透析膜内溶液进行定性反应检查。

六、两相溶剂萃取法

两相溶剂萃取法简称萃取法，是利用混合物中各成分在两种互不相溶的溶剂中的分配系数（K）的不同而达到分离的方法。分配系数指在一定温度时，一种物质在互不相溶的两相溶剂中，溶解平衡后在两相溶剂中溶质浓度的比值。萃取时如果各成分在两相溶剂中分配系数相差越大，则分离效率越高。两种溶质在同一溶剂系统中分配系数的比值为分离因子（β）。

分离因子 β 可表示分离的难易。一般情况下，$\beta \geqslant 100$，仅做一次简单萃取就可以实现分离；$100 > \beta \geqslant 10$，萃取 10～至 12 次可实现基本分离；$\beta \leqslant 2$，须萃取 100 次以上才可实现基本分离；$\beta \approx 1$ 时，做任意次萃取也无法实现分离。

（一）简单萃取法

萃取操作时首先将中药提取物浸膏加少量水分散后，在分液漏斗中用与水不相混溶的有机溶剂进行萃取。常用系统溶剂法萃取，即混合物的水溶液依次用石油醚（或正己烷）、三氯甲烷（或乙醚）、乙酸乙酯和正丁醇等依次萃取，得到相应极性的组分或成分。萃取法操作通常在分液漏斗中进行，操作时需注意以下几点。

（1）萃取时要尽量防止乳化。如果容易产生乳化，要避免猛烈振摇，可延长萃取时间。如碰到乳化现象，可将乳化层分出，再用新溶剂萃取；或将乳化层抽滤，或将乳化层稍稍加热；或较长时间放置并不时旋转，令其自然分层。乳化现象较严重时，可以采用二相溶剂逆流连续萃取装置。

（2）水提取液的浓度最好为相对密度 1.1～1.2，过浓容易萃取不完全，过稀则溶剂用量太大，影响操作。

（3）溶剂与水溶液应保持一定量的比例，第一次提取时，溶剂要多一些，一般为水提取液的 1/3，以后的用量可以少一些，一般为 1/6～1/4。

（4）一般萃取 3、4 次即可。但亲水性较大的成分不易转入有机溶剂层时，须增加萃取次数，或改变萃取溶剂。

（二）逆流连续萃取法

逆流连续萃取法是一种连续的两相溶剂萃取法。其装置可具有一根、数根或更多的萃取管。管内用小瓷圈或小的不锈钢丝圈填充，以增加两相溶剂萃取时的接触面。例如，用氯仿从川楝树皮的水浸液中萃取川楝素，将氯仿盛于萃取管内，而密度小于氯仿的水提取浓缩液储于高位容器内，开启活塞，则水浸液在高位压力下流入萃取管，遇瓷圈撞击而分散成细粒，使与氯仿接触面增大，萃取就比较完全。如果一种中药的水浸液需要用比水轻的苯、乙酸乙酯等进行萃取，则需将水提浓缩液装在萃取管内，而苯、乙酸乙酯储于高位容器内。萃取是否完全，可取样品用薄层色谱、纸色谱及显色反应或沉淀反应进行检查。

（三）逆流分配法

逆流分配法又称逆流分溶法、逆流分布法或反流分布法。逆流分配法与两相溶剂萃取法原理一致，但加样量一定，并不断在一定容量的两相溶剂中，经多次移位萃取分配而达到混合物的分离。本法所采用的逆流分配仪是由若干乃至数百只管子组成。若无此仪器，小量萃取时可用分液漏斗代替。预先选择对混合物分离效果较好，即分配系数差异大的两种不相混溶的溶剂，可参考分配色谱（partition chromatography）的行为分析推断和选用溶剂系统，通过试验测知要经多少次的萃取移位而达到真正的分离。逆流分配法对于分离具有相似性质的混合物，可以取得良好的效果。但操作时间长，萃取管易因机械振荡而损坏，消耗溶剂亦多，应用上常受到一定限制。

七、色 谱 法

色谱法的基本原理是基于样品中各种化学成分对固定相和移动相亲和作用的差别而达到相互分离的。该法具有分离效能高、快速简便等特点，是中药化学成分最有效、应用范围最广、使用最多的分离手段，以及定性鉴定和定量分析的重要方法。色谱法依其固定相的作用机制可分为吸附色谱（absorption chromatography）、分配色谱、离子交换色谱（ion exchange chromatography）和凝胶色谱（gel filtration chromatography）等。色谱法依其操作方式有柱色谱和薄层色谱。常用的色谱法如下所示。

（一）吸附色谱法

吸附色谱法是应用各种固体吸附剂为固定相，利用混合物中各成分对吸附剂的吸附能力差异来进行分离的一种方法。吸附剂的吸附作用主要通过氢键、络合作用、静电引力、范德瓦耳斯力等产生的。色谱分离时吸附作用的强弱与吸附剂吸附能力、被吸附成分的性质和流动相的性质有关。操作过程中，当流动相流经固定相时，化合物连续不断地发生吸附，解吸附，从而使混合物中各成分相互分离。

1. 吸附剂　常用硅胶、氧化铝、聚酰胺等。此外，氧化镁、硅酸镁、碳酸钙和硅藻土等也可作为吸附剂应用于某些中药化学成分的分离。

2. 洗脱剂　在柱色谱中，流动相习惯上称为洗脱剂。洗脱剂对分离效果影响较大，选择时须根据被分离成分和所选用的吸附剂性质结合起来加以考虑。通常对用极性吸附剂而言，被分离的成分极性越大，吸附作用越强；而对洗脱剂而言，极性越大洗脱能力越强。吸附剂的吸附能力减弱，则洗脱剂的极性也要相应降低。对于难分离的化学成分，可采用梯度洗脱的方法。

（二）分配色谱法

分配色谱法是指以液体作为固定相和流动相的液相色谱法。其原理是利用混合物中各成分在固定相和流动相两种不相混溶的液体之间作连续分配，由于各成分在两相间的分配系数不同，从而达到相互分离的目的。若固定相的极性大于流动相的极性，称为正相分配色谱，若固定相的极性小于流动相的极性，则称反相分配色谱。现在一般使用键合固定相材料进行反相分配色谱。

（三）离子交换色谱法

离子交换色谱法是利用各种离子性化学成分与离子交换树脂等进行离子交换反应时，因交换平衡的差异或亲和力差异而达到分离的一种分离方法。该法以离子交换树脂为固定相，用水或与水混合的溶剂为流动相，在流动相中存在的离子性成分与树脂进行离子交换反应而被吸附。离子交换色谱法主要适合离子性化合物的分离，如生物碱、有机酸、氨基酸、肽类和黄酮类成分。化合物与离子交换树脂进行离子交换反应的能力强弱，主要取决于化合物解离度的大小和带电荷的多少等因素，化合物解离度大（酸性或碱性强），则易交换在树脂上，而较难洗脱。因此，当具不同解离度成分的混合物被交换在树脂上，解离度小的化合物先于解离度大的化合物被洗脱。

1. 离子交换树脂的类型　离子交换树脂是一种不溶性的高分子化合物，具有特殊的网状结构，网状结构的骨架是由苯乙烯通过二乙烯苯交联聚合而成，骨架上带有能解离的基团作为交换离子。根据交换离子的不同可将其分为阳离子交换树脂和阴离子交换树脂。

2. 离子交换树脂的选择　①被分离的物质为生物碱阳离子时，选用阳离子交换树脂；被分离的物质为有机酸阴离子时，选用阴离子交换树脂。②被分离的离子吸附性强（交换能力强），选用弱酸或弱碱型离子交换树脂，如用强酸或强碱型树脂，则由于吸附力过强而很难洗脱；被分离的离子吸附性弱，应选用强酸或强碱型离子交换树脂，如用弱酸或弱碱型离子交换树脂则不能很好地交换或交换不完全。③被分离物质相对分子质量大，选用低交联度的树脂；相对分子质量小，选用高交联度的树脂。无论哪种情况，都应选用交换容量大的树脂。

3. 洗脱剂的选择　大多数离子交换树脂色谱都选用水为洗脱剂，有时亦采用水-甲醇混合溶剂。为了获得最佳的洗脱效果，经常需用竞争的溶剂离子，并同时保持恒定的溶剂pH。为此，经常采用各种不同离子浓度的含水缓冲溶液。如在阳离子交换树脂中，常用乙酸、柠檬酸、磷酸缓冲液；在阴离子交换树脂中，则应用氨水、吡啶等缓冲液；对复杂的多组分则可采用梯度洗脱方法，即有规律地随时间而改变溶剂的性质，如pH、离子强度等。

（四）大孔树脂色谱法

大孔树脂色谱法是利用化合物与其吸附力的不同及化合物相对分子质量大小的不同，在大孔树脂（macroreticular resin）上经溶剂洗脱而达到分离的方法。大孔树脂是一种没有可解离基团，具有大孔结构的固体高分子物质。一般为白色球形颗粒状，粒度多为20～60目。大孔树脂色谱法是吸附和分子筛原理相结合的色谱方法，其吸附力以分子间范德瓦耳斯力为主，其分子筛作用由其多孔性结构所决定。大孔树脂在水中吸附性强，故适用于从水溶液中分离和提纯化合物。

应用大孔树脂分离时，通常用混合物的水溶液通过大孔树脂后，依次用水、甲醇、乙醇、丙酮、乙酸乙酯等洗脱剂洗脱，可获若干部位。可根据吸附力的强弱选用不同的洗脱剂。对非极性大孔树脂来说，洗脱剂极性越小，洗脱能力越强；而对于极性大孔树脂来说，则洗脱剂极性越大，洗脱能力越强。也可用不同浓度的含水甲醇（或乙醇、丙酮）进行洗脱。要取得满意的分离效果，须注意以下几方面因素的影响。

1. 化合物极性的大小　极性较大的化合物一般适于在极性大的大孔树脂上分离，而极性小的化合物则适于在极性小的大孔树脂上分离。

2. 化合物体积的大小　在一定条件下，化合物体积越大，吸附力越强。通常分子体积较大的化合物选择较大孔径的树脂，在合适的孔径情况下，比表面积越大，分离效果越好。

3. 溶液的 pH　一般情况下，酸性化合物在适当的酸性溶液中充分被吸附，碱性化合物在适当碱性溶液中较好地被吸附，中性化合物可在近中性的溶液中被较充分地吸附。根据化合物结构特点改变溶液 pH，可使分离工作达到理想效果。

（五）凝胶色谱法

凝胶色谱法是一种以凝胶为固定相的液相色谱方法。凝胶色谱法所用的固定相凝胶是具有许多孔隙的立体网状结构的高分子多聚体，而且孔隙大小有一定的范围。它们呈理化惰性，大多具有极性基团，能吸收大量水分或其他极性溶剂。将凝胶颗粒在适宜的溶剂中浸泡，使其充分溶胀，然后装入色谱柱中，加入样品溶液，再用洗脱剂洗脱。由于凝胶颗粒膨胀后形成的骨架中有许多一定大小的孔隙，当混合物溶液通过凝胶柱时，比凝胶孔隙大的分子不能进入凝胶内部，只能在凝胶颗粒的间隙移动，并随洗脱剂从柱底先行流出，而比凝胶孔隙小的分子可以自由进入凝胶内部，移动被滞留，随流动相走在后面。这样经过一段时间洗脱后，混合物中的各成分就能按分子由大到小顺序先后流出并得到分离。商品凝胶的种类很多，不同种类凝胶的性质和应用范围有所不同，常用的有葡聚糖凝胶（Sephadex G）和羟丙基葡聚糖凝胶（Sephadex LH-20）。前者只能用于水的溶剂系统，而后者不仅可在水中应用，也可在多种有机溶剂中应用。它所用的洗脱剂范围较广，可以是含水的醇类，如甲醇、乙醇等，也可使用单一有机溶剂，如甲醇、二甲基甲酰胺、三氯甲烷等，还可使用混合溶剂，如三氯甲烷与甲醇的混合液，并可在洗脱过程中改变溶剂组成，类似梯度洗脱，以达到较好的分离效果，同时也扩大了使用范围，可适用于某些亲脂性、难溶于水的成分的分离。

（六）高效液相色谱

高效液相色谱（high performance liquid chromatography，HPLC）是在常规柱色谱的基础上发展起来的一种新型快速分离分析技术，其分离原理与常规柱色谱相同，包括吸附色谱、分配色谱、凝胶色谱、离子交换色谱等多种方法。HPLC 采用了微粒型填充剂（颗粒直径 5~20μm）和高压匀浆装柱技术，洗脱剂由高压输液泵压入柱内，并配有高灵敏度的检测器和自动描记及收集装置（图 2-1），从而使它在分离速度和分离效能等方面远远超过常规柱色谱，具有高效化、高速化和自动化的特点。而且 HPLC 还保持了液相色谱对样品的适用范围广、流动相改变灵活性大的优点，对难气化、相对分子质量较高的成分或对热不稳定的成分都可应用。制备型的 HPLC 还能用于较大量分离制备纯度较高的样品，因而在中药化学成分的分离、定性检识和定量分析等方面已占有越来越重要的地位。HPLC 常使用键合固定相材料。

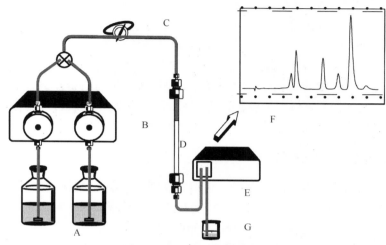

图 2-1　HPLC 的仪器示意图

A. 流动相容器；B. 高压输液泵；C. 进样器；D. 色谱柱；E. 检测器；F. 色谱图；G. 收集容器

（七）低压柱色谱和中压柱色谱

低压柱色谱（low pressure liquid chromatography，LPLC）和中压柱色谱（middle pressure liquid chromatography，MPLC）类似 HPLC，属于加压液相色谱。它们采用填充剂的颗粒直径大小介于常规柱色谱和 HPLC 之间（表 2-1）。在不同的压力下进行分离，虽然低压、中压柱色谱的分离效果不及 HPLC，但比经典的常规柱色谱有显著提高，并具有设备简单、操作方便、分离快速等优点，适合于中药化学成分的分离。

表 2-1　几种色谱方法的比较

色谱方法	填充剂颗粒直径（μm）	压力（Pa）
常规柱色谱	100～200	常压
低压柱色谱	50～75	$(0.5\sim5)\times10^5$
中压柱色谱	50～75	$(5\sim20)\times10^5$
高效液相色谱	5～20	$>20\times10^5$

（八）真空液相色谱法

真空液相色谱法（vacuum liquid chromatography，VLC）又称为减压柱色谱法。它是利用柱后减压，使洗脱剂迅速通过固定相，从而很好地分离样品。通常以吸附剂为固定相，常用的吸附剂为薄层色谱颗粒直径的硅胶或氧化铝，样品量与吸附剂用量比值为 1：（30～200）。吸附剂和洗脱剂可通过薄层色谱来选择。真空液相色谱法具有快速、简便、高效、价廉等优点，目前已成功地用于萜类、类脂、二萜、生物碱等复杂中药化学成分的分离。

（九）薄层色谱法

薄层色谱（thin layer chromatography，TLC）是一种简便、快速的色谱方法，常用 TLC

按分离原理属吸附色谱,其固定相为吸附剂,而流动相习惯称为展开剂。TLC 主要用于化学成分的检识,用于化学成分的分离时,称制备 TLC,在中药化学成分的分离中广泛应用。制备 TLC 是将吸附剂均匀地铺在玻璃板上,把要分离的样品点于薄层板上,经合适的展开剂展开后,将分离后的谱带分别刮下,用溶剂洗脱后得到分离的化合物。一般情况下,一块 1mm 厚的 20cm×20cm 的制备薄层色谱板可分离 10~100mg 的样品。

TLC 中吸附剂和展开剂的选择原则与常规柱色谱相同。其主要区别在于 TLC 要求吸附剂的粒度更细,且粒度均匀。最常用的吸附剂是硅胶或加有石膏作黏合剂的硅胶 G,有时另加其他黏合剂如羧甲基纤维素钠加固薄层板面。对于某些性质特殊的化合物的分离与检出,有时需采用荧光 TLC、络合薄层色谱等特殊 TLC 方法。

(十)液滴逆流色谱法

液滴逆流色谱法是一种在逆流分配法基础上改进的液-液分配技术。它要求流动相通过固定液相柱时能形成液滴。流动相形成的液滴在细的分配萃取管中与固定相有效地接触、摩擦不断形成新的表面,促进溶质在两相溶剂中的分配,使混合物中的各化学成分在互不任意混溶的两相液滴中因分配系数不同而达到分离(图 2-2)。该法适用于各种极性较强的中药化学成分的分离,其分离效果往往比逆流分配法好。且不会产生乳化现象,用氮气压驱动流动相,被分离物质不会因遇大气中氧气而氧化。但本法必须选用能生成液滴的溶剂系统,且处理样品量小,并需要有专门设备。

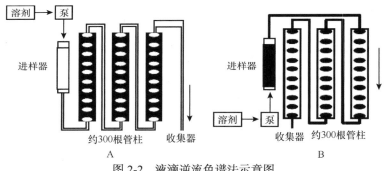

图 2-2　液滴逆流色谱法示意图
A. 上行法；B. 下行法

(十一)高速逆流色谱法

高速逆流色谱法是一种液-液分配色谱方法。该法利用聚氟乙烯螺旋分离柱的方向性和在特定的高速行星式旋转所产生的离心力作用,使无载体支持的固定相稳定地保留在分离柱中,并使样品和流动相单向、低速通过固定相,使互不相溶的两相不断充分的混合,随流动相进入螺旋分离柱的混合物中的各化学成分在两相之间反复分配,按分配系数的不同而逐渐分离,并被依次洗脱。在流动相中分配系数大的化学成分先被洗脱,反之,在固定相中分配系数大的化学成分后被洗脱(图 2-3)。

高速逆流色谱法由于不需要固体载体,克服了其他液相分配色谱中因为采用固体载体所引起的不可逆吸附消耗、样品的变性污染和色谱峰畸形拖尾等缺点,样品可定量回收,还具有重现性好、分离纯度高和速度较快等特点,适用于皂苷、生物碱、酸性化合物、蛋白质和糖类等化合物的分离和精制工作。

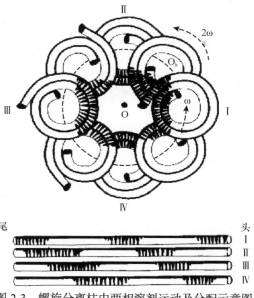

图 2-3　螺旋分离柱中两相溶剂运动及分配示意图

（十二）亲和色谱法

亲和色谱法（affinity chromatography，AC）是基于分子间高亲和力与高专一性可逆结合原理的一种独特的色谱分离方法，通过模拟生物分子之间的可逆的特异性相互作用，利用偶联亲和配基的吸附介质为固定相来亲和吸附目标化合物，是吸附色谱的发展。该方法能从复杂的样品中选择性分离和分析特定化学成分。在亲和色谱中，先将能与目标化合物（配体）特异结合的配基固定于填料载体上制备色谱柱，再将含目标化合物的混合物通过色谱柱，只有与色谱柱中配基表现出亲和性的目标化合物才可与配基结合，保留在色谱柱上，最后被吸附的目标化合物通过改变流动相的组成时被洗脱，从而与其他化学成分分离。

亲和色谱具有高选择性、高活性回收率和高纯度等特点，利用它可以从粗提物中经过一些简单的处理便可得到所需的高纯度活性物质。亲和色谱原来主要用于蛋白质尤其是酶、抗原、抗体的分离与纯化。近年来随着技术的不断发展，其应用范围也不断扩大。出现了分子烙印亲和色谱、免疫亲和色谱、细胞膜亲和色谱等多种新型的亲和色谱。

八、膜分离技术

膜分离技术（membrane separation technology）利用具有选择透过性的天然或人工合成的薄膜作为分离介质，以外界能量或化学位差为推动力，对双组分或多组分药材进行分离、分级、提纯或富集的技术。膜提取分离技术包括微滤、纳滤、超滤和反渗透等。使用膜为超滤膜、微孔滤膜、半透膜、反渗透膜等，可以在原生物体系环境下实现物质分离，同时高效浓缩富集产物，有效脱出杂质。该技术特点是操作方便、结构紧凑、能耗低、过程简单、产品产量高、设备维护简便等。

第六节　浓　缩

在中药化学成分分析中，样品的待测成分的浓度有时不能满足检测仪器的要求，无法直接测定。此时必须对样品溶液进行浓缩。浓缩是指通过减少样品中溶剂的量而使化学成分的浓度升高，泛指不需要的部分减少而需要部分的相对含量增高。浓缩就是从提取液中除去部分溶剂的操作过程，也是提取物（溶质）和溶剂的分离过程。

一、浓缩原理

（一）平衡浓缩

平衡浓缩是利用两相在分配上的某种差异而获得溶质和溶剂分离的方法。蒸发浓缩和冷冻浓缩属于这种方法，其中，蒸发浓缩利用溶剂和溶质挥发度的差异，获得一个有利的气液平衡条件，达到分离目的；冷冻浓缩利用稀溶液与固态冰在凝固点下的平衡关系，即利用有利的液固平衡条件。以上两种浓缩方法都是通过热量的传递来完成的。不论蒸发浓缩还是冷冻浓缩，两相都是直接接触的，故称为平衡浓缩。

（二）非平衡浓缩

非平衡浓缩利用固体半透膜来分离溶质与溶剂的过程，两相被膜隔开，分离不靠两相的直接接触，故称为非平衡浓缩，利用半透膜不但可以分离溶质和溶剂，还可以分离各种不同大小的溶质，膜浓缩过程是通过压力差或电位差来完成的。

二、浓缩方法

中药提取液性质复杂，应根据其性质和浓缩程度的要求选择适宜的浓缩方法与设备。常见的浓缩方式有以下几种。

（一）常压浓缩

常压浓缩是在一个大气压下将溶剂挥发而浓缩，耗时较长，易导致某些成分破坏。适用于对热较稳定的药液的浓缩。常规操作是将提取液置于蒸发皿中，在水浴上蒸干，残渣加适宜溶剂使溶解；如果是小体积提取液或挥发性强的溶剂（如乙醚）便可自然挥散溶剂；对于少量液体的浓缩还可利用空气或者氮气流将溶剂带出样品，一般在加热条件下进行，因为氮气流可以防止氧化，所以这种氮吹法特别适用于结构不稳定、易氧化的化学成分的浓缩；若提取液含有乙醇或其他有机溶剂，则可采用常压蒸馏装置回收溶剂；对于量大的提取液可用敞口倾倒式夹层蒸汽锅等设备进行浓缩。

（二）减压浓缩

减压浓缩是在降低蒸发器内的压力，在低于一个大气压下进行的蒸发浓缩。其特点是：①溶液的沸点降低；②传热温度差增大，提高了蒸发效率；③能不断地排除溶剂蒸汽，有利于蒸发顺利进行；④沸点降低，可利用低压蒸汽或废气作加热源；⑤耗能大，因维持真空增加的耗能和沸点降低导致的黏度增大、传热系数降低，增加了耗能。适用于含热敏性成分药液的浓缩；也可用于回收溶剂，但应注意因真空度过大或冷凝不充分造成乙醇等有机溶剂的损失。减压浓缩常用装置为旋转蒸发器，样品在旋转过程中，液体在烧瓶壁展开成膜，并在减压和加热的条件下被迅速蒸发，此法具有温度低、速度快的优点，适于对热不稳定的样品。

（三）薄膜浓缩

薄膜浓缩系指药液在快速流经加热面时，形成薄膜并且因剧烈沸腾产生大量的泡沫，达到增加蒸发面积，显著提高蒸发效率的浓缩方法。其特点是：①浸提液的浓缩速度快，受热时间短；②不受液体静压和过热影响，成分不易被破坏；③可在常压或减压下进行连续操作；④溶剂可回收重复使用。各种薄膜浓缩器均适用于热敏性药液的浓缩和溶剂的回收，但由于结构不同而具有不同的特点与适用性。

1. 升膜式蒸发器　预热的药液经列管式蒸发器底部进入，受热立即沸腾汽化生成的大量泡沫及二次蒸汽，沿加热管高速上升，通过加热管并在内壁上形成液膜，被快速蒸发浓缩。适用于蒸发量较大，热敏性、黏度适中和易产生泡沫的料液。不适用于高黏度、有结晶析出或易结垢的料液。一般中药水提液可浓缩相对密度达 1.05～1.10。

2. 降膜式蒸发器　药液由顶部加入，在重力下成膜，适于蒸发浓度较高、黏度较大的药液。由于没有液体静压，沸腾传热系数与温度差无关，即使在较低传热温度差下，传热系数也较大，对热敏性药液的浓缩更有益。

3. 刮板式薄膜蒸发器　利用高速旋转的刮板转子，将药液刮布成均匀的薄膜而进行蒸发浓缩。由于在真空条件下，药液在沸腾区停留时间短，故适于高黏度、易结垢、热敏性药液的蒸发浓缩。但蒸发器结构复杂，动力消耗大。

4. 离心式薄膜蒸发器　通过离心使药液分布成 0.05～1mm 的薄膜，再通过锥形盘加热面被蒸发浓缩。由于传热系数高、受热时间短，故适于高热敏性物料蒸发浓缩。该设备蒸发效率高，但结构复杂，价格较贵。

（四）冷冻干燥法

冷冻干燥又称升华干燥，将样品冷冻至水的冰点以下，并置于高真空的容器中，使样品中的水分直接从固态冰升华为水蒸气而去除的一种干燥方法。用此方法进行浓缩，有效成分几乎不会破坏。冷冻干燥设备主要由低温干燥箱、真空泵和冷冻机构成。适用于水溶液的样品和热不稳定的化合物。其主要优点是：①干燥后的样品保持原来的化学组成和物理性质；②热量消耗比其他干燥方法少。缺点是费用较高，不能广泛应用。

第七节　衍　生　化

衍生化是一种利用化学反应将难以分析的化学成分转变成易于分析的衍生物。一般来说，化学成分中含有活泼氢者均可被化学衍生化，如含有 R—COOH、OH/RNH$_2$、RNH—R' 等官能团的化学成分都可进行衍生化。一个化合物参与衍生反应后，溶解度、沸点、熔点、聚集态或化学性质会发产改变，由此产生的新的性质便于分离或定性、定量分析。当被检测的化学成分不容易被检测时，如无紫外吸收等，可以将其进行衍生化处理，加上生色团等而能被检测。此方法在 GC 和 HPLC 法等仪器分析中被广泛应用。

衍生法主要有以下几方面的用途。①改变样品的理化性质，以满足检测方法的要求。例如，GC 中应用衍生化反应增加样品的挥发度或提高检测灵敏度；而 HPLC 的衍生化产物有利于色谱检测。②提高样品检测的灵敏度。③改善样品混合物的分离度。进行化学衍生反应应该满足如下要求：对反应条件要求不苛刻，且能迅速、定量地进行；对样品中的某个组分只生成一种衍生物，反应副产物及过量的衍生试剂不干扰被测样品的分离和检测；化学衍生试剂方便易得，通用性好。

一、衍生化反应的分类

衍生化常用的反应有酯化、酰化、烷基化、硅烷化、硼烷化、环化和离子化等。从是否形成共价键来说，衍生化反应可分为两种：标记反应和非标记反应。标记反应是在反应过程中，被分析物与标记试剂之间生成共价键；所有其他类型的反应，如形成离子对、光解、氧化还原、电化学反应等都是非标记反应。从衍生反应与色谱分离的时间先后来说，衍生化反应有柱前衍生化（pre-column derivatization）和柱后衍生化（post-column derivatization）两种。柱前衍生化法是在色谱分离前，预先将样品制成适当的衍生物，然后进行分离和检测；柱后衍生化则是在样品进入色谱系统并经色谱分离后，柱后流出组分直接在管路中与衍生化试剂反应，然后检测衍生化产物。柱前衍生化法和柱后衍生化法各有优缺点。柱前衍生化法的优点是：相对自由地选择反应条件；不存在反应动力学的限制；衍生化的副产物可进行预处理以降低或消除其干扰；容易允许多步反应的进行；有较多的衍生化试剂可选择；不需要复杂的仪器设备。缺点是形成的副产物可能对色谱分离造成较大困难；在衍生化过程中，容易引入杂质或干扰峰，或使样品损失。柱后衍生化法的优点有：形成副产物不重要，反应不需要完全，产物也不需要高的稳定性，只需要有好的重复性即可；被分析物可以在其原有的形式下进行分离，容易选用已有的分析方法。缺点是对于一定的溶剂和有限的反应时间来说，目前只有有限的反应可供选择；需要额外的设备，反应器可造成峰展宽，降低分辨率。

从是否与仪器联机的角度来分衍生化反应有在线（on-line）、离线（off-line）两种。目前在高效液相色谱法中以离线的柱前衍生法（简称柱前衍生法）与在线的柱后衍生法（简称柱后衍生法）使用居多。

衍生化反应一般要符合以下要求。①反应选择性高，衍生产物稳定。②衍生化产物只有一种，反应的副产物和过量的衍生化试剂应不干扰目标化合物的分离和检测。③衍生反应快速完全。反应慢，柱前衍生还可以，但柱后不行。因为流速固定，衍生池管路长度一定，留给衍生化的时间是有限的。④反应条件温和，容易操作。⑤衍生化试剂通用性好，价廉易得。

二、衍生化试剂

衍生化试剂很多，常用的有烷基化试剂、硅烷化试剂、酰化试剂、荧光衍生化试剂、紫外衍生化试剂、苯甲酰氯衍生化试剂、羟基衍生化试剂、手性衍生化试剂、氨基衍生化试剂等。衍生化试剂必须稳定，否则结果重现性差；反应时衍生化试剂宜过量，否则反应不完全，检测不充分。

（一）硅烷化试剂

常用三甲基硅烷化试剂，其作用是指将硅烷基引入到分子中，一般是取代活性氢生成三甲基硅烷化衍生物。活性氢被硅烷基取代后降低了化合物的极性，减少了氢键束缚。因此所形成的硅烷化衍生物更容易挥发。同时，由于含活性氢的反应位点数目减少，化合物的稳定性也得以加强。硅烷化衍生物极性减弱，被测能力增强，热稳定性提高。硅烷化在GC分析中用途最大。许多被认为是不挥发性的或是在200～300℃热不稳定的羟基化合物经过硅烷化后可成功地进行色谱分析。硅烷化试剂主要是（氯）甲基硅烷系列。有三甲基氯硅烷（TMCS）、双（三甲基硅烷基）乙酰胺（BSA）、双（三甲基硅烷基）三氟乙酰胺（BSTFA）等。

（二）酰基化试剂

酰化作用作为硅烷化的代替方法，是将含有活泼氢的化合物（如—OH、—SH、—NH）转化为酯、硫酯或酰胺衍生物。常用的酰基化试剂有三氟乙酸酐（TFAA）、五氟丙酸酐（PFPA）、七氟丁酸酐（HFBA）等。

（三）烷基化试剂

烷基化作用是将烷基官能团（脂肪族或脂肪、芳香族）添加到活性官能团（—OH、—COOH、—NH）上。生成的衍生物与原来化合物相比极性大为下降。该试剂常用于修饰改良含有酸性氢的化合物如羧酸和苯酚。常用的烷基化试剂有重氮甲烷、2，2二甲基丙烷（DMP）、三甲基苯胺（TMAH）等。

（四）紫外衍生化试剂

许多化合物对紫外光无吸收或摩尔吸收系数很小而不能被检测，将它们与具有紫外吸收基团的衍生化试剂反应，使生成具有紫外吸收的衍生物，从而可以被紫外检测器检测。常用的试剂有 2，4-二硝基氟苯（最大吸收波长 350nm，摩尔吸收系数 $>10^4$）、对硝基苯甲酰氯（最大吸收波长 254nm，摩尔吸收系数 $>10^4$）、对甲基苯磺酰氯（最大吸收波长224nm，摩尔吸收系数 $>10^4$）、异硫氰酸苯酯（最大吸收波长 244nm，摩尔吸收系数 $>10^4$）、3，5-二硝基苯甲酰氯（最大吸收波长 248nm，摩尔吸收系数 $>10^4$）等。

（五）荧光衍生化试剂

一些无紫外吸收或紫外检测不够灵敏的化学成分，可与荧光衍生试剂反应，生成具有强荧光衍生物，以达到痕量检测的目的。常用的荧光衍生化试剂有丹磺酰氯（激发波长340nm，发射波长 355nm）、荧光胺（激发波长 340nm，发射波长 525nm）、邻苯二甲醛（激发波长 340nm，发射波长 455nm）、4-溴甲基-7-甲氧基香豆素（激发波长 365nm，发射波长 420nm）等。

虽然已有许多的衍生化试剂被使用，但是目前开发新的衍生化试剂仍然是一个活跃的研究领域，其主要目的是不断提高灵敏度和选择性及扩大检测范围。

第八节　固相萃取

固相萃取法（solid phase extraction，SPE）又称液固萃取法，以选择性吸附与选择性洗脱的液相色谱分离原理对样品进行分离和纯化，是一种用途广泛而且越来越受欢迎的样品前处理技术。近年来，随着 HPLC 发展和普及，采用装有不同填料的小柱进行样品制备的固相萃取日益受到重视。随着硅胶键合相等新型固相吸附剂的不断开发，SPE 技术有了迅速的发展。

SPE 的原理仍是色谱分离的过程，通俗地讲，SPE 也就是柱色谱，即为柱色谱法应用于样品的净化与浓缩。但与传统色谱相比，更突出的是"开关"的性能，是一种对不同成分有不同选择性的"开关式"色谱，可以选择性地"关闭"某些组分，同时对另外的一些组分则可以完全开通，从而去除干扰物、纯化、浓缩所需要的某些组分。在中药化学成分分析中，由于供试液共存成分相当复杂，待测组分分离纯化不佳将严重制约分析的专属性和重现性。另外，现代仪器快速发展，其灵敏度越高，对供试液纯度要求也越高。SPE 技术具有溶剂用量少、操作简单、选择性高、重现性好的优势，非常适合复杂样品前处理，快速简便有效地除去样品中的杂质组分并浓缩待测组分，并能适应现代仪器分析对样品纯度的要求。

SPE 装置由 SPE 小柱和辅件构成。SPE 小柱所用填料种类很多，其中十八烷基键合相硅胶最为常用，其次有烷基、苯基、氰基键合相硅胶。填料的平均粒度为 30～60μm，用量多为 100mg。SPE 的一般操作程序为：①柱的活化，用 2ml 甲醇冲洗以润湿键合相和除去杂质，再用 0.5ml 水洗去柱中的甲醇；②上样；③清洗，用 2～5ml 的水清洗以除去弱保留的亲水性杂质；④洗脱，用 2～5ml 甲醇或甲醇-水洗脱强保留的待测成分。

SPE 法具有传统的液-液萃取法无法比拟的优势，已发展成为分离和浓缩各种样品中痕量分析物质的一种强有力的工具，并发展了固相微萃取（solid-phase microextraction，SPME）等新技术，广泛应用于药物分析、毒物分析、农药残留检测等方面，在中药样品的分离和纯化上也发挥出越来越重要的作用。

第九节　不同类型中药样品的前处理特点

中药样品来源包括中药材、饮片和中药制剂等类型。不同类型中药样品的制备方法不同，前处理过程各异，本节就不同类型中药样品的前处理特点进行介绍。

一、固体中药样品的前处理特点

固体中药样品包括中药材，饮片，中药提取物，以及丸剂、散剂、栓剂、颗粒剂、片剂、滴丸剂、胶囊剂等中药制剂。由于此类中药以固态形式存在，分析前必须用合适的溶剂和方法，将待测成分提取出来，再根据待测成分和其他共存成分的理化性质，采用合适的方法进行分离纯化，使最终得到的供试品溶液符合所选分析方法的要求。中药材、饮片，以及全部或部分使用中药饮片细粉入药的制剂，因待测成分仍存在于植物组织、细胞中，提取完全较为困难，因此，应注意提取溶剂、提取方法和提取时间的选择。而中药提取物，如黄芩提取物、银杏提取物等，由于经过了提取，成分相对富集，前处理相对简单。此外，也要注意制剂中辅料的干扰，如颗粒剂、蜜丸中大量的糖和蜂蜜等都可能对分析造成影响。

（一）中药材和饮片

中药材和饮片是按中医药理论、中药炮制方法，经过加工炮制后的可直接用于中医临床的中药。中药材的粉碎是前处理的必要环节。利用超细粉碎技术对中药材进行细胞级粉碎，能将中药材粉碎成中位粒径 5～10μm 以下的超细粉体，细胞破壁率≥95%，使细胞内的活性成分等直接暴露出来，活性成分可不经过浸提，而是直接通过溶解、胶溶或洗脱过程即可溶出；对于无细胞结构的药材、矿物类药材和某些难溶性中药，经超细粉碎处理，物料粒径减小，比表面积增大，吸附分散性和溶解速率增加。中药材及饮片经过粉碎之后，需要对某些特定成分进行提取。

（二）丸剂

丸剂是指药材细粉或药材提取物加适宜的黏合辅料制成的球形或类球形制剂。其中，水蜜丸、水丸、浓缩丸、糊丸、蜡丸等可以直接研细或粉碎后对其中的待测成分进行提取。滴丸常用的基质有聚乙二醇（6000、4000）、泊洛沙姆等水溶性基质和硬脂酸、单硬脂酸甘油酯、氢化植物油等水不溶性基质。基质对滴丸的分析产生较大影响，因此，在分析前须先将基质与待测成分分离。蜜丸中由于含有大量的炼蜜，不能直接研细或粉碎，可将其剪碎或用小刀将其切成小块后，加溶剂进行提取。含量测定时，为使蜜丸分散得更加均匀，使待测成分更易于提出，常用固体稀释剂处理后，再进行提取。

（三）散剂

散剂是由原料药物或与适宜的辅料经粉碎、均匀混合制成的干燥粉末状制剂。所以，取样时应注意样品的代表性和均匀性，且要保证提取完全。常用水、乙醇、甲醇、三氯甲烷、乙醚等提取溶剂，采用冷浸法、超声提取法、热回流法、连续回流提取法等提取方法，必要时还需对样品进行纯化处理，以满足分析方法的需要。

（四）栓剂

栓剂是指原料药物与适宜基质制成供腔道给药的固体制剂。常用的基质分为油脂性和亲水性两种类型，前者如可可脂、半合成甘油脂肪酸酯类等；后者如甘油明胶、聚乙二醇等。这些基质对栓剂的分析造成一定的困难，所以，需将基质除去再进行分析，以减少对待测成分测定的干扰。除去基质的方法是：将栓剂与硅藻土等惰性材料混合、研匀，放入回流提取器中，用合适的溶剂回流提取。亲水性基质一般用有机溶剂提取，油脂性基质一般用水或稀醇提取。

（五）颗粒剂

颗粒剂系指原料药物与适宜辅料混合制成具有一定粒度的干燥颗粒状制剂。多数颗粒剂在制备过程中原料经提取、纯化，有的还用乙醇沉淀等精制处理，大部分杂质已被除去，这些操作对颗粒剂的分析有利。但颗粒剂通常含有大量的糖、糊精等辅料，对分析造成干扰，如会增加提取液黏稠度，或者当使用有机溶剂提取时，这些辅料会形成不溶性块状板结物，使待测成分被包裹和吸附而损失，降低提取率。因此，提取时应选择合适的溶剂。以全部饮片提取物为原料的颗粒剂可用适宜的溶剂直接进行溶解或提取。对于含饮片细粉的颗粒剂，需采用具有一定渗透性的溶剂进行提取，常用超声提取或加热回流提取法，以保证提取完全。当提取液含杂质太多时，需采用萃取法、色谱法等纯化后再进行分析。

（六）片剂

片剂系原料药物或与适宜辅料制成的圆形或异形的片状固体制剂。片剂在制备过程中常加有一定量的赋形剂，如淀粉、糊精、糖粉、硫酸钙等，有的还加入中药饮片细粉，一些成分仍存留于植物组织、细胞中。赋形剂可能会影响片剂的分析，但由于这些赋形剂多数是水溶性的，可以通过有机溶剂的提取，排除它们的干扰。常用片剂的处理方法为将片剂研碎（糖衣片要先去除糖衣）、过筛后，取一定量样品用适宜的溶剂提取待测成分。

（七）胶囊剂

胶囊剂是指原料药物或与适宜辅料充填于空心胶囊或密封于软质囊材中制成的固体制剂。胶囊剂分为硬胶囊剂、软胶囊剂、缓释胶囊、抗释胶囊和肠溶胶囊剂。硬胶囊剂是将饮片提取物、提取物加饮片细粉或与适宜辅料制成的均匀粉末、细小颗粒、小丸、半固体或液体等填充于空心胶囊中，对其进行分析时，应将内容物从胶囊中全部倾出，然后按颗粒剂或散剂的处理方法进行分析。软胶囊剂是将饮片提取物、液体药物或与适宜辅料混匀后用滴制法或压制法密封于软质囊材中，取样时将囊材剪破，挤出内容物，进行分析；若内容物黏附在囊壳内壁上，可用提取溶剂将囊壳内壁洗涤干净，洗涤液与样品一起处理。

二、半固体中药样品的前处理特点

（一）浸膏剂

浸膏剂是饮片或天然药物用适宜的溶剂提取，蒸去部分或全部溶剂，调整至规定浓度而成的制剂。浸膏剂杂质相对较少，有些可经简单稀释后直接测定。若杂质较多，则可稀释后用萃取法及柱色谱分离法等进行纯化处理。处理时，应注意所加的液体或固体稀释剂可能对分析产生的干扰。例如，取样品，加入甲醇-水溶液，涡旋，超速离心。上清液转移至 SPE 柱上，然后采用自动固相萃取仪减压抽滤。SPE 柱使用之前经甲醇和去离子水活化处理。样品洗脱时先用双蒸水淋洗 SPE 柱，再采用甲醇水溶液洗脱。洗脱液于 45℃下用 N_2 吹干。固体残留采用甲醇-水复溶，离心即得。

（二）煎膏剂

煎膏剂是指饮片用水煎煮后，取煎煮液浓缩，加炼蜜或糖（或转化糖）制成的半流体制剂。因其非常黏稠，可在样品中加入适量的惰性材料（如硅藻土、纤维素等），经低温烘干后，按固体样品处理，如加入一定量溶剂提取等方法进行纯化。也可以将样品先加水或稀醇稀释，按液体样品的处理方法进行分离、纯化。

（三）凝胶剂

凝胶剂是指原料药物与能形成凝胶的辅料制成的具有凝胶特性的稠厚液体或半固体制剂。按基质不同可分为水性凝胶剂与油性凝胶剂。水性凝胶基质一般由水、保湿剂（甘油或丙二醇）与水溶性高分子材料（卡波姆、纤维素衍生物、海藻酸盐、西黄蓍胶、明胶等）构成；油性凝胶基质由液状石蜡与聚氯乙烯或脂肪油与胶体硅或铝皂、锌皂构成。凝胶剂需根据基质性质的不同，参考栓剂的前处理方法进行处理。

（四）外用软膏剂

外用软膏剂系指原料药物与油脂性或水溶性基质溶体或混合制成的均匀的半固体外用制剂。软膏剂常用的基质分为油脂性、水溶性和乳剂性基质。油脂性材料有凡士林、石蜡、液状石蜡、硅油、蜂蜡、硬脂酸等;水溶性基质主要有聚乙二醇;乳剂型基质除了有油脂性材料和水外,还有乳化剂和一些保湿剂、防腐剂等。对于软膏剂,采用 SPE 法对供试品中的杂质等进行纯化、分离,不但可以提高分离度,缩短检验时间,还能提高柱效。例如,SPE-HPLC 法同时测定伤疡愈软膏中两种成分含量时,精密称取本品约 10.0g,加甲醇 20ml 超声提取(60~80kHz)30min,放冷,待基质凝固后,过滤。滤液移至蒸发皿中水浴蒸干,残渣加甲醇溶解,转入 10ml 的量瓶中定溶后用 0.45μm 微孔滤膜过滤;精密量取续滤液 2.0ml 加到已经用 10ml 甲醇活化,5ml 水平衡的 SPE 小柱上,待样品被充分吸附后,再用 20%甲醇溶液洗脱,收集 6.0ml 后的洗脱液至 10ml 量瓶中,收集液至量瓶刻度后完成收集,摇匀,即得。本测定建立 SPE-HPLC 法,排除伤疡愈软膏的干扰组分,选择性地分离出处方中主要成分紫草和丹参中的 β,β'-二甲基丙烯酰阿卡宁和丹酚酸 B,测定其含量。

三、液体中药样品的前处理特点

液体中药样品包括挥发油、油脂,以及合剂、口服液、注射剂、糖浆剂、酒剂、酊剂、流浸膏剂等制剂。对此类样品分析时,需根据待测成分的理化性质、溶剂的种类及杂质的多少选择合适的分离、纯化方法,消除样品中其他成分及杂质的干扰。此外,液体制剂的取样要有代表性,应摇匀后再取样,还需注意制剂中防腐剂、矫味剂等对分析测定的影响。

(一)中药挥发油和油脂

挥发油是一类在常温下能挥发的、可随水蒸气蒸馏、与水不相混的油状液体,为多类化学成分的混合物。单萜、倍半萜及它们的含氧衍生物是组成挥发油的主要成分。一般用一定浓度的乙醇或乙酸乙酯溶解。或用有机溶剂(如乙酸乙酯、石油醚)提取后,即可用于 GC 法、HPLC 法或 GC-MS 进行分析。植物油脂一般是由从植物种子、果肉及其他部分提取所得的脂肪,可直接用有机溶剂溶解后进行分析或衍生化后用气相色谱法进行分析。

(二)合剂与口服液

合剂是指饮片用水或其他溶剂,采用适宜的方法提取制成的口服液体制剂(单剂量灌装者也可称口服液)。合剂杂质含量较大,并有一定的黏度,一般需纯化后才能进行分析。常用的纯化方法有液-液萃取法、柱色谱法等。采用液-液萃取法时还可利用待测成分的酸碱性,先将提取液调成酸性或碱性,然后再萃取。口服液因制备时经纯化故杂质含量相对较少,有的样品可以直接进行分析;但当处方药味较多,成分复杂时,也需纯化后再分析,纯化方法与合剂相似。

(三)注射剂

注射剂系指原料药物或与适宜的辅料制成的供注入体内的无菌制剂,分为注射液、注射用无菌粉末和注射用浓溶液。中药注射剂大多以水为溶剂,由于在生产过程中已经过精制处理,用 HPLC 法进行分析时一般可直接进样。在 TLC 法鉴别时,可根据待测成分的性质,选择液-液萃取法或 SPE 法等方法纯化样品,其处理方法与合剂、口服液相似。

(四)糖浆剂

糖浆剂系指含有药物的浓蔗糖水溶液。糖浆剂含有较多的蔗糖,溶液较黏稠,对分析工作造成许多困扰，通常在分析前需纯化处理。处理时，可采用液-液萃取法，根据待测成分的性质，选择合适的溶剂直接进行萃取，使待测成分与其他成分或杂质分离；若待测成分为酸、碱性成分，可调整样品的 pH，再用适合的溶剂进行萃取。当待测成分为挥发性成分时，可将其蒸馏出来，将馏出液作为供试品溶液。另外，也可利用 SPE 法对样品溶液进行纯化处理。例如，对一些含生物碱类成分的样品，可将样品溶液调至酸性，过氧化铝固相萃取柱，生物碱类成分被吸附，然后依次用蒸馏水和氨水洗脱，从而可除去样品溶液中糖分的干扰。

（五）酒剂、酊剂与流浸膏剂

酊剂系指将原料药物用规定浓度的乙醇提取或溶解而制成的澄清液体制剂。酒剂系指中药饮片用蒸馏酒提取调配而制成的澄清液体制剂。流浸膏剂系指中药饮片或天然药物用适宜的溶剂提取，蒸去部分或全部溶剂，调整至规定浓度而成的制剂。该类制剂因含醇量较高，制剂中蛋白质、黏液质、糖类、树胶等杂质成分较少，澄明度好，前处理相对较容易，有的可以直接进行分析。

四、其他类型中药样品的前处理特点

（一）气雾剂和喷雾剂

气雾剂系指原料药物或原料药物和附加剂与适宜的抛射剂共同装封于具有特制阀门系统的耐压容器中，使用时借助抛射剂的压力将内容物呈雾状物喷出，用于肺部吸入或直接喷至腔道黏膜、皮肤的制剂。喷雾剂系指原料药物或适宜辅料填充于特制的装置中，使用时借助手动泵的压力或其他方法将内容物呈雾状物释出，用于直接喷至腔道黏膜及皮肤等的制剂。喷雾剂按内容物组成分为溶液型、乳状液型或混悬型。溶液型样品一般比较纯净，前处理相对较简单，有的可稀释后直接分析或选择合适的溶剂超声法提取。混悬型样品在取样前应摇匀，以确保取样的均匀性。

（二）膏药

膏药系指饮片、食用植物油与红丹（铅丹）或官粉（铅粉）炼制成的膏料，摊涂于裱背上制成的供皮肤贴敷的外用制剂。在制备膏药的过程中，处方中一部分药材加植物油炸枯；另外一些细料药（包括含挥发性成分的饮片、矿物药及贵重药）粉碎成细粉后在膏药摊涂前加入，这部分是分析的主要对象。膏药的分析主要是要排除基质的干扰，可利用膏药基质易溶于三氯甲烷的性质，除去基质。对于细料药物的分析，可根据待测成分的性质采用适宜的溶剂提取后再分析。

（三）贴膏剂

贴膏剂系指将原料药物与适宜的基质和基材制成的供皮肤贴敷，可产生全身性或局部作用的一种薄片状制剂，分为橡胶膏剂、凝胶膏剂和贴剂等。橡胶膏剂的基质组成比较复杂，含药量少，分析时要注意待测成分与基质的分离，以免干扰测定结果。凝胶膏剂的基质为亲水性基质，因此，可先用极性溶剂将基质和药物与背衬材料分离，再进行纯化，若待测成分为非极性物质，可采用合适的方法用非极性溶剂提取，也可采用回流提取法或色谱法进行纯化分离。

第三章 中药化学成分的定性分析技术

第一节 概　述

中药化学成分的定性分析是应用微量、简便、快速、可靠的方法，以确定中药所含有的或从中药中分离的化学成分属于哪一类化合物或哪一种化合物。分析的方法主要包括化学分析法、色谱分析法、波谱分析法、色谱-波谱联用分析法及生物分子鉴定法等。化学分析法则主要利用沉淀反应、显色反应等化学反应来分析。色谱分析法主要利用吸附色谱、分配色谱、离子交换色谱、分子排阻色谱、聚酰胺色谱等色谱分离分析以对照品为参照对已知的中药化学成分进行定性的分析技术。波谱分析法主要利用紫外光谱、红外光谱、核磁共振谱、质谱、旋光谱、圆二色光谱、X-衍射等技术对中药化学成分进行官能团和结构分析。色谱-波谱联用分析法主要利用 GC-MS、LC-MS、LC-NMR 等手段，将色谱的分离原理与波谱的结构分析优势相结合对中药进行多成分分析。生物分子鉴定法是对中药材的遗传分子 DNA 进行分析，主要用于药材的鉴别。由于波谱分析主要用中药化学成分的结构分析，将在本书的第五章中专门介绍。

第二节 化学分析法

化学分析法是指利用物质的化学反应为基础的分析技术，即利用特定的化学试剂与中药中特定的化学成分（或组分）能发生反应，产生特殊气味、发生颜色变化、生成沉淀或结晶等现象，从而进行定性鉴定。中药所含有效成分很复杂，目前已知有生物碱、苷、挥发油、鞣质、糖类、氨基酸、蛋白质、多肽、黄酮、蒽醌、有机酸、内酯和香豆素等类化学成分，这些化学成分都可以通过一定的化学分析方法进行定性分析鉴定。

化学分析多在试管中进行。如果试验结果与预期相符，称为得到一个"正试验"，或称试验阳性，也就是说某组分在试样中是存在的；反之，得到一个"负试验"或试验阴性，表示某组分不存在。这类反应多数为功能团反应，凡具有相同功能团或基本结构母核的化学成分均可能呈阳性反应。一个理想的试验应该具有较好的分辨力、较高的选择性和灵敏度。分辨力指反应时出现的现象和生成的产物是否容易辨认。只有少数几种化合物能起同样响应的试验称为选择性高的试验，所用的试剂被称为选择性高的试剂。如果只有一种化学成分能与某种试剂起作用，则该试剂称为专一性试剂，该试验称为专一性试验。试验灵敏度也很重要，常用下面几种方式表示：①检出限或鉴定极限，指能得出正试验的化合物绝对量(常以微克计)；②极限浓度，指化合物能显示一个正试验的最低浓度(常以微克/毫升计)；③稀释极限，指稀释到什么程度还能给出一个正试验（常以 1 比若干来表示）。各种定性分析操作法所用的试样体积约为点滴试验（用点滴板或滤纸）0.05ml；微型试管中用 1ml；常量试管中用 5ml。如果某一试验在滤纸上能检出 1μg 的物质，那么这一试验的检出限为1μg；极限浓度为 20μg/ml；稀释极限为 1：50 000。但许多化学反应专属性不强，干扰因素较多，需进行初步的分离和净化后再进行。常见中药化学成分的化学分析方法如下，其中的显色试剂的配制方法详见本书附录五。

一、糖类和苷类化合物

1. Molish 反应 是糖苷类成分的常用显色反应，其反应原理是单糖在浓酸（硫酸、磷酸、邻苯二甲酸、草酸等）加热条件下，发生分子内脱水反应，生成具有呋喃环结构的糠醛及其衍生物。其中五碳醛糖生成糠醛，甲基五碳醛糖生成 5-甲基糠醛，六碳醛糖生成 5-羟甲基糠醛。糠醛及其衍生物可以和许多酚类（α-萘酚）、芳香胺（苯胺）及具有活性次甲基基团的化合物（蒽酮）缩合生成有色化合物。分析时取糖苷类样品液 1ml，加入 1~3 滴 5% α-萘酚乙醇溶液，摇匀后沿试管壁缓缓加入浓硫酸，在两液面间有紫色环生成。作为糖的色谱显色剂，则常选用邻苯二甲酸和苯胺。

2. Fehling 反应和 Tollens 反应 这两个显色反应是利用糖的还原性质，可以与 Cu^{2+} 及 Ag^+ 等离子发生氧化-还原反应而产生显色沉淀。单糖和还原性二糖与 Fehling 试剂反应生成砖红色沉淀，与 Tollens 试剂反应生成银镜。多糖水解后可与 Feling 试剂或 Tollens 试剂产生阳性反应。

二、香豆素类化合物

具有酚羟基取代的香豆素类化合物可以与诸如三氯化铁等多种酚类试剂产生颜色反应。如果酚羟基的对位无取代或者 6 位碳上无取代的香豆素衍生物，可以和 Gibb's 试剂及 Emerson 试剂呈现颜色反应。

三、醌类化合物

1. Feigl 反应 醌类衍生物在碱性条件下经加热能迅速与醛类及邻二硝基苯反应，生成紫色化合物。实际上，醌类在反应前后无变化，只是起到传递电子媒介的作用，醌类成分含量越高，反应速度也就越快。试验时可取醌类化合物的水或苯溶液 1 滴，加入 25%Na_2CO_3 水溶液、4% HCHO 及 5%邻二硝基苯的苯溶液各 1 滴，混合后置水浴上加热，在 1~4min 内产生显著的紫色。

2. 无色亚甲蓝显色试验 无色亚甲蓝溶液用于 PC 和 TLC，作为喷雾显色剂，是苯醌类及萘醌类的专用显色剂。阳性反应是在白色背景上出现蓝色斑点，可借此与蒽醌类化合物相区别。

3. 碱性条件下的显色反应 羟基醌类在碱性溶液中发生颜色改变，会使颜色加深。多呈橙、红、蓝红及蓝色。例如，羟蒽醌类化合物遇碱显红~紫红色的反应称为 Borntrager's 反应，其机制如下：

显然，该反应显色与形成共轭体系的酚羟基和羰基有关。因此羟基蒽醌及具有游离酚羟基的蒽醌苷均可显色，但蒽酚、蒽酮、二蒽酮类化合物则需要氧化形成羟基醌类化合物后才能显色。

4. 与活性次甲基试剂的反应（Kesting-Craven 法）　苯醌及萘醌类化合物的醌环上有未被取代的位置时，可在氨碱条件下与一些含有活性次甲基试剂（如乙酰乙酸酯、丙二酸酯、丙二腈等）的醇溶液反应，生成蓝绿色或蓝紫色。以萘醌与丙二酸酯反应为例，反应时先生成产物（1），再进一步变为（2）而显色。

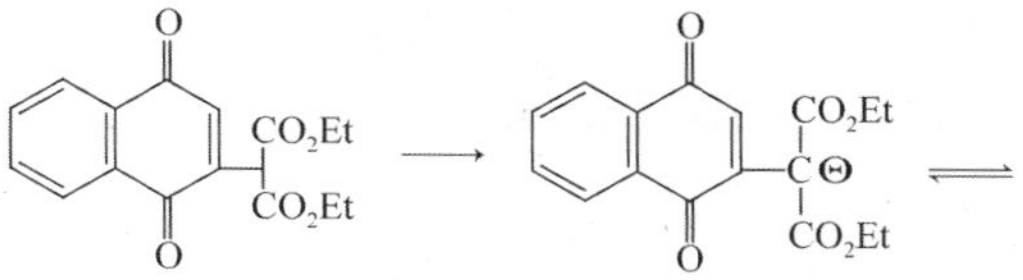

(1)

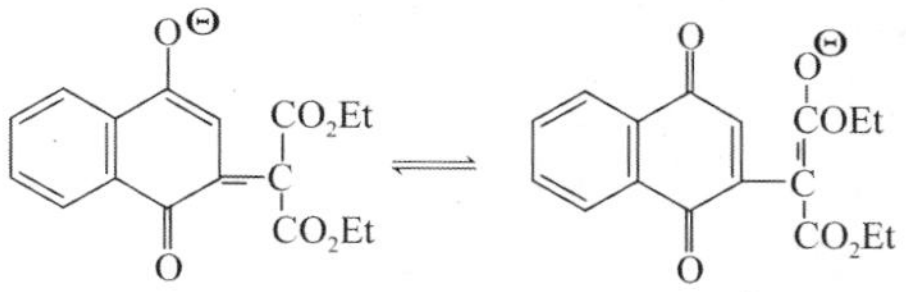

(2)

萘醌的苯环上如有羟基取代，此反应即会受到抑制。蒽醌类化合物因醌环两侧有苯环，不能发生该反应，故可加以区别。

5. 与金属离子的反应　在蒽醌类化合物中，如果有 α-酚羟基或邻位二酚羟基结构时，可与 Pb^{2+}、Mg^{2+} 等金属离子形成络合物。当蒽醌化合物具有不同的结构时，与乙酸镁形成的络合物也具有不同的颜色，可用于鉴别。如果母核上有 1 个 α-OH 或一个 β-OH，或 2 个-OH 不在同一环上时，显橙黄～橙色；如已有 1 个 α-OH，并另有 1 个—OH 在邻位时，显蓝～蓝紫色，若在间位时显橙红～红色，在对位时显紫红～紫色。据此可帮助决定羟基的取代位置。试验时可将羟基蒽醌衍生物的醇溶液滴在滤纸上，干燥后喷以 0.5%的乙酸镁甲醇溶液，于 90℃加热 5min 即可显色。

四、黄酮类化合物

黄酮类化合物分子中存在酚羟基和苯骈吡喃酮环，利用这些基团的性质可以使黄酮类化合物反应呈色而进行分析。黄酮类化合物的显色反应主要有还原反应、与金属盐类试剂的络合反应、硼酸显色反应、碱性试剂显色反应等。

（一）还原反应

1. 盐酸-镁粉（或锌粉）**反应**　该方法是鉴别黄酮的最常用的方法。分析时将样品溶于 1.0ml 甲醇或乙醇中，加入少许镁粉（或锌粉）振摇，滴加几滴浓盐酸，1～2min（必要时微热）即可显色。多数黄酮、黄酮醇、二氢黄酮及二氢黄酮醇类化合物显橙红～紫红色，少数显紫至蓝色，当 B 环上有羟基或甲氧基取代时，呈现的颜色随之加深。但查耳酮、橙酮、儿茶素类则无该显色反应。异黄酮类除少数外，也不显色。由于花青素及部分橙酮、查尔酮等在单纯浓盐酸中也会发生色变，故须先作对照试验（在供试液中仅加入浓盐酸进行观察）。

2. 四氢硼钠（钾）反应 四氢硼钠（NaBH₄）是对二氢黄酮类化合物专属较高的一种还原剂，与二氢黄酮类化合物产生红至紫色，其他黄酮类化合物均不显色，可与之区别。方法是在试管中加入 0.1ml 含有样品的乙醇液，再加等量 2% NaBH₄ 的甲醇液，1min 后，加浓盐酸或浓硫酸数滴，生成紫色至紫红色。

（二）金属盐类试剂的络合反应

黄酮类化合物分子结构中多有 3-羟基、4-酮基或 5-羟基、4-酮基或邻二酚羟基，常可与铝盐、铅盐、锆盐、镁盐等试剂生成有色络合物。

1. 铝盐 常用试剂为 1% 三氯化铝或硝酸铝溶液。生成的络合物多为黄色，并有荧光，可用于定性及定量分析。

2. 锆盐 多用 2% 二氯氧化锆甲醇溶液，黄酮类化合物分子中有游离的 3-或 5-羟基存在时，均可与该试剂反应生成黄色的锆络合物。但两种锆络合物对酸的稳定性不同。3-羟基，4-酮基络合物的稳定性比 5-羟基，4-酮基络合物的稳定性强（仅二氢黄酮醇除外）。故当反应液中接着加入柠檬酸后，5-羟基黄酮的黄色溶液显著褪色，而 3-羟基黄酮溶液仍呈鲜黄色（锆-柠檬酸反应）。方法是取样品 0.5～1.0mg，用 10.0ml 甲醇加热溶解，加 1.0ml 2% 二氯氧化锆（ZrOCl₂）甲醇液，若出现黄色，说明有 3-羟基或 5-羟基与锆盐生成络合物，再加入 2% 柠檬酸的甲醇溶液，黄色不褪，则说明有 3-羟基；若黄色褪去，说明无 3-羟基，但有 5-羟基。故锆-柠檬酸反应可用来区别黄酮类化合物分子中 3-羟基或 5-羟基的存在。该反应也可在纸上进行，得到锆盐络合物多呈黄绿色，并带荧光。

3. 镁盐 本反应常用乙酸镁甲醇溶液为显色剂，可在纸上进行。试验时在纸上滴加一滴供试液，喷以乙酸镁的甲醇溶液，加热干燥，在紫外灯光下观察。二氢黄酮、二氢黄酮醇类可显蓝色荧光，若具有 5-羟基，色泽更为明显，而黄酮、黄酮醇及异黄酮类等则显黄—橙黄—褐色。

4. 氯化锶（SrCl₂） 在氨性甲醇溶液中，氯化锶可与分子中具有邻二酚羟基结构的黄酮类化合物生成绿色至棕色乃至黑色沉淀。试验时取约 1.0mg 检品置小试管中，加入 1.0ml 甲醇使溶（必要时可在水浴上加热），加入 3 滴 0.01mol/L 氯化锶的甲醇溶液，再加 3 滴已用氨蒸气饱和的甲醇溶液，具有邻二酚羟基的黄酮类化合物产生绿～棕色乃至黑色沉淀。

5. 三氯化铁（FeCl₃） 三氯化铁水溶液或醇溶液为常用的酚类显色剂。多数黄酮类化合物因分子中含有酚羟基，故可产生阳性反应，但一般仅在含有氢键缔合的酚羟基时，才呈现明显反应。

（三）硼酸显色反应

当黄酮类化合物分子中有 5-羟基黄酮或 2′-羟基查尔酮结构时，在无机酸或有机酸存在的条件下，可与硼酸反应，生成亮黄色，可与其他类型黄酮类化合物区别。一般在草酸存在下显黄色并具有绿色荧光，但在柠檬酸丙酮存在的条件下，则只显黄色而无荧光。

（四）碱性试剂显色反应

黄酮类化合物与碱性溶液反应可显示黄色、橙色或红色等，其显色情况与化合物类型有关，因此该反应对于分析鉴别黄酮类化合物的类型有一定意义，此外还可用于鉴别分子中某些结构特征。

二氢黄酮类易在碱液中开环，转变成相应的异构体——查尔酮类化合物，显橙～黄色。

黄酮醇类在碱液先呈黄色，通入空气后变为棕色，可与其他黄酮类区别。

黄酮类化合物当分子中有邻二酚羟基取代或 3，4'-二羟基取代时，在碱液中不稳定，易被氧化，产生由黄色→深红色→绿棕色沉淀。

五、萜类化合物

萜类化合物结构类型复杂多样，快速检测一般均采用薄层色谱鉴别，通用显色剂如硫酸乙醇、香兰素-浓硫酸、茴香醛-浓硫酸、五氯化锑和碘蒸气等。

1. 香兰素-浓硫酸溶液 薄层板在室温喷洒后放置，颜色有浅棕、紫蓝色或紫红色，但在 120℃加热后多转为蓝色。

2. 茴香醛-浓硫酸溶液 薄层板喷洒后在 110～105℃加热，可呈现紫蓝、紫红、蓝、灰或绿色。

3. 磷钼酸溶液 薄层板喷洒后在 120℃加热至颜色出现（蓝灰色）。

六、挥 发 油

挥发油中不饱和化合物可用溴-三氯甲烷检查，如能使溴的红色褪去，表明含有不饱和化合物。也可用荧光反应来检查，将挥发油的石油醚溶液点在滤纸上，展开后喷 0.05%荧光黄钠水溶液，趁湿置于溴蒸气中，在红色底上呈现黄色斑点，表明含有不饱和化合物。若挥发油中有不饱和双键，则可与溴起到加成反应，溴被消耗，故斑点处的荧光黄仍保持黄色。

检查薁类化合物时，可滴加 5%溴的三氯甲烷溶液于挥发油三氯甲烷溶液中，如产生蓝、紫、绿色，表明挥发油含有薁类化合物。也可于挥发油的无水乙醇溶液中加入浓硫酸，如产生蓝、紫色，表明含有薁类化合物。

内酯类化合物：于挥发油的吡啶溶液中，加入亚硝酰铁氰化钠试剂和氢氧化钠溶液，如呈现红色并逐渐消退，表明挥发油中含有 α、β 不饱和的五元内酯环类化合物。

七、甾体化合物

甾体化合物在无水条件下，遇强酸可产生颜色反应，常用的酸有硫酸、高氯酸等强酸，三氯乙酸等中强酸及三氯化锑、氯化锌等 Lewis 酸。强心苷和三萜类化合物也有类似反应。

1. Liebermann-Burchard 反应 也称乙酸酐-浓硫酸反应，反应在试管中进行。将样品溶解于乙酸酐中，加浓硫酸-乙酸酐（1：20）数滴，可产生红→紫→蓝色→绿→污绿等颜色变化，最后褪色。

2. Rosen-Hermer 反应 也称三氯乙酸反应，反应在滤纸上进行。将样品的三氯甲烷溶液或醇溶液滴在滤纸上，喷 25%三氯乙酸乙醇溶液，加热至 90℃，呈红色，逐渐变为紫色，于紫外灯光下观察，显蓝色或黄绿色荧光。

3. Salkowski 反应 也称三氯甲烷-浓硫酸反应，反应在试管中进行。将样品三氯甲烷溶液至试管中，沿着试管壁滴加浓硫酸，上层三氯甲烷层数出现红色或青色，下层浓硫酸层出现绿色荧光。

4. Kahlenberg 反应 也称五氯化锑反应，反应在滤纸上进行。将样品的三氯甲烷溶液或醇溶液滴在滤纸上，喷 20%五氯化锑三氯甲烷溶液（或三氯化锑饱和的三氯甲烷溶液），干燥 60～70℃加热，显黄色、灰蓝色、灰紫色等多种颜色。

八、强心苷类化合物

强心苷除能发生上述甾体化合物所产生的显色反应外，其结构中的不饱和内酯环和2，6-二去氧糖等还可发生特有的显色反应。

（一）不饱和内酯环产生的反应

甲型强心苷在碱性醇溶液中水解产生的活性次甲基与某些试剂发生显色反应，反应产物在可见光区有特定的最大吸收。乙型强心苷无此类反应发生，因此，此类反应可用于甲型强心苷与乙型强心苷的化学鉴别（表 3-1）。

表 3-1　甲型强心苷类成分的显色反应

反应名称	试剂	反应现象	λ_{max}（nm）
Legal 反应	3%亚硝酰铁氰化钠、2mol/L NaOH	深红或蓝	470
Kedde 反应	2% 3，5-二硝基苯甲酸乙醇溶液、5% NaOH	紫红或红	590
Raymond 反应	1%间二硝基苯乙醇溶液、20% NaOH	紫红或蓝	620
Baljet 反应	2，4，6-三硝基苯酚（苦味酸）、5% NaOH	橙或橙红	490

注：此类反应也可作为薄层色谱或纸色谱的显色剂。先喷以硝基苯类试剂，再喷碱性醇溶液

（二）2，6-二去氧糖产生的反应

1. Keller-Kiliani 反应 反应只对游离的 2，6-二去氧糖或在反应的条件下水解出 2，6-二去氧糖的强心苷显色。强心苷溶于含少量的 $FeCl_3$ 或 $Fe_2(SO_4)_3$ 的冰醋酸，沿壁滴加浓 H_2SO_4，如有 2，6-二去氧糖存在，乙酸层渐呈蓝色或蓝绿色。

2. 呫吨氢醇（xanthydrol）反应 取样品少许，加呫吨氢醇试剂（10mg 呫吨氢醇溶于100ml 冰醋酸，加入 1ml 浓硫酸），置水浴上加热 3min，如有 2，6-二去氧糖存在，即可显红色。

3. 对二甲氨基苯甲醛反应 将样品醇溶液滴在滤纸上，挥干后，喷以对二甲氨基苯甲醛试剂（1%对二甲氨基苯甲醛乙醇溶液-浓盐酸 4：1），于 90℃加热 0.5min，如有 2，6-二去氧糖，即可显灰红色斑点。

4. 过碘酸-对硝基苯胺反应 过碘酸能使 2，6-二去氧糖氧化，生成丙二醛，再与对硝基苯胺缩合而显黄色。此反应可在薄层色谱和纸色谱上进行。在薄层板上先喷以过碘酸钠溶液（1 份过碘酸钠饱和水溶液，2 分蒸馏水），室温放置 10min，再喷以对硝基苯胺试液（1%对二甲氨基苯甲醛乙醇溶液-浓盐酸 4：1），即可在灰黄色背景下呈现深黄色斑点，在紫外光下可见黄色荧光斑点。如再喷以 5% NaOH 甲醇溶液，黄色斑点变成绿色。

九、生物碱类化合物

（一）生物碱沉淀反应

大多数生物碱能和某些试剂生成难溶于水的复盐或分子络合物等，这些试剂称为生物碱沉淀试剂。生物碱沉淀试剂种类较多，根据其组成，有碘化物复盐、重金属盐和大分子酸类等 3 大类。常用的生物碱沉淀试剂中以改良碘化铋钾试剂应用最多，主要用于薄层色谱检测。个别生物碱与某些生物碱沉淀试剂不能产生沉淀，如麻黄碱、咖啡因与碘化铋钾试剂不产生反应（表 3-2）。

表 3-2　生物碱沉淀试剂种类及沉淀现象

试剂名称	试剂组成	反应颜色特征
碘-碘化钾（Wagner 试剂）	I_2-IK	棕色或褐色沉淀
碘化铋钾（Dragendorff 试剂）	BiI_3-KI	红棕色沉淀
碘化汞钾（Mayer 试剂）	HgI_2-2KI	类白色沉淀
氯化铂（10%，Platinic chloride）	H_2PtCl_6	白色晶形沉淀
磷钼酸（Sonnenschein 试剂）	H_3PO_4-$12MoO_3$-H_2O	白色或黄褐色无定形沉淀
硅钨酸（Bertrand 试剂）	SiO_2-$12WO_3$-nH_2O	淡黄色或灰白色无定形沉淀
磷钨酸（Scheibler 试剂）	H_3PO_4-$12WO_3$-$2H_2O$	白色或黄褐色无定形沉淀
苦味酸（Hager 试剂）	2，4，6-三硝基苯酚	黄色晶形沉淀
硫氰酸铬铵试剂（雷氏铵盐 Ammonium reineckate 试剂）	$NH_4[Cr(NH_3)_2(SCN)_4]$	难溶性紫红色复盐

（二）生物碱显色反应

一些显色试剂常可用分析鉴别一些生物碱，如 Macquis 试剂（含少量甲醛的浓硫酸）使吗啡显紫红色、可待因显蓝色；Mandelin 试剂（1%钒酸铵浓硫酸溶液）使莨菪碱显红色、吗啡显棕色、士的宁显蓝色、奎宁显淡橙色；Frohde 试剂（1%钼酸钠浓硫酸溶液）使吗啡显紫-棕绿色、利血平显黄-蓝色、小檗碱显棕绿色。但需注意一些生物碱也可能不显色，如 Macquis 试剂对可卡因、咖啡因不显色，Frohde 试剂对莨菪碱、士的宁不显色。

第三节　色谱分析法

色谱分析法又称色层法或层析法，是一种物理或物理化学分离分析方法，是利用各种化学成分在两相中具有不同的分配系数，当两相做相对运动时，这些化学成分在两相中进行多次反复的分配来达到分离的目的。色谱分析法依据不同的分离原理主要分为吸附色谱法、分配色谱法、离子色谱法、排阻色谱法及毛细管电色谱法。色谱法依据操作形式分为柱色谱法和平面色谱法。而平面色谱法又分为 PC 法和 TLC 法，前者是以滤纸为载体，以纸纤维吸附的水分（或吸附的其他物质）为固定相，样品点在滤纸一端，用流动相展开进行分离的色谱方法；后者则是将吸附剂（或载体）均匀地铺在平板（玻璃板或塑料板）上形成薄层，在此薄层上采用与 PC 类似的操作进行分离的色谱方法（表 3-3）。

表 3-3　色谱分析法的种类与分离原理

色谱法名称	原理
吸附色谱法	利用吸附剂对不同组分吸附性能的差别即吸附系数的不同而进行分离的方法
分配色谱法	利用不同组分在两相间分配系数的差别而分离的方法
离子交换色谱法	利用不同离子在给定离子交换剂上亲和力大小的不同而进行分离的方法
排阻色谱法	根据多孔凝胶对不同大小分子的排阻效应进行分离
毛细管电泳色谱	利用组分在两相间的分配系数差别和在电场中电泳淌度的差别而分离

一、薄层色谱法

薄层色谱法（TLC）是将经过合适方法提取处理过的中药供试品溶液点于薄层板上，用适当的溶剂系统展开，通过显色或用其他方法检出色谱斑点，供试品在色谱中所显斑点的位置（R_f）与颜色（或荧光）与相应的对照物比较，以此来判断某味药或某种化学成分的存在。

（一）薄层色谱法定性原理

在 TLC 法中，常用比移值 R_f（原点至斑点中心的距离与原点至溶剂前沿的距离比值）来表示各组分在色谱中的位置。相同物质在同一色谱条件下的 R_f 相同，这就是薄层色谱法作为定性鉴别的主要依据。但 TCL 的也存在影响因素复杂，R_f 重现性差等问题。影响的主要因素是吸附剂的性质与展开剂的极性和溶解能力。当应用同一种吸附剂和同一种展开系统时，被测物质的 R_f 又受下列因素的影响。

1. 薄层厚度　层厚小于 0.2mm 时，对 R_f 的影响较大，层厚超过 0.2mm 时则可以认为没有影响，但不能超过 0.35mm。

2. 展开距离　最好固定，否则对 R_f 也会影响。展开距离加大时，有些物质 R_f 会稍有增大，而有些物质又稍有减小。

3. 展开容器中展开剂蒸气的饱和度　如果展开容器中没有被展开剂的蒸气饱和，就可能产生边缘效应，影响 R_f。

4. 点样量　点样量过多，会使斑点变大，甚至拖尾，R_f 也会随之变化。

5. 薄层含水量　特别是黏合薄层板，如干燥不均匀，或其他原因使薄层各部分含水量不一致，就会影响 R_f。

为了解决 R_f 重现性差的问题，常采用相对比移值 R_{st} 来定性。R_{st} 是相对 R_f，是原点至样品斑点中心的距离与原点至参考物斑点中心的距离比值，可消除许多系统误差。参考物可另外加入，也可直接以样品中某一组分作为参考物。R_{st} 可以大于 1。

（二）薄层色谱法基本操作和仪器

1. 薄层板制备　为了保证实验结果的重复性，中国药典委员会要求质量分析用薄层板应采用市售薄层板，但该薄层板临用前一般应在 110℃活化 30min；聚酰胺薄膜不需要活化；铝基片薄层板可根据需要剪裁，但需注意剪裁后薄层板底边的硅胶层不得破损。薄层板若在存放期间被空气中的杂质污染，使用前可用三氯甲烷、甲醇或者两者的混合溶剂在展开缸中上行展开预洗，110℃活化，置干燥器中备用。

2. 点样 用专用毛细管或配合相应的手动、半自动、全自动点样器械点样于薄层板上，一般为圆点状或窄细的条带状，点样基线距底边 10～15mm，高效板一般基线离底边 8～10mm，原点直径一般不大于 3mm，高效板一般不大于 2mm；接触点样时注意勿损伤薄层表面。条带状宽度一般为 5～10mm，高效板条带宽度一般为 4～8mm，可用专用半自动或自动点样器械喷雾点样。点间距离可视斑点扩散情况以相邻斑点互不干扰、不影响检出为宜，一般不少于 8mm，高效板供试品点间间隔不少于 5mm。

3. 展开 将点好供试品的薄层放入展开缸中，浸入展开剂的深度以距原点 5mm 为宜，密闭。一般上行展开 8～15cm，高效板上行展开 5～8cm。溶剂前沿达到规定的展距，取出薄层板，标记溶剂前沿后晾干。

展开前如需用溶剂预平衡，可在缸中加入适量的展开剂，密闭，一般保持 15～30min。溶剂蒸气预平衡后，应迅速放入载有供试品的薄层板，立即密闭，展开。如需使展开缸达到溶剂蒸气饱和状态，则须在展开缸内侧放置与展开缸内径同样大小的滤纸，密闭一定时间，使达到饱和后再行展开。

TLC 一般进行一次展开，对极性相似、结构差异较小的混合物，经一次展开效果不理想，也可采用单向多次展开的方法，即以一种展开剂展开后，再在同一方向以同一种或另一种展开剂再展开，反复多次进行分离，多可获得令人满意的效果。必要时还可采用"双向展开"，先按常规方法在一个方向展开后取出，待溶剂挥干后转动 90°换用另一种展开剂展开，多可消除"杂质"成分的干扰或背景污染等影响，氨基酸类 TLC 常采用这种方法。

4. 显色与检视 供试品含有可见光下有颜色的成分，可直接在日光下检视；也可用喷雾法或浸渍法以适宜的显色剂显色，或加热显色后在日光下检视。有荧光的物质或某些试剂可激发荧光的物质，可在紫外灯下观察荧光色斑。对于可见光下无色，在紫外光下无荧光的成分可用带有荧光的硅胶板在 254nm 紫外灯下观察荧光板面上的荧光淬灭物质形成的色谱。

5. 记录 TLC 图像一般可采用摄像设备拍摄，以光学照片或电子图像的形式保存；也可用薄层扫描仪记录相应的色谱图，即以一定波长的光照射在薄层板上，对 TLC 有吸收紫外光或可见光的斑点，或经激发后能发射出荧光的斑点进行扫描，将扫描得到的图谱用于分析鉴别。

（三）影响薄层色谱定性分析的主要因素

1. 供试品溶液的制备 中药可根据其所含化学成分（有效成分或指标性成分）的性质，选择适当的溶剂进行提取，必要时需对供试品成分进行初步的分离、纯化和富集，避免共存组分的干扰，以提高谱图质量及可鉴别性。

2. 薄层板的选择 用于中药鉴别的 TLC 法常用的固定相有硅胶 G、硅胶 GF_{254} 等。前者系指在硅胶中加入石膏作黏合剂；后者除了加入石膏还加入了荧光物质，适用于没有合适检验方法的色谱斑点显现。

3. 展开剂的选择 在吸附薄层色谱中，理想的分离是得到一组 R_f 为 0.2～0.8 的清晰的斑点；原则上应选用能突出主要斑点、有利于主要斑点分析比较的展开剂。在同一吸附剂上所用展开剂的极性越大，对同一化合物的洗脱能力就越强，即 R_f 越大。在实际工作中常用两种或以上混合溶剂做展开剂，有利于其极性调整。展开剂宜临用前配置，配制多元溶剂系统时应注意量取各溶剂体积的准确性。

4. 湿度和温度的影响 操作环境的相对湿度往往影响色谱质量。相对湿度可以用一些饱和盐溶液控制，如 KNO_3 饱和溶液（25℃，相对湿度 92.5%）、NaCl 饱和溶液（15.5～60℃，相对湿度 75%±1%）、$NaNO_2$ 饱和溶液（25～40℃，相对湿度 64%～61.5%）、$CH_3COOK·1.5H_2O$ 饱和溶液（25℃，相对湿度 22.5%）。在相对湿度恒定的条件下，一般在较高温度展开时 R_f 较大，反之，R_f 减小。温度不仅影响组分在两相中的分配，同时由于溶剂沸点等差异，也影响着展开缸中展开剂各溶剂的蒸气比例，从而导致色谱行为的变化。不过展开温度如相差±5℃时，R_f 的变动一般不超过±0.02，对结果影响不大。

实例 3-1 中药山楂的薄层鉴别。

取本品粉末 1g，加乙酸乙酯 4ml，超声处理 15min，滤过，取滤液作为供试品溶液。另取熊果酸对照品，加甲醇制成每 1ml 含 1mg 的溶液，作为对照品溶液。吸取上述两种溶液各 4μl，分别点于同一硅胶 G 薄层板上，以甲苯-乙酸乙酯-甲酸（20：4：0.5）为展开剂，展开，取出，晾干，喷以硫酸乙醇溶液，在 80℃加热至斑点显色清晰，供试品色谱中，在与对照品色谱相应的位置上，显相同的紫红色斑点；置紫外灯（365nm）下检视，显相同的橙黄色荧光斑点。

二、纸 色 谱 法

纸色谱法（PC）是一种类似 TLC 的分析方法，是以纸为载体，以纸上所含水分或其他物质为固定相的分配色谱。将待分离的试液用毛细管滴在滤纸的原点位置，然后用展开剂进行展开，由于毛细吸附作用，流动相自下而上不断上升，流动相上升时，与滤纸上的固定相相遇，这时，被分离的组分就在两相间一次又一次地分配，分配系数 K 大的组分上升得慢，K 小的组分上升得快，从而逐一分开而鉴定。

（一）纸色谱法原理

与薄层色谱相同，纸色谱一般也采用 R_f 作为定性分析的指标，供试品经点样、展开后，可用 R_f 表示各化学成分的位置，在相同实验条件下与对照物对比，可以进行化学成分的鉴定、杂质的检查或含量测定。主要用于强极性物质的定性分析。

（二）纸色谱法基本操作和仪器

PC 操作流程：将色层分析滤纸，按需要剪裁成长条形或卷成筒形。为了分配过程均匀，滤纸要均匀平整，具有一定机械强度，不含有影响色谱分离效果的杂质，也不应与所用显色剂起作用，以免影响分离和鉴别效果。用玻璃毛细管或微量注射器吸取一定量的试样点在原点上。试样点的直径一般应小于 5mm。可并排点多个试样以同时展开。将点样后滤纸放入展开室用展开剂饱和一段时间以平衡系统，再将滤纸一端浸入展开剂展开，展开结束后挥尽溶剂，在紫外灯下或喷洒显色剂观察样品的斑点。

（三）纸色谱法在操作中应注意的事项

（1）不要用手指直接接触层析部分的滤纸，以免手上的油脂污染滤纸，改变色谱的分配。

（2）滤纸必须剪平整，薄厚均匀，以使展开剂匀速移动。

（3）滤纸周围必须被溶剂蒸气饱和，以免滤纸上的有机溶剂挥发，改变流动相的组成。有机溶剂必须事先用水饱和，以保证滤纸上吸着的水量恒定，即固定相的组成恒定。

三、气相色谱法

气相色谱法（GC）是一种以气体作流动相的分离技术，GC 用流动相即载气，一般为惰性气体，载气的主要作用是将样品带入 GC 系统进行分离，其本身对分离结果影响很小。而 GC 的固定相通常是表面积大且具有一定活性的吸附剂。当多组分混合样品进入色谱柱后，由于各组分的沸点、极性或吸附性能不同，每种组分都会在流动相和固定相之间形成分配/吸附平衡，由于载气的流动性，使各组分在运动中反复多次进行分配/吸附，结果载气中分配浓度大的组分先流出色谱柱，固定相中分配浓度大的后流出。组分流出色谱柱后随即进入检测器，检测器将各组分转换成与该组分浓度大小成正比例的电信号。当这些信号被记录下来时就是色谱图，其包含有样品中化学成分的信息。

GC 法一般都在较高温度下进行分离的测定，其应用范围受到较大的限制，只能分析气体和沸点较低的化合物，这些化合物仅占有机化合物总数的 20%，对于沸点高、热稳定性差、摩尔质量大的化合物，目前主要采用高效液相色谱法进行分离和分析。

（一）气相色谱法定性原理

GC 定性是在分离的基础上，通过保留值或与已知化合物对照进行定性鉴定分析，即可分析鉴定样品分离得到的色谱峰代表的是何种化合物，但由于不能提供分子结构特征而难以对未知物直接定性。定性分析的方法有以下两种。

1. 已知物对照法　依据同一种物质在同一根色谱柱上，相同的色谱条件下，具有相同的保留值来定性。具体定性方法有以下 3 种。

（1）保留时间值（t_R）定性法：在一定色谱条件下，一个化合物只有一个确定的保留时间。因此，将未知物的保留时间与已知化合物在相同的色谱条件下的保留时间进行比较，就可以定性鉴别未知物。若两者相同，则未知物可能是该已知化合物；若 t_R 不同，则未知物就不是该化合物。该法只适用于对组分性质已有所了解，组成比较简单，且有纯标准物质可以进行对照的化学成分的定性分析。但操作过程中色谱条件的微小变化（如气相色谱中柱温的微小变化，流动相流速、组成的变化）会使保留值（t_R）发生变化，从而对定性结果产生影响，甚至出现定性的错误。

（2）利用保留体积（V_R）对照定性：是比较未知物与已知标准物保留体积进行定性，可避免载气气流速变化的影响，但实际使用也有一定的局限，因为保留体积的直接测定时比较困难，一般都是利用流速和保留时间来计算保留体积。

以上两种定性方法都是利用与标准物质的色谱保留值直接比较的方法定性，其方法的可靠性与分离度有关。因为同一保留时间可能对应多种化合物，即使是色谱条件严格不变，也不能排除有数种化合物与之对应的可能性。因此，单靠保留时间定性不是完全可靠的。

（3）利用加入法定性（已知物峰高增加法）：是将已知的标准物质加入样品中，对比加入前后的色谱图，若某色谱峰相对增高，则该色谱峰所代表的组分与标准物质可能为同一物质。若已加纯物质的未知样品的色谱图中没有色谱峰的峰高增加，而是增加了一个色谱峰，则可知未知样品中不含已加的标准物质。该方法可判断出未知样品中是否含有某种物质，适用于未知样品组分较多，所含的色谱峰过密，用保留值对照定性不易辨认时，该方法既可避免色谱条件微小变化对组分保留时间的影响而对定性结果产生干扰，又可避免因色谱图形复杂而无法准确测定保留时间的困难，是确认某一复杂样品中是否含有某一物质的最好办法。但由于使用的色谱柱不一定适合于标准物质与待定性组分的分离，虽为两种物质，色谱峰也可能产生叠加的现象。为此，可采用双柱定性，选一根与上述色谱柱极性差别较大的色谱柱，在相同的色谱条件下分析。若在两根柱子上均产生峰高增加现象，才可认定待测物与标准物质是同一物质。

2. 利用文献保留值定性

（1）相对保留值（$r_{i,s}$）定性：对于一些组成比较简单的已知范围的混合物，可选定一基准物按文献报道的色谱条件进行实验，计算两组分的相对保留值。相对保留时间（$r_{i,s}$）是指组分（i）和基准物质（s）的保留值的比值，它仅随固定液及柱温变化而变化，与其他操作条件无关。在色谱手册中都列有各种物质在不同固定液上的保留数据，可以用来进行定性鉴别。通常选择容易得到的纯品，且与被分析组分保留值相近的化合物作基准物质，最好是保留时间靠近色谱图中间，以减少计算色谱图两端组分相对保留值的误差。常用作基准物的如正丁烷、环己烷、正戊烷、苯、对二甲苯、环己醇、环己酮等。

该方法除具有迅速和直观定性的优点外，还不受载气流量的影响。当载气的流速发生微小变化时，被测组分与参比组分的保留值同时发生变化，而它们的比值——相对保留值则保持不变，即相对保留值只受柱温和固定相性质的影响，而柱长、固定相和填充情况（固定相的紧密情况）、固定液用量和载气的流速均不影响相对保留值。因此在柱温和固定相一定时，相对保留值为定值，可作为定性的可靠参数。

（2）保留指数对照定性：保留指数又称 Kovats 指数，用 I 表示。以正构烷烃为参比标准，把某组分的保留行为用两个紧靠它的标准物（正构烷烃）来标定。保留指数也是一种相对保留值，它是把正构烷烃中某两个组分的调整保留值的对数作为相对尺度，并规定正构烷烃的保留指数为其碳原子数乘以 100，$I=100z$，z 为正构烷烃含碳原子数，如正戊烷 $I=500$，正己烷 $I=600$ 等，而对于除正构烷烃以外的其他化合物，$I_x=100x$，x 为组分相当于正构烷烃保留值的含碳原子数。例如，苯在某色谱柱上 $I_x=733$，表示该柱上苯的保留值相当于含 7.33 个碳原子的正构烷烃的保留值。被测物质 x 的调整保留时间应在相邻两个正构烷烃的调整保留值之间，化合物调整保留时间的对数值与其保留指数间呈线性关系。通过测得 I_x 与文献值对照就可定性鉴定，而不必用纯物质相对照；保留指数与化合物结构的相关性要比其他保留值强，因此有利于判别化合物结构；以正构烷烃为参比标准，把某组分的保留行为用两个紧靠近它的正构烷烃来标定，这样使 I_x 计算更为准确。保留指数的数值仅与柱温、固定相性质有关，与其他色谱条件无关，不同的实验室测定的保留指数重现性好（精度可达±0.1 指数单位或更低一些），标准物统一，温度系数小，并且不少色谱文献上都可以查到很多物质的保留指数。因此，保留指数作为保留值的标准用于定性分析，成为使用最为广泛并被国际上公认的定性指标。

保留指数的测定方法如下：测出组分的保留时间后，至少选择 3 种正构烷烃，它们的调整保留值分别大于和小于组分的调整保留时间。以正构烷烃的调整保留值的对数值对保留指数 I 作图，即得一条直线，由被测组分的调整保留值的对数从图上求得保留指数。如果测量结果的重现性差，可以从以下几个方面查找原因，①系统误差。②气流速控制可能不稳，如钢瓶出口压力低等原因导致压力及流量的不稳定。③气路有污染。④温度控制不十分准确，温度对保留指数是有影响的。⑤测量误差：包括死时间、保留时间、保留距离的测量都会引入误差。为了提高保留指数定性结果的准确性，可以利用双柱或多柱定性。即使用一支极性和一支非极性柱或者再用一个特殊选择性柱，测定未知物的保留指数，通过比较 3 支极性完全不同的色谱柱上得到的保留指数进行定性，在很大程度上提高了方法的可靠性。

（二）气相色谱的基本操作

1. 气相色谱操作流程　由载气系统的高压钢瓶（或气体发生器）提供的流动相气体即载气（如 H_2、He、N_2 及 Ar 等），经减压阀减压，净化器净化、干燥，稳压阀或稳流阀精确调节其压力后，以稳定的压力和流量连续流经进样系统的试样气化室，将从进样口注入的气体试样（或在气化室瞬间气化的液体试样蒸气）运载进入色谱柱进行分离。分离后的试样随载气依次进入检测器，最后放空。检测器将组分的浓度（或质量）转为电信号。电信号放大后，由记录器记录下来，即得色谱图（色谱流出曲线）。

2. 利用选择性检测器定性　选择性检测器只对某类或某几类化合物有信号，可以帮助进行定性分析。在相同色谱条件下，同一样品在不同检测器上有不同的响应信号。例如，某组分在火焰离子化检测器（flame ionization detector，FID）上有响应，证明是有机化合物；在电子捕获检测器（electron capture detector，ECD）上有响应，证明化合物中含有卤素等电负性强的原子或基团；在火焰光度检测器（flame photometric detector，FPD）上有响应，证明组分是含有 S 或 P 的化合物；在氮磷检测器（nitrogen phosphorus detector，NPD）上有响应，证明组分是含 N 或 P 化合物。

实例 3-2　采用 GC 法对艾片中龙脑、异龙脑及樟脑的定性分析。

色谱条件：交联聚乙二醇为固定相的弹性石英毛细管柱（30m×0.32mm×0.5μm）；初始柱温 120℃，保持 3min，然后以 8℃/min 升到 160℃，保持 3min，进样口温度 220℃，检测器温度 220℃，分流进样 1 μl，分流比为 15∶1，理论板数按龙脑、异龙脑、樟脑峰计算均应不低于 10 000。

结果：样品与龙脑、异龙脑、樟脑对照品在相同保留时间出现色谱峰（图 3-1）。

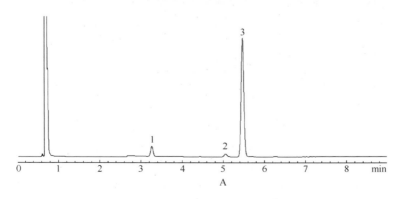

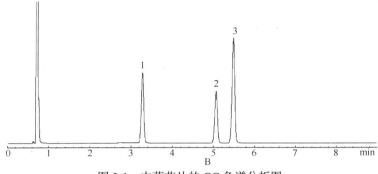

图 3-1 中药艾片的 GC 色谱分析图

A. 艾片；B. 混合对照品溶液

1. 樟脑 2. 异龙脑 3. 龙脑

四、高效液相色谱法

高效液相色谱法（HPLC）是用高压泵输送流动相，采用高效固定相及高灵敏度检测器发展而成的分离分析方法，具有高压、高效、高速、高灵敏度等特点。高效液相色谱法可分析高极性、难挥发、热稳定性差、离子型的化合物，只要被测样品能够溶解于溶剂中并可以被检测，就可以进行分析。

HPLC 法和经典液相色谱法相比，其主要优点为：①用高压泵输送流动相，流速快，分析速度快；②固定相粒度小而均匀，分离效率高；③采用高灵敏度检测器，提高了检测灵敏度。

（一）高效液相色谱法定性原理

HPLC 定性法是利用色谱定性参数如保留时间对组分进行定性分析，该方法定性分析的依据与 GC 法中的已知物对照法相同。

（二）HPLC 法基本操作和仪器：

HPLC 仪组成及操作流程：一般由高压输液系统，进样系统、分离系统、检测系统和数据记录处理系统组成。此外，还配有辅助装置、如自动进样系统、预柱、流动相在线脱气装置和自动控制系统等。

选择好适当的色谱柱和流动相后，将流动相经过脱气、过滤后，开启高压输液泵，冲洗色谱柱。待色谱仪稳定（基线平直）后，用微量注射器把试样注入进样口，试样被流动相带入色谱柱进行分离，分离后的各组分依次流经检测器，最后排入馏分收集器。同时检测器把组分浓度变为电信号，由信号记录装置记录下来，即得到色谱图。

实例 3-3 采用 HPLC 法对附子理中丸中 2-甲氧基-4-（2-（2-吡啶）-乙基）苯酚成分的定性分析。

色谱条件：Agilent ZROBAX Eclipse XDB-C_{18}（250mm×4.6mm，5μm）色谱柱，以水-乙腈为流动相，梯度洗脱，流速 1.0ml/min，检测波长 210nm，柱温 35℃，如图 3-2 所示。

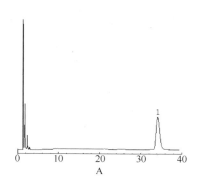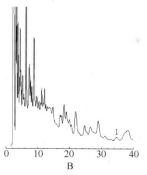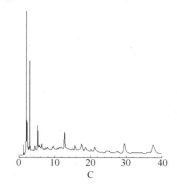

图 3-2　附子理中丸 HPLC 图谱

A. 2-甲氧基-4-（2-（2-吡啶）-乙基）苯酚（对照品）；B. 附子理中丸（供试品）；C. 阴性对照

结果：样品与对照品在相同保留时间出现色谱峰。

第四节　气相色谱-质谱联用技术

气相色谱-质谱联用（GC-MS）适用于挥发性成分的研究，如中药中挥发油的研究。尤其是要鉴定多个成分，同时又无对照品作对照时，选用 GC–MS 技术进行分析鉴定特别合适，且可大大提高挥发油分析鉴定的速度和研究水平。

（一）气相色谱-质谱联用定性原理

GC-MS 是利用气相色谱法的高分离效率与质谱的高灵敏度检测相结合，使分离和鉴定连续完成，实现了中药复杂混合物中化学成分的快速、微量的定性和定量分析。气相色谱分离后得到的各个组分依次进入质谱仪进行检测得到每个组分的质谱，通过计算机与数据库的标准谱进行检索对照，可给出该化合物的可能结构，同时也可参考有关文献数据加以确认。但应注意，当被鉴定化学成分是数据库中没有的化合物时，检索结果也会给出几个相近的化合物，而且一些结果相似的化合物其质谱图也相似，这些都有可能造成检索结果的不可靠，因此还要配合其他方法，才能最终给出定性结果。

（二）气相色谱-质谱联用基本操作和仪器

首先将样品注入 GC 仪内，经分离后得到的各个组分依次进入分离器，浓缩后的各组分又依次进入 MS 仪。MS 仪对每个组分进行检测和结构分析，得到每个组分的 MS 图。通过计算机与数据库的标准谱进行检索对照，给出每个化合物的可能结构。

实例 3-4　龙脑樟叶挥发油的分析。

取龙脑樟叶挥发油 1mg 溶于 10ml 丙酮中作为供试品溶液进行 GC-MS 检测。GC-MS 条件如下。气相条件：进样口温度 250℃，载气为高纯度氦气，总流量 54.1ml/min，柱流速为 5.8ml/min，进样量为 1µl，分流比为 50：1。程序升温：柱起始温度 60℃，保持 2min，以 8℃/min 的速率升至 250℃，保持 5min。质谱条件：用电子轰击（electron impact，EI）源分析，连接器温度为 280℃，扫描范围 m/z 33～500，各分离组分采用质谱标准库 NIST2.0L 检索定性。鉴定了 12 个化合物，如图 3-3、表 3-4 所示。

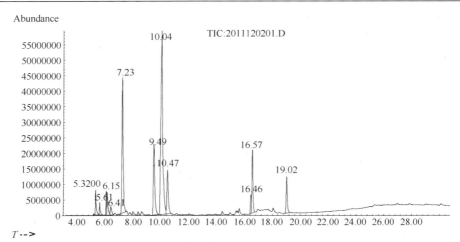

图 3-3　龙脑樟叶挥发油 GC-MS 图

表 3-4　龙脑樟叶挥发油成分分析

No.	t（min）	分子式	化合物	含量（%）
1	5.32	$C_{10}H_{16}$	（1R）-（+）-a-pinene[（1R）-（+）-α 蒎烯]	2.31
2	5.61	$C_{10}H_{16}$	camphene（莰烯）	1.19
3	6.09	$C_{10}H_{16}$	3-methylene-6-（1-methylethyl）-cyclohexene[3-亚甲基-6-（1-甲基乙基）环己烯]	1.88
4	6.15	$C_{10}H_{16}$	cyclohexene，4-methylene-1-（1-methylethyl）-（皮蝇磷）	2.76
5	6.41	$C_{10}H_{16}$	beta-pinene（β-蒎烯）	1.31
6	7.23	$C_{10}H_{18}O$	eucalyptol（桉叶油醇）	18.88
7	9.49	$C_{10}H_{16}O$	camphor（樟脑）	11.40
8	10.04	$C_{10}H_{18}O$	borneol（龙脑）	38.82
9	10.47	$C_{10}H_{18}O$	alpha-terpineol（α-松油醇）	6.95
10	16.47	$C_{15}H_{26}O$	a-elemol（a-榄香醇）	1.69
11	16.57	$C_{15}H_{26}O$	nerolidol（橙花叔醇）	8.16
12	19.02	$C_{15}H_{18}N_2O_6$	binapacryl（乐杀螨）	4.65

第五节　指纹图谱

中药指纹图谱是利用一些分析技术（包括色谱、波谱等及相关联用技术等），对中药的化学成分进行检测，并将其中尽可能多的化学信息以图形（图像）的方式进行表征并加以描述。中药指纹图谱分析方法常用于中药的质量评价和控制及对新药研究的物质信息的表征。

一、中药指纹图谱分类

根据分析手段分类：中药化学（成分）指纹图谱和中药生物指纹图谱。中药化学（成分）指纹图谱多运用色谱、波谱技术测定。而中药生物指纹图谱则包括中药基源鉴别的 DNA 及表征中药作用后生物效应的指纹谱，如基因表达谱、蛋白质表达谱、代谢指纹谱等。

根据应用的对象分类：中药材指纹图谱、中药原料药（包括饮片、配伍颗粒）指纹图谱和中药制剂指纹图谱。

根据技术手段分为薄层色谱指纹图谱、高效液相色谱指纹图谱、气相色谱指纹图谱、高速逆流色谱指纹图谱、X射线衍射指纹图谱、核磁共振指纹图谱、质谱指纹图谱、红光光谱指纹图谱、紫外光谱指纹图谱、毛细管电泳指纹图谱、多维图谱等。

二、指纹图谱的表征和描述

中药指纹图谱一方面将中药化学信息以图谱的形式进行表征，另一方面，对指纹图谱经过计算、分析、比较、评价及校验等以技术参数、指纹特征等加以描述。分析色谱指纹图谱要求"准确的辨认"，而不是"精密的测量"；比较供试品与对照品的色谱指纹图谱是要求"相似"，而不是"相同"；评价色谱比较结果，是根据色谱指纹图谱的模糊属性，着眼于宏观的规律和特征分析，即着重辨认完整色谱的"图貌"，而不是求索细枝末节。

三、指纹图谱特点

1. 全面性　对化学成分的显示能够基本囊括中药（包括复方）整体物质群或者特定的有效组分群的组成。

2. 整体性　指纹图谱结果表达的信息应可以在整体上代表中药有效组分群间的配合关系。

3. 层次性　结果应在物质层次显示出药物间的主次关系。

4. 关联性　表达复方的指纹图谱可能包括多来源样品、多维检测数据、多指标图谱信息，因此需要通过多源样品的相关、多维数据的一致化处理和数据融合、多指标模型的建立来充分揭示和体现复方中药的物质层次间的关联性特征。

5. 动态性　任何一个复方均是动态变化的，因此在指纹图谱研究中，数据的检测、信息的处理也必须考虑物质体系的时间分辨特点。

四、建立与分析评价

指纹图谱技术是控制中药原药材、中间体及其成品的一个有效的控制技术。按技术要求分析抽检/送检成品，并与对照色谱指纹图谱及技术参数比较，判别检测产品是否合格，是实施中药指纹图谱技术的最终目的。

（一）中药色谱指纹图谱评价的原则

整体性：一个品种的对照指纹图谱是由各个具有指纹意义的峰组成的完整图谱构成的，各有指纹意义的峰（或薄层色谱的斑点）其位置（保留时间或比移值）、大小或高低（积分面积或峰高）、各峰之间相对的比例是指纹图谱的综合参数，建立和评价时应从整体的角度综合考虑，注意各有指纹意义的峰相互的依存关系。

为保证色谱指纹图谱在整体上相似，在建立对照指纹图谱时，应尽可能包含所有具有指纹意义的特征峰，尤其是含量少而指纹意义显著的色谱峰、指纹特征区、共有特征峰等；应排除溶剂峰及其他可以追溯的杂质峰，供试品的制备应与工业生产相类似，并尽可能采用流动相来溶解。通过比较指纹图谱在整体上的相似，可以判断出样品的真实性。

模糊性：在实际过程中，由于受各种因素的影响，样品指纹图谱中有可能出现个别色谱峰的增加/减少，色谱峰图谱行为亦会发生改变，如峰形、峰宽、峰高发生变化及保留时间发生偏移等，切不可机械性地通过色谱图的叠加比较来评价指纹图谱的相似。增加/减少的色谱峰对指纹图谱整体相似的贡献，不是单纯性地升高/降低，有可能出现相互消长的现象。对于难以把握的色谱峰，可由系统软件去进行判别评价，尽可能避免人为判别评价。

（二）中药色谱对照图谱的建立

1. 对照指纹图谱的建立模式

（1）典型指纹图谱选择法：通过一组或一系列样品的指纹图谱研究，从中选择一个具有典型意义或有代表性的指纹图谱作为对照指纹图谱。当样品间指纹图谱特征相近时，该方法值得推荐使用。但所选择的典型指纹图谱毕竟只包含单个样品的特征，且选择过程难免出现随意性。当样品间指纹特征差异较大时，典型指纹图谱的选择就比较困难。

（2）共有模式生成法：通过对一批色谱指纹图谱的研究，模拟出对照指纹图谱或生成对照指纹图谱数据，即共有模式生成法。该法由于综合了所有样品的指纹图谱信息而常用。

2. 指纹图谱评价方法

指纹图谱相似性的评价从两个方面考虑，一是色谱的整体"面貌"，即有指纹意义的峰的数目、峰的位置和顺序、各峰之间的大致比例（薄层色谱还有斑点的颜色）等是否相近，以判断样品的相似性。二是以样品与对照样品或"标准图谱"之间或不同批次样品指纹图谱之间总积分值作量化比较。如总积分面积相差较大（如±20%），则说明同样量的样品含有的内在物质上有较明显差异，这种差异是否允许，应视具体品种、具体工艺的试剂情况，并结合含量测定项目综合判断。指纹图谱的评价应通过计算机辅助指纹图谱相似度评价软件来进行。

3. 评价指标

相似度是指纹图谱评价的指标。相对保留时间和积分相对比值是中药指纹图谱的两个核心参数，可作为指纹图谱相似度评价的重要变量。

五、指纹图谱软件简介

2004 年 8 月国家食品药品监督管理局推出了"中药指纹图谱相似度评价系统"软件 A、B 版。软件的推出大大提高了计算的效率，为中药指纹图谱技术的研究提供了有力的工具（图 3-4）。

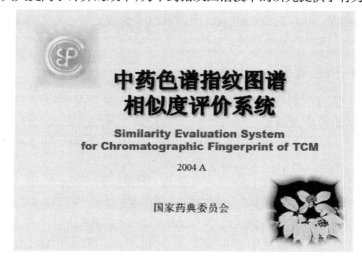

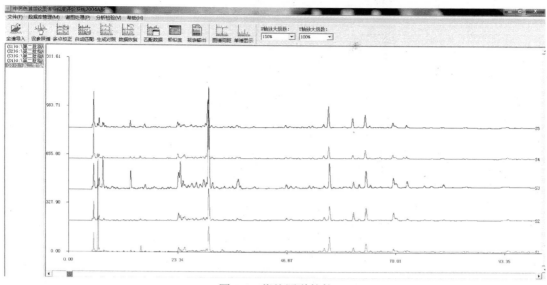

图 3-4　指纹图谱软件

实例 3-5　不同产地的杜仲叶 HPLC 指纹图谱的分析。

杜仲叶 *Eucommiae Folium* 为杜仲科植物杜仲 *Eucommia ulmoides* Oliv. 的干燥叶，主要分布于我国的中西部地区，具有补肝肾，强筋骨之功效，主治肝肾不足，头晕目眩，腰膝酸痛，筋骨痿软等病症。本实例通过对不同产地的杜仲叶 HPLC 指纹图谱的相似度分析，为该药材的质量评价提供参考。

HPLC 指纹图谱建立与共有峰标定：取 17 批不同产区杜仲叶样品，通过制备供试品溶液，按照一定色谱条件进样分析，记录色谱图，见图 3-5A。采用《中药色谱指纹图谱相似度评价系统（2004A）版》软件，以 S2 号样品图谱作为参照，进行图谱匹配，对 17 批样品色谱图的原始数据进行分析，生成了对照指纹图谱 R，共标注 30 个主要共有指纹峰（图 3-5B）。

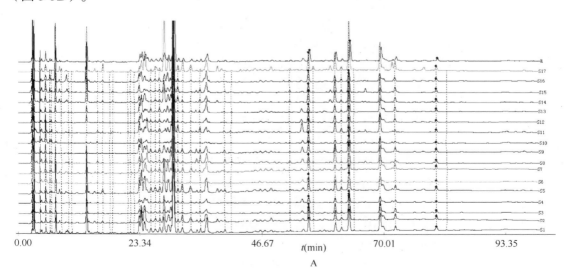

A

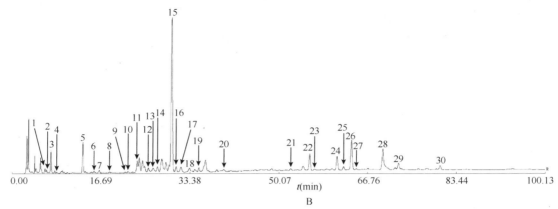

图 3-5　17 批杜仲叶药材 HPLC 特征指纹图谱及生成的共有模式指纹图谱

A. 特征指纹图谱；B. 共有模式指纹图谱

表 3-5　17 批杜仲叶样品指纹图谱相似度评价结果

编号	相似度	编号	相似度
S1	0.915	S10	0.828
S2	0.849	S11	0.966
S3	0.941	S12	0.960
S4	0.966	S13	0.977
S5	0.911	S14	0.945
S6	0.956	S15	0.930
S7	0.840	S16	0.898
S8	0.969	S17	0.939
S9	0.979	R	1.000

相似度评价：采用国家药典委员会推荐的《中药色谱指纹图谱相似度评价系统》软件（2004 年 A 版），以样品 S2 图谱为参照图谱，采用中位数法，时间窗宽度为 0.10min，多点校正后自动匹配，生成特征指纹图谱共有模式为对照指纹图谱 R，计算 17 批样品的相似度，结果表明：各批次样品指纹图谱与模式指纹图谱 R 比较相似度为 0.828～0.979，相似度较高（表 3-5）。

另外，以绿原酸为参照峰（峰面积和保留时间为 1），计算各共有峰与参照峰的相对峰面积及相对保留时间。在各批次样品指纹图谱中，各共有峰相对保留时间基本一致（RSD＜0.5%），但不同产地药材中各共有峰相对峰面积之间存在较大差异，RSD 为 20% ～ 105%，其中，各待测样品中第 3 号峰的相对峰面积差别最大，即 S7 产地第 3 号相对峰面积是 S11 峰相对面积的 29.8 倍。其次，第 2、5、6、30 号峰的相对峰面积同样存在较大差异，RSD 均在 74% 以上。上述研究结果表明：虽然不同产地杜仲叶指纹图谱相似度较高，化学成分种类相似，但部分化学成分在不同产地药材中的含量存在较大差异。

第六节　生物分子鉴定法

生物分子鉴定法是采用分子生物学等有关技术对中药材的遗传分子 DNA 进行分析，通过 DNA 的多态性来推断物种内在的遗传变异而实现药材鉴别的方法。DNA 分子信息量大，且不受外界因素和生物体发育阶段及器官组织差异的影响，准确性高、客观性强。生物分子鉴定经历了 RAPD、ISSR、RFLP、AFLP、DNA 序列分析等发展阶段，《中国药典》自 2010 版开始收录蕲蛇和乌梢蛇的分子鉴定。分子鉴定可以弥补和克服传统鉴定方法的一些缺陷和难题。然而，每一种分子鉴定技术都有其自身的特点和应用范围，多数存在通用性低、难于推广等缺点。

近年来发展迅速的 DNA 条形码（DNA barcoding）技术使中药的生物分子鉴定具有更好的通用性、重复性和可比性。DNA 条形码技术是分子鉴定的最新发展，即通过比较一段通用 DNA 片段，对物种进行快速、准确的识别和鉴定，是近年来生物分类和鉴定的研究热点。由于 DNA 序列是由腺嘌呤（A）、鸟嘌呤（G）、胞嘧啶（C）、胸腺嘧啶（T）4 种碱基以不同顺序排列组成，因此一定长度 DNA 序列能够区分不同物种。中药材 DNA 条形码分子鉴定是以 ITS2 为主体条形码序列鉴定中药材的方法体系，其中植物类中药材选用 ITS2 为主体序列，psbA-trnH 为辅助序列，动物类中药材采用 COI 为主体序列，ITS2 为辅助序列，符合中药材鉴定简单、精确的特点，有明确的判断标准，能够实现对中药材及其基源物种的准确鉴定。中药材 DNA 条形码分子鉴定法主要包括供试品处理、DNA 提取、PCR 扩增、测序、序列拼接及结果判定等内容。对羌活、山茱萸、秦艽等几十种药材及其混伪品进行研究，建立 DNA 条形码数据库，并将其逐渐应用于实际鉴定工作。

实例 3-6　中药蕲蛇的鉴别（聚合酶链式反应法）。

模板 DNA 提取：取本品 0.5g，置乳钵中，加液氮适量，充分研磨使成粉末，取 0.1g，置 1.5ml 离心管中，加入消化液 275μl[细胞核裂解液 200μl，0.5mol/L 乙二胺四乙酸二钠溶液 5 0μl，蛋白酶 K（20mg/ml）20μl，RNA 酶溶液 5μl]，在 55℃水浴保温 1h，加入裂解缓冲液 250μl，混匀，加到 DNA 纯化柱中，离心（转速为 10 000r/min）3min；弃去过滤液，加入洗脱液 800μl[5mol/L 乙酸钾溶液 26μl，1mol/L Tris-盐酸溶液（pH 7.5）18μl，0.5mol/L 乙二胺四乙酸二钠溶液（pH 8.0）3μl，无水乙醇 480μl，灭菌双蒸水 273μl]，离心（转速为 10 000r/min）1min；弃去过滤液，用上述洗脱液反复洗脱 3 次，每次离心（转速为 10 000r/min）1min；弃去过滤液，再离心 2min，将 DNA 纯化柱转移入另一离心管中，加入无菌双蒸水 100μl，室温放置 2min 后，离心（转速为 10 000r/min）2min，取上清液，作为供试品溶液，置零下 20℃保存备用。另取蕲蛇对照药材 0.5g，同法制成对照药材模板 DNA 溶液。

PCR 反应：鉴别引物：5' GGCAATTCACTACACAGCCAACATCAACT 3'和 5' CCATAGTCAGGTGGTTAGTGATAC 3'。PCR 反应体系：在 200μl 离心管中进行，反应总体积为 25μl，反应体系包括 10×PCR 缓冲液 2.5μl，dNTP（2.5mmol/L）2μl，鉴别引物（10μmol/L）各 0.5μl，高保真 Taq DNA 聚合酶（5U/μl）0.2μl，模板 0.5μl，无菌双蒸水 18.8μl。将离心管置 PCR 仪，PCR 反应参数：95℃预变性 5min，循环反应 30 次（95℃ 30s，63℃ 45s），延伸（72℃）5min。

电泳检测：照琼脂糖凝胶电泳法方法，胶浓度为 1%，胶中加入核酸凝胶染色剂 GelRed；供试品与对照药材 PCR 反应溶液的上样量分别为 8μl，DNA 分子量标记上样量为 2μl（0.5μg/μl）。电泳结束后，取凝胶片在凝胶成像仪上或紫外透射仪上检视。供试品凝胶电泳图谱中，在与对照药材凝胶电泳图谱相应的位置上，在 300～400bp 应有单一 DNA 条带。

第四章 中药化学成分的定量分析技术

第一节 概 述

中药发挥药效不仅与其含有的有效成分种类有关，而且与这些有效成分含量的多少有直接关系。一方面，有效成分只有达到一定量才能发挥疗效；另一方面，一些中药含有的毒性成分，必须严格控制其含量限度，才能确保临床用药的安全。因此，对中药化学成分进行定量分析是中药研究的重点，是中药质量控制和评价中的一个必要环节。

常用的定量分析方法有化学分析法、光谱分析法、色谱分析法及联用技术等。目前应用最为广泛的是色谱分析法中的高效液相色谱法，它具有快速、分离效能高、适用面广等优势。在选择定量分析方法的过程中，应根据分析目的、待测样品与分析方法的特点和实验室的条件，建立适当的方法进行。

一、中药化学成分的定量分析模式

1. 浸出物测定法 系指用水、乙醇或其他适宜溶剂，有针对性地对药材及制剂中可溶性物质进行测定的方法。测定时多采用重量法，该法适用于有效成分尚不清楚或确实无法建立含量测定和虽建立含量测定，但所测含量甚微的药材及制剂，是控制药品质量的指标之一。

2. 类别成分总量测定法 当明确某一类成分是活性组分或主要化学成分时，可考虑对该类组分进行总量控制以评价其质量，如测定总黄酮、总生物碱、挥发油、总皂苷等。测定方法主要有 UV-Vis 法和 HPLC 法等。如 UV-Vis 法测定山楂叶中的总黄酮、平贝母中的总生物碱、麦冬中的总皂苷，HPLC 法测定银杏叶中总黄酮醇苷等。

3. 测定主要有效成分或标志性成分 对于有效成分明确的中药及中成药，对其进行含量测定能直接、有效地反映该中药的质量。当中药中的有效物质不明确，但所含主要化学成分清楚时，可通过对化学标志性成分的含量控制来评价其质量；对贵重药材或毒剧药，应分别对其标志性成分或毒性成分进行含量控制并规定毒性成分的限量以确保其安全有效。该模式的特点是指标明确，分析数据准确可靠；不足之处是较难反映中药整体性、综合性的作用特点。

4. 多成分同步定量分析法 中药及其复方制剂的疗效常常是多种化学成分协同、综合作用的结果，现代色谱技术的发展为中药多种成分同时进行分析提供了技术保障，已成为目前公认的中药质量控制较为理想的模式。例如，常用中药黄连在《中国药典》中采用HPLC 一测多评技术，即用一个盐酸小檗碱对照品同时测定小檗碱、表小檗碱、黄连碱和巴马汀共 4 个生物碱的含量，进一步增加了标准的专属性和可控性。多成分同步定量分析法将在中药质量控制中得到更加广泛的应用。

二、中药化学成分定量分析发展趋势

1. 仪器分析在中药成分分析中所起的作用越来越重要 随着现代科学技术的进步，中药化学成分分析向着仪器化、自动化、快速和微量的方向发展。采用分离能力强、灵敏度高、稳定性好的分析仪器已成为趋势，如高效液相色谱、气相色谱、高效毛细管电泳及色谱-质谱联用技术已广泛应用。

2. 检测化学成分向多指标方向发展　检测技术的不断发展为获得更多的检测数据提供了可能。为确保中药质量，一些新的检测指标已列入标准。例如，《中国药典》2015 版丹参药材含量测定项目中需要控制的指标成分有丹参酮 II_A，隐丹参酮、丹参酮 I、丹参酸 B。这使得中药化学成分分析的范围变得更宽，技术的交叉性更大。

3. 联用技术发展迅速　由于中药化学成分十分复杂，有时采用一种方法尚无法得到准确的结果，而联用技术是将两种或以上的分析技术相结合形成的一类现代分析方法。这样便发挥不同技术的优势，弥补其缺陷，使分析工作高效、准确、灵敏，使得复杂样品的综合分析成为可能。联用技术已开始普及，技术日臻成熟，广泛应用于中药化学成分的定性、定量、体内代谢、药物代谢动力学及代谢组学研究等诸多方面。目前发展最为迅速的是色谱-质谱联用分析技术，常见的联用技术包括气相色谱-质谱联用（GC-MS）、液相色谱-质谱联用（LC-MS）、毛细管电泳-质谱联用（capillary electrophoresis-mass spectrometry，CE-MS）等。

第二节　定量分析的方法学考察

一、提取分离条件的选择

中药所含化学成分复杂，对定量测定干扰很大，通常要将被测化学成分提取分离出来，方可进行测定，因此，提取分离条件对中药化学成分定量分析结果的准确度和稳定性等都有直接影响。选择合适的提取条件的原则是保证最大限度地把被测化学成分或组分从样品中提取出来。需要比较不同溶剂、不同溶剂用量、不同提取方式、不同时间、不同温度、不同 pH 等因素的影响后确定。由于提取过程中参与因素较多，所以一般以正交设计试验全面优选提取条件。分离净化条件亦需要进行全面考察，使之既能除去或抑制对测定有干扰的杂质，又能保证被测化学成分不受损失。

二、测定方法与条件的选择

中药化学成分定量分析方法选择时，要根据被测成分的性质、干扰成分的性质等因素进行综合考虑，另外还要考虑方法的灵敏性、准确性及普及性。单组分样品或总组分测定一般采用化学分析法和分光光度法，如总生物碱、总黄酮、总蒽醌等的测定可选择分光光度法。对于所测成分本身或显色后在可见光区有明显吸收的，可用比色法，如黄酮类化合物能与铝盐、锆盐作用显色，生物碱可与酸性燃料显色，蒽醌类成分与碱液显色等。如果所测成分在紫外区有吸收或可以产生荧光，可直接用 UV-Vis 法或荧光法测定。中药中单体成分的测定，一般选择色谱法。应用最广的是 HPLC 法。

定量分析时还应注意测定条件的选择，如光谱法应注意最佳波长的选择，比色法还应注意显色剂的选择、反应时间确定等，色谱法应注意固定性、流动相、内标物、温度及检测器参数等条件的选择。

三、定量分析方法验证

定量分析方法验证的目的是证明采用的方法是否适合于相应检测要求。在建立中药化学成分定量分析方法时，分析方法需经验证；在处方、工艺等变更或改变原分析方法时，也需对分析方法进行验证。

验证内容有准确度、精密度（包括重复性、中间精密度和重现性）、专属性、检测限、定量限、线性、范围和耐用性，应视具体方法拟订验证的内容。

（一）准确度

准确度系指用该方法测定的结果与真实值或参考值接近的程度，一般用回收率（%）表示。准确度应在规定的范围内测试。用于定量测定的分析方法均需做准确度验证。

1. 准确度的测定方法 可用已知纯度的对照品做加样回收测定，即于已知被测成分含量的供试品中再精密加入一定量的已知纯度的被测成分对照品，依法测定。用实测值与供试品中含有量之差，除以加入对照品量计算回收率，即以下式计算回收率。试验中须注意对照品的加入量与供试品中被测成分含有量之和必须在标准曲线线性范围之内；加入的对照品的量要适当，过小则引起较大的相对误差，过大则干扰成分相对减少，真实性差。

$$回收率\% ＝（C–A）/ B \times 100\%$$

式中，A 为供试品所含被测成分量；B 为加入对照品量；C 为实测值。

2. 数据要求 在规定范围内，用 6～9 个测定结果进行评价，设 3 个不同浓度，每个浓度分别制备 2～3 份供试品溶液进行测定，一般中间浓度加入量与所取供试品含量之比控制在 1∶1 左右。应报告供试品取样量、供试品中含有量、对照品加入量、测定结果和回收率（%）计算值，以及回收率（%）的相对标准（relative standard deviation，RSD）或可信限。

（二）精密度

精密度系指在规定的测试条件下，同一个均匀供试品，经多次取样测定所得结果之间的接近程度。精密度一般用偏差（deviation）、标准偏差（standard deviation，s 或 SD）或相对标准差（RSD）表示。用于定量测定的分析方法均应考察方法的精密度。精密度可以从 3 个方面考察：重复性、中间精密度、重现性。

1. 重复性 在相同操作条件下，由同一个分析人员在较短的间隔时间内测定所得结果的精密度称为重复性，也称批内精密度或日内精密度。其要求在规定范围内，取同一浓度的样品，用 6 个测定结果进行评价；或制备 3 个不同浓度的样品，每个浓度分别制备 3 份供试品溶液进行测定，用 9 个测定结果进行评价。

2. 中间精密度 在同一个实验室，不同时间由不同分析人员用不同设备测定结果之间的精密度，称为中间精密度。其中，由同一分析人员用同一设备在不同时间测定所得结果的中间精密度通常称为批间精密度或日间精密度。为考察随机变动因素对精密度的影响，应进行中间精密度试验。变动因素为不同日期、不同分析人员、不同设备等。

3. 重现性 在不同实验室由不同分析人员测定结果之间的精密度，称为重现性。当分析方法将被法定标准采用时，应进行重现性试验。例如，建立《中国药典》分析方法时通过不同实验室的复核检验得出重现性结果。复核检验的目的、过程、重现性结果均应记载在起草说明中。应注意重现性试验用的样品本身的质量均匀性和储存运输中的环境影响因素，以免影响重现性结果。

（三）专属性

专属性系指在其他成分可能存在时，采用的方法能正确测定出被测成分的特性。含量测定方法均应考察其专属性。色谱法和其他分析方法，应附代表性图谱，以不含被测成分的供试品（除去含待测成分药材或不含待测成分的模拟复方）试验说明方法的专属性。并标明相关成分在图中的位置，色谱法中的分离度应符合要求。必要时可采用二极管阵列检测或质谱检测进行验证。

（四）检测限

检测限系指供试品中被测成分能被检测出的最低量。它反映了分析方法是否具有灵敏的检测能力，即是否具备足够的灵敏度。确定检测限常用的方法如下。

1. 直观法　可用于非仪器分析方法，也可用于仪器分析方法。用一系列已知浓度的供试品进行分析，试验出能被可靠地检测出的最低浓度或量。

2. 信噪比法　仅适用于能显示基线噪声的分析方法，即把已知低浓度供试品测出的信号与空白样品测出的信号进行比较，算出能被可靠地检测出的最低浓度或量。一般以信噪比为 3：1 或 2：1 时相应浓度或注入仪器的量确定检测限。

（五）定量限

定量限系指供试品中被测成分能被定量测定的最低量，其测定结果应具一定准确度和精密度。用于定量测定的分析方法均应确定定量限。常用信噪比法确定定量限。一般以信噪比为 10：1 时相应的浓度或注入仪器的量进行确定。

（六）线性

线性系指在设计的范围内，测试结果与供试品中被测物浓度直接呈正比关系的程度。可用一储备液经精密稀释，或分别精密称样，制备一系列供试样品的方法进行测定，至少制备 5 个浓度的样品。以测得的响应信号作为被测物浓度的函数作图，观察是否呈线性，再用最小二乘法进行线性回归。必要时，响应信号可经数学转换，再进行线性回归计算。

（七）范围

范围系指能达到一定精密度、准确度和线性，测试方法适用的高低限浓度或量的区间。范围应根据分析方法的具体应用和线性、准确度、精密度结果及要求确定。对于有毒的、特殊功效或药理作用的化学成分，其范围应大于被限定含量的区间。

（八）耐用性

耐用性系指在测定条件有小的变动时，测定结果不受影响的承受程度。典型的变动因素有被测溶液的稳定性，样品提取次数、时间等。液相色谱法中典型的变动因素有流动相的组成和 pH、不同厂牌或不同批号的同类型色谱柱、柱温、流速等。气相色谱法变动因素有不同厂牌或批号的色谱柱、固定相，不同类型的担体、柱温，进样口和检测器温度等。薄层色谱的变动因素有不同厂牌的薄层板、点样方式和薄层展开时温度及相对湿度的变化等。

上述验证内容，并非每一种分析方法均需进行全面验证。方法验证内容的选择应依据分析的目的和一般原则进行，验证过程应规范、严谨，验证的结果应足以证明采用的分析方法适合于相应的分析要求。中药化学成分分析项目和验证内容见表 4-1。表中列举了在不同类型的分析方法验证中被认为是最重要的项目，"–"表示通常不需要验证的项目，"+"表示通常需要验证的项目，如遇特殊情况，仍应根据具体分析对象和情况而定。

表 4-1　中药化学成分分析项目和验证内容

验证内容	定性分析	限量检查		定量分析
		定量	限度	
准确度	–	+	–	+
重复性	–	+	–	+
中间精密度	–	+[①]	–	+
重现性[②]	+	+	+	+
专属性[③]	+	+	+	+
检测限	–	–	+	–
定量限	–	+	–	–
线性	–	+	–	+
范围	–	+	–	+
耐用性	+	+	+	+

注：①已有重现性验证，不需验证中间精密度；②重现性只有在该分析方法将被法定标准采用时做；③如一种方法不够专属，可用其他分析方法予以补充

第三节　化学分析法

一、重量分析法

重量分析法是以质量为测量值的分析方法。其操作步骤是称取一定重量的试样，用适当的分离方法将被测组分与试样中其他组分分离后，转化成一定的称量形式，用分析天平称量，从而计算该组分含量。

重量分析法是直接用分析天平称量而获得分析结果，在分析过程中一般不需要基准物质或与标准试样进行比较，没有容量器皿引起的误差，称量误差一般较小。所以对于常量化学成分的测定准确度高，相对误差一般不超过±0.1%～±0.2%。但重量法操作繁琐、费时，对微量及痕量化学成分的测定误差大，因而目前在生产中已逐渐被其他快速、灵敏的方法所取代。目前重量分析法作为法定测定方法应用于干燥失重、炽灼残渣、中药灰分测定及某些药物含量测定。

重量分析法根据分离方法的不同，可分为挥发法（volatilization method）、萃取法（extraction method）和沉淀法（precipitation method）。

1. 挥发法　是挥发重量法的简称，是根据试样中的被测化学成分具有挥发性或可转化为挥发性物质，利用加热等方法使挥发性化学成分气化逸出或用适宜的吸收剂吸收直至恒重，称量试样减失的重量或吸收剂增加的重量来计算该化学成分含量的方法。恒重系指药物连续两次干燥或灼烧后称得的重量差在 0.3mg 以下。

2. 萃取法　是萃取重量法的简称，是根据被测化学成分在两种互不相溶的溶剂中分配比不同，采用溶剂萃取的方法使之与其他化学成分分离。挥去萃取液中的溶剂，称量干燥萃取物的重量，求出待测化学成分含量的方法。

3. 沉淀法 是沉淀重量法的简称，是利用沉淀反应将被测化学成分转化成难溶化合物，以沉淀形式从试液中分离出来。再将析出的沉淀经过滤、洗涤、烘干或灼烧，转化为可以称量的形式称量，计算被测化学成分含量的方法。

二、滴定分析法

滴定分析法（titriametric analysis）又称容量分析法（volumetric analysis），是经典的化学分析法。该方法是将一种已知准确浓度的试剂溶液滴加到被测物质溶液中，直到所加的试剂溶液与被测化学成分按化学反应式计量关系恰好反应完全为止，根据试剂溶液的浓度和体积，计算被测化学成分含量的分析法。

（一）酸碱滴定法

酸碱滴定法是以质子转移反应为基础的滴定分析方法。可用来测定酸、碱，以及能直接或间接与酸、碱发生反应的物质含量，滴定反应实质可表示为

$$HA \quad + \quad OH^- \rightleftharpoons A^- + \quad H_2O$$

被滴酸 滴定剂

$$B \quad + \quad H^+ \rightleftharpoons BH^+$$

被滴碱 滴定剂

常用酸碱标准溶液有盐酸、硫酸、硝酸和氢氧化钠、氢氧化钾、氢氧化铵。

（二）沉淀滴定法

沉淀滴定法是以沉淀反应为基础的滴定分析方法。在这类方法中，有银量法，可用于测定卤素（X^-）离子及 Ag^+、CN^-、SCN^- 等离子。

$$Ag^+ + X^- \rightleftharpoons AgX$$

除了银量法外，还有一些其他沉淀反应及某些有机沉淀剂参加的反应，也可用于滴定分析，但其实际应用不及银量法普遍。银量法标准溶液有硝酸银、氯化钠、硫氰酸铵（或硫氰酸钾）。

（三）配位滴定法

配位滴定法是以配位反应为基础的滴定分析方法，可用于测定金属离子或配位剂。反应式为

$$M + Y \rightleftharpoons MY$$

目前应用最广泛的配位剂是氨羧配位剂，如用乙二胺四乙酸二钠盐作滴定剂可以测定几十种金属离子。常用标准溶液有乙二胺四乙酸、氯化锌。

（四）氧化还原滴定法

氧化还原滴定法是以氧化还原反应为基础的滴定分析方法。可用于直接测定具有氧化或还原性的物质或间接测定某些不具有氧化或还原性质的物质。滴定反应实质可表示为

$$Ox_1 + ne^- \rightleftharpoons Red_1$$

$$Red_2 - me^- \rightleftharpoons Ox_2$$

$$Ox_1 + Red_2 \rightleftharpoons Red_1 + Ox_2$$

式中，Red_1、Ox_1 分别表示滴定剂的还原型和氧化型，Red_2、Ox_2 分别表示被测物质的还原型和氧化型，n、m 表示反应中转移的电子数。根据所用滴定剂的不同，氧化还原滴定法又可分为碘量法、铈量法、高锰酸钾法、溴量法、重铬酸钾法等。

第四节　光谱分析法

一、紫外-可见分光光度法

紫外-可见分光光度法（UV-Vis），亦称紫外-可见分子吸收光谱法（ultraviolet-visible molecular absorption spectrometry），它是以紫外-可见区域电磁波连续光谱（波长为 200～800nm）作为光源照射样品，研究物质分子对光吸收的相对强度，以此进行定性、定量和结构分析的方法。紫外-可见分光光度法具有操作简单、灵敏度和准确度高、重现性好等优点，是中药及其制剂含量测定的一种常用方法。

（一）紫外-可见分光光度法的基本原理

当分子吸收波长位于紫外-可见光区的辐射能之后，其外层电子（价电子）发生跃迁而产生的吸收光谱，称为紫外-可见吸收光谱。其吸收值符合 Lambert -Beer 定律，Lambert-Beer 定律是物质对光吸收的定量定律，其数学表达式为

$$A = -\lg T = \lg \frac{I_t}{I_0} = ELC$$

式中，$T = I/I_0$ 为透光率；A 为吸光度；E 为吸光系数；C 为吸光物质的浓度。

（二）光度法的误差

偏离 Lambert-Beer 定律的因素

（1）化学因素：Lambert-Beer 定律成立的前提通常应是稀溶液，随着溶液浓度的改变，溶液中的吸光物质可因浓度的改变而发生离解、缔合、溶剂化及配合物生成等的变化，使吸光物质的存在形式发生变化，影响物质对光的吸收能力，因而偏离 Lambert-Beer 定律。可通过调节实验条件如溶液的酸性等，控制溶液中吸光物质的存在形式而加以避免。

（2）光学因素：Lambert-Beer 定律只适用于入射光为单色光。但事实上真正的单色光是难以得到的，利用单色器把所需要的波长从连续光谱中分离出来，其波长宽度取决于单色器中的狭缝宽度和棱镜或光栅的分辨率。狭缝必须有一定的宽度，这就使分离出来的光，同时包含了所需波长的光和附近波长的光，即为具有一定波长范围的光，这一宽度称为谱带宽度。同时杂散光、散射光、发射光和非平行光等仍会影响，对 Lambert-Beer 定律产生一定的误差。可通过提高仪器生产工艺的水平，加以降低。

（3）透光率测量误差（ΔT）：来自仪器的噪声。为了减少该噪声带来的浓度测定误差，在实际工作中要求测量的吸光度 A 为 0.2～0.7 即可。

（三）紫外-可见分光光度计

紫外-可见分光光度计是在紫外-可见光区可任意选择不同波长的光测定吸光度的仪器。

1. 主要部件　一般由五个主要部件构成，即光源、单色器、吸收池、检测器和信号显示系统。其基本结构用方框图可表示为

光源 → 单色器 → 吸收池 → 检测器 → 信号显示系统

（1）光源：紫外-可见分光光度计对光源的基本要求是在仪器操作所需要的光谱范围内能够发射强度足够而且稳定的连续光源。可见光区的光源是钨灯或卤钨灯，发射＞350nm以上的连续光谱。紫外光区的光源是氢灯或氘灯，发射 150～400nm 的连续光谱。

（2）单色器：其作用是从来自光源的连续光谱中分离出所需要的单色光。通常由进光狭缝、准直镜、色散元件、聚焦镜和出光狭缝组成。色散元件的作用是将复色光分解为单色光。常用的色散元件有棱镜和光栅。

（3）吸收池：可见光区使用的吸收池为玻璃吸收池，因玻璃在紫外光区有吸收，紫外光区的吸收池为石英吸收池，该吸收池既适用于紫外光区，又适用于可见光区。

（4）检测器：紫外-可见光区的检测器一般常用光电效应检测器，它是将接收到的辐射功率变成电流的转换器，如光电池、光电管、光电倍增管和光二极管阵列检测器。一般情况，简单的分光光度计使用光电池或光电管作为检测器。目前常用的检测器为光电倍增管。

（5）信号显示系统：检测器输出的电信号很弱，需经过放大才能将测量结果以某种方式显示出来。信号处理过程同时也包含如对数函数、浓度因素等运算乃至微分积分等处理。现代的分光光度计多具有荧屏显示、结果打印及吸收曲线扫描等功能。

2. 分光光度计的类型　紫外-可见分光光度计根据其光路系统一般可分为单光束、双光束、双波长和二极管阵列等几种。

（1）单光束分光光度计：用钨灯或氘灯作光源，从光源到检测器只有一束单色光。这种简易型分光光度计结构简单，价格便宜，操作方便，适用于给定波长处测定吸光度或透光率，一般不能作全波长范围的光谱扫描，并且对光源发光强度的稳定性要求较高。

（2）双光束分光光度计：是将单色器分光后的单色光分成两束，一束通过参比池，一束通过样品池，一次测量即可得到样品溶液的吸光度（或透光率）。该仪器可以减免因光源强度不稳而引入的误差。测量中不需要移动吸收池，可在随意改变波长的同时记录所测量的光度值，便于描绘吸收光谱。

（3）双波长分光光度计：双波长光路具有两个并列的单色器，分别产生两束不同波长的单色光，通过斩光器使两束单色光在很短时间内交替通过同一吸收池，得到的结果是试样对两种单色光的吸光度值之差，利用该差值与浓度成正比的关系测定含量。在有背景干扰或共存组分吸收干扰的情况下，能提高方法的灵敏度和选择性。

（4）二极管阵列检测分光光度计：是一种具有全新光路系统的仪器。由光源发出的光，经消色差聚光镜聚焦后通过样品池，再聚焦于光栅的入口狭缝上，透过光经全息光栅表面色散并投射到二极管阵列检测器上，从而得到样品的紫外-可见光谱信息。

（四）定量方法

UV-Vis 法测定中药及其制剂成分含量时可采用单组分定量方法和计算分光光度法。

1. 单组分定量方法 根据 Lambert-Beer 定律，物质在一定波长处的吸光度与浓度之间呈线性关系。因此，选择一定的波长测定物质的吸光度，即可求出浓度或含量。单组分定量方法包括标准曲线法、标准对照法和吸光系数法。

（1）标准曲线法：又称工作曲线法，首先配制一系列不同浓度的对照品溶液（至少需要 5~7 个点），在相同条件下分别测定吸光度。以浓度为横坐标，相应的吸光度为纵坐标，绘制标准曲线，计算回归方程。然后在相同的条件下测定供试液的吸光度，从标准曲线或回归方程中求出被测化学成分的浓度。该方法在中药化学成分分析中应用广泛，简便易行，而且对仪器精度的要求不高。

（2）标准对照法：在相同条件下配制对照品溶液和供试品溶液，在选定波长处，分别测定其吸光度，根据 Lambert-Beer 定律计算供试品溶液中被测化学成分的浓度。

$$\frac{A_{标}}{A_{样}} = \frac{c_{标}}{c_{样}}$$

$$c_{样} = \frac{A_{样} c_{标}}{A_{标}}$$

（3）吸光系数法：该法测定供试品溶液在规定波长处的吸光度，根据被测化学成分的吸光系数（$E_{1cm}^{1\%}$），依据 Lambert-Beer 定律，计算含量。该方法无需对照品，方法简便，但对仪器的要求严格。

$$c_{样} = \frac{A_{样}}{E_{1cm}^{1\%} \cdot b}$$

2. 计算分光光度法 有两种或多种化学成分共存时，可根据各化学成分吸收光谱相互重叠的程度采用计算分光光度法，计算分光光度法是运用数学、统计学与计算机科学的方法，通过测量实验设计与数据的变换、解析和预测对物质进行定性和定量的方法，属于化学计量学的范畴。计算分光光度法的方法很多，在中药及其制剂的分析中常见的有导数光谱法。

导数光谱是通过数学处理对吸收光谱曲线进行一阶或高阶求导，从而得到的各种导数光谱曲线的简称。其原理是根据 Lambert-Beer 定律 $A = ELC$，因只有 A_λ 和 E_λ 是波长 λ 的函数，故对波长 λ 进行 n 阶求导后可得

$$\frac{d^n A_\lambda}{d\lambda^n} = \frac{d^n E_\lambda}{d\lambda^n} LC \tag{4-1}$$

从式（4-1）可知，经 n 次求导后，吸光度的导数值仍与试样中被测化学成分的浓度成正比。这是导数光谱应用于定量分析的理论依据。

导数光谱中定量数据的测定方法目前应用最广泛的是几何法，它是以导数光谱上适宜的振幅作为定量信息，常用的有以下几种。

（1）基线法（切线法）：测量相邻两峰（或谷）中间极值到其公切线的距离（t）；

（2）峰谷法：测量相邻峰谷间的距离（p）；

（3）峰零法：测量极值到零线之间的垂直距离（z）。

导数信号与待测物浓度成正比，因此根据从导数光谱上测出的定量数据，就可采用标准对照法、标准曲线法或建立回归方程等方法对被测化学成分进行定量测定。

实例 4-1 槐花中总黄酮的含量测定（标准曲线法）。

对照品溶液制备：取芦丁对照品 50mg，精密称定，置 25ml 量瓶中，加甲醇适量，置水浴上微热使溶解，放冷，加甲醇至刻度，摇匀。精密量取 10ml，置 100ml 量瓶中，加水至刻度，摇匀，即得（每 1ml 中含芦丁 0.2mg）。

供试品溶液制备：取槐花粗粉约 1g，精密称定，置索氏提取器中，加乙醚适量，加热回流至提取液无色，放冷，弃去乙醚液。再加甲醇 90ml，加热回流至提取液无色，转移至 100ml 量瓶中，用甲醇少量洗涤容器，洗液并入同一量瓶中，加甲醇至刻度，摇匀。精密量取 10ml，置 100ml 量瓶中，加水至刻度，摇匀。

标准曲线的制备：精密量取对照品溶液 1ml、2ml、3ml、4ml、5ml 与 6ml，分别置 25ml 量瓶中，各加水至 6.0ml，加 5%亚硝酸钠溶液 1ml，混匀，放置 6min，加 10%硝酸铝溶液 1ml，摇匀，放置 6min，加氢氧化钠试液 10ml，再加水至刻度，摇匀，放置 15min，以相应的试剂为空白，在 500nm 波长处测定吸光度，以吸光度为纵坐标，浓度为横坐标，绘制标准曲线。

样品测定：精密量取供试品溶液 3ml，置 25ml 量瓶中，照标准曲线制备项下的方法，自"加水至 6.0ml 起，依法测定吸光度，从标准曲线上读出供试品溶液中含芦丁的重量，计算，即得。本品按干燥品计算，含总黄酮以芦丁（$C_{27}H_{30}O_{16}$）计，槐花中总黄酮不得少于 8.0 %。

实例 4-2 淫羊藿中总黄酮的测定（标准对照法）。

精密量取淫羊藿测定项下的供试品溶液 0.5ml，置 50ml 量瓶中，加甲醇至刻度，摇匀，作为供试品溶液。另取淫羊藿苷对照品适量，精密称定，加甲醇制成每 1ml 含 10mg 的溶液，作为对照品溶液。分别取供试品溶液和对照品溶液，以相应试剂为空白，在 270nm 波长处测定吸光度，计算，即得。淫羊藿按干燥品计算，含总黄酮以淫羊藿苷计，不得少于 5.0%。

实例 4-3 紫草中羟基萘醌总色素的测定（吸光系数法）。

取紫草适量，在 50℃干燥 3h，粉碎（过三号筛），取约 0.5g，精密称定，置 100ml 量瓶中，加乙醇至刻度，4h 内时时振摇，滤过。精密量取续滤液 5ml，置 25ml 量瓶中，加乙醇至刻度，摇匀。照 UV-Vis 法，在 516nm 波长处测定吸光度，按左旋紫草素（$C_{16}H_{16}O_5$）的吸收系数（$E_{1cm}^{1\%}$）为 242 计算，即得。本品含羟基萘醌总色素以左旋紫草素计，不得少于 0.80%。

二、荧光分析法

物质分子吸收光子能量而被激发，然后从激发态的最低振动能级返回到基态时所发射出的光称为荧光（fluorescence）。荧光波长比其吸收的入射光的波长要长，表明荧光是物质吸收相应的能量发生能级跃迁后，在返回到基态的过程中重新发射不同波长的光，不是由光反射或漫射所引起的。因此根据物质的荧光谱线位置及其强度进行物质鉴定和物质含量测定的方法称为荧光分析法（fluorometry）。基于物质的分子荧光现象所建立的方法称为分子荧光分析法（molecular fluorometry）。

荧光分析法具有灵敏度高、选择性好及工作曲线线性范围宽等优点，其灵敏度比 UV-Vis 法高 2～3 个数量级，其检出限可达到 10^{-10}g/ml 甚至 10^{-12}g/ml。荧光分析法在医药和临床分析中有着特殊的地位。

（一）荧光分析法基本原理

1. 分子荧光的产生 根据 Boltzmann 分布，分子在室温时基本上处于电子能级的基态。当吸收了紫外-可见光辐射能以后，基态分子中的电子跃迁到激发单重态的各个不同振动-转动能级。由基态到三重态的跃迁，是禁阻跃迁，但单重态可通过系统间交叉跃迁（体系间跨越），改变电子自旋方向，跃迁到相应的三重态。但处于激发态的分子是不稳定的，它可以通过辐射跃迁和非辐射跃迁的形式释放多余的能量而返回至基态，辐射跃迁主要涉及荧光、延迟荧光、磷光的发射等；而非辐射跃迁则主要是以热的形式释放多余的能量，包括振动弛豫、内部能量转换、体系间跨越及外部能量转换等过程。其具体过程如图 4-1 所示。

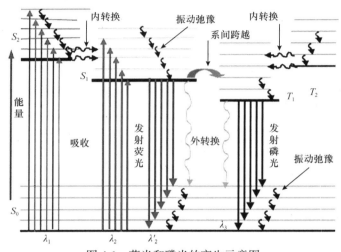

图 4-1 荧光和磷光的产生示意图

2. 荧光效率（fluorescence efficiency） 荧光物质不会将全部吸收的光都转化成荧光，一部分辐射能或多或少的以其他形式释放。因此不同荧光物质在相同的激发条件下其发射的荧光强度是不同的，通常用荧光效率描述荧光物质的发射能力。荧光效率又称荧光产率（fluorescence quantum yield），指荧光物质发射荧光的光子数与基态分子吸收激发光的光子数的比值，常 φ_f 表示，

$$\varphi_f = \frac{\text{发射荧光的光子数}}{\text{吸收激发光的光子数}}$$

式中，荧光效率 φ_f 一般为 0～1。例如，荧光素钠在水中 φ_f=0.92；荧光素在水中 φ_f=0.65；蒽在乙醇中 φ_f=0.30；菲在乙醇中 φ_f=0.10。荧光效率低的物质虽然有较强的紫外吸收，但其所吸收的能量都以无辐射跃迁形式释放，所以没有荧光发射。

3. 荧光寿命（fluorescence life time） 指除去激发光源后，分子的荧光强度降低到最大荧光强度的 $1/e$ 所需的时间，常用 τ_f 表示。

$$\ln \frac{F_0}{F_t} = \frac{t}{\tau_f}$$

式中，F_0 为激发时的荧光强度（t=0）；F_t 为激发时间 t 时的荧光强度，以 $\ln \dfrac{F_0}{F_t}$ 对 t 做直线，该直线曲线的斜率即为 τ_f 的倒数。利用物质荧光寿命的差别，可以进行荧光物质混合物的分析。

4. 激发光谱（excitation spectrum）**与荧光光谱**（fluorescence spectrum） 通过测量荧光物质在不同激发波长的辐射引起物质发射某一波长荧光强度的光谱称为激发光谱。通过测量荧光物质的荧光强度随荧光波长变化而变化的光谱称为荧光光谱。激发光谱和荧光光谱可用来鉴别荧光物质，并作为进行荧光测定时选择适当测定波长的根据。图 4-2 是硫酸奎宁的激发光谱及荧光光谱。

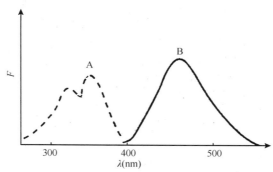

图 4-2　硫酸奎宁的激发光谱与荧光光谱
A. 激发光谱；B. 荧光光谱

荧光光谱具有如下几个特征。

（1）荧光光谱的形状与激发波长无关：通常采用不同波长的激发光来激发荧光分子，得到的发射光谱的形状基本相同。因为荧光分子被激发到高于 S_1^* 的电子激发态的各个振动能级，但由于内转换和振动弛豫等过程的发生，最终都会下降至激发态 S_1^* 的最低振动能级，然后发射荧光。所以荧光发射光谱只有一个发射带。即荧光发射通常发生于第一电子激发态的最低振动能级，而与激发至哪一个电子激发态无关，所以荧光光谱的形态通常与激发波长无关。

（2）荧光光谱与激发光谱的镜像关系：如图 4-2 可见，荧光物质的激发光谱和它的荧光光谱形状相似，两者之间存在着"镜像对称"的关系，但形状存在一定差别。

（3）Stocks 位移：指荧光分子中分子的荧光发射波长总是大于相应激发光波长的现象。原因在于处于激发态的分子通过内转换、振动弛豫等过程损失了一部分能量，而且激发态分子在与溶剂分子的相互作用也使激发态分子损失能量，导致回归基态时释放的能量小于跃迁时吸收的能量而使发射光波长长移的现象。

5. 分子结构与荧光的关系 物质发射荧光必须同时具备两个条件：强的紫外-可见吸收和一定的荧光效率。因此分子结构对荧光强弱起决定作用。

（1）共轭结构：一般共轭体系越长，激发光波长 λ_{ex} 和荧光波长 λ_{em} 向长波长方向移动，而且荧光强度和荧光效率增大。例如，苯、萘、蒽 3 个化合物的结构与荧光的关系如下。

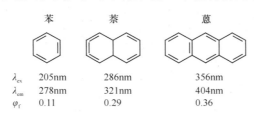

	苯	萘	蒽
λ_{ex}	205nm	286nm	356nm
λ_{em}	278nm	321nm	404nm
φ_f	0.11	0.29	0.36

（2）刚性和共平面结构：一般在同样的长共轭分子中，分子的刚性和共平面性越大，

物质的荧光效率越大，并且荧光波长产生长移。例如，在相似的测定条件下，联苯和芴的荧光效率 φ_f 分别为 0.2 和 1.0，两者的结构差别在于芴的分子中加入亚甲基成桥，使两个苯环不能自由旋转，成为刚性分子，共轭 π 电子的共平面性增加，使芴的荧光效率大大增加。

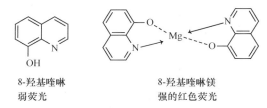

联苯　　　　　芴

本来不发生荧光或发生较弱荧光的物质与金属离子形成配位化合物后，如果刚性和共平面性增强，那么就可以发射荧光或增强荧光。例如，8-羟基喹啉是弱荧光物质，与 Mg^{2+}、Al^{3+} 形成配位化合物后，荧光就增强。

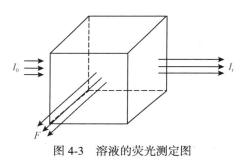

8-羟基喹啉　　　　　　　　　8-羟基喹啉镁
弱荧光　　　　　　　　　　　强的红色荧光

（3）取代基效应：荧光分子上的各种取代基的性质对荧光分子的荧光特性和荧光强度都产生很大影响。取代基可分为 3 类：第一类取代基上的 n 电子能与苯环上的 π 电子形成 p-π 共轭，增加分子的 π 电子共轭程度，扩大了共轭体系，常使荧光效率提高，荧光强度增加，荧光波长长移。这一类基团包括—NH_2、—OH、—OCH_3、—NHR、—NR_2、—CN等；第二类基团将减弱分子的 π 电子共轭性，使荧光减弱甚至熄灭，如—COOH、—NO_2、—C=O、—NO、—SH、—$NHCOCH_3$、—F、—Cl、—Br、—I 等；第三类取代基对 π 电子共轭体系作用较小，如—R、—SO_3H、—NH_3^+ 等，对荧光的影响不明显。

6. 荧光强度与物质浓度的关系　溶液的荧光强度与该溶液中荧光物质吸收光能的程度及荧光效率有关，溶液中荧光物质被入射光（I_0）激发后，可以在溶液的各个方向观察荧光强度（F）。但为了避免入射光的干扰，一般是在与激发光源垂直的方向观测，如图 4-3 所示。设溶液中荧光物质浓度为 C，液层厚度为 l。

图 4-3　溶液的荧光测定图

荧光强度 F 与被荧光物质吸收的光强度呈正比，即 $F \propto (I_0 - I_t)$，

若浓度 C 很小，当荧光效率、入射光强度、吸光系数、液层厚度不变时，

$$F = KC$$

在低浓度时，溶液的荧光强度与溶液中荧光物质的浓度呈线性关系；在高浓度时，因为猝灭和自吸等原因，此时荧光强度与溶液浓度之间不呈线性关系。该式是荧光定量分析的基本依据。

（二）定量分析方法

1. 单组分的荧光测定

（1）直接测定法：分析对象本身具有荧光，通过直接测定其荧光强度而测定其浓度；

但该方法应用不多，因为许多化合物本身不具有荧光或荧光效率太低而无法进行直接测定。

（2）间接测定法：分析对象本身不具有荧光，或荧光效率较低而无法进行直接测定时，一般采用间接法测定。间接法一般有两种方法：通过化学反应使无荧光的物质转化为适合测定的荧光物质；或通过荧光熄灭法测定荧光熄灭剂的浓度。

（3）标准曲线法：荧光分析法一般采用标准曲线法或计算回归方程法。在绘制标准曲线时，常采用标准溶液系列中的某一溶液作为基准，先将空白溶液的荧光强度调位 0，再将该标准溶液的荧光强度调位 100 或 50，然后测定系列标准溶液的荧光强度 F，绘制标准曲线，即 $F\text{-}C$ 曲线或回归方程。再在同样条件下测量试样溶液的荧光强度，根据标准曲线或回归方程求出试样的含量。

（4）比例法：如果荧光分析法的标准曲线通过原点，就可选择基线范围，用比例法进行测定。配制一标准溶液（C_s），使其浓度在线性范围之内，测定荧光强度（F_s），然后在同样条件下测定试样溶液的荧光强度（F_x）。按比例关系计算试样中荧光物质的含量（C_x）。在空白溶液的荧光强度调不到 0 时，必须从 F_s 及 F_x 中扣除空白溶液的荧光强度（F_0），然后计算。

$$F_s - F_0 = KC_s$$
$$F_x - F_0 = KC_x$$

对于同一荧光物质，其常数 K 相同，则

$$\frac{F_s - F_0}{F_x - F_0} = \frac{C_s}{C_x} \qquad\qquad C_x = \frac{F_x - F_0}{F_s - F_0} \times C_s$$

2. 多组分混合物的荧光分析　因为每种荧光化合物均具有其自身的荧光激发光谱和荧光光谱，当混合物中各个组分的荧光峰互不重叠，彼此干扰很小，则可分别选择在不同发射波长处测定各个组分的荧光强度，从而直接求出各个组分的浓度。如果各个组分的荧光光谱相互重叠，则利用荧光强度的加和性质，在适宜的荧光波长处，测定混合物的荧光强度，再根据被测物质各自在适宜荧光波长处的荧光强度，列出联立方程式，分别求算它们各自的含量。

3. 荧光衍生化法　是运用某种手段，将自身不发荧光的分析物质转变为一种发荧光的化合物，再通过测定该化合物的荧光强度间接测定该物质的分析方法。根据衍生手段的不同，荧光衍生法可以分为化学衍生法、电化学衍生法、光化学衍生法，分别利用化学反应、电化学反应和光化学反应使不发荧光的分析物转化为适宜测定的、具有荧光性质的产物，其中以化学衍生法应用最多。化学衍生法通常采用荧光试剂与被测物质反应后产生强烈荧光。一般这些荧光试剂必须满足以下条件：在温和条件下与被测物质快速定量反应；生成的荧光物质具有良好的稳定性；荧光试剂本身无荧光。常用荧光试剂有荧光胺和丹磺酰氯等。

（1）荧光胺（fluorescamine）：能与脂肪族或芳香族伯胺类形成高度荧光衍生物。荧光胺及其水解产物不产生荧光，荧光条件为：$\lambda_{ex}=275nm$、$390nm$，$\lambda_{em}=480nm$。

荧光胺　　　　　　　　　　吡咯啉酮

（2）丹磺酰氯[5-（二甲氨基）萘-1-磺酰氯]（danxyl-Cl）：用于测定胺、蛋白质及多肽N端氨基酸的试剂。丹磺酰氯可与脂肪族或芳香族伯胺反应生成磺胺，产生蓝色或蓝绿色的荧光，广泛用于蛋白质测序和氨基酸分析中。荧光条件为：$\lambda_{ex}=350nm$，$\lambda_{em}=500nm$。

4. 荧光分析条件的选择

（1）激发波长和荧光波长的选择：激发波长和荧光波长是荧光分析的必要参数。选择合适的激发波长和荧光波长，对检测器的灵敏度和选择性非常重要，并可以较大程度地提高分析结果的检测灵敏度。对于被测样品一般先查阅文献确定其是否具有荧光。然后再测定样品溶液的紫外-可见吸收光谱，确定其最大吸收波长；在其最大吸收波长处进行荧光激发，测定其荧光光谱，确定其最大荧光波长；以最大荧光波长做发射波长，测定其激发光谱，确定其最大激发波长。通常在测定时选择最大激发波长和最大发射波长进行荧光测定。

（2）空白溶液的选择：为了消除系统误差，提高分析结果的准确度，应正确选择空白试液。常用的空白试液有如下几种。①试剂空白：按照与显色反应相同的条件，不加样品，直接加入各种试剂和溶剂作为空白溶液，称为试剂空白。②溶剂空白：直接用溶剂做空白溶液，称为溶剂空白，这是最常用的空白溶液。③平行操作空白：用不含待测组分的样品，按照与样品分析相同的条件与样品进行平行测定，称为平行空白测定。该空白溶液通常作为一个样品来处理，分析结果应从样品值中减去该空白值。

（三）荧光分光光度计

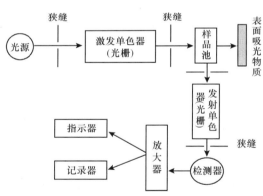

图4-4　荧光分光光度计的仪器结构示意图

常见的荧光分光光度计按单色器不同分为3类，即滤光片荧光分光光度计、滤光片-光栅荧光分光光度计和双光栅荧光分光光度计。目前应用较多的是双光栅荧光分光光度计。

荧光分光光度计一般都由光源、激发和发射单色器、样品池、检测系统及信号显示记录器5个部分组成。其结构如图4-4所示。

1. 光源　荧光分光光度计所用的光源应具有强度大、适用波长范围宽两个特点，常用的有汞灯、氙灯，一般常用氙灯作激发光源。氙灯所发射的谱线强度大，而且是连续光谱，连续分布在250～700nm波长内，并且在300～400nm波段内的谱线强度几乎相等。

2. 单色器　荧光分光光度计一般采用两个单色器。第一个为激发单色器，置于光源和样品池之间，用于选择激发光的波长；第二个为发射单色器，置于样品池和检测器，用于选择荧光波长，并消除其他杂散光干扰。而且两个单色器与样品池呈直角状态。

3. 样品池　测定荧光用的样品池通常采用低荧光的石英材料制成，四面均为磨光透明面，厚度为1cm，并且适用于90°测量，以消除入射光的背景干扰。

4. 检测器　荧光分析法因为荧光强度较弱，要求采用高灵敏度的检测器，荧光分光光度计多采用光电倍增管检测，为了改善信噪比，常用冷却检测器的方法。近年来电荷耦合器件（charge-coupled device，CCD）在荧光分光光度计中是一种采用较多的多通道检测器，其具有光谱范围宽、灵敏度低、噪声低和线性范围宽的特点。

5. 信号显示记录器　用于自动控制和显示荧光光谱和各种参数。荧光分光光度计的读出装置有数字电压表、记录仪等。

（四）荧光分析新技术

因具有荧光特性的物质不多，而且在测定中易受散射光的干扰，常规荧光分析法在实际分析测定中容易受到分析条件的限制。目前荧光分析法已经发展了多种新方法和新技术，如激光荧光分析法（laser fluorometry）、同步荧光分析法（synchronous fluorometry）、导数荧光分析法、荧光探针法、光化学荧光分析法、时间分辨荧光分析法（time-resolved fluorometry）、三维荧光分析法（three-dimensional fluorometry）、荧光偏振测定法、荧光免疫测定法、荧光成像技术等分析方法。下面介绍几种常用的荧光分析新技术。

1. 激光荧光分析　与一般荧光法的主要差别在于使用了单色性极好、强度更大的激光作为光源，大大提高了荧光分析法的灵敏度和选择性。高压汞灯仅能发出有限的几条谱线，而且各条谱线的强度相差悬殊。氙弧灯在紫外区输出功率较小，只有用大功率氙弧灯才有显著输出，但目前大功率氙弧灯在稳定性和热效应方面还存在不少问题。激光光源可以克服上述缺点，特别是可调节激光器用于分子荧光法具有很突出的优点。另外，普通的荧光分光光度计一般用两个单色器，而以激光为光源仅用一个单色器即可。目前激光分子荧光分析法已成为分析超低浓度物质的灵敏而有效的方法。

2. 时间分辨荧光分析　是利用不同物质因荧光寿命不同，使得激发和检测之间延缓时间不同，从而使具有不同荧光寿命的物质得以分别检测的荧光分析法。时间分辨荧光分析采用脉冲激光作为光源，以具有独特荧光特性的镧系元素及其螯合物为示踪物，目前主要在临床医学上广泛应用。

3. 同步荧光分析　与常用的荧光测定方法最大的区别是同时扫描激发和发射两个单色器波长。由测得的荧光强度信号与对应的激发波长（或发射波长）构成光谱图，称为同步荧光光谱。该方法具有简化谱图、提高选择性、减少光散射干扰等特点，尤其适合于多组分混合物的分析等。

4. 三维荧光分析法　是 20 世纪 80 年代发展起来的一类新的荧光分析技术。三维荧光分析法是描述荧光强度同时随激发波长和发射波长变化关系的谱图，能同时提供比常规荧光光谱和导数荧光光谱更完整的光谱信息。

5. 胶束增敏荧光光谱　用表面活性剂与被测物质生成胶束溶液，对荧光物质起增溶、增敏和增稳作用，这种方法常用于测定极性小而在水中溶解度小的物质。

实例 4-4　荧光分光光度法测定木香花中的总黄酮含量。

通过正交试验选择木香花中总黄酮的最佳提取条件，以芦丁为标样，用荧光分光光度法测定木香花中总黄酮的含量。在激发波长和发射波长为 430nm 和 497nm 下，芦丁浓度与荧光强度呈良好的线性关系，标准曲线的相关系数为 0.9978，平均回收率为 98.7%，RSD 为 0.19%。测定得到木香花中总黄酮的含量为 1.09%。

三、原子吸收光谱法

原子吸收光谱法（atomic absorption spectrometry，AAS）又称为原子吸收分光光度法。该方法是基于被测元素的基态原子，在蒸气状态下对特征电磁辐射产生吸收，该原子吸收特征电磁辐射后被激发跃迁到不同的较高能态，产生不同的吸收线。测定原子吸收前后的特征电磁辐射强度，就可以对该元素进行定量分析。当原子从基态激发到第一激发态时，所产生的吸收谱线称为共振吸收线（简称共振线）。元素的电子从基态到第一激发态的跃迁概率最大，最容易发生，因此，元素的共振线是该元素所有产生的谱线中最灵敏的吸收线，在原子吸收分析中常用此吸收线的强度进行定量分析。该分析法示意图见图 4-5。

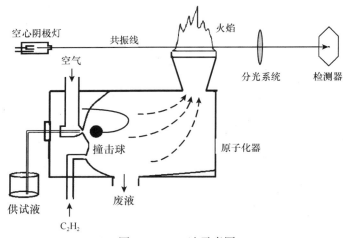

图 4-5　AAS 法示意图

各元素的共振线不同并且各元素的共振线具有不同的特征性，这种共振线称为元素的特征谱线，因而 AAS 法选择性较强。几种常见的元素共振线波长（nm）如下：K（766.49）、Na（589.0）、Ba（553.56）、Ca（422.67）、Fe（371.99）、Ag（328.07）、Cu（324.75）、Mg（285.21）、Zn（213.86）。

AAS 法具有灵敏度高、选择性好、准确度高、精密度高、抗干扰能力强、分析速度快、应用范围广、仪器简单、操作方便等特点。目前能够直接测定的元素达 70 余种，它已成为一种常规的分析测试手段，得到广泛的应用。

（一）定量分析原理

与 UV-Vis 法一样，当光强为 I_0 的特征辐射通过厚度为 L 的原子蒸气时，一部分光被吸收，另一部分光 I 透过原子蒸气被检测器检测，而且 I_0 与 I 服从 Lambert-Beer 定律。与分子吸收光谱不同的是，原子吸收线轮廓是同种基态原子在吸收其共振辐射时被展宽了的吸收带，原子吸收线轮廓上的任意各点都与相同的能级跃迁相关联。因此，在原子吸收光谱分析中，应当测量气态原子共振线的总能量，即原子吸收峰的积分吸收。然而，由于原子吸收峰宽和测量技术的原因，积分测量并未实现。1955 年 Walsh 提出峰值吸收系数 K_0 代替积分吸收的测定。只要使用锐线光源，不使用高分辨率的单色器，也能测定 K_0，解决了 AAS 法的测量难题。吸收峰吸收系数与原子总数成正比，可以推导出，吸收度与待测元素在试样中的浓度关系式为

$$A = K'C$$

式中，A 为吸收度；K' 为与实验条件有关的常数；C 为供试液浓度。在实际工作中与分光光度法一样，只要测得中心波长处吸光度，就可以求出待测元素的浓度和含量。

（二）原子吸收分光光度计

原子吸收分光光度计又称原子吸收光谱仪，国内外生产厂家很多，仪器型号也很多，但其组成结构及工作原理基本相似。原子吸收光谱仪由光源、原子化器、单色器、背景校正系统、自动进样系统和检测系统等组成。

1. 光源　原子吸收光谱的光源为空心阴极灯，又称元素灯，它的作用是发射出能被待测元素吸收的特征波长谱线。它由一个阳极及一个由待测元素材料制成的空心圆筒形成的阴极（空心阴极）组成。空心阴极灯中充有 0.1～0.7kPa 的惰性气体，如氖或氩等。惰性气体作为载气起到载带电流的作用（图 4-6）。

空心阴极灯发光放电时，放电集中在阴极空腔内。当在两极施加一定的电压后在电场的作用下，电子将从阴极内壁流向阳极作加速运动，在运动时必然与空心阴极灯中的惰性气体原子发生非弹性碰撞，产生能量交换，从而引起惰性气体原子电离，使电子与正离子数目增加。这时，正离子向阴极内壁猛烈轰击，使阴极表面的金属原子溅射出来。溅射出来的金属原子再与电子、惰性气体原子、离子等发生非弹性撞碰。非弹性撞碰的结果使金属原子的外层电子被激发到高能态。当这些高能态的电子返回基态时，发射出相应元素（阴极物质和内充惰性气体）的特征共振辐射。用不同待测元素作阴极材料，可制成相应空心阴极灯。

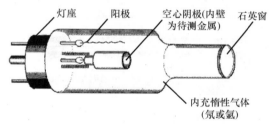

图 4-6　空心阴极灯的结构

2. 原子化系统　作用是将试样中的供试液干燥、蒸发并转变为气态原子。主要有 4 种类型：火焰原子化器、石墨炉原子化器、氢化物发生原子化器及冷蒸气发生原子化器。

（1）火焰原子化器：是用化学火焰的能量将试样原子化的一种装置。常用的火焰原子化器由雾化器、混合室和燃烧器组成，见图 4-5。雾化器的功能是将试样溶液雾化，使它成为微米级的气溶胶。喷雾器前增设一个撞击球是为了提高喷雾效率和提高喷雾质量。混合室的功能是使燃气（如乙炔气）与助燃气（如空气）和气溶胶（雾化的供试液）充分混合后进入燃烧器。未雾化成微米级的气溶胶不会进入火焰，在室内凝聚为大的溶胶，并沿室壁流入废液管排走。燃烧器的功能是产生火焰，使进入火焰的气溶胶蒸发和原子化。

化学火焰产生的热能使蒸发溶剂、解离分析物分子、产生待测元素的原子蒸气，所以火焰应该有足够高的温度，火焰燃烧速度适中、稳定，以保证测试有较高的灵敏度和准确度。表征火焰特性的主要指标是火焰的温度。不同的燃气与助燃气类型，火焰温度也不同。空气-乙炔火焰是应用最广泛的化学火焰，能测 35 种元素。几种常用的火焰组成及温度见表 4-2。

表 4-2　各种火焰的特性

火焰	化学反应	温度（K）
乙炔-氧化亚氮焰	$C_2H_2+5N_2O \rightarrow 2CO_2+H_2O+5N_2$	3200
乙炔-空气焰	$2C_2H_2+5O_2 \rightarrow 4CO_2+2H_2O$	2600
氢气-空气焰	$2H_2+O_2 \rightarrow 2H_2O$	2300
丙烷-空气焰	$C_3H_8+5O_2 \rightarrow 3CO_2+4H_2O$	2200

（2）石墨炉原子化器：如图 4-7 所示。由加热电源、保护气控制系统、石墨管炉等 3 部分组成。石墨管内径 4~8mm，外径 6~9mm，长 20~60mm，管中央开几个小孔，用于加样和使保护气体流通。外电源加于石墨管两端（铜电极），电流通过石墨管可在 1~2s 内产生高达 3000℃的温度。原子化器的外气路中的氩气沿石墨管外壁流动，以保护石墨管，内气路中的氩气由管两端流向管中心，从管中心孔流出，用来除去干燥和灰化过程中产生的基体蒸气，同时保护已原子化的原子不被氧化。外层水路使石墨炉原子化器整体冷却。

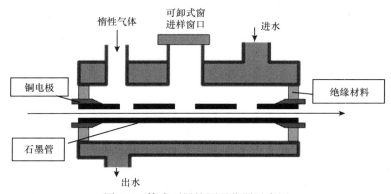

图 4-7　管式石墨炉原子化器示意图

石墨炉原子化过程可大致分为干燥、灰化（分解）、高温原子化及高温净化 4 个阶段。干燥过程的目的是蒸发除去样品溶液的溶剂，本阶段的温度一般在 110℃左右，每微升溶液的干燥时间需 1.5s；灰化阶段的目的是尽可能把样品中的共存物质全部或大部分除去，同时不让待测元素损失，为此可根据待测元素及其化合物的性质，在 1800~3000℃选择，一般时间为 5~10s；原子化过程是使待测元素在高温下成为自由状态的原子，该过程的温度与时间取决于待测元素的性质，一般为 1800~3000℃，5~10s；高温净化过程是为了除去石墨炉的残留，消除记忆效应，温度一般为 2700~3500℃，时间 3~5s。

（3）氢化物发生原子化器：由氢化物发生器和原子吸收池组成，可用于砷、锗、铅 、镉、硒、锡、锑等元素的测定。其功能是将待测元素在酸性介质中还原成低沸点、易受热分解的氢化物，再由载气导入由石英管、加热器等组成的原子吸收池，在吸收池中氢化物被加热分解，并形成基态原子。

（4）冷蒸气发生原子化器：由汞蒸气发生器和原子吸收池组成，专门用于汞的测定。其功能是将供试品溶液中的汞离子还原成汞蒸气，再由载气导入石英原子吸收池进行测定。

3. 单色器　由色散元件、准直镜和狭缝等组成。其功能是从光源发射的电磁辐射中分离出所需要的电磁辐射。单色器的色散元件常用光栅，光栅配置在原子化器之后的光路中，这是为了阻止来自原子化器内的所有不需要的非共振光进入检测器。仪器光路应能保证有良好的光谱分辨率和在相当窄的光谱带（0.2nm）下正常工作的能力，波长范围一般为190.0～900.0nm。

4. 背景校正系统　背景干扰是原子吸收测定中的常见现象。背景吸收通常来源于样品中的共存组分及其在原子化过程中形成的次生分子或原子的热发射、光吸收和光散射等。这些干扰在仪器设计时应设法予以克服。常用的背景校正法有以下 4 种：连续光源（在紫外区通常用氘灯）、Zeeman 效应、自吸效应、非吸收线等。

连续光源氘灯背景校正法是在测定时，使空心阴极灯提供的共振线和氘灯提供的连续光谱交替通过原子化器。当空心阴极灯照射时，得到被测元素吸收与背景吸收的总和；氘灯辐射的连续光谱通过时，被测元素共振线吸收相对于总吸收较小，可忽略不计，故氘灯辐射测定的是背景吸收，两者进行差减，即得校正背景后的被测元素的吸光度值。装置见图4-8。

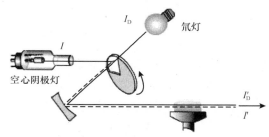

图 4-8　氘灯连续光谱背景校正示意图

Zeeman 效应是指在外磁场的作用下，谱线发生分裂的现象，为一种磁光效应。Zeeman 效应背景校正法是强磁场将吸收线分裂成偏振方向不同、波长相近的三条谱线。平行磁场的偏振光通过火焰时，能被待测原子吸收，故作为测量光；背景吸收与偏振方向无关，作为参比光，由此可以扣除背景。

非吸收线校正法是用分析线测量原子吸收与背景吸收的总吸光度，再用与吸收线邻近的非吸收线测量背景吸光度。因为非吸收线不产生原子吸收，然后两次测量值相减即得到校正背景之后的原子吸收的吸光度。

5. 检测系统　检测器通常是光电倍增管，工作波段为 190～900nm。光电倍增管的供电电压一般在–200～–1000V 可调，通过改变电压来改变增益。为了使光电倍增管输出的信号稳定，就要求光电倍增管的负高压电源必须稳定。

现代原子吸收光谱仪都有计算机工作站，具有自动点火、自动调零、自动校准、自动增益、自动取样及自动处理数据、火焰原子化系统与石墨炉原子化系统自动切换等装置。

（三）实验技术

1. 样品的处理　AAS 法分析一般是供试液进样。无机固体试样首先用酸溶解，常用的酸主要有盐酸、硝酸、高氯酸，有时也用磷酸与硫酸的混合酸或少量的氢氟酸与其他酸混合。酸不溶时可采用碱熔融法。有机试样首先要进行消化以消除有机物对元素测定的影响，消化后的残留物溶解在合适的溶剂中制备成供试液。消化方法有干法或湿法两种，被测元素如果是易挥发元素如 Hg、As、Gd、Pd、Sb、Se 等则不宜采用干法灰化，因为这些元素在灰化过程中损失严重。

在供试液制备过程中，样品被污染或被测元素损失是供试液制备过程中两个关键问题，要特别防止。实验过程使用的水、容器、试剂及大气环境是主要污染来源。元素挥发或被容器吸附是元素损失的主要原因。无机溶液宜放在聚乙烯容器内，并维持一定的酸度。有机溶液在储存过程中，应避免与塑料、胶木瓶盖等直接接触。

如果使用非火焰原子化法，如石墨炉原子化法，则可直接进固体试样，采用程序升温，以分别控制试样干燥、灰化和原子化过程，使易挥发或易热解基体在原子化阶段之前除去。

标准溶液的组成要尽可能地与被测定样品一致。特别是溶液中总含盐量对喷雾过程和蒸发过程有重要影响。当样品中含盐量大于 0.1% 时，在标准溶液中也应加入等量的同一盐类，以使在喷雾时和在火焰中发生的过程相似。

2. 测定条件的选择

（1）分析线的选择：首先扫描空心阴极灯的发射光谱，了解有哪些可供选用的谱线，然后喷入试液，观察谱线吸收和受干扰的情况，选择出不受干扰且吸收强的谱线作为分析线。分析线一般首选待测元素的共振线，因为共振线灵敏度高。如果相邻光谱线的干扰严重或稳定性差时，也可选次灵敏线作为分析线，如 Pb 的灵敏线为 217.0nm，但稳定性较差，若用 283.3nm 次灵敏线作为分析线，则可获得稳定结果。

（2）狭缝宽度的选择：狭缝宽度影响光谱通带宽度与检测器接收的能量。在原子吸收分析中，无相邻干扰线（如测碱金属、碱土金属元素谱线）时，选较大的狭缝，以提高信噪比。反之（如测过渡及稀土金属），宜选较小通带，以提高灵敏度。

（3）灯电流的选择：空心阴极灯的发射光谱特征与灯电流有关。灯电流小时灵敏度高，但放电不稳定，光谱输出的强度小；灯电流大时发射谱线强度大，但灵敏度下降，信噪比小，灯的寿命缩短。通常在保证有稳定输出和足够的辐射光强度情况下，尽量选用较低的电流。实际工作中选用灯上标出的最大电流的 1/2～2/3 为工作电流。

（4）原子化条件的选择：火焰类型和状态是影响原子化效率的主要因素。火焰状态取决于燃气类型及它们与助燃气的比例。火焰中燃气与助燃气的比例通常是通过预实验来确定，绘制吸光度与燃气、助燃气流量曲线，选择最佳比值。火焰类型由被分析试样中元素所决定。大多数元素都可以使用空气-乙炔火焰，而 Si、Al、Ti、V、稀土等宜选用高温火焰如氧化亚氮-乙炔火焰。对于极易电离和挥发的碱金属可使用低温火焰如空气-丙烷火焰。

合理选择干燥、分解、高温原子化及高温净化的温度与时间是石墨炉原子化法的关键。为防止溶剂爆沸，使供试液或被分析元素损失，干燥温度应稍低于溶剂的沸点。分解的温度取决于供试液中与被测定元素共存物的性质，在不易发生损失的前提下尽可能使用较高的分解温度。原子化的温度一般要通过实验来筛选，以最大吸收信号的最低温度作为原子化温度，以完全原子化的时间为原子化时间。净化温度的目的是消除残留物产生的记忆效应，所以应高于原子化温度。

（5）测量高度的选择：通过预实验，选择不同的测量高度，使测量光束从自由原子浓度最大的火焰区通过，此时，测定稳定性最好，灵敏度最高，为最佳的测量高度。

3. 干扰及其抑制

（1）光谱干扰（spectral interference）及抑制：光谱干扰是由于分析元素的吸收线与其他吸收线或辐射不能完全分离所引起的干扰。主要有以下几种干扰情况及抑制干扰的方法。

1）狭缝过大使光谱线通带内除分析线外，还存在其他不与分析线重叠的吸收线。这种情况可以用减小狭缝的方法来抑制这种干扰。

2）当分析线与其他同存谱线重叠，而单色器不能分开，产生谱线重叠干扰。消除方法可另选分析线或用化学方法分离。

3）原子化过程中生成的气体分子、氧化物等，这些分子对分析线可产生吸收，称为分子吸收。分子吸收是连续光谱，会在一定波长范围内形成干扰。

4）原子化过程中产生的微小的固体颗粒，当分析线通过火焰区，会产生散射和折射，使光不能被检测器完全检测，导致透过光减小，吸收度值增加。消除方法为背景校正扣除。

（2）物理干扰（physical interference）及抑制：物理干扰是指试样密度、压力、黏度、表面张力等物理特性的变化而引起的原子吸收强度下降的效应，主要影响试样喷入火焰的雾化效率、速度、雾滴大小等。这种干扰在试样转移、蒸发和原子化过程中产生。物理干扰是一种非选择性干扰，对试样中各元素的影响基本上是相似的。所以消除物理干扰的主要方法是稀释样品溶液以减小黏度的变化；采用标准加入法进行分析；配制与被测试样相似组成的标准样品。

（3）化学干扰（chemical interference）及抑制：化学干扰为选择性干扰，主要影响到待测元素的原子化效率。它是由待测元素与其他组分之间的化学反应所引起的干扰效应。化学干扰主要有以下几种情况：待测元素与其他共存物质反应生成热力学上更稳定的化合物；生成难溶氧化物；在石墨表面形成难解离碳化物；分析元素生成易挥发化合物而引起挥发损失。化学干扰主要是使参与吸收的基态原子数减少，一般采取下列抑制方法：加入与干扰组分形成更稳定或更难挥发化合物的释放剂，以使被测元素释放出来；加入与被测元素生成稳定配合物的保护剂，防止被测元素与干扰组分的反应；在标准溶液和试样溶液中加入足够的干扰元素，使干扰趋于恒定（达到饱和）。

（4）电离干扰（ionization interference）及其抑制：电离干扰是指待测元素在原子化过程中发生电离，而引起的干扰效应。当被测元素生成离子后，外层电子已失去，则不能吸收共振线。在测定碱金属及碱土金属元素时，电离干扰比较显著，而且火焰温度越高，干扰越严重。因此采用低温火焰和加入消电离剂可以有效地抑制和消除电离干扰。常用的消电离剂是易电离的碱金属元素如铯盐等。

4. 定量分析的方法　原子吸收法的定量分析方法与其他光谱定量分析方法类似，有标准曲线法、标准加入法（stand addition method）、插入法、内标法及浓度直读法等，前两种方法最为常用。

（1）标准曲线法：在仪器推荐的浓度范围内，制备含待测元素不同浓度的对照品溶液至少5份，浓度依次递增，并分别加入制备供试品溶液的相应试剂，同时以相应试剂制备空白对照溶液。依次测定空白对照溶液和各浓度对照品溶液的吸光度，记录读数。以每一浓度 3 次吸光度读数的平均值为纵坐标、相应浓度为横坐标，绘制标准曲线。按各品种项下的规定制备供试品溶液，使待测元素的估计浓度在标准曲线浓度范围内，测定吸光度，取 3 次读数的平均值，从标准曲线上查得相应的浓度，计算被测元素含量。绘制标准曲线时，一般采用线性回归，也可采用非线性拟合方法回归，由线性方程计算出供试液的浓度。

（2）标准加入法：当待测元素含量较低，而且试样的基体比较复杂，干扰不易消除，又无纯净的基体空白时，可采用标准加入法，来消除基体效应或化学干扰的影响。标准加

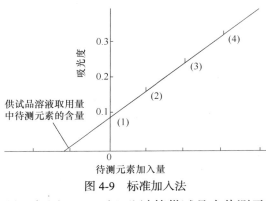

图 4-9　标准加入法

入法不能消除分析中的背景干扰。取同体积的供试品溶液 4 份，分别置 4 个同体积的量瓶中，除（1）号量瓶外，其他量瓶分别精密加入不同浓度的待测元素对照品溶液，分别用去离子水稀释至刻度，制成从零开始递增的一系列溶液。按上述标准曲线法操作，测定吸光度，记录读数；将吸光度读数与相应的待测元素加入量作图，延长此直线至与含量轴的延长线相交，此交点与原点间的距离即相当于供试品溶液取用量中待测元素的含量，如图 4-9，再以此计算供试品中待测元素的含量。

标准加入法中，各供试液的测量条件都完全相同，故能消除仪器因素以外的其他干扰，因而准确度较高。在使用标准加入法应注意以下几点：被测元素的浓度应在通过原点的标准曲线的线性范围内；第一份加入的标准溶液浓度与被测元素的浓度差别不能太大（尽可能使 $C_x \approx C_0$），以免引入较大误差；标准加入法应该进行试剂空白的扣除，也必须用标准加入法进行扣除。

原子吸收分光光度法灵敏度高、选择性和重现性好、干扰少、操作简便快速、应用范围广。在中药制剂及中药材中金属离子的限度检查，重金属及有害元素的检测等方面已得到广泛应用。《中国药典》收载了采用原子吸收测定重金属和有害元素的方法。一般药材重金属或有害元素的限量为铅（Pb）≤5.0mg/kg，镉（Cd）≤0.3mg/kg，砷（As）≤2.0mg/kg，汞（Hg）≤0.2mg/kg，铜（Cu）≤20.0mg/kg。

实例 4-5　大活络丸中 12 种无机元素的测定。

样品处理：分别收集产自全国各地生产厂生产的大活络丸 10 批，准确称样品 1.0000g 放入 100ml 烧杯，加入 6ml HNO_3、2ml $HClO_4$，静置过夜。进行加热处理，直至清亮，冷却，定容至 50 ml 容量瓶，待测。

仪器的测定条件：Ni、V、Cr 的测定采用石墨炉原子吸收法；Cu、Ca、Fe、K、Mg、Sr、Mn、Zn、Na 的测定采用火焰原子吸收法。检测条件和结果，见表 4-3～表 4-5。

表 4-3　石墨炉原子吸收法测试条件

元素	波长（nm）	光谱通带（nm）	灯电流（mA）	温度（℃）			
				干燥（30s）	灰化（30s）	原子化（10s）	除残（3s）
镍	232.0	0.2	10.0	80～120	700	2700	2800
钒	318.4	0.4	12.5	80～120	900	300	3000
铬	358.3	1.3	7.0	80～120	700	2800	3000

表 4-4　火焰原子吸收法测试条件

元素	波长（nm）	光谱通带（nm）	灯电流（mA）	乙炔		空气	
				压力	流量	压力	流量
铜	324.8	1.3	7.5	0.3	2.3	1.6	9.5
钙	422.7	0.4	7.5	0.35	2.5	1.6	9.5

续表

元素	波长（nm）	光谱通带（nm）	灯电流（mA）	乙炔		空气	
				压力	流量	压力	流量
铁	248.3	0.2	10.0	0.3	2.3	1.6	9.5
钾	766.5	1.3	10.0	0.3	2.3	1.6	9.5
镁	285.2	1.3	7.5	0.20	2.0	1.6	9.5
锶	460.7	.13	10.0	0.25	2.2	1.6	9.5
锰	279.6	0.4	7.5	0.3	2.3	1.6	9.5
锌	213.8	1.3	10.0	0.2	2.0	1.6	9.5
钠	589.0	0.4	10.0	0.25	2.2	1.6	9.5

表 4-5　无机元素的含量平均值

元素	钠	镁	钾	钙	钒	铬	锰	铁	镍	铜	锌	锶
质量分数	1286.1	903.4	2830.6	5069.2	34.59	0.75	29.64	606.46	3.158	4.138	18.77	9.79

实例 4-6　10 种降脂中草药中无机元素的测定。

样品处理：将姜黄、蒲黄、大黄、决明子、茵陈、泽泻、柴胡、首乌、山楂、虎杖等 10 种中草药，分别称取 50g，以去离子水清洗干净后烘干并研成粉末。准确称取样品 0.5000g 置于烧杯中，加入 15ml 消化液 HNO_3-$HClO_4$（体积比 4 : 1）浸泡，以表面皿覆盖，放置过夜。在电热板加热消化约 1h 至冒白烟，溶液变为澄清为止。冷却后用 1% HNO_3 定容至 50ml 容量瓶中备用。用同样方法消化空白样品。

仪器条件：锌、铜、铬、锰、镁、铁均采用空气-乙炔火焰原子吸收光度法测定，各元素测定条件见表 4-6。

表 4-6　仪器工作条件

元素	波长（nm）	灯电流（mA）	狭缝（nm）	燃烧器高度（mm）	乙炔流量（L/min）	空气流量（L/min）
锌	213.8	5	0.4	3	1.5	6
铜	324.8	3	0.4	5	2.0	6
铬	357.9	5	0.2	2	1.5	6
锰	278.5	6	0.2	3	1.5	6
镁	285.2	4	0.2	5	1.5	6
铁	248.3	7	0.2	3	2.0	6

微量元素测定结果见表 4-7。

表 4-7　10 种中药微量元素的含量

中药	铁	铜	锌	锰	铬	镁
姜黄	204.5	8.70	192.60	886.20	0.56	3028.3
蒲黄	1351.6	1.74	70.60	60.80	1.47	3072.4
大黄	250.2	15.40	16.70	37.60	0.76	3200.2
决明子	105.8	12.80	63.80	14.05	5.86	4012.3

续表

中药	铁	铜	锌	锰	铬	镁
茵陈	912.6	36.14	56.82	242.30	10.62	2906.2
泽泻	37.9	13.10	48.60	66.80	0.36	1628.0
柴胡	868.4	39.26	53.10	812.00	0.30	1434.2
首乌	1174.0	7.21	136.52	27.96	25.48	133.8
山楂	105.8	4.32	4.76	23.86	0.54	720.9
虎杖	1172.0	568.00	20.81	121.60	1.86	1736.0

第五节　色谱分析法

一、薄层扫描法

薄层扫描法是用薄层扫描仪（TLC scanner）直接测定薄层色谱上被分离的化合物斑点的吸收光、发射光、荧光的定量分析方法。本法简便、快速，且结果准确、灵敏，适用于多组分物质或微量组分的定量测定。

（一）基本原理

用一波长固定、强度一定，且长宽可以调节的光束，照射到薄层斑点上，对整个斑点进行扫描，再利用仪器测量通过斑点时光束强度强弱的变化，而达到定量分析的目的。

（二）仪器组成和分类

薄层扫描仪种类很多，国外有瑞士卡玛（CAMAG）公司生产的 SCANNER 系列、日本生产的岛津系列、德国迪赛克（DESAGA）公司生产的 CD 系列，国内有中国上海科哲生化技术有限公司生产的 KH 系列等。但目前使用最多的是日本岛津 CS 系列和瑞士 CAMAG 系列。从仪器的构造来看，薄层扫描仪可分为单光束、双光束及双波长 3 种。

1. 单光束单薄层扫描仪　光束光源通过分光器出来的一束光照射到薄层上对斑点进行测定。仪器结构简单、维修方便，但基线不稳，扫描结果与光源稳定性关系较大，因此，电源必须经过稳压。CAMAG 薄层扫描仪当属此类。

2. 双光束薄层扫描仪　双光束在上述光束光路中加上一个同样波长的光，分别同时扫描斑点及邻近的空白薄层。测得的是消除薄层空白的值，该系统可补偿因光源不稳而引起的误差，增加了仪器的稳定性，得到了较平稳的基线。CS-920 薄层扫描仪是这种原理。

3. 单光束双波长薄层扫描仪　双波长从光源发出的光通过分光器得到两束不同波长的光。一束用来测样品，称样品波长，另一束为参照，称为参比波长。这两束光通过斩波器以一定频率交替照射到薄层斑点上，测得在此两波长下的吸光度差值 ΔA，这样可消除斑点处薄层背景散发的干扰，基线明显改善。通常选择吸收曲线上最大吸收波长为样品波长 λ_S，吸收曲线上吸收光度较低部位对应的波长为参比波长 λ_R。CS -910 就是单光束双波长的薄层扫描仪。

（三）测定方法

1. 吸收测定法 凡在可见光及紫外光区有吸收的化合物，分别用钨灯及氙灯为光源，在波长200～800nm选择合适波长进行测定，根据对光测定方式的不同，可分为下列3种。

（1）反射测量：光束照射到样品前的光，部分被石英平板反射，由检测光电倍增管接受。另一部分光照射到样品上，除部分光被样品吸收外，其散射光用反射光电倍增管接受，两检测器发出信号之比经对数转换器转换后，作为吸光度信号。反射法灵敏度低，受薄层表面均匀度的影响大，但对薄层厚度要求不高，基线稳定，信噪比大，重现性好。

（2）透射测量：若将上述反射光电倍增管，由透射光电倍增管代替，利用光束照射到薄层斑点上，测量透射光强度，透射光电倍增管的输出信号与检测光电倍增管的输出信号之比，经对数转换后，得到透射测定的吸光度信号。一般来说，透射测量具有较高的灵敏度。但是，由于薄层介质的透明度极差，使得测量噪声大，因此，薄层色谱技术应用更多的是反射测量。

（3）荧光测定法：用汞灯或氙灯（200～700nm）为光源。荧光测量适合于受紫外光激发而发出荧光的化合物（如多环芳烃等）。测定时，先在紫外区选择最大吸收波长作为该化合物的激发波长后，再选择合适波长为发射波长。在荧光测量中，应在检测器和薄板间加一滤光片以截去反射激发光，只让发射荧光抵达检测器。

2. 扫描方式 根据扫描时光束（或光点）轨迹的不同，扫描有下述几种方式。

（1）直线形扫描：用一束比斑点稍长的光束作单向扫描。在扫描过程中，光束固定，薄层板相对于光束运动。样品斑点为带状时，光带长度应为样品带的2/3。直线形扫描对于斑点形状不规则时，测量误差大。因此，这种扫描方式适合于仪器点样的圆形斑点或条状样带，标准斑点与样品斑点大小必须一致，光源稳定均匀。所能测定斑点的大小，以仪器的光带长度为限。如CS-930薄层扫描仪，出射狭缝最大长度为6mm，只能测定小于6mm的斑点，见图4-10。

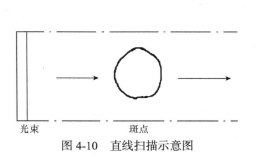

图4-10 直线扫描示意图

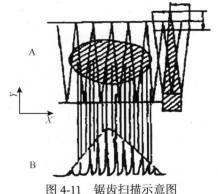

图4-11 锯齿扫描示意图
（a）扫描轨迹图；（b）扫描轮廓图

（2）锯齿形扫描：用截面积为 1.2mm×1.2mm 的正方形光束照射薄层板，光速的运动轨迹为锯齿形，见图 4-11。CS-910 薄层扫描仪即是此扫描方式。由于光束来回通过斑点，吸光度积分值比直线式扫描大，重复性好，适合于不规则斑点的定量。从不同方向扫描，积分值差别不大，但扫描速度慢是其特点。目前，具有飞点扫描性能的薄层扫描仪可将扫描速度大大提高。

（四）定量分析方法

1. 外标法　是在相同条件下，将已知浓度标准品与待测化学成分比较、进行定量的分析方法。可分为外标一点法和外标两点法。当标准曲线是通过原点的直线时，可只选用一种浓度的标准品，即外标一点法，可按式（4-2）计算

$$m_i = F_1 \cdot A_i \tag{4-2}$$

式中，m_i 为化学成分 i 的量，A_i 为待测样品中化学成分 i 的斑点峰面积，F_1 为直线的斜率或比例常数。

当标准曲线不通过原点时，则选用 2 种浓度的标准品，用外标两点法测定，可按式（4-3）计算

$$m_i = F_1 \cdot A_i + F_2 \tag{4-3}$$

式中，m_i、A_i 同前，F_1 为直线的斜率或比例常数，F_2 为纵坐标的截距，F_1 和 F_2 值可由仪器自动算出。

外标法定量要求准确，而薄层扫描法的线形范围一般较窄，因此，标准斑点中物质含量尽可能与待测化学成分斑点中含量相接近。

2. 内标法　是向待测样品中加入适当内标物后，进行 TLC 分析，再用内标物校正求得待测化学成分的含量。内标法要求内标物与样品互溶，不与样品中各化学成分发生化学反应，能与样品中各化学成分完全分开，内标物斑点与待测化学成分斑点应邻近。内标法计算公式为

$$m_i = m_s \frac{f_i A_i}{f_s A_s}$$

式中，m_i 为待测样品中化学成分 i 的量；m_s 为内标物斑点中内标物的量；f_i 和 f_s 分别为化学成分 i 和内标物的相对重量校正因子；A_i 和 A_s 分别为化学成分 i 和内标物的峰面积。

（五）影响薄层扫描测定的因素

1. 吸附剂性能及薄层质量　①吸附剂颗粒大小，均匀程度对样品分离度、准确度及灵敏度均有很大的影响。颗粒小、分布均匀的吸附剂一般分离度好，灵敏度高。因此，要求同一实验用同一规格薄层板。②薄层厚度均匀时，R_f 重现性好。若厚度过小，则斑点扩散较严重。另外，由于溶剂蒸气能部分取代薄层上的水分，而使薄层活度增加，此时，厚板比薄板影响更小。③薄层表面均匀程度对测定结果影响较大，因此在铺板前要先将混入吸附剂的气泡除去，使铺板表面均匀，而不至因为粗糙的表面，造成扫描定量的重现性差。

2. 点样技术　在 TLC 中，点样是造成定量误差的主要来源。除个人操作熟练程度使定量结果有较大改变外，点样器的不同也常是导致结果偏高或偏低重要原因，因此，要求各次试验尽量用同一点样器。值得注意的是，配制样品液应尽量选用对化学成分溶解度相对较小的溶剂，这样可避免原点化学成分的过分扩散，而导致展开后斑点不规则，影响峰及定量结果。

3. 展开条件　如前面所述，平面色谱中展开剂蒸气也是参与分离过程的，展开剂蒸气

的饱和程度对分离效果有很大影响。因此，要求在展开前，将展开剂预饱和半小时，克服边沿效应和"混脱"现象，以便得到重现好的色谱图。

4. 显色　有荧光、有紫外吸收的物质可用荧光薄层直接进行扫描定量。但很多样品是没有紫外荧光吸收的，此时，必须用显色剂进行显色，这又将增加一种误差来源。因此，需要用试剂进行斑点的显色定位时，显色剂应能与被测物质快速、定量的反应，且灵敏度要高，专属性要强，显色稳定性要好。

二、气相色谱法

气相色谱法（GC）是以惰性气体为流动相的色谱方法，是一种高效、高选择性、灵敏度高、操作简单、应用广泛的分离分析方法。在目前已知的化合物中，有20%～25%可用GC直接分析，顶空进样和裂解进样等特殊进样技术的应用，进一步扩大了GC分析对象的范围。GC法目前已成为重要的分离分析方法之一，在石油化工、医药化工、环境监测、生物化学等领域得到了广泛的应用。

（一）GC 的分类

GC分为填充柱（packed column）色谱法及毛细管柱（capillary column）色谱法两种。填充柱是将固定相填充在金属或玻璃管中（常用内径 2～4mm），毛细管柱（内径 0.1～0.8mm）可分为开管毛细管柱、填充毛细管柱等。按分离机制，可分为吸附色谱法及分配色谱法两类。在气-固色谱法中，固定相常用吸附剂，多属于吸附色谱法，其分离的对象主要是一些永久性的气体和低沸点的化合物。气-液色谱法属于分配色谱法，固定相是涂渍在惰性载体上的高沸点的有机物（固定液），由于可供选择的固定液种类多，故选择性较好，应用亦广泛。

（二）GC 法基本原理

1. 塔板理论　把气液色谱柱当作一个精馏塔,沿用精馏塔中塔板的概念描述溶质在两相间的分配行为，并引入理论塔板数（the number of theoretical plates）N 和理论塔板高度（theoretical plate height）H 作为衡量柱效的指标。

$$N = 5.54\left(\frac{t_R}{b_{1/2}}\right)^2$$

$$N = 16\left(\frac{t_R}{w}\right)^2$$

式中，$b_{1/2}$ 为半峰宽；w 为峰底宽（经过色谱峰的拐点所作三角形的底边宽）。

理论塔高度 H 与理论塔板数 N 和柱长的关系如下

$$H = \frac{L}{N}$$

塔板理论用热力学观点形象地描述了化学成分在色谱柱中的分配平衡和分离过程，导出流出曲线的数学模型，并成功地解释了流出曲线的形状和浓度极大值的位置及其影响因素，还提出了计算和评价柱效的参数。但由于塔板理论某些基本假设并不完全符合柱内实际发生的分离过程，也没有考虑各种动力学因素对色谱柱内传质过程的影响，因此它不能解释造成谱峰扩张的原因和影响板高的各种因素，也不能说明为什么在不同流速下可以测得不同的塔板数。

2. 速率理论 从动力学观点来研究各种动力学因素对色谱峰展宽的影响，Van Deemter等提出了速率理论（Van Deemter 方程）。后来，Giddings 等又作了进一步地完善。速率理论在动力学基础上较好地解释了影响板高的各种因素。Van Deemter 方程的数学简化式为

$$H = A + B \,|\, u + Cu$$

式中，u 为流动相的线速度；A、B、C 为常数，分别代表涡流扩散项系数、分子扩散项系数、传质阻力项系数。

上述色谱速率理论方程将影响塔板高度的因素归纳为 3 项，即涡流扩散项 A、分子扩散项 B/u 和传质阻抗项 Cu。

（1）涡流扩散项（多径项）A：由于填充物颗粒大小的不同及填充物的不均匀性，使化学成分在色谱柱中路径长短不一，化学成分分子在前进中形成紊乱的类似"涡流"的流动，因而同时进色谱柱的相同化学成分到达柱出口的时间并不一致，引起了色谱峰的展宽。如图 4-12 所示。

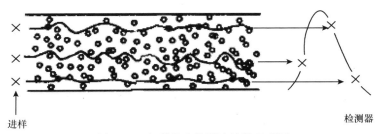

进样　　　　　　　　　　　　　　　　　　　　检测器

图 4-12　色谱柱中的涡流扩散示意图

$$A = 2\lambda d_{\mathrm{p}} \tag{4-4}$$

式（4-4）表明，A 与填充物粒度 d_{p} 的大小和填充不规则因子 λ 有关。为了减少涡流扩散，提高柱效，使用细而均匀的颗粒，并且填充均匀是十分必要的。在气相色谱中，一般用的填充柱较长，不适宜用 d_{p} 太小的填料，而且柱阻也大。多采用粒度 60～80 目或 80～100 目的填料。空心毛细管柱只有一个流路，无多径项，$A=0$。

（2）分子扩散项（纵向扩散项）B/u：纵向分子扩散是由浓度梯度造成的。化学成分从柱入口加入，其浓度分布的构型呈柱状。它随着流动相向前推进，由于存在浓度梯度，柱状必然自发地向前和向后扩散，造成谱带展宽。分子扩散系数为

$$B = 2\gamma D_{\mathrm{g}}$$

式中，γ 是填充柱内流动相扩散路径弯曲的因素，称为弯曲因子，它反映了固定相颗粒的几何形状对自由分子扩散的阻碍情况；D_{g} 为化学成分在流动相中的扩散系数（cm^2/s）。对填充柱而言，由于填料的存在，使扩散遇障碍，$\gamma < 1$，硅藻土载体的 γ 为 0.5～0.7。空心毛细管柱因扩散障碍，$\gamma = 1$。

分子扩散项与化学成分在流动相中的扩散系数 D_{g} 成正比。而 D_{g} 与流动相及化学成分性质有关；相对分子质量大的化学成分 D_{g} 小，D_{g} 反比于流动相相对分子质量的平方根，所以采用相对分子质量较大的流动相，可以使 B 项降低；D_{g} 随柱温增高而增加，但反比于柱压。因此为降低纵向扩散影响，要加大流动相流速。

（3）传质阻力项 Cu：对于气液色谱，传质阻力系数 C 包括气相传质阻力系数 C_g 和液相传质阻力系数 C_l 两项，即

$$C = C_g + C_l$$

气相传质过程是指试样化学成分从气相移动到固定相表面的过程。对于填充柱，气相传质阻力系数 C_g 为

$$C_g = \frac{0.01k^2}{(1+k)^2} \cdot \frac{d_p^2}{D_g} \tag{4-5}$$

式中，k 为容量因子。由式（4-5）看出，气相传质阻力与填充物粒度 d_p 的平方成正比，与化学成分在载气流中的扩散系数 D_g 成反比。因此，采用粒度小的填充物和相对分子质量（M_r）小的气体（如氢气）做载气，可使 C_g 减小，提高柱效。

液相传质过程是指试样化学成分从固定相的气/液界面移动到液相内部，并发生质量交换，达到分配平衡，然后又返回气/液界面的传质过程。液相传质阻力系数 C_l 为

$$C_l = \frac{2}{3} \cdot \frac{k}{(1+k)^2} \cdot \frac{d_f^2}{D_l} \tag{4-6}$$

由式（4-6）看出，固定相的液膜厚度（d_f）薄，化学成分在液相的扩散系数（D_l）大，则液相传质阻力就小。降低固定液的含量，可以降低液膜厚度，但 k 也随之变小，又会使 C_l 增大。当固定液含量一定时，液膜厚度随载体的比表面积增加而降低，因此，一般采用比表面积较大的载体来降低液膜厚度。

3. 色谱分离理论

（1）分离度（resolution）：又称分辨率，两个相邻色谱峰的分离度 R 定义为两峰保留时间差与两峰峰底宽平均值之商，即

$$R = \frac{t_{R2} - t_{R1}}{(W_1 + W_2)/2} = \frac{2\Delta t_R}{W_1 + W_2}$$

式中，t_{R1} 和 t_{R2} 分别为峰 1 和峰 2 的保留时间；W_1 和 W_2 分别为峰 1 和峰 2 的峰宽。在做定量分析时，为了获得较好的精密度与准确度，《中国药典》规定应使分离度不小于 1.5。

（2）色谱基本分离方程式：分离度受柱效（n）、选择性因子（α）和容量因子（k）3 个参数的影响。

由柱效方程等公式换算可得

$$R = \frac{\sqrt{n}}{4} \cdot \left(\frac{\alpha - 1}{\alpha} \right) \cdot \left(\frac{k}{k+1} \right)$$

这就是色谱基本分离方程式，它表明分离度 R 随固定相的热力学性质（α 和 k）及色谱柱的条件（n）的改变而改变。其中，n 影响峰的宽度，k 影响峰位，α 影响峰间距。

1）分离度与柱效（n）的关系：对于一色谱柱，分离度的平方与柱效、柱长成正比，即

$$\left(\frac{R_1}{R_2} \right)^2 = \frac{n_1}{n_2} = \frac{L_1}{L_2} \tag{4-7}$$

由式（4-7）可知，增加柱长可以改进分离度，但延长保留时间会使峰展宽。因此在达到一定分离度时，应使用短一些的柱子。

2）分离度与选择性因子（α）的关系：由色谱基本方程可知，α 越大，柱的分离度越

高。一般可以改变固定相性质或降低柱温，可有效增大 α。

3）分离度与容量因子（k）的关系：由色谱基本方程可知，当 $0<k<10$ 时，随着 k 增大，R 明显改善，分析时间不至过长，峰展宽不会太严重；当 $k>10$ 时，随着 k 增大，$k/(k+1)$ 改变不大，R 改善不明显，但使分析时间延长。改变 k 的方法有改变柱温和改变相比（固定相用量及柱死体积）。

（三）GC 仪

目前国内外 GC 仪的型号和种类很多，但它们均由以下五大系统组成：气路系统、进样系统、分离系统、检测系统和数据处理系统，如图 4-13 所示。现代气相色谱仪都建立色谱工作站，它是由计算机及相应的色谱软件组成的，具有控制色谱操作条件及处理数据等功能。随着装备自动化程度越来越高，GC 基本能全自动分析。以下分别介绍构成 GC 仪的五大系统。

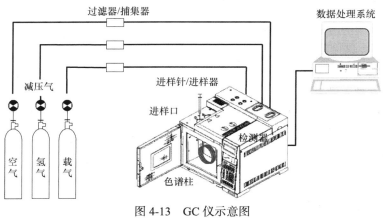

图 4-13　GC 仪示意图

1. 气路系统　一般包括气源、净化器、气流控制装置、供气管路 4 个部分，整个系统应保持密封，不能漏气。

（1）气源：是提供载气或辅助气体的高压钢瓶或气体发生器。气相色谱对各种气体的要求较高，比如常作载气的氮气、氢气或氦气的纯度至少要达到 99.9%。这是因为气体中的杂质会使检测器的噪声增大，还可能对色谱柱性能有影响，严重的会污染检测器。

（2）净化器：为了尽可能去除载气或检测器用气中杂质，以提高载气纯度，在气源与仪器之间连接的装置。所使用的净化剂主要有活性炭、分子筛、硅胶和脱氧剂，它们分别用来除去烃类物质、水分、氧气。

（3）气流控制装置：一般由压力表、针形阀、稳流阀构成，对于具备自动化程度的仪器还有电磁阀、电子流量计等。气流控制装置能很好地控制载气流速，从而保证色谱分离重现。

2. 进样系统

（1）进样装置：气相色谱进样装置有手动进样装置和自动进样装置，手动进样最常用的是 10μl 微量注射器，其进样量一般不小于 1μl。气体样品的进样，常采用六通阀进样。有些气相色谱仪还配置了自动进样器，通过计算机控制使得气相色谱分析实现了全自动化。液体样品用微量注射器进样。

（2）进样口：主要指气化室。气化室是将液体样品瞬间气化为蒸气的装置。为了让样品瞬间气化而不被分解，要求气化室热容量大，温度足够高，而且无催化效应。通常，气化室的温度要比使用的最高柱温高 10～50℃以保证样品全部气化。同时，为了尽量减小柱前色谱峰的展宽，气化室的死体积应尽可能小。

　　毛细管气相色谱法一般采用分流进样口。最常用的毛细管柱分流进样口，在样品注入分流进样口气化后，只有一小部分样品进入毛细管柱，而大部分样品都随载气由分流气体出口放空。在分流进样时，进入毛细管柱内的载气流量（F_c）与放空的载气流量（F_s）的比称为分流比（split ratio）。分流比可通过调节分流气出口流量来确定，常规毛细管柱的分流比在 1：10～1：100。

　　（3）进样方式：一般可采用直接进样或顶空进样。直接进样就是样品直接注入进样口的进样方法，而顶空进样则是取样品基质（液体或固体）上方的气相部分进行气相色谱分析的一种间接进样方法。静态顶空气相色谱法在中药中挥发性成分分析中有较广泛的应用。如图 4-14，一个容积为 V、装有体积为 V_0 液体样品的密封容器（顶空瓶），其气相中的样品浓度为 C_g，液相中为 C_s，样品的原始浓度为 C_0。

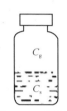

图 4-14　顶空瓶

　　在平衡状态下，气相的组成与样品原来的组成呈正比。当用 GC 分析得到 C_g 后，就可以算出原来样品的组成 C_0。

　　3. 分离系统　　主要包括色谱柱和柱箱，其中色谱柱是色谱分离的核心部分。

　　（1）色谱柱：按色谱柱的结构，分为填充柱和空气柱（毛细管柱）两类。柱管材料常用玻璃、石英玻璃、不锈钢和聚四氟乙烯等。

　　1）填充柱：多用内径 2～4mm 的不锈钢管制成螺旋形管柱，常用柱长 2～3m。

　　2）毛细管柱：又称空心柱，毛细管的材料可以是不锈钢、玻璃或石英。这种色谱柱做得很长（一般几十米，最长可到 300m），具有渗透性好、传质阻力小等特点，和填充柱相比，其分离效率高，分析速度快，样品用量小。其缺点是样品负荷量小。按制备方法的不同，毛细管色谱柱可分为开管型和填充型两大类。前者又有壁涂开管柱（wall-coated open tubular column，WCOT）、载体涂渍开管柱（support-coated open tubular column，SCOT）和多孔层开管柱（porous layer open tubular column，PLOT）之分，其中 WCOT 柱最常用，这种毛细管柱把固定液直接涂在毛细管内壁上。WCOT 柱一般都采用熔融石英玻璃管材，按内径大小进一步分为微径柱、常规柱和大口径柱 3 种。

　　（2）固定液：GC 中的液体固定相称为固定液，其应对被分离试样中的各化学成分具有不同的溶解能力，较好的热稳定性，并且不与被分离化学成分发生不可逆的化学反应。

　　（3）柱箱：为色谱柱提供了一个精密、可控的恒温箱。柱箱最重要的参数是控温参数。柱箱的操作温度范围一般为 25～450℃，且均带有多阶程序升温设计，能满足色谱优化分离的需要。

　　4. 检测系统　　即检测器（detector），是 GC 仪的关键部分。一般按响应值与浓度还是质量有关，可将检测器分为浓度型和质量型两类。

　　浓度型检测器：这类检测器的响应讯号（R）和载气中化学成分的瞬间浓度呈线性关系，峰面积与载气流速成反比，峰高 h 基本上与载气流速无关。常用的浓度型检测器有热导检测器（thermal conductivity detector，TCD）。

　　质量型检测器：这类检测器的响应讯号强度（R）和单位时间内进入检测器化学成分的质量呈线性关系，而与化学成分在载气中的浓度无关，因此峰面积不受载气流速影响。常用的质量型检测器有火焰离子化检测器（FID）。

（1）热导检测器：属通用型检测器，应用较为广泛。它的特点是结构简单，性能稳定，线性范围宽，而且不破坏样品。但灵敏度较低是其缺点。热导的测量是根据各种化学成分和载气的热导系数不同，采用电阻温度系数高的热敏元件（热丝）通过惠斯顿电桥进行检测的。如图 4-15A 为双臂热导池。热丝（钨丝或铼钨丝）装在池体内，与电阻组成惠斯顿电桥，见图 4-15B。当恒定流速的载气通入两臂并以恒定的电压给热丝加热时，电桥处于平衡状态。即 $R_1/R_2 = R_3/R_4$，A、B 两点电位相等，无电流信号输出，记录基线。此时热丝消耗的电能所产生的热量，主要由载气传导和"强制"对流所带走，热量的产生与散失建立热动平衡。当样品由进样口注入并经色谱柱分离后，某化学成分被载气带入测量臂时，若该化学成分与载气的热导率不等，则测量臂的热动平衡被破坏，热敏元件的温度将改变。电桥不平衡，A、B 两点电位不相等，有电流信号输出。若用记录器（电子毫伏计）代替检流计 G，则可记录 mV-t 曲线，即色谱流出曲线。

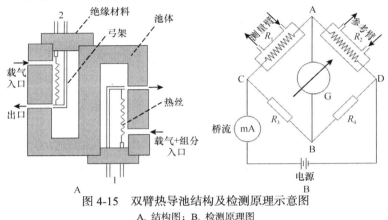

图 4-15　双臂热导池结构及检测原理示意图

A. 结构图；B. 检测原理图

（2）火焰离子化检测器：属通用型检测器（只对碳氢化合物产生信号），是应用最广泛的一种检测器。它的特点是死体积小，灵敏度高（比 TCD 高 100～1000 倍），稳定性好，响应快，线性范围宽，适合于痕量有机物的分析，但样品易被破坏，无法进行收集，不能检测永久性气体及 H_2O、H_2S 等。从图 4-16 可见，FID 的主要部件是离子室，H_2 与载气在进入喷嘴前混合，空气（助燃气）由一侧引入，在火焰上方筒状收集电极（作正极）和下

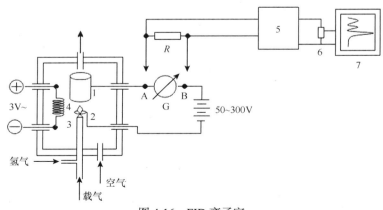

图 4-16　FID 离子室

1. 收集极；2. 极化极；3. 氢火焰喷嘴；4. 点火线圈；5. 微电流放大器；6. 衰减器；7. 记录器

方的圆环状极化电极（作负极）间施加恒定的电压，当待测有机物由载气携带从色谱柱流出，进入火焰后，在火焰高温（2000℃左右）作用下发生离子化反应，生成的许多正离子和电子，在外电场作用下，向两极定向移动，形成了微电流（微电流的大小与待测有机物含量成正比），微电流经放大器放大后，由记录仪记录下来。

选择 FID 的操作条件时应注意所用气体流量和工作电压，一般 N_2 和 H_2 流速的最佳比 1：（1～1.5）（此时灵敏度高、稳定性好），氢气和空气的比例为 1：10，极化电压一般为 50～300V。

此外，还有电子捕获检测器、氮磷检测器、火焰光度检测器等。

5. 数据处理系统　最基本的功能便是将检测器输出的模拟信号随时间的变化曲线输出，即画出色谱图。现在很多仪器的自动化程度极高，可以将各种控制功能（包括温度控制、气流控制和信号控制）集于一体，构成所谓色谱工作站，通过计算机来实现对色谱仪器实时控制，同时可以进行对色谱峰的识别、峰面积计算、检测定量的计算和检测报告的打印。

（四）色谱条件优化

影响色谱分离的重要因素：色谱柱、载气种类与流速、检测器的类型等。其条件的选择基本过程如下所示。

1. 色谱柱的选择　常用色谱柱的固定相有非极性的 OV-1（SE-30）、弱极性的 SE-54（HP-5）、极性的 OV-17 和 PEG-20M 等。一般根据相似相溶原理来选用，即分离一般脂肪烃类时多用 OV-1，分析醇类和酯类（如乙醇）多用 PEG-20M，分析农药残留则多用 OV-17。

2. 载气及其流速的选择　对一定的色谱柱和化学成分，有一个最佳的载气流速，此时柱效最高，见图 4-17。根据 Van Deemter 方程，在实际工作中，为了缩短分析时间，往往使流速稍高于最佳流速。对于填充柱，N_2 最佳线速度为 7～10cm/s；H_2 为 10～12cm/s。通常载气流速（F_c）可为 20～80ml/min，可通过实验确定最佳流速，以获得高柱效。对于开管毛细管柱，N_2、He 和 H_2 最佳流速分别约为 20cm/s、25cm/s 和 30cm/s。

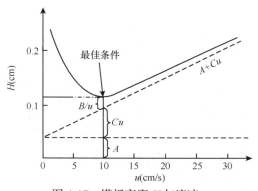

图 4-17　塔板高度 H 与流速 u

3. 柱温的选择　柱温是一个重要的操作参数，它直接影响色谱柱的使用寿命、柱的选择性、柱效能和分析速度。一般通过实验选择最佳柱温，原则是在使最难分离物质有尽可能好的分离度的前提下，尽可能采用较低的柱温，但以保留时间适宜，峰形不拖尾为度。在实际工作中一般根据样品沸点来选择柱温。

4. 程序升温　对于宽沸程样品（混合物中高沸点化学成分与低沸点化学成分的沸点之

差称为沸程），即在同一个分析周期内，柱温按预定的加热速度，随时间作线性或非线性的变化。其优点是能缩短分析周期，改善峰形，提高检测灵敏度。

（五）定量分析方法

GC 定量分析的依据是在一定的分离和分析条件下，色谱峰的峰面积或峰高（检测器的响应值）与所测化学成分的质量（或浓度）成正比。即

$$m_i = f_i' A_i$$

式中，m_i 为化学成分质量；A_i 为峰面积；f_i' 称为定量校正因子，定义为单位峰面积所代表的待测化学成分 i 的量。常用的定量方法有归一化法（normalization method）、外标法（external standard method）、内标法（internal standard method）和标准加入法。

1. 归一化法 是 GC 中常用的一种定量方法。应用这种方法的前提条件是试样中各化学成分必须全部流出色谱柱，并在色谱图上都出现色谱峰。归一化法是将所有化学成分的峰面积 A_1 分别乘以它们的相对校正因子后求和，如果样品中所有化学成分都能产生信号，得到相应的色谱峰，那么可以用下式计算各化学成分的量，再用下式计算某一化学成分或所有化学成分的百分含量。

$$w_i = \frac{A_i f_i}{A_1 f_1 + A_2 f_2 + A_3 f_3 + \cdots + A_n f_n} \times 100\% = \frac{A_i f_i}{\Sigma A_i f_i} \times 100\%$$

归一化法的优点是简便、准确、定量结果与进样量重复性无关（在色谱柱不超载的范围内）、操作条件略有变化时对结果影响较小。当操作条件如进样量、载气流速等变化时对结果的影响较小。适合于对多化学成分试样中各化学成分含量的分析。缺点是必须所有化学成分在一个分析周期内都流出色谱柱，而且检测器对它们都产生信号。

2. 内标法 是将已知浓度的标准物质加入到未知样品中去，然后比较内标物和被测化学成分的峰面积，测定待测化学成分含量的方法。该对照物质称为内标物。由于内标物和被测化学成分处在同一基体中，因此可以消除基体带来的系统误差。

准确称量样品 m，再准确称量内标物 m_s，加入至样品中，混匀，进样。测量待测化学成分 i 的峰面积 A_i 及内标物的峰面积 A_s，则 i 化学成分在 m 样品中所含的重量 m_i，与内标物的重量 m_s 有下述关系

$$\frac{m_i}{m_s} = \frac{f_i A_i}{f_s A_s}$$

待测化学成分 i 在样品中的百分含量 w_i 为

$$w_i = \frac{m_i}{m} \times 100\% = \frac{A_i f_i}{A_s f_s} \cdot \frac{m_s}{m} \times 100\% = f_{i,s} \frac{A_i}{A_s} \cdot \frac{m_s}{m} \times 100\%$$

内标法的优点是①定量结果与色谱条件的微小变化，特别是进样量的重复性无关。②只要待测化学成分及内标物出峰，且分离度合乎要求，就可定量，与其他化学成分是否出峰无关。③很适用于微量化学成分的分析。

3. 内标标准曲线法（internal standard and standard curve method） 为使内标法适用于大批量样品分析，将其与标准曲线法结合起来，即使用内标标准曲线法。具体操作方法：用待测化学成分的纯物质配制成不同浓度的标准溶液，然后在等体积的这些标准溶液中分别加入浓度相同的内标物，混合后进行色谱分析。以待测化学成分与内标物的响应值之比（A_i/A_s）对标准溶液的浓度（$c_{i标}$）作图或进行线性回归。通常截距近似为零，因此可用内

标对照法定量，即

$$c_{i样} = \frac{(A_i/A_s)_样}{(A_i/A_s)_标} \cdot c_{i标}$$

如此就可省去测定校正因子的工作。

4. 外标法　用待测化学成分的纯品作标准品（对照品），在相同条件下以标准品和样品中待测化学成分的响应信号相比较进行定量的方法称为外标法。此法可分为工作曲线法及外标一点法等。

工作曲线法是用标准品配制一系列浓度的标准溶液确定标准曲线，求出斜率（绝对校正因子）、截距。在完全相同的条件下，准确进样与标准溶液相同体积的样品溶液，根据待测化学成分的信号，用线性回归方程计算。通常截距应为零，若不等于零说明存在系统误差。为节省时间，工作曲线法有时可以用外标二点法代替。当待测化学成分含量变化不大，工作曲线的截距为零时，也可用外标一点法（直接对照法）定量。

外标一点法是用一种浓度的标准溶液对比测定样品溶液中待测化学成分的含量。将标准溶液与样品溶液在相同条件下多次进样，测得峰面积的平均值，用式（4-8）计算样品中待测化学成分 i 的量

$$c_i = A_i(c_i)_s / (A_i)_s \tag{4-8}$$

式中，c_i 与 A_i 分别代表在样品溶液中所含 i 化学成分的量及相应的峰面积。$(c_i)_s$ 及 $(A_i)_s$ 分别代表在标准溶液中含纯品 i 化学成分的量及相应峰面积。外标法方法简便，不需用校正因子，不论样品中其他化学成分是否出峰，均可对待测化学成分定量。工作曲线法的准确性受进样重复性和实验条件稳定性的影响。此外，为了降低外标一点法的实验误差，应尽量使配制的标准溶液的浓度与样品中化学成分的浓度相近。

三、高效液相色谱法

高效液相色谱法（HPLC）是 20 世纪 60 年代末以经典液相色谱为基础，采用高压泵、小颗粒高效固定相、高灵敏度在线检测器而发展起来的一种重要的分离分析方法。具有分离效率高、分析速度快、检测灵敏度高、色谱柱可重复使用、适用范围广、可自动化操作等优点。

（一）HPLC 法的速率理论

1958 年 Giddings 等提出了液相色谱速率方程

$$H = A + B/u + (C_m + C_{sm} + C_s)u$$

式中，C_{sm} 为静态流动相传质阻力项系数，其余各项与 Van Deemter 方程含义相同。

1. 涡流扩散项 A　由于样品分子在不同流路中受到的阻力不同，使其在柱中的运行速度不同，加上运行路径的长短不一致，从而使到达柱出口的时间不同，导致峰形的扩展（图 4-18 中 B）。涡流扩散项 $A=2\lambda d_p$，为了减小涡流扩散引起的峰展宽，需降低 d_p 和 λ。目前，HPLC 色谱柱普遍采用 3～10μm 粒径的固定相，而且多为球形固定相，要求粒度均匀（RSD＜5%），以高压匀浆填充。近年来出现的超高效液相色谱（ultra performance liquid chromatography，UPLC）固定相，则采用了高度均匀甚至单分散 1～2μm 硅胶基质球形填料，其理论塔板数已达 150 000～300 000/m。

2. 纵向扩散项 B/u　样品分子在色谱柱后，沿着流动相前进的方向产生扩散，因而引起色谱峰形的扩展，又称纵向扩散。纵向扩散项 $B=2\gamma D_m$。显然，化学成分在液体流动相中的扩散系数（D_m）越大，谱带展宽也越严重。由于液相色谱中流动相是液体，黏度（η）比气体大得多，柱温（T）又比 GC 低得多，而 $D_m \propto T/\eta$，因此液相色谱的 D_m 比气相色谱的 D_m 小约 10^5 倍。而且在液相色谱中流动相流速一般至少是最佳流速的 3～5 倍，因此液相色谱中纵向扩散项 B/u 很小，在大多数情况下可忽略不计。

3. 固定相的传质阻力项 $C_s u$　化学成分分子从液体流动相转移进入固定相和从固定相移出重新进入液体流动相的过程，会受到固定相的阻碍，引起色谱峰的展宽（图 4-18 中 E），由于 HPLC 多采用化学键合相为固定相，其"固定液"是键合在载体表面的单分子层官能团，其传质阻力很小，所以 C_s 可以忽略不计。

4. 流动流动相的传质阻力项 $C_m u$　由于在固定相颗粒间移动的流动相中的化学成分，对处于不同层流的流动相分子具有不同的流速，化学成分分子在紧挨颗粒边缘的流动相层流中的移动速度要比在中心层流中的移动速度慢，也会引起峰形扩展（图 4-18C）。由于 $C_m \propto d_p^2/D_m$，所以减小固定相颗粒及流动相液体的黏度可以减小峰展宽，提高柱效。

5. 静态流动相的传质阻力项 $C_{sm} u$　液相色谱柱中装填的固定相颗粒内部孔洞充满了静态流动相，化学成分分子在静态流动相中的扩散会产生传质阻力。对仅扩散到孔洞中静态流动相表层的化学成分，其仅需移动很短的距离，就能很快地返回到颗粒间流动的主流路；而扩散到孔洞中静态流动相较深处的化学成分，就会消耗更多的时间停留在孔洞中，当其返回到主流路时造成谱带的扩展（图 4-18D）。由于影响 C_{sm} 的因素与 C_m 相同，即 $C_{sm} \propto d_p^2/D_m$，所以减小固定相颗粒及流动相液体的黏度可以减小峰展宽，提高柱效。

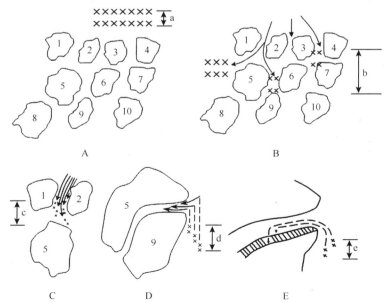

图 4-18　涡流扩散与各种传质阻力对液相色谱峰展宽的影响

A. 开始；B. 涡流扩散；C. 流动相传质阻力；D. 静态流动相传质阻力；E. 固定相传质阻力

图 4-18 中，"×"表示化学成分分子，A 表示原始样品带宽，B、C、D、E 分别为各影响因素造成的谱带展宽。

综上所述，HPLC 中使用键合固定相时，速率方程的表现形式为

$$H = A + (C_m + C_{sm})u$$

将 H 对 u 作图，可绘制出板高-流速曲线，如图 4-19 所示。曲线的最低点对应着最低理论塔板高度 H_{min} 和流动相的最佳线速 u_{opt}。在 HPLC 中，H-u 曲线具有平稳的斜率，这表明采用高的流动相流速时，色谱柱柱效无明显的损失。因此，HPLC 实际应用中可以采用高流速进行快速分析，缩短分析时间，分析型 HPLC 一般采用流速 1ml/min。

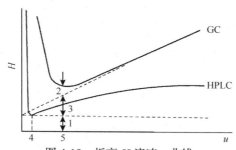

图 4-19　板高 H-流速 u 曲线

1. A；2. B/u；3. Cu；4. HPLC 的 u_{opy}；5. GC 的 u_{opt}

（二）HPLC 法的主要类型

目前 HPLC 法中最常用的固定相是化学键合相，化学键合相是通过化学反应将有机基团键合在载体表面构成的固定相。以化学键合相为固定相的色谱法称为化学键合相色谱法。由于键合相性质非常稳定，在使用过程中不易流失，还可以将各种不同极性的基团键合到载体表面，因此，化学键合相色谱法几乎适用于所有类型化合物的分离分析，HPLC 是应用最广的色谱法。键合相色谱法与液液分配色谱法类似，按分离机制可分为多种色谱方法。

1. 正相键合相色谱法（NP-bonded phase chromatography）　采用极性键合相为固定相，如氰基（—CN）、氨基（—NH$_2$）等键合在硅胶表面。以非极性或弱极性溶剂，如烷烃加适量极性调整剂如醇类作流动相。正相键合相色谱法的分离选择性取决于键合相的种类、流动相的强度和试样的性质。总的来说，在正相键合相色谱中，化学成分的保留和分离的一般规律是：极性强的化学成分的容量因子 k 大，后洗脱出柱。流动相的极性增强，洗脱能力增加，使化学成分 k 减小，t_R 减小；反之，k 增大，t_R 增大。

2. 反相键合相色谱法（RP-bonded phase chromatography）　采用非极性键合相为固定相，如十八烷基硅烷（C18）、辛烷基硅烷（C8）等化学键合相。流动相以水作为基础溶剂再加入一定量与水混溶的极性调整剂，常用甲醇-水、乙腈-水等。总之，固定相的极性比流动相的极性弱。化学成分和流动相影响反相键合相色谱的保留行为。

（1）化学成分的分子结构：化学成分的极性越弱，其与非极性固定相的相互作用越强，k 越大，t_R 也越大。在同系物中，含碳数越多，则极性越弱，k 越大。

（2）流动相：在反相键合相色谱中，流动相的极性对溶质的保留有很大影响。水的极性最强，因此当化学成分和固定相不变时，若增加流动相中水的含量，则溶剂强度降低，

使化学成分的 k 变大。实验表明，k 的对数值与流动相中有机溶剂的含量通常呈线性关系，有机溶剂含量增加，k 变小。

流动相的 pH 变化会改变化学成分的离解程度，在其他条件不变时，化学成分的离解程度越高，t_R 越小。因此，常加入少量弱酸、弱碱或缓冲溶液，调节流动相的 pH，抑制有机弱酸、弱碱的离解，增加它与固定相的作用，以达到分离的目的。这种色谱方法又称为离子抑制色谱法（ion suppression chromatography，ISC）。

（3）固定相：键合烷基的极性随碳链的延长而减弱，因此与非极性化学成分的相互作用增强，化学成分的 k 也增大，当链长一定时，硅胶表面键合烷基的浓度越大，则化学成分的 k 越大。此外，键合基团的链长和浓度还影响分离的选择性。

反相键合相色谱法是应用最广的色谱法，适合分离非极性至中等极性的化学成分，由它派生的离子抑制色谱法和反相离子对色谱法，还可以分离有机酸、碱及盐等离子型化合物，可见，反相键合相色谱法的应用特别广泛。在高效液相色谱法中，70%～80% 的分析任务是由反相键合相色谱法来实现的。

3. 离子对色谱法（ion pair chromatography）　是将一种（或多种）与溶质分子电荷相反的离子（对离子或反离子）加到流动相或固定相中，使其与溶质离子结合形成疏水型离子对化合物，从而控制溶质离子的保留行为。用于阴离子分离的对离子是烷基铵类，如氢氧化四丁基铵、氢氧化十六烷基三甲铵等；用于阳离子的对离子是烷基磺酸类，如己烷磺酸钠等。

离子对色谱法解决了以往难分离混合物的分离问题，诸如酸、碱和离子、非离子的混合物，特别是一些生化试样如核酸、核苷、儿茶酚胺、生物碱等的分离。另外，还可借助离子对的生成给试样引入紫外吸收或发荧光的基团，以提高检测的灵敏度。

4. 离子交换色谱法（ion-exchange chromatography）　是基于离子交换树脂上可解离的离子与流动相中具有相同电荷的溶质离子进行可逆交换，根据这些离子对交换剂具有不同的亲和力而将它们分离。由于不同的物质在溶剂中解离后，对离子交换中心具有不同的亲和力，亲和力高的，在柱中的保留值也就越大。因此，凡是在溶剂中能够解离的物质通常都可以用离子交换色谱法来进行分离。

5. 离子色谱法（ion chromatography，IC）　是在离子交换色谱法的基础上发展起来的液相色谱法，该方法利用离子交换树脂为固定相，电解质溶液为流动相。通常以电导检测器为通用检测器，试样化学成分在分离柱和抑制柱上的反应原理与离子交换色谱法相同。离子色谱法是目前唯一快速、灵敏（μg/L 级）和准确的阴离子分析常用方法，得到广泛重视和迅速的发展。检测手段已扩展到电导检测器之外的其他类型的检测器，如电化学检测器、紫外光度检测器等。

6. 分子排阻色谱法（size exclusion chromatography；SEC）　以凝胶（gel）为固定相。它的分离机制类似于分子筛的作用，但凝胶的孔径一般为数纳米到数百纳米。溶质在两相之间按分子大小进行分离。试样进入色谱柱后，随流动相在凝胶外部间隙及孔穴旁流过。在试样中一些太大的分子不能进入胶孔而受到排阻，因此就直接通过柱子并首先在色谱图上出现，另外一些很小的分子可以进入所有胶孔并渗透到颗粒中，这些化学成分在柱上的保留值最大，在色谱图上最后出现。所以排阻色谱法的分离是建立在分子大小的基础上的。洗脱体积是试样化学成分相对分子质量的函数。

7. 亲和色谱法（affinity chromatography，AC）　是利用或模拟生物分子之间的专一性作用，从复杂试样中分离和分析能产生专一性亲和作用的物质的一种色谱方法。许多生物分子之间都具有专一的亲和特性，如抗体与抗原、酶与底物、激素或药物与受体、RNA 与和它互补的 DNA 等。将其中之一（如酶、抗原）固定在载体上，构成固定相，则可用于分离纯化与其有专一性亲和作用的物质（如该酶的底物、抗体）。亲和色谱是基于试样中化学成分与固定在载体上的配基之间的专一性亲和作用而实现分离的。当含有亲和物的试样流经固定相时，亲和物就与配基结合形成亲和复合物，被保留在固定相上，而其他化学成分则直接流出色谱柱。然后改变流动相的 pH 或组成，以减弱亲和物与配基的结合力，将亲和物以很高的纯度洗脱下来。亲和色谱法是各种分离模式的色谱法中选择性最高的方法，其回收率和纯化效率都很高，是生物大分子分离和分析的重要手段。

（三）常用固定相与流动相

1. 固定相　对固定相的要求：颗粒细而均匀，能耐高压。目前 HPLC 所用化学键合相的基体基本上是刚性固体 SiO_2，它可耐压 $700\sim1000kg/cm^2$。目前常用化学键合相。它是通过化学反应将有机分子共价键合在载体（硅胶）表面，形成均一、牢固的单分子薄层而构成的固定相。键合有机分子的极性或功能不同，分离机制不同。键合相有如下优点：①化学稳定性好，使用过程中不流失，柱寿命长；②均一性和重现性好；③柱效高，分离选择性好；④适用于梯度洗脱；⑤载样量大。化学键合相按照键合基团的极性可分为非极性、弱极性和极性 3 类。

（1）非极性键合相：是以十八烷基（C18）、辛烷基（C8）与苯基等键合到硅胶表面。十八烷基硅烷（octadecylsilane，ODS 或 C18）键合相是应用最广泛的非极性键合相。

（2）弱极性键合固定相：常见的有醚基和二羟基键合相。这种键合相可作为正相或反相色谱的固定相，目前这类固定相应用较少。

（3）极性键合相：常用氨基、氰基键合相，是分别将氨丙硅烷基[$\equiv Si(CH_2)_3NH_2$]及氰乙硅烷基[$\equiv Si(CH_2)_2CN$]键合在硅胶上制成。它们一般都用作正相色谱的固定相。

2. 流动相　高效液相色谱法的流动相种类较多，对流动相的要求：化学性质稳定；对样品有适当的解能力，K 为 $1\sim10$，最好为 $2\sim5$；纯度高；黏度小；必须与检测器匹配，如紫外检测器，不能在检测波长有紫外吸收。通常在中药化学成分分析中，常用的是反相高效液相色谱，经常使用的流动相体系是甲醇-水及乙腈-水。

（四）HPLC 仪

HPLC 仪一般由输液系统、进样系统、色谱分离系统、检测系统和数据采集与处理系统等组成。

1. 输液系统　主要包括高压泵和梯度洗脱装置。

（1）高压泵：是 HPLC 系统中最重要的部件之一。由于 HPLC 所用色谱柱固定相粒度小，流动相阻力大，因此，必须借助于高压泵使流动相以较快的速度流过色谱柱，泵的性能好坏直接影响到整个系统的质量和分析结果的可靠性。输液泵应具备如下性能：①流量稳定，这对定性定量的准确性至关重要；②流量可以自由调节，可调范围宽；③输出压力高，无脉动；④适于梯度洗脱；⑤密封性好，耐腐蚀。泵的种类很多，目前应用最多的是柱塞往复泵，见图 4-20；常见的有单元泵、二元泵和四元泵。

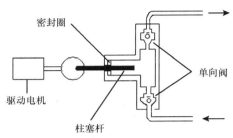

图 4-20 柱塞往复泵结构示意图

柱塞往复泵的泵腔容积小，易于清洗和更换流动相，特别适合于再循环和梯度洗脱；能方便地调节流量，流量不受柱阻影响；泵压可达 400kg/cm^2。其主要缺点是输出的脉动性较大，现多采用双泵补偿法及脉冲阻尼器来克服。双泵补偿按连接方式可分为并联泵和串联泵，一般说来并联泵的流量重现性较好，但价格也较贵，现在串联泵较多，串联泵是将两个柱塞往复泵串联，其结构见图 4-21。

串联泵工作时两个柱塞杆运动方向相反，柱塞 1 的行程是柱塞 2 的 2 倍，即吸液和排液的流量是柱塞 2 的 2 倍。当柱塞 1 吸液时，柱塞 2 排液，入口单向阀打开，出口单向阀关闭，液体由泵腔 2 经清洗阀输出；当柱塞 1 排液时，柱塞 2 吸液，入口单向阀关闭，出口单向阀打开，其排出的液体 1/2 被柱塞 2 吸取到泵腔 2，1/2 经清洗阀输出；如此往复运动，由清洗阀输出恒定流量的流动相。

（2）梯度洗脱装置：梯度洗脱是在一个分析周期内程序控制，连续改变流动相的组成，如溶剂的极性、离子强度和 pH 等，用于分析化学成分数目多、化学成分 k 差异较大的复杂样品，以缩短分析时间、提高分离度、改善峰形、提高检测灵敏度。梯度洗脱有两种实现方式：低压梯度（外梯度）和高压梯度（内梯度）。

低压梯度是在常压下将两种或多种溶剂按一定比例输入泵前的比例阀中混合后，再用高压泵将流动相以一定的流量输出至色谱

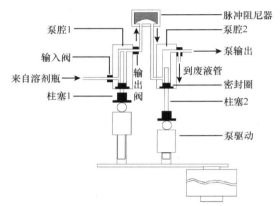

图 4-21 HPLC 单元泵结构示意图

柱，常见的是四元泵。其特点是只需一个高压输液泵，由计算机控制四元比例阀来改变溶剂的比例，即可实现梯度洗脱，成本低廉、使用方便。

高压梯度一般只用于二元梯度，即用两个高压泵分别按设定比例输送两种不同溶液至混合器，在高压状态下将两种溶液进行混合，然后以一定的流量输出。其主要优点是精度很高，易于实现自动化控制，其主要缺点是仪器价格比较昂贵，故障率也相对较高。

2. 进样系统　作用是将试样引入色谱柱，装在高压泵和色谱柱之间，常用的是六通阀手动进样器及自动进样器。

（1）六通阀手动进样器：结构见图 4-22。六通阀有 6 个口，1 和 4 之间接样品环（定量环），2 接高压泵，3 接色谱柱，5、6 接废液管。进样时先将阀切换到"采样位置"（load），针孔与 4 相连，用微量注射器将样品溶液由针孔注入，样品进入样品环充满后多余的从 6 处排出，将进样器阀柄顺时针转动 60º 至"进样位置"（inject），流动相与样品环接通，样品被流动相带到色谱柱中进行分离，完成进样。样品环常见的体积是 10～20μl，可以根据需要更换不同体积的样品环。六通阀进样器具有进样重现性好、耐高压的特点。使用时要注意必须用 HPLC 专用平头微量注射器，不能使用气相色谱尖头微量注射器，否则会损坏六通阀。

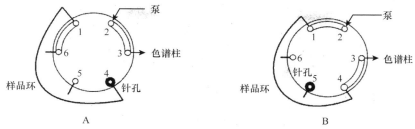

图 4-22　六通阀手动进样器原理示意图
A. 采样位置（load）；B. 进样位置（inject）

（2）自动进样器：由计算机自动控制进样六通阀、计量泵和进样针的位置，按预先编制的进样操作程序工作，自动完成定量取样、洗针、进样、复位等过程，进样量连续可调，进样重现性好，可自动按顺序完成几十至上百个样品的分析，适合作大量样品的分析，实现自动化操作。

3. 色谱分离系统　主要包括色谱柱、柱温箱等。色谱柱是分离好坏的关键。色谱柱由固定相、柱管、密封环、筛板（滤片）、接头等组成。柱管材料多为不锈钢，其内壁要求镜面抛光。在色谱柱两端的柱接头内装有筛板，由不锈钢或钛合金烧结而成，孔径 0.2～10μm，取决于填料粒度，目的是防止填料漏出。色谱柱按用途不同有分析型和制备型色谱柱两类。常用分析柱的内径 2～4.6mm，柱长 10～30cm；毛细管柱内径 0.2～0.5mm，柱长 3～10cm；实验室用制备柱内径 20～40mm，柱长 10～30cm。

4. 检测系统　高效液相色谱仪检测器有通用型检测器和专用型检测器，通用型检测器常见的有示差折光检测器、蒸发光散射检测器等，专用型检测器主要有紫外检测器、荧光检测器、安培检测器等。检测器的性能指标主要有灵敏度（sensitivity, S）、噪声（noise, N）、漂移（drift, d）、检测限（detectability, D）、线性范围（liner range）等。

（1）紫外检测器：是目前高效液相色谱中应用最广泛、配置最多的检测器，适用于有共轭结构的化合物的检测，具有灵敏度高、精密度好、线性范围宽、对温度及流动相流速变化不敏感、可用于梯度洗脱等特点。缺点是不适用于无紫外吸收的化学成分的检测，不能使用有紫外吸收的溶剂作流动相（溶剂的截止波长必须小于检测波长）。常用的有可变波长紫外检测器和二极管阵列检测器。可变波长紫外检测器在某一时刻只能采集某一波长的吸收信号，可预先编制采集信号程序，控制光栅的偏转，在不同时刻根据不同化学成分的最大吸收波长改变检测波长，使色谱分离过程洗脱出的每个化学成分都获得最高灵敏度的检测。二极管阵列检测器在某一时刻可以同时获得一波长范围的吸收信号，从而提取出各个色谱峰光谱图，利用色谱保留值规律及光谱图综合进行定性分析；也可以根据需要提取出不同波长下的色谱图作色谱定量分析。此外，还可对每个色谱峰的不同位置（峰前沿、峰顶点、峰后沿等）的光谱图并进行比较，通过计算不同位置光谱间的相似度即可判断色谱峰的纯度及分离状况。

（2）荧光检测器：是利用某些物质在受紫外光激发后，能发射荧光的性质来进行检测的。它是一种具有高灵敏度和高选择性的浓度型检测器，其灵敏度比紫外检测器高 2 个数量级。荧光检测器适用于能发出荧光的化学成分，对不发生荧光的物质，可利用柱前或柱后衍生化技术，使其与荧光试剂反应，制成可发生荧光的衍生物后再进行测定。

（3）蒸发光散射检测器（evaporative light scattering detector, ELSD）：是利用将含有样

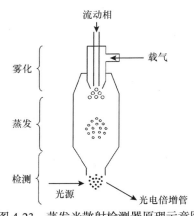

图 4-23　蒸发光散射检测器原理示意图

品化学成分的流动相雾化、蒸发形成固体微粒后对光的散射现象来检测色谱流出化学成分的，是一种通用型高效液相色谱检测方法。结构原理见图 4-23。柱后流动相在进入检测器后，被高速载气（N_2）喷成雾状液滴，在恒温的蒸发漂移管中，流动相不断蒸发，化学成分形成不挥发的微小颗粒，随载气通过检测系统。检测系统在散射室中，光被散射的程度取决于散射室中化学成分颗粒的大小和数量，所以其响应值仅与光束中化学成分颗粒的大小和数量有关，而与化学成分的组成无关，属于质量型检测器。蒸发光散射检测器，消除了因溶剂和温度变化而引起的基线漂移，特别适合于梯度洗脱。对于如皂苷、糖类等无紫外吸收的化合物的检测，蒸发光散射检测法具有重要意义。

（4）其他检测器：包括电化学检测器（electrochemical detector）、化学发光检测器（chemiluminescence detector）、质谱检测器（HPLC-MS 联用）。

（五）定量分析方法

高效液相色谱的定量分析方法与气相色谱定量分析方法类似，主要有面积归一化法、外标法和内标法。

1. 归一化法　要求所有化学成分都能分离并有响应。由于液相色谱所用检测器常为选择性检测器，对很多化学成分没有响应，因此液相色谱法较少使用归一化法。

2. 外标法　是以待测化学成分纯品配制标准试样和待测试样同时作色谱分析来进行比较而定量的，可分为标准曲线法、外标一点法和外标二点法。

3. 内标法　是比较精确的一种定量方法。它是将一定量的内标物加入到样品中，再经色谱分析，根据样品的重量和内标物重量及待测化学成分峰面积和内标物的峰面积，就可求出待测化学成分的含量。内标法可分为标准曲线法、内标一点法（内标对比法）、内标二点法及校正因子法。内标法的优点是可抵消仪器稳定性差、进样量不准确等原因带来的定量分析误差。缺点是样品配制比较麻烦，不易寻找内标物。内标标准曲线法与外标法相同，只是在各种浓度的标准溶液中，加入相同量的内标物后进样。分别测量化学成分 i 与内标物 s 的峰面积 A（或峰高），以其峰面积比 A_i/A_s 为纵坐标，以对照品溶液的 $C_{i(标准)}$ 为横坐标绘制标准曲线，计算回归方程及相关系数。

（六）超高效液相色谱法简介

超高效液相色谱法（UPLC）是基于 HPLC 的原理，利用小颗粒固定相（< 2μm）、非常低的系统体积及快速检测手段等技术，使分离度、分析速度、检测灵敏度及色谱峰容量大大提高，从而全面提升了液相色谱的分离分析效能。

UPLC 法与 HPLC 法的不同之处如表 4-8 所示。

与 HPLC 相比，UPLC 具有下列主要优点。①超高的分析速度：小颗粒固定相、非常低的系统体积及快速检测手段能保证化学成分在色谱分离的情况下，大大提高分析速度，从而显著增加样品通量，提高工作效率。②超高的分离效能：利用高效创新小颗粒填料，

表 4-8　UPLC 与 HPLC 操作条件的比较

项目	UPLC	HPLC
柱长	30～10cm	10～30cm
柱内径	2.1mm	3～5mm
填料粒度	1.5～2.0μm	3～10μm
柱压	40～100MPa	5～20 MPa
流动相流速	0.2～0.7ml/min	0.5～2.5 ml/min
进样体积	<10μl	10～100 μl

可以大大降低扩散体积，提高柱效和分离度，适合复杂混合物的分离分析。③超高的灵敏度：小颗粒技术和整体化的仪器设计，可以得到更窄、更高的色谱峰，这就意味着更高的灵敏度。因此 UPLC 技术在中药化学成分分析方面得到了广泛的应用。特别是应用 UPLC 与质谱检测器联用技术（UPLC/MS），针对中药复杂化学成分分析和代谢组学方面的研究。

第六节　联用技术简介

联用技术是将两种或以上的分析技术相结合形成的一类现代分析方法。它有利于发挥不同技术的优势，弥补其缺陷，使得复杂样品的综合分析成为可能。联用技术特别适合复杂的中药化学成分的分析并得到了广泛的应用，成为最引人瞩目的新技术之一。常见的联用技术可以是分离技术与光谱技术的联用、两种光谱技术的联用和两种色谱技术的联用 3 种类型。目前发展最为迅速的是色谱-质谱联用分析技术，如气相色谱-质谱联用（GC-MS）、液相色谱-质谱联用（LC-MS）、毛细管电泳-质谱联用（CE-MS）等。

一、气相色谱-质谱联用技术

气相色谱与质谱联用（GC-MS）是最早实现的联用技术。其利用气相色谱法的高分离效率与质谱的高灵敏度检测相结合，使分离、鉴定和定量一次完成，实现了中药复杂混合物中化学成分的快速、微量的定性和定量分析。特别适用于中药的挥发油的研究，具有分析灵敏度高，分析速度快，样品用量少，分离和鉴定同时进行等优点。但受样品的挥发性或极性的影响，其分析范围受一定限制。

二、高效液相色谱-质谱联用技术

高效液相色谱-质谱（HPLC-MS）联用技术集液相色谱的高分离能力与质谱的高灵敏度和极强的定性、专属性于一体，已成为中药化学成分分析研究中其他方法所不能取代的有效工具。其工作原理与 GC-MC 相似，即以高效液相色谱为分离手段，以质谱为鉴定和检测手段，通过适当接口将两者连接成完整仪器。试样通过液相色谱系统进样，由色谱柱进行分离，而后进入接口。在接口中，试样由液相中的离子或者分子转变成气相离子，然后被聚焦于质量分析仪器中，根据质荷比而分离。最后离子信号转变为电信号，由电子倍增器检测，检测信号被放大后传输至计算机数据处理系统。其优点主要有如下几点。

（1）样品适用范围宽：一般不要求水解或者衍生化处理，即可直接用于检测强极性化合物，如结合型代谢产物。LC-MS 可测定的相对分子质量范围很宽，一般为 $50\sim2000m/z$，有的仪器可达 $50\sim6000m/z$，而且能够检测多种结构的化合物。

（2）检测灵敏度高：能够对复杂基质中痕量的组分进行定性和定量分析。

（3）可提供结构信息：通过软电离方式，一级质谱中的准分子离子峰和加合离子峰可以给出相对分子质量信息。

（4）利用碰撞诱导裂解能够进行多级质谱分析，可提供丰富的化学结构信息。

高效液相色谱-质谱联用技术的不足主要为如下几点。

（1）由于离子化问题，对部分化学成分的响应差，不能分析所有结构类型的化合物。

（2）对色谱流动相的组成有限制，不宜使用非挥发性缓冲盐，挥发性缓冲盐的浓度也应控制在 10mmol/L 以下，在一定程度上降低了其应用范围。

（3）所提供的化学结构信息尚不足以彻底解决化合物的鉴定问题，尤其对阐明化合物的基团连接位置和立体构型等缺乏证据。

随着科学技术的不断进步，高效液相色谱-质谱联用技术还可能得到进一步发展。近年来，UPLC 与质谱联用，大大缩短了分析时间，提高了分离效率和分析过程获得的信息量。

三、色谱-色谱联用技术

色谱-色谱联用是由多种不同类型的色谱组合而成的联用系统，又称为多维色谱，其主要作用是提高色谱分辨能力和增加峰容量。一般多指两种色谱方法的联用，将分离机制不同而又相互独立的两支色谱柱以串连方式结合起来，目的是用一种色谱法补充另一种色谱法分离效果上的不足。常见的联用方法有气相色谱-气相色谱（GC-GC）联用法、高效液相色谱-气相色谱（HPLC-GC）联用法和高效液相色谱-高效液相色谱（HPLC-HPLC）联用法等。其中 HPLC-HPLC 联用法亦称柱切换技术（column switching，CS），是指用切换阀来改变流动相走向和流动相系统，从而使洗脱液在一特定时间内从预处理柱进入到分析柱的在线固相分离技术。CS 技术具有以下优势：①分辨率和选择性高。②使待测组分富集，灵敏度高。③在一个色谱系统中实现多个分离目标。④在线衍生化，灵敏度高和重现性好。⑤在线净化样品，使预处理过程自动化。而液相和气相色谱联用，可省去烦琐的样品预处理过程、缩短分析时间，并能增加鉴定信息、改善痕量分析的灵敏度。

四、其他联用技术

随着现代科学技术的飞速发展，中药化学成分分析向着仪器化、自动化、智能化、快速、多指标和微量或痕量的方向发展。采用分离能力强、灵敏度高、稳定好的分析仪器已成趋势。计算机技术的发展及多种分析技术的联用，使得复杂样品的综合分析成为可能，从单一的分析手段到联用技术更成为一种发展趋势。除了以上介绍的几种联用方式外，还有一些联用方式也已在实际工作中得到了广泛应用，如色谱与红外光谱联用、色谱与核磁共振联用技术都是定性分析和结构鉴定的最重要手段。串联质谱（MS-MS 或 MS^n）、液相色谱-气相色谱-质谱联用、液相色谱-二极管阵列检测-质谱-质谱联用（LC-DAD-MS-MS）、毛细管电泳-质谱联用（CE-MS）等都正处于快速发展阶段。

第五章 中药化学成分结构分析技术

第一节 概　　述

中药的药效物质基础为其中所含的化学成分，对中药中分离得到的化学成分进行结构分析和鉴定，是深入研究其生物活性、构效关系、定量分析等工作的重要基础。且中药的化学成分大多数是植物在体内物质代谢过程中产生出的结构千差万别的代谢产物，随着中药化学成分研究的不断深入，发现中药化学成分多种多样，许多化合物的结构非常复杂。因此中药化学成分的结构分析和鉴定，一直是科学家感兴趣的研究领域。

早期对中药化学成分的结构分析只能采用一些化学方法（如化学降解、衍生物合成等），所需的样品量大，工作量大且复杂。例如，吗啡从 1803 年分离到 1952 年通过化学合成阐明结构花费了 150 年的时间。近 30 年来，随着科学技术的进步，紫外-可见光谱（ultraviolet-visible absorption spectrum，UV-vis）、红外光谱（infrared spectra，IR）、核磁共振谱（nuclear magnetic resonace，NMR）、质谱（mass spectrometry，MS）等波谱技术得到了迅速发展，各种相关仪器的不断完善和普及，逐步形成一套新的结构分析方法，使得中药化学成分的结构分析研究发生了根本性改变。波谱技术与经典的化学方法相比，不仅具有快速、灵敏、准确的优点，而且只需要微量的样品，尤其是超导核磁共振技术的普及和质谱新技术的应用，使其灵敏度高、选择性强、用量少及快速、简便的优点得到了进一步发挥，大大加快了化学成分结构分析的速度并提高了准确性，促进了中药化学成分研究的不断深入。如今波谱技术已经成为中药化学成分结构分析研究的主要手段。本章将对中药化学成分结构分析研究的一般方法和常用波谱技术做一简要介绍。

第二节　中药化学成分结构分析的一般方法

一、化合物纯度检查

中药化学成分都是利用各种提取分离方法从中药中分离出来的，由于中药中化学成分相当复杂，且种类繁多、类似结构较多，完全达到分离还是比较困难，通常分离得到的所谓单体化合物也还是伴有极少量的杂质。而结构分析中的测定方法灵敏，要求样品纯净方可得到正确结果。因此，在进行结构分析研究前，必须首先确定样品的纯度。纯度不够的样品必须进一步纯化方可进行结构测定。纯度检查的方法很多，常用的主要有以下几种，检查时通常是这几种方法配合应用。

（1）检查有无均匀一致的晶形和色泽。

（2）有无明确、敏锐的熔点，一般要求熔距≤2℃。

（3）各种色谱方法检查，如 TLC 或 PC。样品溶解后点样到薄层（或滤纸）上，选择适当的展开剂展开，然后在可见光、UV 光下观察，或者喷以一定的显色剂进行观察，样品分别在 3 种溶剂系统中展开均呈现单一斑点时方可确认其为单一化合物。个别情况下，甚至须采用正、反相色谱两种方式加以确认。另外，GC 和 HPLC 也可以判断物质纯度。但 GC 只适用于在高真空和一定加热条件下能够气化而不被分解的化合物。HPLC 有用量省、时间快、灵敏度高及准确的特点，但使用的仪器为紫外检测器时，若杂质没有紫外吸收，可能导致误判。

二、化学成分结构分析的一般程序

中药化学成分具有种类繁多、结构复杂、理化性质迥异等特点，进行结构分析研究时，不同的化合物采用的方法有所不同。对于可能是已知化合物的样品，有对照品的情况下，可以通过物理常数（包括熔点或沸点、比旋度等）测定并用色谱方法进行对照，可以判定样品与对照品是否为同一化合物。通过与对照品混合后进行熔点测定，混合物熔点不下降可确定与对照品是同一化合物；也可与对照品进行红外光谱叠谱实验，吸收峰一致的便是同一化合物。无对照品的情况下，可以与文献比较物理常数和波谱数据（主要是红外光谱和核磁共振图谱）来判断。

对于暂时未知的化合物样品，则通常按照如下程序进行结构分析研究。

（一）化合物结构类型的初步判断

中药化学成分是动植物在生长代谢过程中产生的化学物质，其化学结构骨架相对比较固定。在结构分析时，如能尽快确定化合物的结构骨架，对结构解析将会很有帮助。通常可以采用以下方法对化合物的结构类型进行初步判断。

1. 文献调研　中药绝大部分属于植物，而分类学上亲缘关系相近的植物，如同属、同种或相近属种的植物，往往含有结构类似甚至结构相同的化合物。因此结构研究时，可系统查阅该化学成分来源的原植物及其近缘植物的化学成分研究的文献报道，可以迅速发现已知化合物的线索，对于新化合物也能帮助了解其结构骨架。通常先利用中、外文主题索引按中药名称或拉丁学名查阅同种、同属乃至相近种属的化学成分研究文献，充分了解前人的工作内容。不仅要了解前人从这些植物的哪个药用部位中分到过什么化学成分，还要了解该种或该类成分出现在哪个溶剂提取部位，是用什么方法得到，具有什么性质，分子式、mp.、$[a]_D$、颜色反应、色谱行为及各种谱学数据和它们的生物合成途径等，并与分离得到的化合物相关性质和数据进行比较。

2. 样品在提取、分离过程中行为　化学成分在提取、分离过程中的行为，往往与该化学成分的理化性质有关，并反映了该化学成分的一些结构信息。如该化学成分出现在哪个溶剂提取部位，是用什么方法得到，色谱的洗脱溶剂极性的大小等。例如，用酸水提取得到成分往往是生物碱；而用碱水提取得到成分往往具羧基或酚羟基；从正丁醇部位分离得到的化合物极性较大，往往是结构中含糖的苷类化合物等。当然，这些信息只能提供粗略的推测，并不十分可靠。尤其在粗分阶段，由于中药中化学成分太复杂，受其他成分的增溶、助溶等作用的影响，一些化学成分的行为会出现变化。

3. 理化性质　分离得到的化学成分通过测试物理化学性质及有关数据，如熔点、溶解度、pH、化学定性反应等，可分析推断该化合物的类型及基本骨架，有时对照文献调研结果，甚至可以初步推断已知化合物的结构。例如，化合物色泽呈黄色可能是黄酮类化合物；水溶度大的可能是糖或苷类；pH 显酸性的可能含羧基等。化学定性反应是判断结构类型的重要手段，可以通过各类中药化学成分的呈色反应来鉴定，为其结构类型或基本骨架的判断提供重要的参考依据。例如，通过碘化铋钾试剂鉴定生物碱，通过碱液显色反应（Borntrager 反应）鉴定羟基蒽醌类化合物，利用盐酸-镁粉反应来鉴定黄酮类化合物，利用 Molish 反应鉴定糖（苷）类化合物。也可以通过一些定性反应确定某些官能团的存在。例如，三氯化铁反应可以确定是否存在酚羟基等，Labat 反应可以确定是否存在亚甲二氧基等。

（二）分子式的确定和不饱和度的计算

1. 元素分析配合质谱　进行元素定性分析，检查含有哪几种元素，并测定各元素在化合物中所占的百分含量，从而求出化合物的实验式。元素的定性、定量分析现在多用自动元素分析仪测定。得到一个化合物的实验式后，用质谱测定它的相对分子质量，因相对分子质量与实验式的质量数存在倍数关系，故而可求得化合物的分子式。

2. 同位素丰度比法　中药化学成分绝大多数是由 C、H、O、N 元素组成的，由于这些元素同位素的存在，质谱中除了有质量为 M 的分子离子峰外，还有质量为 $M+1$、$M+2$ 的同位素峰。不同化合物的元素组成不同，其同位素丰度也不同，对于一定的化合物来说，其 M、$M+1$、$M+2$ 峰的相对强度为一定值。因此，通过测定化合物的相对分子质量和 M、$M+1$、$M+2$ 的强度比，即可查 Beynon 表确定分子式。Beynon 表是将各种化合物（包括 C、H、O、N 的各种组合）的 M、$M+1$、$M+2$ 强度值编成质量与丰度表。

3. 高分辨质谱法（high resolution mass spectrometry，HRMS）　不仅可测出化合物的精确相对分子质量，还可以直接给出化合物的分子式，是目前确定分子式最常用的方法。其原因是高分辨质谱仪可将化合物的质量精确测定到小数点后第三位以上，目前的仪器可以精确测定到小数点后第六位。由于元素的质量是以 $^{12}C=12.000\,000$ 为基准，则 ^{1}H 并不正好是一个原子质量单位（amu），而是 $^{1}H=1.007\,825$、$^{14}N=14.003\,074$、$^{16}O=15.994\,914$。因此，不同元素组成的化合物，虽然它们精确到个位数的相对分子质量相同，但精确到小数点后若干位的质量并不相同。只要能精确测定化合物的相对分子质量，通过小数点后若干位的精确质量数，即可用计算机很容易地算出所含各元素的原子个数，进而确定化合物的分子式。

化合物的分子式确定之后，便很容易计算出化合物的不饱和度。不饱和度指化合物中环和双键的数目。表示化合物的不饱和程度，计算不饱和度有助于判断化合物的结构。不饱和度（U）的计算方法为

$$U=Ⅳ-Ⅰ/2+Ⅲ/2+1$$

式中，Ⅰ为一价原子数，如 H、X；Ⅲ为三价原子数，如 N、P；Ⅳ为四价原子数，如 C。

（三）化合物结构的确定

在上述步骤研究的基础上，现在大多采用各种波谱法（spectroscopy）来确定化合物所含官能团和结构片断及它们的连接关系，最后阐明分子的结构。常用于确定中药化学成分化学结构的主要方法有 UV、IR、NMR、MS 等。其中 NMR 应用最多，也最为重要。

1. UV-Vis　是指化合物吸收紫外和可见光后，发生电子跃迁而形成的吸收光谱。常用于判断分子内的共轭系统情况，能够提供分子中共轭体系的结构信息，可用于判断共轭体系中取代基的位置、种类和数目。对于共轭链较长的化学成分如苯丙素类、醌类和黄酮类化合物等，紫外光谱有一定的价值。尤其是在黄酮类化合物结构解析时，紫外光谱与加入诊断试剂后的紫外光谱进行对照，曾是进行黄酮类化合物结构鉴定的经典方法。

2. IR　是以连续波长（波数为 $400\sim4000\,cm^{-1}$）的红外线为光源照射样品后测得的吸收光谱。主要用于功能基团、芳环取代类型等的判定，常用于羟基、羰基、苯环、双键等

官能团的确认，如在蒽醌类化学成分的 α-羟基数目及位置、甲型和乙型强心苷元的区别都有一定的应用。

由于 UV 和 IR 只能给出分子中部分结构的信息，不能给出整个分子的结构信息，所提供的结构信息较少，所以仅用 UV 和 IR 不能确定分子结构，必须与 NMR、MS 及其他理化方法结合才能得到可靠的结论。

3. NMR 是化合物的结构解析中最强有力的工具，它能提供分子中氢质子及碳原子的类型、数目、相互连接方式、周围化学环境及构型、构象等结构信息。近年来，各种二维核磁共振波谱的应用更是大大提高了结构分析研究的速度和准确性。目前相对分子质量在 1000 以下、几毫克的化合物甚至单用核磁共振技术就可确定它们的分子结构。

4. MS 不仅能给出确定结构非常重要的相对分子质量和分子式信息，而且通过其碎片离子峰分析也能给出一些官能团、结构片段和结构骨架等结构信息。

综合分析上述波谱数据，并结合文献与模型化合物进行比较，一般都能确定化合物的平面结构。对于无立体异构的化合物，结构研究即告完成，而对于存在手性中心的化合物，还需确定化合物的立体结构，这对于中药有效成分的研究非常重要，因为有效成分是与受体结合而产生活性，其过程具有立体选择性，因此中药有效成分的立体构型与生物活性直接相关。

化合物立体结构的确定方法有波谱法（主要是核磁共振谱）、X 射线衍射法（X-ray diffraction method）、旋光谱法（optical rotatory dispersion，ORD）和圆二色谱法（circular dichriosm，CD）等。确定化合物立体结构应用较多的是 NMR，主要通过化学位移、耦合常数和 NOE 效应等来推测立体结构。近年来，应用手性试剂将化合物转化成适当非对映体的衍生物，测定样品分子与衍生物的核磁共振谱的化学位移数据，得到其化学位移的差值并与模型比较，最后推定样品分子手性中心的绝对构型，其中 Mosher 法是最常用一种方法。

需要说明的是，对于不同的化学成分，上述每个环节的应用会有所侧重，甚至有些步骤可以省略。而且在结构分析过程中，采用的方法也因研究者的经验、习惯、条件及对各种方法掌握、运用的程度而异，很难说有一个固定的、一成不变的程序。因此，在实际工作中可以按需取舍、灵活运用。

在结构分析研究的过程，要特别重视文献检索和调研，这项工作几乎贯穿结构分析的全过程。有助于我们在前人工作的基础上，较快地分析出化学成分的结构。另外，对暂时未知的化合物的结构研究可导致两种结果：一是该化合物的结构是全新的，是文献没有报道的，故称为"新化合物"；二是研究的结果是文献有报道的，即是已知化合物。通常可以通过系统查阅美国化学文摘或通过 SciFinder Scholar 数据库检索，判断所研究的化合物是已知化合物还是新化合物。

第三节　中药化学成分结构分析的主要技术与方法

中药化学成分结构分析的主要技术与方法包括 UV-Vis、IR、NMR、MS、ORD 和 CD、X-射线衍射法等。

一、紫外-可见光谱法

紫外-可见光谱（UV-Vis）法是指有机化合物吸收紫外光（200～400nm）或可见光（400～800nm）后，发生电子跃迁而形成的吸收光谱。因紫外光区的吸收图谱应用更多，故习惯上简称为紫外光谱（UV）。常用于判断分子内的共轭系统情况。在中药化学成分结构分析中，对于共轭链较长的化合物如苯丙素类、蒽醌类和黄酮类化合物等，UV 光谱有一定的应用价值。尤其是在黄酮类化合物结构解析时，UV 光谱与加入诊断试剂后的 UV 光谱进行对照，必要时辅以化学呈色反应，曾是结构鉴定的经典方法。

（一）UV 法原理

UV 是由分子中的价电子吸收一定波长的光从基态跃迁到激发态而产生的。引起分子中这种电子能级跃迁的光波波长范围为 60～800nm，即紫外光和可见光的波长范围（图 5-1）。

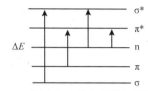

图 5-1　分子中的价电子能级跃迁图

分子中价电子的分布和结合情况决定了这种吸收光谱。分子通常处于基态，当分子吸收的紫外光或可见光的能量（$E=hv$）恰好等于基态与高能态能量的差值（ΔE）时，则使分子中的价电子从基态跃迁到较高的能级（激发态），从而产生吸收光谱。此时产生的吸收光谱为 UV-Vis。不同结构的化合物，其分子中价电子种类及跃迁类型的不同，吸收紫外光等的能量不同，因此产生不同的吸收光谱，根据其吸收光谱的特征达到结构鉴定的目的。

（二）有机分子中电子种类及跃迁类型

1. 形成单键的σ电子　它的跃迁类型为σ→σ*，该跃迁所需的能量较大，普通紫外光难以使其跃迁。吸收波长<180nm。

2. 未成键的 n 电子　跃迁类型有 n→π*、n→σ*跃迁，所需能量较小，容易跃迁。

（1）n→σ*跃迁，如醚 R—O—R，n→σ*跃迁的紫外吸收<180nm（ε 500）；醛 RCHO中，n→σ*跃迁吸收在 180nm（15 000）。

（2）n→π*跃迁，含杂原子双键如 C＝O、C＝S 等的吸收，这类吸收的吸收波长一般>280nm，但吸收系数（ε）较小，为 15～50。

3. 形成双键的π电子　跃迁类型为 π→π*、π成键基态能高，跃迁能量较小，π→π*跃迁的特点是ε强（一般ε>10000）。

由上可知，有机化合物价电子可能产生的跃迁主要为σ→σ*、n→σ*、n→π*、π→π*。各种跃迁所需能量是不同的，跃迁能量越大，则吸收的波长越短，其顺序如下

σ→σ*>n→σ*>n→π*>π→π*。

紫外-可见光的波长范围为 200～800nm。在这一波长段，一般对有机化合物的结构鉴定有用是由含有共轭双键、芳香体系、生色团和具有共轭体系的助色团分子，产生的π→π*及 n→π*跃迁所引起的吸收。

（三）UV 表示法

UV 用化合物对不同波长的单色光的吸收曲线来描述。溶液对单色光的吸收程度遵守

Lambert-Beer 定律。

$$A = K c l$$

式中，A 为吸光度（光密度）；K 为吸光系数；l 为吸收池厚度；c 为溶液的浓度。

1. 吸光度（A）　表示光束通过溶液时被吸收的程度，即

$$A = \lg (I_0 / I)$$

式中，I_0 为入射光强度；I 为透过光强度。溶液吸收光的强度越大，透过光的强度就越小，则吸光度 A 就越大。当入射光全部被吸收时，$I=0$，$A=\infty$；当入射光全部不被吸收时，$I=I_0$，则 $A=0$，所以 $\infty \geqslant A \geqslant 0$。

2. 吸光系数

$$K = A / cl$$

K 表示单位浓度、单位液层厚度的吸光度，它是与吸光物质性质及入射光波长有关的常数，是吸光物质的重要特征值。通常浓度以 mol/L 为单位时，K 称为摩尔吸收系数，以 ε 表示，单位为 L/（mol·cm）。根据 ε 的大小可区分吸收峰的强弱：$\varepsilon > 5000$ 为强吸收，$\varepsilon = 200 \sim 5000$ 为中等吸收，$\varepsilon < 200$ 为弱吸收。

（四）UV 的测定

将样品用溶剂溶解成溶液进行测定，样品的浓度以溶液吸光度 A 为 0.3～0.8 为宜；UV 的吸收位置和强度受溶剂的影响很大，故在测定紫外光谱时一定要选择合适的溶剂并要注明所使用的溶剂。

测定溶剂的选择　首先溶剂对样品有较好的溶解度，能够溶解样品，其次在测定的波长范围内，该溶剂无吸收。一般仅含 σ 键或非共轭 π 键溶剂都可以使用。常用溶剂：①EtOH、MeOH（＜200 nm）；②己烷、石油醚（＜200nm）；③H_2O、稀酸、稀碱；④$CHCl_3$（＜280nm）。改变溶剂的极性能使吸收峰的最大吸收位置（λ_{max}）发生改变。通常极性溶剂使 n→ π* 吸收带向短波长方向移动（蓝移），而使 π→π* 吸收带向长波长方向移动（红移）。另外，在测定具有酸性或碱性化合物时，溶剂的 pH 对光谱的影响很大。例如，苯酚在碱性介质中生成苯酚钠，形成共轭键，使共轭体系增加，吸收带红移。此外需注意溶剂中杂质的影响，一般先测定一次溶剂的紫外光谱，然后才放样品进去测试。

（五）常见中药化学成分的紫外光谱

1. 含双键化合物（具 π→ π* 跃迁）

（1）孤立双键化合物：λ_{max} 160～200nm，$\varepsilon > 10^4$，当双键上有取代基时，紫外吸收峰长移，λ_{max} 主要决定于取代基的数目。例如：

化合物	λ_{max}	ε
$CH_2 = CH_2$	～160nm,	16 000
$RCH = CH_2$	180nm	9000
$(CH_3)_2C = C(CH_3)_2$	197nm	11 500

（2）共轭双键化合物：λ_{max} 217nm，$\varepsilon = 21\,000$。共轭双键上增加取代基团，紫外吸收产生红移。各种取代基团对吸收峰红移的贡献不同，但可以 217nm 为基数进行计算（Woodward 规则），常见取代基团对吸收峰位置的贡献如表 5-1 所示。

表 5-1　共轭双烯上取代基团对紫外吸收峰位置的计算规则

基团	对吸收峰位置的贡献（nm）
C＝C—C＝C	217
环内双烯	+36
每个烷基取代	+5
每个环外双键	+5
每延伸一个 C＝C	+30
助色团 RCOO⁻	+0
助色团 RO—	+6
助色团 HO—	+5
助色团 R₂N—	+60

例如，下列两个甾体化合物的紫外吸收峰位置（λ_{max}）可以估算如下

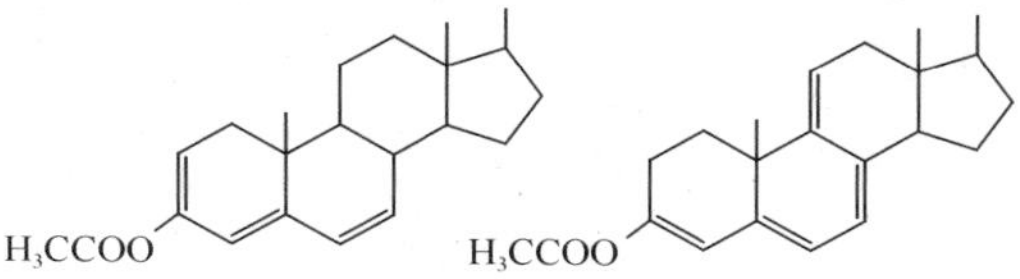

H₃CCOO—　　A　　　　H₃CCOO—　　B

A：λ_{max} = 217 + 36 + 30 + (3×5) +5 = 303 (304) nm

B：λ_{max} = 217 + 36 + (3×5) +(5×5) +(2×30) = 353 (353) nm

最后结果中带括号的数字为实际测定值。

2. 含羰基化合物（具 n→ π*跃迁）

（1）孤立羰基化合物：紫外吸收一般在 270～280nm，ε ＝ 10～50，吸收峰宽。

（2）α，β-不饱和酮类化合物：同时存在π→π*，220～260nm（ε 10 000～15 000）和 n→ π*，330nm（ε 30～100）。前者称为 K 带，后者称为 R 带。其中 K 带也可用 Woodward 规则进行计算预测吸收峰位置（表 5-2）。

表 5-2　α，β-不饱和酮类化合物的 K 带吸收峰位置的计算规则

基团	对吸收峰位置的贡献（nm）
α，β-不饱和六元环酮或脂肪酮	215
α，β-不饱和五元环酮	202
α，β-不饱和醛	207
每延伸一个 C＝C	+30
同环双烯	+40
环外双键	+5
α位的烷基取代	+10
β位的烷基取代	+12
γ，δ位的烷基取代	+18
α位的羟基取代	+35
β位的羟基取代	+30
γ，δ位的羟基取代	+50
CH₃COO⁻无论在α，β或δ位	+6

续表

基团	对吸收峰位置的贡献（nm）
α位的烷氧基取代	+35
β位的烷氧基取代	+30
γ位的烷氧基取代	+17
δ位的烷氧基取代	+31
β位的烷硫基取代	+85
α位的氯	+15
β位的氯	+12
β位的 NH_2	+30
β位的二烷基氨基（—NR_2）取代	+95

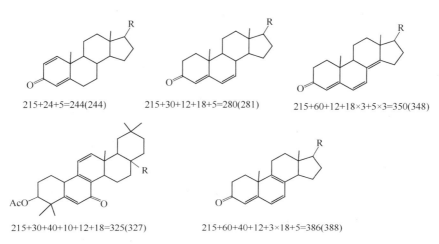

215+24+5=244(244)　　　215+30+12+18+5=280(281)　　　215+60+12+18×3+5×3=350(348)

215+30+40+10+12+18=325(327)　　　215+60+40+12+3×18+5=386(388)

3. 苯环类化合物 苯环往往呈三条吸收带。①带 Ⅰ（E 带）：λ_{max} 185nm（50 000），UV 一般看不见，取代后则移至 200～220nm。②带 Ⅱ（K 带）：λ_{max}～204nm（7400），共轭基团取代后移向 220～250nm（>10 000）。③带 Ⅲ（B 带）：λ_{max} 250nm（200～300），弱。苯环的特征峰，细微结构，尤其非极性溶剂，含氧取代红移，若羰基取代，则 270～330nm（200）可产生一峰，称 R 带。

4. 蒽醌类 母核的 UV 光谱由分子内的 a、b 两个共轭系统所引起，产生相应的 4 个吸收峰。

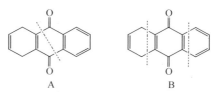

其中 a 部分具苯甲酰结构，可出现 252nm 及 322nm 的强峰。b 部分为对苯醌样结构，可给出 272nm 及 405nm 的吸收峰。

羟基蒽醌衍生物的 UV 光谱与蒽醌母核相似，除具有与上述 a 和 b 两部分相对应的各吸收峰外，另在 230nm 左右大多有一强吸收峰。羟基蒽醌衍生物的五个主要吸收谱带大致范围：第一峰 230nm 左右；第二峰 240～260nm（a 系统引起）；第三峰 262～295nm（b 系统引起）；第四峰 305～389nm（a 系统引起）；第五峰 400nm 以上（b 系统引起）。

　　各吸收谱带具体的峰位及吸收强度与蒽醌母核上取代基的种类、数量及位置有关，故可初步推测羟基蒽醌的羟基取代方式。例如，根据第一峰的峰位可确定蒽醌母核中酚羟基的数目。当蒽醌母核上带有一个、二个、三个或四个酚羟基时，则它们的第一峰分别出现在 λ_{max} 222.5nm、225nm、（230±2.5）nm 和 236nm 处。根据第三峰的峰位和吸收强度可确定 β-酚羟基的有无，即分子内如有 β-酚羟基，则第三峰红移的同时吸收强度增加，其 $\lg\varepsilon$ 均高于 4.1。如果无 β-酚羟基，其 $\lg\varepsilon$ 则低于 4.1。根据第五峰的峰位及峰形可确定 α-酚羟基的数目与位置等。

　　5. 黄酮类　UV 在鉴定黄酮类化合结构中发挥着重要作用。实际工作中，为了获得更多、更准确的结构信息，除了测定样品在甲醇溶液中的紫外吸收光谱，还常常测定加入一些试剂后的紫外光谱，并进行谱图的对比分析。这些试剂能使黄酮的酚羟基离解或形成络合物等，导致光谱发生变化。据此变化可以判断各类化合物的结构，这些试剂对结构具有诊断意义，称为诊断试剂。常用的诊断试剂有甲醇钠（NaOMe）、乙酸钠（NaOAc）、乙酸钠-硼酸（NaOAc-H$_3$B0$_3$）、三氯化铝（AlCl$_3$）及三氯化铝-盐酸（AlCl$_3$-HCl）等。

　　（1）黄酮类化合物在甲醇溶液中的紫外光谱特征：因多数黄酮类化合物结构中存在苯甲酰基与桂皮酰基构成的交叉共轭体系，故其甲醇溶液在 200～400nm 的区域内有两个主要的紫外吸收带，出现在 300～400nm 的吸收带称为带 I（由桂皮酰基系统电子跃迁产生）；出现在 240～280nm 的吸收带称为带 II（由苯甲酰基系统电子跃迁产生）。

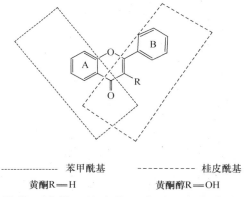

-------------- 苯甲酰基　　-------------- 桂皮酰基

黄酮R＝H　　　　　　　　黄酮醇R＝OH

　　不同类型黄酮化合物的带 I 或带 II 的峰位、峰形和强度均有所差别，因此从紫外光谱可以推测黄酮类化合物的结构类型（表 5-3，图 5-2）。

表 5-3　黄酮类化合物在甲醇溶液中的 UV 主要特征

结构类型	UV（nm）		组内比较	组间比较
	带 II	带 I		
黄酮	250～280	310～350		
黄酮醇（3-OH 游离）	250～280	358～385	带 I 不同	带 I、带 II 均强
黄酮醇（3-OH 被取代）	250～280	328～357		
异黄酮	245～270	310～330（肩峰）		
二氢黄酮、二氢黄酮醇	270～295	300～330（肩峰）	带 II 不同	带 I 弱，带 II 强
查耳酮	230～270（低强度）	340～390		
橙酮	230～270（低强度）	380～430	带 I 不同	带 I 强，带 II 弱

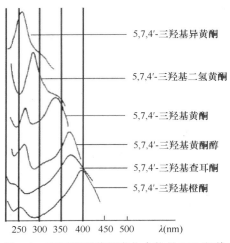

图 5-2　不同类型黄酮类化合物的 UV 光谱

1）黄酮及黄酮醇类：UV 光谱谱形相似，但带Ⅰ位置不同，黄酮类带Ⅰ位于 310～350nm，黄酮醇类带Ⅰ位于 358～385nm，可据此进行区分。在黄酮及黄酮醇母核上，如 C-7 及 C-4′、C-3 或 C-5 引入羟基、甲氧基等供电基，可引起相应吸收带向红位移。前者使带Ⅰ红移，后者因能与 4 位 C=O 形成氢键缔合，使带Ⅰ、带Ⅱ均红移。B 环上的含氧取代基增加时，带Ⅰ向红位移值也逐渐增加，但不影响带Ⅱ。A 环上的含氧取代基增加时，使带Ⅱ红移，而对带Ⅰ影响甚微（5-羟基除外）。通常情况下，整个母核上氧取代程度越高，则相应吸收带向长波方向位移越多（表 5-4，表 5-5）。

表 5-4　黄酮类化合物 B 环上引入不同数目羟基对 UV 中带Ⅰ的影响

化合物	带Ⅰ（$\lambda_{MeOH\ max}$，nm）	
3，5，7-三羟基黄酮（高良姜素）	359	向红位移↓
3，5，7，4′-四羟基黄酮（山柰酚）	367	
3，5，7，3′，4′-五羟基黄酮（槲皮素）	370	
3，5，7，3′，4′，5′-六羟基黄酮（杨梅素）	374	

表 5-5　黄酮类化合物 A 环上引入不同数目羟基对 UV 中带Ⅱ的影响

化合物	A 环上羟基位置	带Ⅱ（$\lambda_{MeOH\ max}$，nm）	
黄酮	—	250	向红位移↓
7-羟基黄酮	7	252	
5，7-二羟基黄酮	5、7	268	
5，6，7-三羟基黄酮（黄芩素）	5、6、7	274	
5，7，8-三羟基黄酮（去甲汉黄芩素）	5、7、8	281	

黄酮或黄酮醇的 3-，5-或 4′-羟基被甲基化或苷化后，可使带Ⅰ向紫位移，其他位置上的羟基取代对甲醇中的紫外光谱几乎没有影响。当酚羟基被乙酰化后，原来的酚羟基对紫外吸收光谱的影响将几乎消除。

2）异黄酮、二氢黄酮及二氢黄酮醇类：都有苯甲酰系统而无桂皮酰系统，故它们的紫外光谱共同特征是带Ⅱ吸收峰为主峰，因 B 环不与吡喃酮环上的羰基共轭，故带Ⅰ常以带Ⅱ的肩峰出现（图 5-2）。异黄酮的带Ⅱ通常出现在 245～270nm，二氢黄酮和二氢黄酮醇的带Ⅱ都出现在 270～295nm，根据主峰的位置，很容易与其他黄酮类区别。

3）查耳酮及橙酮类：紫外-可见光谱的共同特征是带Ⅰ为主峰且强度很高，而带Ⅱ较弱，为次强峰（图 5-2）。这一特征常用来与其他几类黄酮化合物区分。查耳酮类带Ⅰ通常出现在 340～390nm，而橙酮类的带Ⅰ一般出现在 380～430nm（表 5-3）。同样来讲，当 B 环引入含氧取代基时，也会使相应的带Ⅰ产生红移。

（2）黄酮类化合物甲醇溶液中加入诊断试剂的 UV 光谱：在测定了黄酮类化合物在甲醇溶液中的 UV 光谱后，可向其甲醇溶液中加入各种诊断试剂，使黄酮类化合物中的不同酚羟基解离或形成络合物等，从而引起谱图发生变化。不同类型的黄酮类化合物都可利用在其甲醇溶液中加入诊断试剂的方法以获得更多的结构信息，且均呈现各自的规律性。在黄酮、黄酮醇类化合物的甲醇溶液中加入诊断试剂后其紫外光谱的一般变化规律如下（表 5-6）。

表 5-6　黄酮、黄酮醇加入诊断试剂的 UV 图谱位移及结构特征归属

诊断试剂	带Ⅱ	带Ⅰ	结构特征
NaOMe		红移 40～60nm，强度不降	有 4'-OH
		红移 50～60nm，强度下降	有 3-OH，但无 4'-OH
	吸收带随测定时间延长而衰退		有对碱敏感的取代模式，如 3，4'-OH、3，3'，4'-OH、5，6，7-OH、5，7，8-OH 或 5，3'，4'-OH
NaOAc	红移 5～20nm		有 7-OH 4'-OH，但无 3-及/或 7-OH
		在长波一侧有明显肩峰	
	光谱图随时间延长而衰退		有对 NaOAc 敏感取代模式，如 5，6，7-或 5，7，8-或 3，3'，4'-三羟基或 3，4'-二羟基-3'-甲氧基等
NaOAc-H₃BO₃		红移 12～30nm	B 环有邻二酚羟基；
	红移 5～10nm		A 环有邻二酚羟基（5，6-邻二酚羟基除外）
AlCl₃ 与 AlCl₃/HCl		AlCl₃ 谱图 = AlCl₃-HCl 谱图	无邻二酚羟基
		AlCl₃ 谱图 ≠ AlCl₃-HCl 谱图	有邻二酚羟基
		带Ⅰ紫移 30～40nm	B 环上有邻二酚羟基
		带Ⅰ紫移 50～60nm	A、B 环均可能有邻二酚羟基
		AlCl₃-HCl 谱图=MeOH 谱图	无 3-及 5-OH；
		AlCl₃/HCl 谱图≠MeOH 谱图	可能有 3-及（或）5-OH；
		带Ⅰ红移 35～55nm	有 5-OH，无 3-OH
		带Ⅰ红移 17～20nm	有 3-OH 及 6-含氧取代；
		带Ⅰ红移 50～60nm	有 3-或 3，5-二 OH

根据以上这些规律，利用不同溶剂中黄酮化合物的 UV 光谱，能够判断出其基本母核和取代情况，特别是羟基的取代模式。但在实际研究中，仍需结合其他波谱技术尤其是 NMR 图谱进行综合分析，才能更为准确地确定被测样品的化学结构。

6. 香豆素类　无氧取代的香豆素，即苯骈α-吡喃酮在 UV 下一般呈现 3 个吸收峰：275nm（lg ε 4.03，苯环）、311nm（lg ε 3.72，α-吡喃酮）和 284nm。香豆素的母核引入供

电子基团（烷基、氧取代等），根据供电子基团类型不同，对其 UV 吸收峰影响不一样。如为烷基，对其最大吸收值影响不大；但是在 7 位引入羟基，由于引起结构互变，成为对醌式，吸收峰发生红移，分别在 217nm 和 315～330nm 处有强吸收，同时在 240nm 和 250nm 处出现弱吸收。5，7 位和 7，8 位二氧取代香豆素的 UV 与 7-氧取代的香豆素类似，仅在 250～270nm 处出现吸收峰，峰强度略有增加；而 6，7-二氧取代的香豆素，其 UV 的两个最强峰移至 230nm 和 340～350nm 处。对于三取代香豆素而言，5，6，7-三氧取代香豆素与 5，7-二氧取代相似；而 6，7，8-三氧取代香豆素则与 6，7-二氧取代香豆素相似。在碱性溶液中，多数香豆素的吸收峰位置较在中性或酸性溶液中有显著的红移现象，其吸收强度也有所增加；如 7-羟基香豆素的 λ_{max}325nm（4.15），在碱性溶液中红移至 372nm（4.23），这一性质有助于结构的确定。与其他酚性化合物一样，在样品中加入一些化学试剂，如 $AlCl_3$、NaOAc 等也会引起最大吸收峰位置和强度的变化，可作为官能团的辅助鉴别使用。

7. 木脂素　多数木脂素中的两个取代芳环是两个孤立的发色团，其紫外吸收波长相似，立体构型对紫外吸收波长影响不大，吸收强度为两者之和。在一些木脂素中，如环木内酯型木脂素，紫外吸收波长可为判断 B 环双键位置提供重要的信息。例如，失水苦鬼臼脂素（apopicropodophyllin）有 α-, β-, γ-3 种异构体的双键位置不同，UV 光谱最大吸收波长也不相同。其中 β-失水苦鬼臼脂素的 B 环双键因与两个苯环均不共轭，λ_{max}290nm（$\lg\varepsilon$ 3.66）与鬼臼毒脂素相似；α-失水物由于共轭系统延长，吸收峰红移至 311nm（$\lg\varepsilon$ 3.88）；而 γ-失水物中的双键不仅与苯环共轭，还与内酯环的羰基共轭，吸收峰红移更加明显，为 350nm（$\lg\varepsilon$ 4.10）。而对于 B 环芳香化的去氢鬼臼脂素（苯代萘型），其 UV 吸收特征与萘衍生物相似。

α-失水苦鬼臼脂素
λ_{max}($\lg\varepsilon$)
311nm(3.88)
350nm(4.10)

β-失水苦鬼臼脂素
λ_{max}($\lg\varepsilon$)
290nm(3.66)

γ-失水
λ_{ma}
24:

鬼臼毒脂素
$\lambda_{max}(\lg\varepsilon)$
292nm(3.65)
323nm(4.02)
356nm(3.72)

去氢鬼臼毒素
$\lambda_{max}(\lg\varepsilon)$
226nm(4.49)
263nm(4.62)

上述规律也可以区别苯代四氢萘、苯代二氢萘、苯代萘型的环木脂素，同时对 B 环有羟基取代的苯代四氢萘型木脂素，还可通过比较其脱水前后 UV 变化来确定羟基的取代位置。

（六）UV 的解析

分析化合物的 UV，主要就是分析吸收谱图的形状、吸收位置（λ_{max}）和吸收强度（ε）。吸收位置反映了电子跃迁所需的能量，而吸收强度则标志着相应电子能级跃迁的概率。对于饱和的碳氢化合物，由于 $\sigma \rightarrow \sigma^*$ 跃迁需要的能量较高，超出了正常的 UV 范围，故在 UV 区域无吸收；若含有杂原子基团（如 N，S 等）时，虽有 $n \rightarrow \pi^*$ 跃迁，也只在 $200 \sim 210$ nm 出现末端吸收，对结构解析提供的信息较少。一般来说，紫外-可见光谱主要可提供分子中的共轭体系的结构信息，如分子中含有共轭双键、α，β-不饱和羰基（醛、酮、酸、酯）结构化合物及芳香化合物。这些化合物可因 $\pi \rightarrow \pi^*$ 或 $n \rightarrow \pi^*$ 跃迁而在紫外光谱中显示较强的吸收，因而提供的信息较多。通常有以下一般规律。

（1）某一化合物在 $200 \sim 800$nm 无吸收峰，可能是直链烷烃或环烷烃及脂肪族饱和的胺、醇、醚、羧酸，不含共轭体系，没有醛基、酮基。

（2）在 $210 \sim 250$nm 有强吸收带，表明含有共轭双键。若 ε 为 $10\ 000 \sim 20\ 000$ 为共轭双烯或不饱和酮结构。若在 $260 \sim 350$nm 有强吸收带，可能有 $3 \sim 5$ 个共轭双键或稠芳环等。

（3）吸收带在 $260 \sim 300$nm，ε 为 $200 \sim 1000$，可能为苯系物。

（4）在 $250 \sim 300$nm 有弱吸收带，ε 为 $10 \sim 100$，则含有羰基。

（5）若化合物有许多吸收峰，甚至延长到可见光区，则可能为长链共轭化合物或多环芳烃（醌、黄酮）。

另外，当一个分子中的两个生色团被一个或更多个原子隔离，这个分子的紫外光谱近似于这两个生色团紫外吸收光谱之和，即一个化合物的紫外吸收光谱为该分子中几个互相不共轭部分的结构单元的紫外吸收的加和，这就是 UV 的隔离效应和加和原则。根据此原则，可选取结构上大为简化的模型化合物来估计结构比较复杂的中药化学成分的紫外吸收。

由于 UV 只能反映分子中部分结构信息，所以只能作为化合物结构鉴定的辅助手段。但对具有共轭系统的中药化学成分，如香豆素类、黄酮类等化合物的结构分析中具有一定的应用价值。

（七）结构研究实例

实例 5-1　从某中药中分离得到一倍半萜类化合物，前期化学及结构研究推测该化合物可能是以下两种结构（A 和 B），UV 实测 λ 252nm。

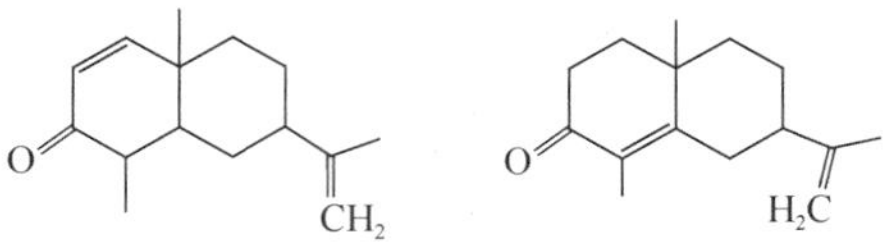

A　　　　　　　B

应用 α，β-不饱和酮类化合物的吸收峰位置的计算，

A 式：215+12=227；

B 式：215+10+24+5=254。所以该化合物的结构应为 B。

实例 5-2　从中药金银花中分离得到一黄色结晶，分子式：$C_{15}H_{10}O_6$，HCl-Mg 反应显红色，$FeCl_3$ 反应阳性，$SrCl_2$-NH_3 反应呈阳性，$ZrOCl_2$ 反应呈黄色，但加入柠檬酸后黄色褪去。UV λ（nm）数据如下

MeOH	252	349
NaOMe	261	401
NaOAc	269	384
$AlCl_3$	272	426
$AlCl_3$-HCl	260	385
NaOAc-H_3BO_3	256	370

确定其结构。

从上述化学和 UV 信息，HCl-Mg 反应和 MeOH 谱带显示该化合物为黄酮；加 NaOMe 后的光谱显示 B 环 4′位有酚羟基；NaOAc 谱示有 7 位羟基，$AlCl_3$-HC 谱≠$AlCl_3$ 谱，示结构中可能有邻二酚羟基，带Ⅰ紫移 41nm，示 B 环有邻二酚羟基；NaOAc-H_3BO_3 也显示 B 环有邻二酚羟基，应为 3′，4′-邻二酚羟基；且根据 $ZrOCl_2$-柠檬酸反应，5 位有羟基。因此，该化合物为 5，7，3′，4′-四羟基黄酮。

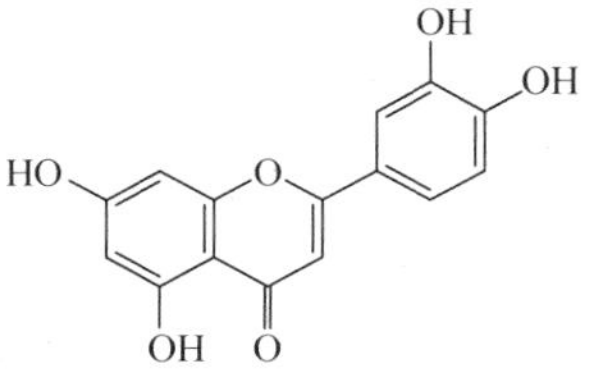

5,7,3′,4′-四羟基黄酮(木犀草素)

二、红外光谱法

红外光谱（IR）是以连续波长（波数为 4000～400cm^{-1}）的红外线为光源照射样品后测得的吸收光谱。主要用于羟基、羰基、苯环、双键等官能团的确认。在中药化学结构解析中，对于蒽醌类化学成分的 α-羟基数目及位置的确认、甲型和乙型强心苷元的区别都有一定的应用价值。

（一）IR 的基本原理

分子有不同类型的运动，如分子在空间的平动所吸收的能量为平动能；分子沿它的重心移动所吸收的能量为转动能；分子内各原子间化学键的振动所吸收的能量为振动能；另

外还有分子内各种电子的运动和原子核的运动等，它们都有相应的能级。

$$\Delta E = E_{光} = h\nu_{光}$$

红外光能量主要产生转动和振动两种形式分子运动能。振动时伴有偶极矩改变者则吸收红外光子，从而形成红外光谱。

1. 有机分子振动方式

（1）伸缩振动（ν）：沿轴振动，只改变键长，不改变键角，如图5-3所示。左边为简单分子A-B伸缩振动，右边为亚甲基的伸缩振动。

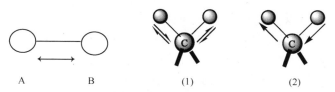

图 5-3　伸缩振动示意图

（1）对称伸缩振动（vs）（2853cm^{-1}）；（2）不对称伸缩振动（vas）（2926cm^{-1}）

简单分子A-B伸缩振动基频用Hooke's定律近似计算

$$\nu = \frac{1}{2\pi c}\sqrt{\frac{k}{M}}$$

式中，k为键力常数；M为A、B原子的折合质量；c为光速。如C—H键，计算ν为3040cm^{-1}，实测ν为2970cm^{-1}。

（2）弯曲振动（δ）：只改变键角，不改变键长，如图5-4所示。

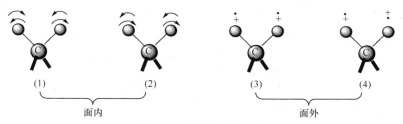

图 5-4　弯曲振动示意图

（1）剪式振动（δs）；（2）面内摇摆振动（ρ）；（3）面外摇摆振动（ω）；（4）扭式振动（τ）

一般来说对同类化学键，$E_{伸缩} > E_{弯曲}$，$\nu_{伸缩} > \nu_{弯曲}$。

2. 吸收峰类型　红外光谱中吸收峰有如下3类。

（1）基频峰（fundamental bands）：分子吸收红外光后从一低能级跃迁到相邻的高能级而产生吸收峰。

（2）倍频峰（overtones bands）：分子吸收比原有能量大一倍的光子，跃迁两个或以上能级所产生的吸收峰。例如，在基频n倍处出现峰（$n = 2$，3，…），基频为ν_1，ν_2，…，则一级倍频为$2\nu_1$，$2\nu_2$，…，二级倍频为$3\nu_1$，$3\nu_2$，…。因为分子连续跳概率很小，所以强度弱。如$\nu_{C=O}$在1680cm^{-1}有基频峰（强），在3360 cm^{-1}是它的倍频峰（弱）。

（3）合频峰（combination bands）：为两个以上基频峰之和（$\nu_1 + \nu_2 + \nu_3 + \cdots$）或之差（$\nu_1 - \nu_2 - \nu_3 - \cdots$），强度较基频峰弱得多，合频峰也包含分子中同一基团不同振动方式，即伸缩和弯曲振动之和。

（二）IR 的测定

1. 样品制备方法　进行 IR 测定的样品纯度必须大于 98 ％及不含水。气、液及固体样品均可进行分析，但固体样品测定较简便。

（1）气体样品：可以采用气体池进行收集供测定。

（2）液体样品：可以采用①液膜法，将少量样品涂于两片红外透明的窗片（KBr、NaCl 等）之间，窗片互相挤压形成样品薄膜层进行测定，适用于难挥发液体（bp＞80℃）的样品测定。②溶液法，将样品用溶剂溶解放入液体池进行测定，常用溶剂有 CCl_4、CS_2。

（3）固体样品：可以采用①研糊法（液状石蜡法）；②薄膜法；③KBr 压片法。其中 KBr 压片法是最常用的方法。压片法的操作方法：称取样品 1～2mg，加入 200 目的 KBr 粉末 200mg，于红外灯下在玛瑙研钵中研磨均匀，装入压片模具，在抽真空状态下用油压机以 27MPa 的压力压制 2min，然后用镊子小心取下压片（厚度约 1mm）装入样品架。进行红外扫描测定。

2. IR 仪　主要有色散型双光束红外光谱仪和 Fourier 变换红外光谱仪（FTIR）两种类型，现以后者为主。FTIR 光谱仪可分为红外光学台（光学系统）、计算机和打印机 3 个组成部分，由红外光源、光栅、干涉仪、样品室、检测器，以及各种红外反射镜、氦氖激光器、控制电路和电源等组成。图 5-5 为 FTIR 光谱仪的工作示意图。

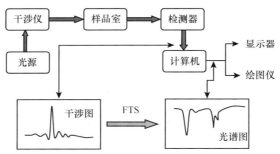

图 5-5　Fourier 变换红外光谱仪工作示意图

由图 5-5 可知，光源发出的红外辐射，经干涉仪转变为干涉光，再让干涉光照射样品，经检测器得到含样品信息的干涉图，由计算机解析并经 Fourier 转换（FTS），就得到样品的红外光谱。

3. IR 表示法　IR 是在 4000～400cm^{-1} 不同波长的红外光通过化合物后被吸收的谱图。如图 5-6 所示。

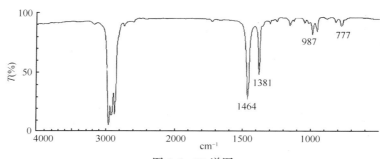

图 5-6　IR 谱图

IR 谱图的横坐标单位有两种表示法：波数和波长。通常以波数（cm⁻¹）为单位，表示吸收峰的位置。化学键的键力常数 k 越大，原子的折合质量越小，振动频率越大，吸收峰将出现在高波数区（短波长区）；反之，出现在低波数区（长波长区）。

IR 谱图的纵坐标也有两种表示方法：透射率 T 和吸光度 A。透射率 T 是由红外光透过样品的光强 I 和红外光透过背景（通常是空光路）的光强的比值，通常采用百分数（$T\%$）来表示。T 越小，表明吸收的越好，故曲线低谷表示是一个好的吸收带。吸光度 A 是透射率 T 倒数的对数。透射率光谱图虽然能直观地看出样品对红外光的吸收情况，但是透射率光谱的透射率与样品的质量不成正比关系，即透射率光谱不能用于 IR 谱的定量分析。而吸光度光谱的吸光度值 A 在一定范围内与样品的厚度和样品的浓度成正比关系，所以现在红外光谱图大都以吸光度表示。

（三）常见中药化学成分的 IR 特征吸收

常见中药化学成分多为有机物，其基频振动出现在红外光谱 4000～400cm⁻¹ 区域，各种基团都有其特征的红外吸收频率。而具有同一类型化学键或官能团的不同化合物，其红外吸收频率总是出现在一定的波数范围内，按照光谱特征与分子结构的关系，IR 可分为特征区（官能团区或基频区）和指纹区两大区域。

1. 特征区　习惯上将红外光谱中 4000～1250cm⁻¹ 称为特征区，又称基频区或官能团区。其特点是：吸收峰的数目少，有鲜明特征，易鉴别，可用于鉴定官能团（包括含 H 原子的单键，各种叁键、双键伸缩基频峰，部分含 H 单键面内弯曲基频峰）。特征区又可以分为以下几个区域。

（1）X—H 伸缩振动区 4000～2500cm⁻¹：X 代表 O，N，C，S 等原子。O—H 伸缩振动在 3700～3100cm⁻¹，醇、酚、有机酸和水分子在此区域有较强的吸收。N—H 伸缩振动在 3500～3300cm⁻¹，伯、仲酰胺和伯、仲胺在此区域都有吸收峰，N—H 和 O—H 吸收峰重叠，但 N—H 吸收峰尖锐，O—H 吸收峰常由于氢键的存在，频率降低，峰变宽。饱和烃 C—H 伸缩振动频率在 3000cm⁻¹ 以下，不饱和烃 C-H 伸缩振动频率在 3000cm⁻¹ 以上。

（2）叁键及累积双键伸缩振动区 2500～1900cm⁻¹：该区域红外吸收峰较少，主要包括—C≡C—，—C≡N 叁键的不对称伸缩振动和—C=C=C—、—C=C=O 等累积双键的不对称伸缩振动。

（3）双键伸缩振动区 1900～1200cm⁻¹：该区主要包括 C=O、C=C、C=N、N=O 等的伸缩振动和苯环的骨架振动及芳香环化合物的倍频吸收峰。C=C 键的伸缩振动出现在 1680～1620cm⁻¹，它的强度一般比较弱，其强度依赖于烯烃的对称性，对称性差，吸收强度较大；对称性强则吸收较弱。C=O 键的伸缩振动出现在 1850～1600cm⁻¹，往往是红外谱图中最强的吸收峰。羰基峰很少与其他峰重叠，且谱带强度大，是最易识别的吸收峰。还由于含 C=O 基的化合物较多，因此，羰基峰是最受重视的吸收峰之一。芳烃的 C=C 伸缩振动（芳环的骨架振动）在 1620～1450cm⁻¹，共轭时有 4 个吸收峰，其中 1500～1600cm⁻¹ 的两个吸收峰是判断芳环是否存在的重要标志。

（4）X—H 弯曲振动区 1650～1350cm⁻¹：这个区域包括 C—H、N—H 弯曲振动。甲基在 1380～1370cm⁻¹，出现一个特征的弯曲振动吸收峰，这个吸收峰的位置很少受取代基的影响，干扰也少，可作为判断甲基存在与否的依据。当一个碳原子上存在两个甲基时，出现两个吸收峰。

2. 指纹区 IR 中 1350～600cm^{-1} 的低频区称为指纹区。其特点是吸收峰密集，峰位、峰强及形状，对分子结构的变化十分敏感，只要在化学结构上存在细小的差异（如同系物、同分异构体和空间异构等），在指纹区就有明显地反映，因而此区能表征整个分子的特征。

各种分子在此范围内的吸收几乎是独一无二的，犹如人的指纹。两个人的指纹不可能完全相同，两个化合物的 IR 指纹区也不可能完全一致。因此指纹区对鉴别化合物是很有用的。此区源于各种单键（C—C、C—O、C—X）的伸缩振动及多数基团的弯曲振动。如烯烃的=C—H 面外弯曲振动的吸收峰取决于双键的取代情况，反式构型吸收峰在 990～970cm^{-1}，而顺式构型则出现在 690cm^{-1} 附近，据此可判别顺反异构体。苯环的 C—H 面外弯曲振动在 900～650cm^{-1} 出现的吸收峰，可以确定苯环的取代类型。C—O 单键的伸缩振动吸收峰位置虽然变化较大（1300～1000cm^{-1}），但其吸收强度较大，容易判断。

根据 IR 中吸收峰的峰位与结构的关系，可分为九个重要区段，见表 5-7。

表 5-7　IR 的九个重要区段

区段	波数（cm^{-1}）	振动类型
1	3750～3000	ν_{OH}、ν_{NH}
2	3300～3000	$\nu_{\equiv CH} > \nu_{=CH} \approx \nu_{Ar—H}$
3	3000～2700	ν_{CH}（—CH$_3$，—CH$_2$ 及 CH，—CHO）
4	2400～2100	$\nu_{C\equiv C}$、$\nu_{C\equiv N}$
5	1900～1650	$\nu_{C=O}$（酸酐、酰氯、酯、醛、酮、羧酸、酰胺）
6	1675～1500	$\nu_{C=C}$、$\nu_{C=N}$
7	1475～1300	β_{CH}、β_{OH}（各种面内弯曲振动）
8	1300～1000	$\nu_{C—O}$（酚、醇、醚、酯、羧酸）
9	1000～650	$\gamma_{=CH}$（不饱和碳氢面外弯曲振动）

（四）IR 的解析

IR 谱图较复杂，难以完全解析，只能是对其主要的特征基团的吸收进行分析判断。因此，IR 的主要价值在于推断中药化学成分分子中的官能团，并由官能团判断出所测化合物的结构。IR 的解析主要依据吸收峰的位置、强度和形状，利用基团振动频率与分子结构的关系，确定吸收峰的归属，确认分子中所含的基团或键，进而推定分子的结构。其中吸收峰波数的大小是最主要的依据。解析时一般采用四先四后相关法。即按先特征区，后指纹区；先最强峰，后次强峰；先粗查（查红外光谱的 9 个重要区段），后细找（查主要基团的红外特征吸收频率）；先否定，后肯定的次序及由一组相关峰确认一个官能团的存在。

IR 解析时还应注意如下几点。

（1）识别杂质峰。

1）水峰：水分或来源于样品或来源于溴化钾，因溴化钾易吸水，在用含有水分的溴化钾压片制样时，谱图中可能出现水的吸收峰。

2）溶剂峰：洗涤吸收池残留的溶剂或溶液中的溶剂。

（2）因为峰的不存在对否定官能团的存在，比峰的存在而肯定官能团的存在更可靠。

（3）不可能解释谱图中所有吸收峰，因为有些吸收峰是某些峰的倍频峰或组频峰，有的则是多种振动耦合的结果，还有分子作为一个整体产生吸收而形成的吸收峰。

（4）鉴定已知化合物时，若有该已知化合物的标准品时，可将样品与已知标准品在相同条件下分别测定其 IR，如光谱图完全一致，可以认定是同一物质，但样品 IR 谱图的仪器条件与测定条件应与绘制标准谱图的条件一致或相近；若该已知化合物的标准光谱（如 SADTLER 光谱图）已被收载，也可与标准图谱进行对照，对照判断时要求峰数、峰位和峰的相对强度均一致。

（五）结构研究实例

实例 5-3　蒽醌类化合物中羟基的鉴定。

羟基蒽醌类化合物的红外光谱中，主要的吸收峰有 $\nu_{C=O}$（1675～1653cm^{-1}）、ν_{OH}（3600～3130cm^{-1}）及 ν 芳环（1600～1480cm^{-1}）。其中，$\nu_{C=O}$ 吸收峰位与分子中 α-酚羟基的数目及位置有较强的规律性，借此，可以判断结构中 α-酚羟基的数目及位置。

具 α-酚羟基的蒽醌中 C═O 的振动频率：

当 9，10-蒽醌母核上无取代基时，因两个 C═O 的化学环境相同，只出现一个 C═O 吸收峰。当芳环引入 α-羟基时，α-酚羟基可与羰基缔合，从而使羰基的吸收波数降低，包括以下几种情况，如表 5-8 所示。

表 5-8　蒽醌类 $\nu_{C=O}$ 与 α-OH 数目及位置的关系

α-OH 数	蒽醌类型	游离 $\nu_{C=O}$（cm^{-1}）	缔合 $\nu_{C=O}$（cm^{-1}）	$\Delta\nu_{C=O}$（cm^{-1}）
0	无 α-羟基	1678～1653		
1	1-羟基	1675～1647	1637～1621	24～38
2	1，4-或 1，5-二羟基		1645～1608	—
2	1，8-二羟基	1678～1661	1626～1616	40～57
3	1，4，5-三羟基	—	1616～1592	—
4	1，4，5，8-四羟基	—	1592～1572	—

实例 5-4　甾体皂苷元立体异构体的鉴定。

甾体皂苷及其苷元分子中含有螺缩酮结构，在 C$_{25}$ 位二种立体异构体，即 C$_{25}$ 有 S 构型 R 构型二种。IR 中均能显示出 980cm^{-1}（A），920cm^{-1}（B），900cm^{-1}（C）和 860cm^{-1}（D）附近的 4 个特征吸收谱带，其中 A 带最强。B 带与 C 带的相对强度与 F 环上 C$_{25}$ 位的构型有关，若 B 带＞C 带，则 C$_{25}$ 为 S 构型，相反则为 R 构型。因而可以此区别。如图 5-7 所示，乙酰基菝葜皂苷元的 IR 921cm^{-1}（B 带）吸收峰强度大于 897cm^{-1}（C 带），故其 C$_{25}$ 为 S 构型；乙酰丝蓝皂苷的 IR 谱 920cm^{-1}（B 带）吸收峰强度小于 900 cm^{-1}（C 带），其 C$_{25}$ 为 R 构型。

实例 5-5　三萜类化合物母核类型的鉴定。

三萜类化合物常见有齐墩果烷型、乌苏烷型和四环三萜类等母核，它们的化学性质上差异较小，较难区分。可以应用 IR 将区域 A

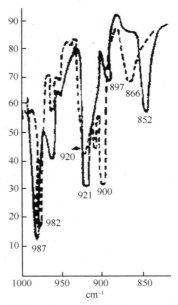

图 5-7　甾体皂苷元螺缩酮结构的红外光谱特征

━━ 乙酰基菝葜皂苷元 C$_{25}$ S；▬ ▬ 乙酰丝蓝皂苷元 C$_{25}$ R

（1355～1392cm^{-1}）和区域 B（1245～1330cm^{-1}）的吸收峰来区别。齐墩果烷型 A 区有 2 个吸收峰（1392～1379cm^{-1}，1370～1355cm^{-1}），B 区有 3 个峰（1330～1315cm^{-1}，1306～1299cm^{-1}，1269～1250cm^{-1}）。乌苏烷型的 A 区有 3 个吸收峰（1392～1386cm^{-1}，1383～1370cm^{-1}，1364～1359cm^{-1}），B 区也有 3 个吸收峰（1312～1308cm^{-1}，1276～1270cm^{-1}，1250～1245cm^{-1}）。四环三萜皂苷元在 A、B 区均各有 1 个吸收峰。如图 5-8 所示。

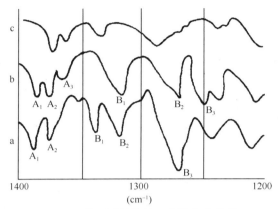

图 5-8　三种不同母核的三萜类化合物的 IR
a. 齐墩果酸；b. 熊果酸；c. 猪苓酸 B

三、核磁共振谱

核磁共振谱（NMR）是测定化合物结构的最有力的工具和最主要的手段。核磁共振现象是指具有核磁矩的原子核（如 ^{1}H、^{13}C、^{15}N 等）在静磁场中存在着不同能级。若用某一特定频率的电磁波来照射样品，并使该电磁波频率满足原子核的能级差时，原子核即可进行能级之间的跃迁，便发生核磁共振现象。由此记录的谱线便是 NMR。半个世纪多以来，NMR 在理论、技术和应用方面都有迅速的发展，尤其是超导核磁共振仪的普及和各种核磁共振新技术的开发应用，具备了灵敏度高、选择性强、样品用量少和快速简便的优点，大大提高了确定化合物结构的速度和准确性。目前，相对分子质量 1000 以下，数毫克的化合物甚至单用 NMR 就可确定其结构。

（一）NMR 的基本原理

1. 原子核的自旋　原子核是由质子和中子组成的带正电荷的粒子，其自旋运动将产生磁矩。但并非所有的原子核都具有自旋运动，原子核是否自旋由其自旋量子数 I 决定。从表 5-9 中可见自旋量子数 I 不为零的原子核才有自旋运动，通常称为自旋核或磁性核。

表 5-9　原子核与自旋量子数相关的类型

质量数	原子序数	I	自旋	举例
偶数	偶数	0	无	^{12}C、^{16}O
奇数	奇或偶数	半整数	有	^{1}H、^{13}C、^{15}N、^{19}F、^{31}P
偶数	奇数	整数	有	^{14}N、^{2}H、^{10}B

由于原子核本身具有质量，所以原子核自旋运动的同时会产生一个自旋角动量 P。原子核又是个带正电荷的粒子，核的自旋引起电荷运动，产生核磁矩。角动量和核磁矩都是矢量，其方向平行。根据量子力学理论，原子核的自旋角动量 P 的值为

$$P = \frac{h}{2\pi}\sqrt{I(I+1)} \tag{5-1}$$

式中，h 为普朗克常数；I 为核的自旋量子数。

自旋的原子核都有核磁矩，核磁矩的大小与自旋角动量成正比。

$$\mu = \gamma P \tag{5-2}$$

式中，γ 为核的磁旋比。γ 是原子核的一种属性，一种核就具有其特定的 γ。例如，^1H 的 $\gamma_{^1H} = 2.68 \times 10^8\,T^{-1}\cdot s^{-1}$，$^{13}C$ 的 $\gamma_{^{13}C} = 6.73 \times 10^7\,T^{-1}\cdot s^{-1}$ 等。

$I = 1/2$ 的原子核是电荷在核表面均匀分布的旋转球体。NMR 谱线较窄，最适宜于核磁共振检测，是 NMR 研究的主要对象，如 ^1H、^{13}C、^{19}F、^{31}P 等。

$I > 1/2$ 的原子核是电荷在核表面非均匀分布的旋转椭球体。

2. 自旋取向与核磁能级　当一个磁性核置于外加磁场中，其自旋取向不是任意的，而是量子化的，自旋取向数为 $2I+1$。例如，^1H 的 $I=1/2$，在外磁场中的自旋取向数 $=2I+1=2\times 1/2+1=2$，即 ^1H 在外磁场中核磁矩只有两种取向。每种取向代表原子核的特定能量状态，可由磁量子数 m 表示，m 的取值为 I，$I-1$，$I-2$，$\cdots$，$-I+1$，$-I$，共 $2I+1$ 个。因此，^1H 的 m 取值有两个，分别为 $1/2$ 和 $-1/2$。同样，当 $I=1$ 时，^2H 的 m 可取 $2\times 1+1=3$ 个值，$m=1$、0、-1，核磁矩在外磁场中有 3 种取向。

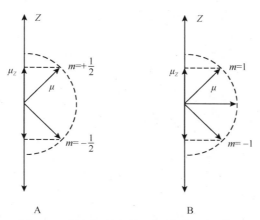

图 5-9　磁场中不同 I 的原子核的空间取向

A. $I = \frac{1}{2}$；B. $I=1$

对于 ^1H 核有两个不同的能级，$m=1/2$ 时，核磁矩在外磁场方向 Z 的投影（μ_z）与外磁场方向相同，即顺磁场，能量较低；$m=-1/2$ 时，核磁矩逆磁场，能量较高。核磁矩在磁场方向 Z 轴上的分量取决于角动量在 Z 轴上的分量（P_z），$P_z = \frac{h}{2\pi}m$，因此，$\mu_z = \gamma P_z = \gamma h/2\pi\cdot m$。核磁矩的能量 E 不仅与 μ_z 有关，还取决于外磁场强度 B_0，即 $E = -\mu_z B_0$，对于氢核，分裂后能级间的能量差

$$\Delta E = E_{(-1/2)} - E_{(+1/2)} = \gamma h / 2\pi \cdot B_0 \qquad (5-3)$$

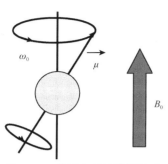

图5-10　磁场中磁性核的进动

3. 核磁共振　磁性核两种取向的自旋轴并不精确地与外磁场平行，而存在一个角度 θ，因此，核自旋所产生的磁场与外磁场相互作用，自旋的核受到一定扭力（使磁矩取向外磁场方向的趋势），使核产生旋进运动，称为 Larmor 进动，进动角速度

$$\omega = 2\pi\upsilon = \gamma B_0 \qquad \upsilon \text{ 为频率}，B_0 \text{ 为外磁场}$$

当用一个电磁波（相当于无线电波长）的射频去照射时，一旦与进动频率相同时，核即能吸收电磁波的能量，从低能态跃迁至高能态，从而发生核磁共振，产生核磁共振吸收。其吸收的电磁波能量 $h\upsilon$ 必须等于能级能量差 ΔE，即 $h\upsilon = \Delta E$。对于 $I=1/2$ 的核，根据式（5-3）可以得到

$$\upsilon = \gamma B_0 / 2\pi \qquad (5-4)$$

从式（5-4）中可知照射频率对于同种核（γ 为常数），与外磁场成正比；对于不同的核，如固定磁场强度，则与磁矩成正比。

4. 核的弛豫　磁性核在外磁场 B_0 中平衡时，处于不同能级的核数目服从 Boltzmann 分布

$$\frac{n_+}{n_-} = e^{\frac{\Delta E}{kT}} \qquad (5-5)$$

式中，n_+ 为低能态核数；n_- 为高能态核数；k 为 Boltzmann 常数。

对于 ^1H 核，当 $T = 300K$ 时，$n_+ / n_- \approx 1.000\ 009$。对于其他核，$\gamma$ 较小，n_+ / n_- 比值会更小，即高低能态的氢核数相差很少，随着核磁共振吸收不断进行，低能态的核就会越来越少。一定时间后，高能态与低能态的核在数量上就会相等，也就不会再有射频吸收，核磁共振信号就会消失，这种现象称为饱和。但实际情况并非如此，通常可以得到持续的核磁共振信号。核磁共振信号之所以能持续下去，是因为高能态核往往是通过一些非辐射途径回到低能态，这种过程称为自旋弛豫。自旋弛豫有两种形式，即自旋-晶格弛豫（纵向弛豫）及自旋-自旋弛豫（横向弛豫）。

（1）自旋-晶格弛豫：是指高能态的核将能量转移给核周围分子，如固体的晶格、液体同类分子或溶剂分子而转变成热运动，而磁性核自己返回低能态。这种弛豫从磁核的全体而言，总能量降低了，其能量的传递是通过所谓的晶格场来实现的。被转移的能量在晶格中变为平动或转动能，所以也称为纵向弛豫。弛豫过程可以用弛豫时间 T 来表示。纵向弛豫的时间 T_1 表示，纵向弛豫时间取决于样品中磁核的运动，样品流动性降低时，T_1 增大。气、液（溶液）体的 T_1 较小，一般在 1s 至几秒左右；固体或黏度大的液体，T_1 很大，可达数十、数百甚至上千秒。

（2）自旋-自旋弛豫：是指两个进动频率相同而进动取向不同（能级不同）的磁性核，在一定距离内，发生能量的相互交换而改变各自的进动取向。对磁核全体而言，总能量未变，高、低能态的数目比例也未变，能量只是在磁核之间转移，所以也称为横向弛豫。这

种弛豫虽然不能有效地消除饱和现象，但由于磁核存在快速能量交换的平均化作用，事实上确实使高能态的寿命降低了。横向弛豫的时间用 T_2 表示。气、液的 T_2 与其 T_1 相似，约为 1s；固体试样中的各核的相对位置比较固定，利于自旋-自旋间的能量交换，T_2 很小，弛豫过程的速度很快，一般为 10^{-5}～10^{-4}s。测定每种磁核的 T_1 和 T_2 有时对化合物的结构解析很有帮助。

（二）NMR 谱的测定

1. NMR 谱仪　按照仪器的扫描方式不同，可将 NMR 谱仪（图 5-11）分为两种类型：连续波核磁共振仪和脉冲 Fourier 变换核磁共振仪。

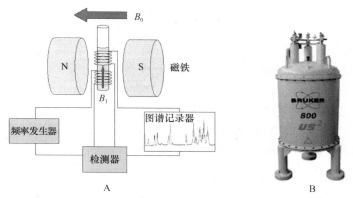

图 5-11　NMR 谱仪及其结构示意图
A. NMR 波谱仪结构图；B. NMR 波谱仪

　　连续波 NMR 谱仪根据共振条件，可以固定磁场，依次改变照射频率以获得核磁共振信号，这种方法称为扫频法。也可以固定频率，连续改变磁场强度，这种获得核磁共振信号的方法称为扫场法。在进行频率扫描时，是单频发射和单频接收的，扫描时间长，单位时间内的信息量少，信号弱。虽然也可以进行扫描累加，但累加的次数有限，因此灵敏度仍不高，只能用于 ^1H 这种灵敏核的测定，而无法对 ^{13}C 等弱共振信号核的测定。脉冲 Fourier 变换核磁共振仪（PFT-NMR）不是通过改变扫描频率（或磁场）的方法找到共振条件，而是采用在恒定的磁场中，在所选定的频率范围内施加具有一定能量的脉冲，使所选范围内的所有自旋核同时发生共振吸收而从低能态取向激发到高能态取向。各种高能态核经过一系列非辐射途径又重新回到低能态，在这个过程中产生感应电流信号，称为自由感应衰减信号（free induction decay，FID）。检测器检测到的 FID 信号是一种时间域函数的波谱图。一种化合物有多种共振吸收频率时，时域谱是多种自由感应衰减信号的信号叠加，图谱十分复杂，无法直接解析。FID 信号经计算机快速 Fourier 变换后，而得到常见的核磁共振谱。脉冲 Fourier 变换核磁共振仪获得的图谱背景噪声小，灵敏度及分辨率高，分析速度快。而且由于灵敏度高，所以脉冲 Fourier 变换核磁共振仪成为测定 ^{13}C、^{14}N 等弱共振信号核必不可少的工具。两种波谱仪比较，见图 5-12。

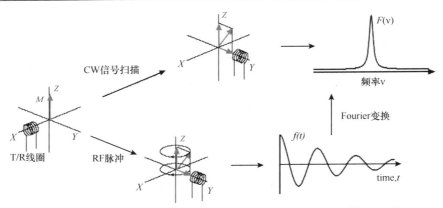

图 5-12　连续波 NMR 波谱仪与脉冲 Fourier 变换 NMR 波谱仪的比较

2. 样品的测定　进行核磁共振谱测定的化合物要求纯度较高，并用溶剂溶解成溶液后测定。一般氢谱用量为 2~5mg，碳谱用量较大，常要 10mg 以上。

3. 溶剂　供核磁共振谱测定而用于溶解样品的溶剂本身不能含氢，沸点低，化学惰性，对样品溶解度好。常用 CCl_4、CS_2、CF_3COOH 和氘代试剂 $CDCl_3$、$DMSO-d_6$、$(CD_3)_2CO$ 等。

4. 标准品（内标）　一般采用四甲基硅烷（CH_3）$_4Si$（TMS），与样品同时放入溶剂中。当用 D_2O 作溶剂时，可采用 4，4-二甲基-4-硅代戊酸钠（DDS）作内标。

（三）核磁共振氢谱

核磁共振氢谱（proton nuclear magnetic resonance spectroscopy，^1H-NMR）是氢质子在外加磁场中吸收不同频率电磁波后产生的共振吸收峰图谱，简称氢谱。氢谱提供的结构信息参数主要是：①化学位移（chemical shift），用 δ 表示，用于判定氢的类型和化学环境；②耦合常数（coupling constant），用 J 表示，可表明氢核与氢核之间的耦合关系；③吸收峰的面积，在 ^1H-NMR 谱中，各吸收峰的面积与引起该吸收的氢质子数目成正比。分析图谱时，通过比较吸收峰的面积，就能判断各种类型氢质子的相对数目。当化合物的分子式已知时，就可以求出每个吸收峰所代表的氢质子的绝对个数。

1. 化学位移（chemical shift，δ）　同一种类的核因在分子中所处的化学环境不同，而在不同的共振磁场下显示吸收峰的现象称作化学位移。化学位移的产生缘于核外电子的屏蔽效应。

（1）屏蔽效应：在外磁场 B_0 中，不同的氢核所感受到 B_0 是不同的，这是因为氢核外围的电子在与外磁场垂直的平面上绕核旋转的同时产生一个与外磁场相对抗的感应磁场。感应磁场对外加磁场的抵消作用称为电子的屏蔽效应，其导致了化学位移的产生。屏蔽效应的大小与核外电子云的密度有关。核外电子云密度越大，屏蔽效应就越大，反之就越弱。

（2）表示方法：不同化学环境的核，其屏蔽效应差别很小（仅为百万分之十左右），要精确测定其绝对值比较困难。并且屏蔽作用引起的化学位移的大小与外磁场强度成正比，在磁场强度不同的仪器中测得的共振频率数值也不同。因此，通常采用某种标准物作为参照，用被测物核与标准物核共振频率的相对差值来表示化学位移，符号为 δ。

$$\delta(\text{ppm}) = \frac{\nu_{\text{试样}} - \nu_{\text{标准}}}{\nu_{\text{标准}}} \times 10^6 = \frac{\Delta\nu}{\nu_{\text{标准}}} \times 10^6$$

式中，$\nu_{\text{试样}}$ 和 $\nu_{\text{标准}}$ 分别为被测试样及标准品的共振频率，乘以 10^6 是为了使数值便于读写，由于数值上扩大了一百万倍，过去曾用 ppm（百万分之一）做单位，现在已经基本不用，只保留数值。

化学位移的标准物一般为四甲基硅烷（TMS），将 TMS 作内标，直接加到待测样品溶液中。TMS 化学性质稳定，一般不与待测样品反应，能与大多数有机溶剂混溶，沸点 27℃，易于从测试样品中分离出，TMS 有 12 个化学环境相同的氢，在 NMR 中给出尖锐的单峰易辨认。TMS 中氢核的电子屏蔽作用较大，对一般化合物的吸收不产生干扰。规定 TMS 的 δ 为 0，TMS 左侧 δ 为正，右侧 δ 为负。在核磁共振图谱中，左侧称为低场，右侧为高场。

（3）影响化学位移的因素：化学位移是由核外围电子对核的屏蔽作用而引起的，凡是能使核外围电子云密度改变的因素都将影响化学位移。假如结构上的变化或化学环境的影响使核外层电子云密度降低，将使峰的位置移向低场，化学位移值增大，把这种效应称为去屏蔽作用。反之，若某种影响使氢核外层电子云密度升高，将使峰的位置移向高场，化学位移值减小，称为屏蔽作用。影响 ^{1}H-NMR 谱化学位移的主要因素有诱导效应和共轭效应、各向异性效应、氢键的影响及溶剂效应等。

1）诱导效应：化合物分子中含有强电负性的原子或基团，由于其诱导（吸电子）作用，使与其连接或邻近的氢核周围电子云密度降低，屏蔽效应减弱，δ 变大。相连原子或基团电负性越大，电子云密度降低，屏蔽作用越小，向低场移动。但诱导效应是通过成键电子传递的，随着与电负性取代基距离的增大，诱导效应的影响逐渐减弱，通常相隔 3 个以上碳的影响较小甚至可以忽略不计。

2）共轭效应：在具有双键或共轭双键的分子体系中，由于 π 电子的转移导致某基团电子密度和屏蔽效应的改变。共轭效应有两种类型：π-π 和 p-π 共轭，值得注意的是这两种效应电子转移方向是相反的，如

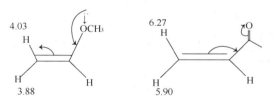

3）各向异性效应：分子中氢核与某一基团的空间关系会影响其化学位移值，这种影响称各向异性。其原因是分子中成键电子云分布不均匀所致。圆球形电子云均匀分布，称磁各向同性，而 π 键等的电子云则分布不均匀，称磁的各向异性。π 键的环电子云产生一个与外加磁场相反的感应磁场，对邻近质子会附加一个各向异性的磁场，即这个附加磁场在某些区域与外磁场 B_0 的方向相反，使外磁场强度减弱，起屏蔽作用，而在另外一些区域与外磁场 B_0 方向相同，对外磁场起增强作用，产生去屏蔽的作用，见图 5-13。

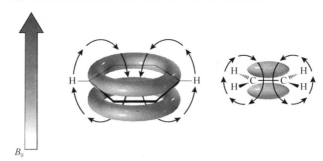

图 5-13　各向异性效应示意图

通常产生屏蔽作用的区域用"+"表示，该处氢向高场位移。产生去屏蔽作用的区域用"–"表示，该处氢向低场位移。常见化学键的各向异性效应区域如下所示（图 5-14）。

单键：碳-碳单键的 σ 电子产生的各向异性较小。随着—CH_3 中氢被碳取代，去屏蔽效应增大。所以—CH_3，—CH_2—，—CH—中质子的 δ 依次增大。

双键：π 电子云分布于成键平面的上、下方，平面内为去屏蔽区。与烯碳相连的氢位于成键的平面内（处于去屏蔽区），δ 处于较低场，如乙烯为 5.25。

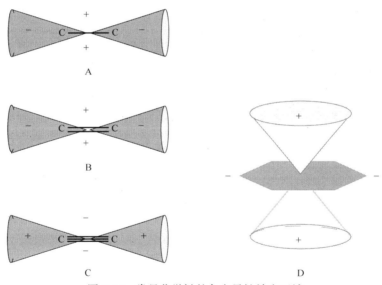

图 5-14　常见化学键的各向异性效应区域
A. 单键；B. 双键；C. 叁键；D. 芳环体系

叁键：π 电子云以圆柱形分布，构成筒状电子云绕碳-碳键而成环流。产生的感生磁场沿键轴方向为屏蔽区，炔氢正好位于屏蔽区。δ 处于较低场，如乙炔为 1.80。

芳环体系：随着共轭体系的增大，环电流效应增强，即环平面上、下的屏蔽效应增强，环平面上的去屏蔽效应也增强。苯环上氢较烯氢位于更低场（δ 为 7.27）。

4）氢键：分子形成氢键时，降低电子云密度而去屏蔽，氢键中质子的共振信号明显地移向低场。形成氢键的趋势越大，δ 越变大。

5）溶剂效应：一般化合物在 $CDCl_3$ 中测得的 NMR 谱重复性较好，在其他溶剂中测试，δ 会稍有所改变，有时改变较大。这是溶剂与溶质间相互作用的结果。这种作用称溶剂效应。一般芳香溶剂诱导向高场移动，而棒状溶剂（如乙腈、CS_2）诱导低场移动。

（4）各种类型的氢核的化学位移范围，见图 5-15。

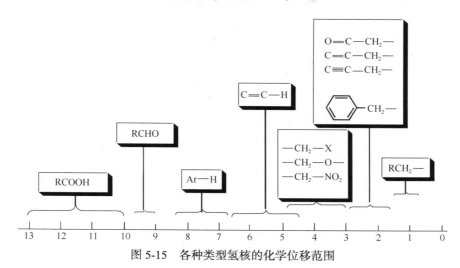

图 5-15　各种类型氢核的化学位移范围

2. 自旋耦合与耦合常数　在讨论化学位移时，仅仅考虑了磁性核的电子环境，而忽略了同一分子中磁性核间的相互作用。实际上，这种作用是不可忽略的，它虽不影响化学位移，但对图谱的峰形有重要的影响。例如，乙醇分子在 NMR 仪上测量，可以观察到 $-CH_3$ 的信号分裂为三重峰，$-CH_2-$ 的信号裂分为四重峰。谱峰发生分裂的现象是由于分子内部邻近氢核自旋的相互干扰引起的。这种核与核之间的相互作用称为自旋耦合。自旋耦合引起的谱线增多称为自旋分裂，分裂的峰之间的距离称为耦合常数，用 J 表示，单位 Hz。J 的大小表明自旋核之间耦合程度的强弱，是化合物分子结构的一种属性，不因外磁场的变化而变化，受外界条件（如温度、浓度及溶剂等）的影响也比较小。磁性核的自旋耦合作用是通过成键电子传递的，所以磁性核之间的距离越大，耦合的程度越弱，通常只考虑相隔两个或三个键的核间的耦合，其耦合常数可分别用 ^2J、^3J 等来表示。一般相隔 4 个单键的氢核，耦合就基本消失（J 较小或接近 0）。一般氢谱中 J 不超过 20Hz。

（1）裂分规律：当某基团的氢核与 n 个相邻的全同氢核耦合时，其共振吸收峰被裂分成 $n+1$ 个，而与该基团本身的氢核个数无关，这就是 $n+1$ 规律。如 $n=0$ 时为单峰（用 s 表示）；$n=1$ 时为双重峰（用 d 表示）；$n=2$ 时为三重峰（用 t 表示）等，当峰的数量较多且复杂的多重峰时，可用 m 表示。裂分后各峰强度（峰高）之比符合二项式 $(X+1)^n$ 展开式的各项系数之比，如 $n=2$ 时，其三重峰的峰强度之比为 1：2：1。

一般来说，按照 $n+1$ 规律裂分的图谱称为一级图谱。而那些裂分比较复杂，不符合 $n+1$ 裂分规律、裂分峰强度也不符合 $(X+1)^n$ 展开式的各项系数之比的图谱称为二级图谱或高级图谱。

（2）核的等价性质：$n+1$ 规律中的 n 个相邻氢应是完全相同的氢核，称为磁等价氢，因此，在分析解析核共振谱时，必须了解核的等价性。核的等价性有以下两种。

1）化学等价：又称化学位移等价。如果分子中一组核其化学环境相同，则称它们是化学等价的核。化学等价的核具有相同的化学位移值。化学等价通过对称性操作可以来判断原子或基团的化学等价性。如果通过对称操作或快速机制，一些核可以互换，则这些核就是化学等价的核。

2）磁等价：分子中的一组氢核，其化学环境相同，化学位移相同，且对组外任何一个原子的耦合作用强度相同（J 相等）。这组氢核就被称为磁等价的核。磁等价的核一定是化学等价的核，而化学等价的核不一定是磁等价的核，如

$$H_2-\overset{\overset{\displaystyle H_3}{|}}{\underset{\underset{\displaystyle H_1}{|}}{C}}-\overset{\overset{\displaystyle H_5}{|}}{\underset{\underset{\displaystyle H_4}{|}}{C}}-Cl$$

H_1、H_2、H_3 和 H_4、H_5 分别是两组化学等价的核，也是磁等价的核。

$$\underset{H_2}{\overset{H_1}{}}C=C\underset{F_2}{\overset{F_1}{}}$$

H_1、H_2 的化学环境一样，但 $J_{H_1F_1} \neq J_{H_2F_1}$，$J_{H_1F_2} \neq J_{H_2F_2}$，所以 H_1、H_2 是化学等价，而不是磁等价。

$$\begin{array}{c} NO_2 \\ H_1 \diagdown \diagup H_2 \\ | \quad | \\ H_3 \diagup \diagdown H_4 \\ OCH_3 \end{array}$$

H_1、H_2 及 H_3、H_4 分别是化学等价，而不是磁等价。

通常与不对称中心相连或固定在环上—CH_2—是磁不等价。有时单键具有双键性时，会产生不等价核。

（3）耦合类型：耦合的强弱与耦合核间的距离有关，根据耦合核之间相距的键数分为同碳（偕碳）耦合、邻碳耦合和远程耦合 3 类。

1）同碳耦合：分子中同一个 C 上氢核的耦合为同碳耦合，用 ^2J 表示。同碳耦合常数变化范围非常大，其值与结构密切相关。

2）邻碳耦合：相邻两个碳原子上的氢核之间的耦合作用称为邻碳耦合，用 ^3J 表示。邻碳耦合是通过三个单键进行的，耦合常数大约范围为 0～16Hz。^3J 与邻碳上两个氢核所处平面的夹角 φ 有关，称为 Karplus 曲线，如图 5-16 所示。

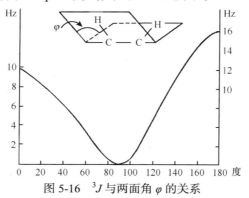

图 5-16　^3J 与两面角 φ 的关系

由图 5-16 可见，φ 为 0° 和 180° 时 ^3J 较大，特别是在 180° 时邻碳耦合值最大。而当 φ 为 90° 时 ^3J 的数值最小。邻碳耦合在在结构分析上十分有用，是进行立体化学研究最有效的信息之一。

3）远程耦合：相隔四个或以上键的质子耦合，称为远程耦合。远程耦合常数较小，一般小于 1Hz，通常观察不到，若中间插有 π 键，或在一些具有特殊空间结构的分子中才能观察到。

根据耦合常数的大小，可以判断相互耦合的氢核之间化学键的连接关系，帮助推断化合物的结构。

（4）自旋系统：分子中相互自旋耦合作用的很多核构成一个自旋系统。该系统内的核相互耦合而不与系统外的任何核相互耦合，即自旋系统是孤立的。如 CH_3CH_2—O—$CH(CH_3)_2$ 中，CH_3CH_2—构成一个自旋系统，—$CH(CH_3)_2$ 构成另一个自旋系统。

在一个自旋系统内，自旋干扰作用的强弱与相互耦合的氢核之间的化学位移差距有关。当一些核的 $\Delta v/J < 6$ 时，即它们之间的化学位移差小于或近似于它们之间的耦合常数时，谓之高级耦合（图谱称高级图谱），则这些化学位移近似的核分别以 A、B、C 等相近字母表示，每种核包含 n 个磁等价的核，则在其字母加下标 n。当 $\Delta v/J > 6$ 时，谓之低级耦合（图谱称一级图谱），则 A、M、X 等相距较远的字母表示。当一组核中，若化学位移等价而磁不等价，则用同一字母表示，但在右上角加撇，如 AA′。常见的自旋系统如 AX、AB、AMX、AA′BB′等。

以上为一般 ^1H-NMR 测定所能提供的主要信息。此外，还有其他许多特殊的测定方法。如根据核的 Overhauser 效应（nuclear Overhauser effect，NOE）测定 NOE 谱，确定 ^1H 核之间的空间距离，以解决某些立体化学问题；加 D_2O，利用重氢交换来判断分子中有无活泼氢的信号；改变测试溶剂以测定溶剂位移；改变测试温度以判断有无氢键缔合或相对构型、构象的变化等。这些对确定化合物的结构具有重要的意义，可参阅有关专著作进一步了解。

3. ^1H-NMR 谱的解析　^1H-NMR 谱图中给出的主要信息有如下几方面。

（1）峰的组数：提供化合物中有几种类型磁核，即有几种不同化学环境的氢核，一般表明有几种带氢基团。

（2）每组峰的面积比（相对强度）：提供各类型氢核（各基团）的数量比。

（3）峰的化学位移（δ）：提供每类质子所处的化学环境信息，用来判断其在化合物中的位置。

（4）峰的裂分数：判断相邻碳原子上的氢核数。

（5）耦合常数（J）：用来确定化合物构型。

4. 氢谱解析一般步骤及注意事项

（1）识别溶剂峰：在使用氘代溶剂时，由于有少量非氘代溶剂存在，会在谱图上出现 ^1H 的小峰，需在解析之前予以识别。常用溶剂的溶剂峰见表 5-10。

表 5-10　^1H-NMR 谱常用溶剂的溶剂峰

溶剂	化学位移（δ）	峰裂分数
$CDCl_3$	7.28	单峰
$(CD_3)_2CO$	2.05	五重峰
C_6D_6	7.20	多重峰

溶剂	化学位移（δ）	峰裂分数
D_2O	～5.30	单峰
$(CD_3)_2SO$	2.5	五重峰
CD_3OD	3.3	五重峰

（2）剔除杂质峰和旋转边峰：一般来说，某峰不够一个氢，就可认为它是杂质峰。当然，有时杂质峰可能相当大。旋转边峰是由于测定时样品管需要吹风推动它旋转，此时就相当于一个信号输入，在主峰的左右产生对称的一对小峰。改变转速，旋转边峰与主峰的距离也随着改变。

（3）按积分曲线或峰面积积分值计算出每组峰的氢原子的个数。

（4）基团和结构片断的解析：分析 ^{1}H NMR 谱各组峰的 δ 范围、质子数目及峰形，识别特征基团的吸收峰，判断可能的自旋系统。通过相互耦合的峰信号，了解各组质子之间的连接关系，推测此结构片断或整个结构。

（5）对于一些复杂结构的化合物，还需配合其他图谱和技术进行确定。

（6）若有活泼氢，可以加入重水交换，活泼氢由于与重氢交换而消失，与原图比较即可确定该峰为活泼氢的峰。

（7）若图谱复杂，可以应用简化图谱的技术。

（8）将推定的结构与谱图对照检查，看是否符合。已知物可以对照标准谱图来确定。

5. 图谱的简化

（1）加大磁场强度：复杂的图谱往往可以通过应用更高磁场强度的仪器测定而得到较为简单清晰的图谱，便于结构的解析。一个化合物各组氢的 δ 和 J 是不随仪器变化的。但是各种仪器因磁场强度不同，每个化学位移单位所含的 Hz 数也不同。如 100MHz 仪器每个化学位移单位为 100Hz，600MHz 的仪器则每个化学位移单位为 600Hz。磁场强度高的仪器，每一个化学位移单位内的距离就大，这样，用高磁场强度的仪器测定时，谱图中各峰之间距离拉开了，许多高级图谱往往成为一级图谱而便于解析。

（2）双照射技术：是一种自旋去耦法，测定时采用两个射频场，用一个射频场 W_2 来干扰核的自旋体系，用另一个射频场 W_1 来扫描观察图谱。用双照射技术可以准确确定某组多重峰的化学位移，确定核群之间的耦合关系。当化学位移不同的 H_a 和 H_b 有耦合时，因为 H_b 有两种自旋取向，使 H_a 发生耦合裂分。若当用 W_1 射频扫描时，同时用第二个射频 W_2 照射 H_b 使之达到自旋饱和，H_b 核高速往返在两种自旋状态之间，此时 H_b 对 H_a 不再有两种不同的影响，使 H_a 的双峰变成了单峰。当然若 H_a 与分子内别的质子还有耦合，则不是变成单峰，而是一组简化了的多重峰。

（3）NOE 法：在核磁共振中，饱和某一自旋核，则与其相近的另一核的共振信号强度也加强（该两核之间不一定存在相互耦合的作用），这种现象称为核 Overhauser 效应。NOE 的大小可用百分率来表示，即照射后峰面积的增加百分率。NOE 主要用来确定两个核在分子立体空间结构中是否距离接近（一般质子之间的空间距离＜5Å 才能观测到）。NOE 值的大小与核间距离的 6 次方成反比。若两个核存在 NOE，则表示两者接近，NOE 值越大，则两者在空间的距离越近。因此，NOE 不仅可以确定两个核之间的距离关系，也是分子中基团的位置、立体构型和优势构象研究的重要手段。常用于研究分子的立体化学问题。

（四）核磁共振碳谱

中药化学成分大多属于有机化合物，其基本骨架组成元素是碳，直接测定碳的 NMR 信号对于解析结构具有十分重要的意义。核磁共振碳谱全称 ^{13}C 核磁共振波谱法（carbon-13 nuclear magnetic resonance spectroscopy；^{13}C-NMR），简称碳谱。碳谱的原理与氢谱相同，但图谱又有许多特点。

1. ^{13}C-NMR 谱特点

（1）化学位移范围宽：碳谱的化学位移范围为 0～250，约是 ^{1}H-NMR 的 20 余倍。由于化学位移范围较宽，峰重叠少，分辨率更高。故对化学环境有微小差异的核也能区别，这对鉴定分子结构更为有利。

（2）信号强度低：由于 ^{13}C 的天然丰度很低（仅为 1.1%），且 ^{13}C 磁旋比约为 ^{1}H 磁旋比的 1/4，所以 ^{13}C 的 NMR 信号很弱，灵敏度低，大约是 ^{1}H 信号的 1/6000。因此，在测定过程中需要比较大的试样量，并进行长时间的累加才能得到一张信噪比较好的图谱，只能采用脉冲 Fourier 变换核磁共振仪测定。

（3）耦合常数大：由于 ^{13}C 天然丰度小，与它直接相连的碳原子也是 ^{13}C 的概率很小，故在碳谱中一般不考虑天然丰度化合物中的 ^{13}C-^{13}C 耦合，而碳原子常与氢原子连接，它们可以互相耦合，这种 ^{13}C-^{1}H 一键耦合常数的数值很大，一般在 125～250 Hz。

（4）弛豫时间长：^{13}C 的弛豫时间比 ^{1}H 慢得多，有的化合物中的一些碳原子的弛豫时间长达几分钟，这使得测定 T_1、T_2 等比较方便。另外，不同种类的碳原子弛豫时间也相差较大，这样，可以通过测定弛豫时间来得到更多的结构信息。

（5）图谱简单：虽然碳谱中耦合关系复杂，但是通常测定的图谱都是氢核去耦谱，图谱简洁明了。常见的去耦方法有质子带宽去耦、偏共振去耦、质子选择性去耦、门控去耦及反门控去耦等。由于 NOE 效应等原因，碳谱的峰面积与碳数不成正比。因此，^{13}C-NMR 谱的主要参数是化学位移 δ_C。有时为了某种特殊需要，也可测定偶合常数 J、弛豫时间 T_1。

2. 碳谱的主要参数

化学位移 δ_C。^{13}C 的化学位移与 ^{1}H 的化学位移的定义和表示方法是一致的，直接反映了碳核受到屏蔽作用的强度。不同化学环境中碳原子的化学位移从高场到低场的顺序与和它们相连的氢核的化学位移有一定的对应性，但并不完全相同。影响碳谱化学位移的因素主要有杂化效应、碳核周围电子云密度、磁各向异性等。

（1）碳原子的轨道杂化状态：碳原子杂化态的屏蔽作用顺序为 $\sigma_{sp^3} > \sigma_{sp} > \sigma_{sp^2}$。因此，一般情况下，$sp^3$ 杂化碳的 δ_C 为 0～60；sp^2 杂化碳的 δ_C 为 100～220；sp 杂化碳的 δ_C 为 60～90。

（2）碳核周围电子云密度：核外电子云密度增加，屏蔽效应增强，δ_C 移向高场。常见有机化合物碳谱的化学位移可以分成如下 5 个区域（表 5-11）。

表 5-11　碳谱化学位移的 5 个区域

区域	化学位移范围	结构
脂碳区	0～50	分子中有长脂链结构，则常出现在 30 左右
取代脂碳区	40～80	与 O 相连 60～80；与 N、S 相连则偏于高场
炔碳区	60～90	一般为季碳，峰弱
烯碳区	100～150	当芳核上连有—OR、—N< 等基团时可超过 150
羰基区	150～220	脂肪酮在最低场，酸、酯、酰胺在高场侧

3. 主要的碳谱类型 碳谱有不去耦谱、噪声去耦谱（ proton noise decoupling spectrum ）、偏共振去耦谱、选择去耦谱、INEPT 谱、DEPT 谱等类型，目前常用的主要是噪音去耦谱和 DEPT 谱。

（1）噪声去耦谱也称全氢去耦谱（proton complete decoupling，COM）或宽带去耦谱（ broad band decoupling，BBD ）。其方法是采用宽频的电磁波照射所有氢核使其饱和后测定 ^{13}C-NMR 谱。这时，氢核的耦合作用全部消除，所有的 ^{13}C 信号在图谱上以单峰出现，对于判断 ^{13}C 信号的化学位移十分方便，如图 5-17 所示。因照射氢核后产生的 NOE 效应，连有氢的 ^{13}C 信号强度将会增加，季碳因不连有氢，将表现为较弱的小峰，因此峰的高低不与碳的数目成比例。

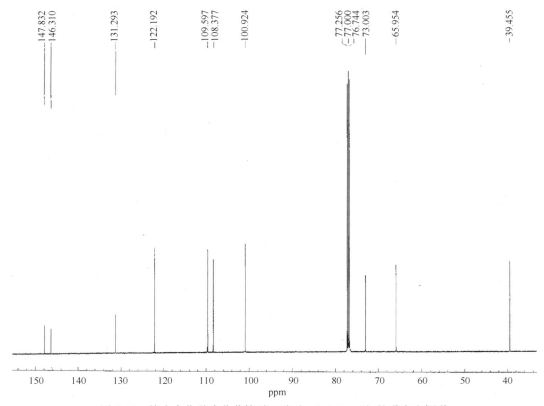

图 5-17　樟木中化学成分黄樟醚二醇（safrol glycol）的噪声去耦谱

（2）DEPT 谱：解析碳谱时，应尽量确定碳原子的级数，即确定是伯、仲、叔、季哪种碳原子，亦即确定碳原子上相连氢原子的数目，这对于鉴定化合物结构十分重要。DEPT 法是识别不同类型碳的最普通、最常用的方法。

DEPT（distortionless enhancement of polarization transfer）谱即无畸变极化转移增益实验，就是采用两种特殊的脉冲序列作用于 ^{1}H 和 ^{13}C，将灵敏度高的 ^{1}H 核磁化转移至灵敏度低的 ^{13}C 核上，从而提高 ^{13}C 的观测灵敏度。同时利用异核间耦合对 ^{13}C 信号进行调制的方法确定碳原子的级数。DEPT 方法中，采用改变对 ^{1}H 核的脉冲序列中最后一个脉冲宽度（θ），使其设定分别为 45°、90°、135°。

当脉冲宽度为 45° 时，—CH$_3$、—CH$_2$、—CH 都出峰，且都是呈向上的峰。

当脉冲宽度为 90° 时，仅—CH 出峰，且呈向上的峰。

当脉冲宽度为 135° 时，—CH₃、—CH 都出向上的峰，而—CH₂ 出向下的峰。

以上 3 种情况所测得的图谱分别称为 DEPT-45 谱、DEPT-90 谱、DEPT-135 谱，如图 5-18 所示。通常只需测定后两种图谱便很容易辨认碳的级数。另外，DEPT 谱中季碳不出信号，将 DEPT 谱与 COM 谱对照比较即可确认季碳信号。

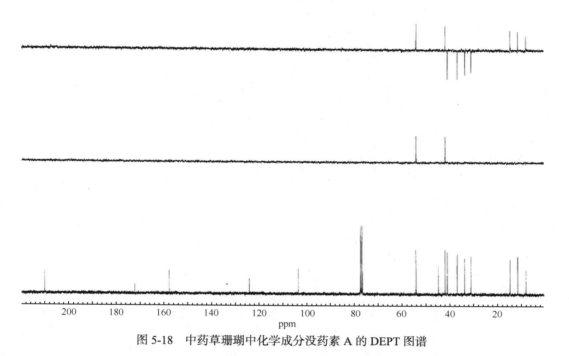

图 5-18 中药草珊瑚中化学成分没药素 A 的 DEPT 图谱

4. 碳谱的一般解析程序 在解析碳谱时，特别是解析未知物的碳谱时，应该尽可能地利用其他光谱数据和化学反应方面的结构信息，进行综合分析。一般的解析步骤和要点如下。

（1）识别溶剂峰、区别杂质峰，排除其干扰。

（2）判断分子中是否有对称结构，如谱峰的数目少于分子式中碳原子的数目，可能有对称结构存在。

（3）由各峰的 δ_C 分析属于 sp^3、sp^2、sp 哪种杂化的碳，此判断应与不饱和度相符。若苯环碳或烯碳低场位移较大，说明该碳与电负性大的氧或氮原子相连。由羰基的 δ_C 判断为醛、酮类羰基还是酸、酯、酰类羰基。

（4）由 DEPT 谱分析识别伯、仲、叔、季碳，结合 δ_C，推导出可能的基团及与其相连的可能基团。若与碳直接相连的氢原子数目之和与分子中氢数目相吻合，则化合物不含—OH、—COOH、—NH₂、—NH— 等活泼氢。若推断的氢原子数目之和小于分子中的氢原子，则可能有上述基团存在。在 sp^2 杂化碳的共振吸收峰区，由苯环碳吸收峰的数目和季碳数目，判断苯环的取代情况。

（5）综合以上分析，决定结构单元。连接结构单元，组成若干可能结构。

（6）化合物结构复杂时，通过化学反应或其他谱的配合解析。先确定结构母核，再选用该结构母核的文献值与测定值进行比较，可了解母核上结构变化和取代基取代情况，进而推断出整个分子的结构。

（7）对于推断出的结构进行必要的验证。

（五）二维核磁共振谱

二维核磁共振谱（two-dimensional NMR spectroscopy，2D-NMR）的出现和发展，是核磁共振波谱学的最重要的里程碑。它采用各种脉冲序列在两个独立的时间域进行两次Fourier变换得到两个独立的垂直频率坐标系的谱图，即 2D-NMR 谱图。图谱的表现形式主要有堆积图和等高线图，现在一般都采用等高线图。2D-NMR 图谱更加直观清晰，大大提高分辨率，便于检出和确认共振信号之间的自旋相互作用关系，清楚准确地反映出各种复杂分子结构中各种原子之间的链接、耦合及空间信息。因此，在中药化学成分的结构研究中十分有用。

1. 常用 2D-NMR 谱　主要有 3 类谱图：J 分解谱（J resolved spectroscopy）、化学位移相关谱（chemical shift correlation spectroscopy）及多量子跃迁谱，其中应用最广的是化学位移相关谱。下面介绍常用的二维核磁共振谱。

（1）氢-氢化学位移相关谱（^{1}H-^{1}H correlation spectroscopy，^{1}H-^{1}H COSY）：是同一自旋耦合系统中质子之间的耦合相关图谱，可以确定质子的 δ 及质子之间的耦合关系和连接顺序，是最常用的二维核磁共振谱。

^{1}H-^{1}H COSY 图谱上的横轴和纵轴均设定成为氢的化学位移，且通常画有一维图谱，如图 5-19 为一个 AMX 自旋系统的 ^{1}H-^{1}H COSY 谱示例。图中有两类峰信号。

对角峰：出现在对角线上的信号峰。如图中位置为（δ_A，δ_A）、（δ_M，δ_M）和（δ_X，δ_X）的峰。对角峰相当于横轴或纵轴上一维图谱信号在对角线上的投影，不提供耦合相关关系。

相关峰：在对角线两侧对称出现的信号峰。如图中位置为（δ_A，δ_X）、（δ_A，δ_M）和（δ_M，δ_X）的峰，对角线另一侧还有相等数量的峰。相关峰是横轴与纵轴的不同信号之间的耦合信息，反映了具有相同耦合常数的不同核的耦合关系。

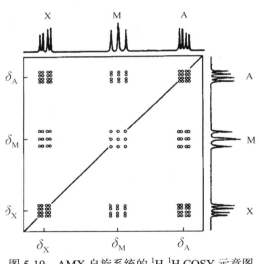

图 5-19　AMX 自旋系统的 ^{1}H-^{1}H COSY 示意图

相关峰的耦合关系的查找方法可由相关峰信号出发画垂直线和水平线来实现。从任意相关峰作为出发点，通过它分别作一条垂线和一条水平线，便会分别与横轴上和纵轴上一维图谱上某信号峰相交，则两轴上的两个信号即为相互耦合的两个（组）氢核。因此，通过 ^{1}H-^{1}H COSY 谱中任意一个相关峰，可以确定两个（组）质子之间的耦合关系。两个质子之间的耦合常数越大，相关峰越强，两个质子之间的耦合常数越小，相关峰越弱。^{1}H-^{1}H COSY 谱一般反映的是 ^3J 的耦合信息，如果远程耦合常数数值不小，也可出现相关峰，而如果 ^3J 数值小时，相关峰很弱甚至消失。

通过 ^{1}H-^{1}H COSY 谱相关峰的解析，通过两个（组）质子之间的耦合关系，推测出各质子之间的连接信息，正确归属各个氢信号，最后确定化合物的结构。一般来说，在解析 ^1H-^1H COSY 谱时，应首先选择一个容易识别，有确切归属的质子，以该质子为起点，通过确定各个质子间的耦合关系，指定分子中全部或大部分质子的归属，这就是通常所说的"从头开始"法。与一维氢谱中单纯根据裂分情况及耦合常数大小确定耦合相关的方法比较，^1H-^1H COSY 谱通过相关峰的追踪，所得结果更直接、更可靠，在信号重叠严重时，其效果尤为突出。

另外，与 ^1H-^1H COSY 谱类似的还有 ^1H-^1H COSY45° 谱和 DQF-COSY 谱（double quantum filter correlation spectroscopy，双量子滤波相关谱），它们提供的信息与 ^1H-^1H COSY 谱完全一致，但 ^1H-^1H COSY45° 谱中对角峰沿对角线变窄，减少了对对角线邻近的相关峰的干扰，且相关峰的多重谱线不再是矩形点阵，而呈现出一定的倾斜角度，此倾斜角度可用于识别相关峰耦合常数的正、负号，因此可区别同碳耦合（^2J 为负）和邻碳耦合（^3J 为正）；DQF-COSY 谱的优点是抑制了强峰（如角甲基、乙酰基、甲氧基等信号）和溶剂峰，使较弱的相关峰表现出来，而且对角峰和相关峰均为吸收型，分辨率较高。

（2）总相关谱（total correlation spectroscopy，TOCSY）：同类谱为 HOHAHA 谱（homonuclear Hartman-Harn spectroscopy），是一种旋转坐标系自旋锁定实验。通过发生标量耦合的磁化转移，导致了自旋系统的质子间全部相关，可以提供自旋系统中耦合关联信息。在 TOCSY 谱中，同一个自旋系统的质子间都会出现一组相关峰。所谓同一个质子自旋系统，是指不被季碳或杂原子分隔开来的结构片断。在这个结构片断中，相邻氢质子间都具有耦合关系。TOCSY 谱中使每一个自旋系统的质子间出现一组相关峰，从而可以明确区别该自旋系统的质子与分子中其他自旋系统的质子信号，并确切归属该自旋系统内的各个质子信号。TOCSY 与 ^1H-^1H COSY 的区别如图 5-20 所示（该图为示意图，为了比较方便，对角线上半部分为 ^1H-^1H COSY 谱，对角线上半部分为 TOCSY 谱），对于 AMX 自旋系统，^1H-^1H COSY 只显示 A-M 和 M-X 的相关峰信号，而 TOCSY 除了显示 A-M、M-X 相关峰，还显示 A-X 的相关峰信号，这对于分子中含有多个质子自旋系统的化合物，分辨和确定每个自旋系统的质子信号，进而

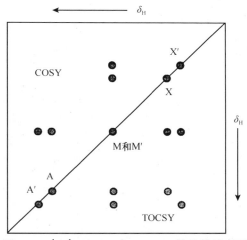

图 5-20　^1H-^1H COSY 与 TOCSY 的比较示意图

推测出整个分子结构非常重要。在中药化学成分中常见的皂苷、环肽等类型化合物的结构研究中，具有非常重要的作用。

（3）^{13}C-^1H COSY 谱（图 5-21）：是异核相关谱中较重要的一种，其两轴分别为 ^{13}C 及 ^1H 的化学位移，可以判断 ^{13}C-^1H 之间的耦合相关，相当于一维谱中通过选择性照射各个氢核而测定的一系列去耦谱的异核去耦实验，即选择氢核去耦谱（selective proton decoupling spectrum，SEL）。

在通常的 ^{13}C-^1H COSY 谱中，因为事先做了特殊设定，观察到的将只是 $^1J_{CH}$ 范围的耦合影响，相关峰只出现在 ^{13}C 化学位移信号及与该碳原子直接相连 ^1H 的化学位移信号的交叉处。解析方法与 ^1H-^1HCOSY 谱相同。当知道 ^1H（或 ^{13}C）的信号归属时，通过相关

峰的追踪，可以确定其对应的 ^{13}C（或 ^1H）核的信号归属。一般来说，多在 ^1H-^1HCOSY 谱搞清 ^1H 的信号归属的基础上，再通过 ^{13}C-^1H COSY 谱解决 ^{13}C 的信号归属。当然，对于复杂化合物来说，应在测定之前，先用 DEPT 法确定各个 ^{13}C 的氢数目，然后进行 ^{13}C 的信号归属。季碳信号因不连接氢，故不出现相关峰。

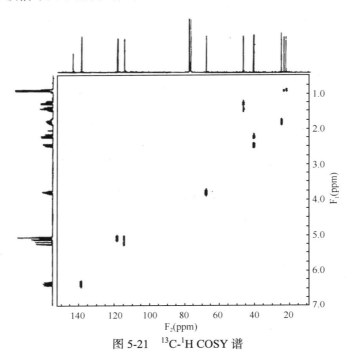

图 5-21 ^{13}C-^1H COSY 谱

（4）异核多量子相干谱（HMQC）和异核单量子相关谱（heteronuclear single quantum coherence，HSQC）：在 ^{13}C-^1H COSY 谱中，^{13}C-^1H 间耦合相关信号是通过测定灵敏度低的 ^{13}C 信号来检测的，因此，测定所需样品量较大，时间也较长。对相对分子质量大的化合物，当样品量有限时，这种缺点尤为突出。为此，开发出 HMQC 克服了上述缺点。HMQC 是通过多量子相干间接检测低磁旋比核 ^{13}C 的新技术，通过脉冲技术将 ^1H 信号的振幅及位相分别用 ^{13}C 化学位移及 ^1H 间的同核标量 J 耦合信息调制，并用经直接检测调制后的 ^1H 信号来获得有关 ^{13}C-^1H 间的标量耦合相关二维核磁共振谱信号，从而使测定灵敏度大为提高。HMQC 实验所测得的图谱及提供的信息与 ^{13}C-^1H COSY 完全相同，即 HMQC 谱只给出直接相连的 ^{13}C-^1H 间的相关信号，但 HMQC 比 ^{13}C-^1H COSY 提高测定灵敏度约 16 倍。

近年来，常用 HSQC 来代替 HMQC，进一步提高测定灵敏度。HMQC 和 HSQC 的图谱相同，但 HSQC 由于测试要求的样品量更少，特别适用于中药化学成分的结构测定，是目前获得碳氢直接连接信息最主要的手段。

（5）异核多键相关（heteronuclear multiple-bond connectivity，HMBC）：与 HMQC 一样，也是通过检测调制后的 ^1H 信号来获得有关 ^{13}C-^1H 间的耦合相关信号。但 HMBC 实验主要检测 ^{13}C-^1H 间远程耦合（$^2J_{CH}$、$^3J_{CH}$）的相关信号（图 5-22），实际上间接提供了碳碳之间的连接信息。尤其重要的是 HMBC 谱提供有关季碳的结构信息及因杂原子存在而被切断的 ^1H 耦合系统之间的结构连接信息。对于脂肪族质子和碳的相关，一般二键相关峰的强度要高于叁键相关峰；对于芳香族质子和碳的相关，通常叁键相关峰的强度要高于二键相关峰；在共扼体系中，有时还能看到四键或五键的相关峰，这与实验参数的设置有关。由于技术上的原因，尚不能完全去掉直接相连的碳氢之间的耦合，在图谱中，即使有直接相连的 ^{13}C-^{1}H 间残留的相关信号，其强度也大为减弱，并以 ^{1}H 信号为中心裂分为两个峰而易于鉴别。

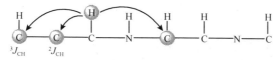

图 5-22　HMBC 谱的相关示意图

（6）NOESY（nuclear overhauser enhancement and exchange spectroscopy）和 ROESY 谱：NOESY 谱是一种同核相关的 2D-NMR 技术，也是为在二维谱上观察 NOE 效应而开发出来的一种新技术。在 NOESY 谱中，分子中所有在空间上相互靠近的质子间的 NOE 效应同时作为相关峰出现在图谱上，如图 5-23 所示，β-紫罗兰酮结构中的 C_{11} 上的 H 与 C_9 上的 H 空间距离约为 2.5Å，NOESY 谱中显示相关峰；与 C_8 上的 H 空间距离约为 3.8Å，也显示相关峰；与 C_7 上的 H 空间距离约为 4.7Å，不显示相关峰。借此我们可以通过观察分子中质子间相关峰信号，确定它们之间在空间的相互关系，推定分子的结构，十分有利于解析分子立体结构。

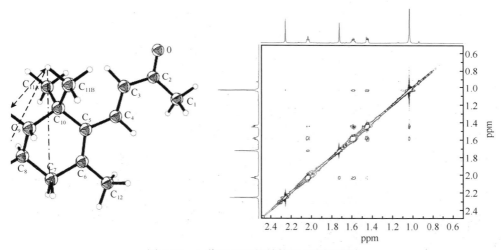

图 5-23　β-紫罗兰酮的结构和 NOESY 谱

ROESY 谱（rotating frame overhauser enhancement spectroscopy）称为旋转坐标系中的 NOESY 谱。由于 NOESY 谱对于中等大小的分子（相对分子质量 1000~3000），有时 NOE 的增益为零，从 NOESY 谱上得不到相关的信息。而 ROESY 谱则可以有效地克服上述 NOESY 谱的不足，是解决中等大小化合物立体结构的一种理想 2D-NMR 技术。ROESY 谱提供的结构信息和解析方法与 NOESY 谱一致。

（7）2D-INADEQUATE（incredible natural abundance double quantum transfer experiment）技术：是利用双量子跃迁现象，直接测定自然丰度条件下 ^{13}C-^{13}C 耦合的方法。在化合物的结构解析中，若能通过 ^{13}C 与 ^{13}C 间的自旋耦合直接弄清碳碳之间的连接关系，

无疑是结构研究中最简洁、最有魅力的方法。但 ^{13}C 的自然丰度仅为 1.1%，因此两个 ^{13}C 相邻的概率只有约 1/10 000，通常无法测量。现有技术对碳骨架上各碳原子的连接顺序的确定都是通过间接手段来实现的。

INADEQUATE 法能够克服上述问题。该法通过双量子聚焦的方法来选择性地检测自然丰度条件下相互耦合的 ^{13}C，2D INADEQUATE 有两种脉冲序列，得到如下两种图谱。

1）两轴均为 ^{13}C 的化学位移，相互耦合的两个原子各自作为一对双峰出现在对角线两侧对称的位置上，解析方法同 ^{1}H-^{1}H COSY 谱，也可直接连接对角线两侧对称的相关峰来追踪，即可查明碳原子间的连接顺序，从而确定分子中的碳骨架结构。

2）横轴为化学位移，纵轴为双量子相干频率（v_{DQ}），相互耦合的两个碳原子作为一对双峰排列在同一水平线上。如图 5-24 褪黑素（melatonin）的 2D-INADEQUATE 谱。

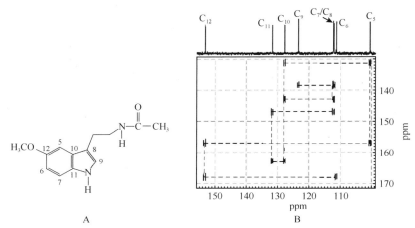

图 5-24　褪黑素的 2D-INADEQUATE 谱
A. 分子结构；B. 2D-INADEQUATE 谱图

在测定 2D INADEQUATE 谱并进行分析前，应同时测定 DEPT 谱，以便判断各个 ^{13}C 上连接的 H 数，再结合化学位移及分子式，就可确定整个化合物的平面结构。

该技术对于某些结构复杂而用普通光谱方法及化学手段难以确定的化合物，在无法制成单晶而不能使用 X 射线衍射结构解析技术时常可得到满意的结果。但现阶段还存在以下缺点而不能常规应用：样品需要量太大（几十甚至上百毫克），测定时间太长（两日以上）。随着 ^{13}C 探头的改进有希望成为非常有效的结构测定方法。

（8）混合多量子相关谱：是近年来发展起来的新技术，如 HMQC-COSY，HMQC-TOCSY、HSQC-TOCSY 和 HMQC-NOESY。当 ^{1}H 谱和 ^{13}C 谱信号严重重叠时，不能用 ^{13}C-^{1}H COSY 或 HMQC 准确归属时，可以运用混合选择性多量子谱获得相关信息。如 HSQC-TOCSY 技术对具有若干独立自旋系统的复杂分子的结构解析具有十分重要的作用，特别是含多个糖的化合物，如皂苷、黄酮苷等化合物利用 HSQC-TOCSY 谱技术，可以很好地将糖基部分的 ^{13}C 信号和 ^{1}H 信号进行准确的归属。因此，HSQC-TOCSY 谱作为解决独立自旋系统的复杂分子结构的有利方法，将越来越被广泛使用。

HSQC-TOCSY 与同核 TOCSY 技术类似，当选择合适的混合时间完整建立自旋系统内所有质子的相关时，该实验不但在氢谱方向可得到独立自旋系统内每个碳与该系统内所有氢的相关，而且在碳谱方向可得到独立自旋系统内每个氢与该系统内所有碳的相关。当混合时间较短时，得到异核接力谱（HSQC-COSY）；当混合时间足以建立整个耦合网络的相关时，即得到 HSQC-TOCSY 图谱（图 5-25）。

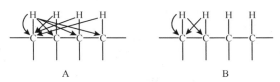

图 5-25　HSQC-TOCSY 谱和 HSQC-COSY 谱的相关示意图
A. HSQC-TOCSY 谱；B. HSQC-COSY 谱

2. 2D-NMR 谱解析方法　以位移相关谱为核心推导未知化合物结构是目前应用最多，发展最成熟的方法。通常解析时有如下步骤。

（1）确定碳氢官能团类型：结合氢谱、碳谱、DEPT、HMQC 可以知道未知化合物中所含碳的类型，即它含有多少个—CH$_3$、—CH$_2$—、$-\overset{|}{C}H-$、$-\overset{|}{\underset{|}{C}}-$。配合化学位移的信息，可以区分它们是饱和的碳还是不饱和碳。HMQC 或 ^{13}C-^{1}H COSY 把直接相连的碳和氢关联起来，清晰归属氢原子及其相连的碳原子。从氢谱得到的所含氢原子总数，减去 DEPT 所示与碳原子相连的氢原子总数，可知与杂原子相连的氢。

（2）确定结构片断：利用 ^{1}H-^{1}H COSY 找出未知化合物中氢和氢之间的耦合关系，再结合 ^{13}C-^{1}H COSY，就知道了若干碳和碳之间的连接关系，进而把未知化合物中的所有碳氢官能团组合成若干个结构片断（结构单元）。需注意以下几点。

1）结构片断终止于季碳原子或杂原子，因为此时耦合关系终止了。

2）在一些特殊的情况下，邻碳氢可能未显示相关峰。如邻碳氢二面角接近 90°，^3J 接近极小值，就有可能出现这样的情形。

3）^{1}H-^{1}H COSY 一般显示 ^3J 的相关，但远程耦合常数相对较大时也可能显示相关峰。但远程耦合的相关峰强度总是相对较低。

（3）确定结构片断的连接关系：整个化合物的结构是由若干结构片断连接而成，由于结构片断终止于季碳原子或杂原子，因此结构片断的连接关系实际上就是确定未知化合物中季碳原子和杂原子的连接关系。只能由碳-氢远程耦合相关类的二维谱来完成，最常用的是 HMBC。有了碳-氢远程耦合的信息，就可以把季碳原子与别的碳氢官能团连接起来，也可将某一结构片断的碳氢官能团通过杂原子与另一结构片断的碳氢官能团连接起来。结构片断的连接扩大直至整个结构。也可以通过同核 ^{1}H-^{1}H COSY 或 TOCSY 研究分子结构中各种氢的相关关系，再通过异核相关谱（HMQC、HSQC、HMBC）来研究分子结构中碳与氢的耦合与互相连接关系，还可以通过空间效应谱（NOESY 或 ROESY）来研究更为复杂的分子空间立体结构。

（4）谱图的指认和结构的核实：经历上述 3 个步骤，未知化合物的结构推导基本完成，但为提高所得结构的可靠性，需要进行对谱图的指认。通常用核磁共振谱图进行指认和核实。

1）碳谱、氢谱：核实每个官能团的 δ_C 和 δ_H 是否合理。电负性基团的取代、是否相邻大的基团、是否与其他双键共轭、分子内是否有手性中心、双键的顺反式等都可能对 δ_C 和 δ_H 产生影响。特别是使用高磁场谱仪时，氢谱裂分的峰形比较清楚，其形状有可能帮助判断结构单元的正确性。

2）二维谱的核实。^{13}C-^1H COSY（或 HSQC、HMQC）相关峰一般比较清晰，不易错误指认。远程耦合相关类的二维谱（HMBC 等）的识图需格外小心，因其碳、氢之间的相关情况较复杂。对于具有复杂结构的化合物，测定 NOESY 谱可以帮助确认几个结构片断之间的连接关系。

四、质　谱

质谱（MS）是把化合物分子用一定方式裂解后生成的各种离子，按其质量大小排列而成的图谱。MS 具有灵敏度高、定性能力强、速度快、样品用量少（常用量约 1mg，最少只需几微克）等优点。一张质谱图反映了化合物裂解后生成的各种碎片离子情况，能提供相当多的结构信息。尤其是利用 MS 确定化合物的相对分子质量和分子式，是结构研究不可缺少的工具。

（一）MS 的基本原理

MS 是将样品分子在气态下电离，并经裂解生成各种质量不同的正离子，这些正离子在电场和磁场的综合作用下按质荷比（m/z）大小依次被收集并记录的谱图。MS 的横坐标为质荷比（m/z），纵坐标为离子强度，以丰度表示。现一般采用相对丰度：以强度最大的峰（基峰）为 100%，其余的峰按与基峰的比例加以表示（通常采用整数）。因此，根据 MS 图中各种离子及其相互裂解关系，可以给出化合物的结构信息（图 5-26）。

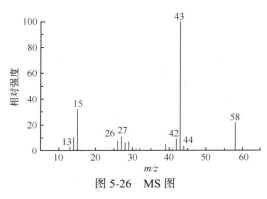

图 5-26　MS 图

（二）MS 仪的结构与原理

MS 仪通常有 3 个方面的功能：①使挥发性不同的化合物气化。②把气化的分子电离并裂解。③将形成的离子按质荷比（m/z）分离，随后检出并记录。一般由进样系统、离子源、质量分析器、检测器、真空系统和数据系统构成。其中离子源、质量分析器和检测器最为重要，以下予以重点介绍。

1. 离子源　是将样品分子离子化并进一步得到各种离子的场所。质谱仪的离子源种类很多，其原理各不相同，下面介绍几种常见的离子源。

（1）电子轰击离子源（electron ionization，EI）：是应用最普遍、发展最成熟的电离方法。首先样品在进样系统中的玻璃管或金属管中加热气化，进入离子源电离室扩散在电子束中，电离室处于高真空的状态，从而使气态分子受到电子束的轰击，产生分子离子。产生的离子被离子源中的推斥电极推出离子源，然后被加速电压送出进入质量分析器，如图 5-27 所示。

EI 的电离电压通常为 70eV，有机分子经轰击后先失去一个电子生成分子离子（用 $M_\cdot^+$ 表示），分子离子可以进一步裂解形成"碎片"离子。该方法有以下优点：技术成熟，使用面广；峰重现性好，便于计算机检索及对比；离子化效率高，碎片离子多，结构信息丰富等。但不适合用于极性大、热不稳定性化合物，且一般用于相对分子质量小于 1000 的化合物的测定。

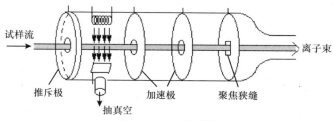

图 5-27　EI 示意图

（2）快原子轰击离子源（fast atom bombardment，FAB）：是一种温和的电离方法，适用于从低极性到较高极性的范围较广的有机化合物测定，是目前应用比较广的电离技术。其原理如图 5-28 所示。样品先溶解在黏稠的基质中（最常用的基质为甘油），再涂布在金属靶上，直接插入 FAB 源中，原子枪提供快速原子流（最常用的原子是氩）对准靶心轰击，轰击后快原子的大量动能以各种方式消散，其中一些能量导致样品蒸发和电离，最后进入质量分析器被检测。采用快速原子轰击法生成的分子离子峰不是 M 峰，而是 $M+1$ 峰和 $M-1$ 峰，这些峰不是真正的分子离

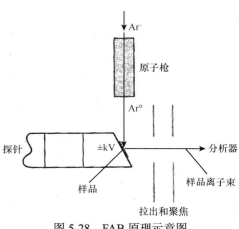

图 5-28　FAB 原理示意图

子峰，通常称为准分子离子峰。除此之外，甾类化合物、氨基霉素等还产生 $[M+NH_4]^+$，糖甙、聚醚等一般可产生 $[M+Na]^+$ 等。还有可能产生与基质分子复合形成的复合离子如 $[M+H+G]^+$、$[M+H+2G]^+$ 等（G 为基质分子），因此，进行谱图解析时，要考虑化合物的性质、基质和盐类的混入等进行综合判断。FAB 质谱不仅给出强的准分子离子峰，而且样品离子在快速原子的轰击下，还被活化而裂解，从而产生一些碎片离子，这对推测分子的结构是很有用的。

（3）电喷雾离子源（electrospray ionization，ESI）电喷雾电离技术是近年来出现的一种新的电离方式，其原理是样品溶液从具有雾化气套管的毛细管端流出，在流出的瞬间受到管端所加高电压、喷射气（氮气）的吹带等作用，溶剂在毛细管端口发生喷雾，产生带电荷的液体微粒（液滴），所以称之为电喷雾。液滴在运动中，溶剂不断快速蒸发，液滴迅速地不断变小，表面电荷密度不断增大。当电荷间的斥力克服了液滴的内聚力时，导致离子从表面蒸发，产生单电荷或多电荷离子。产生的离子借助喷嘴与锥孔之间的电压，穿过取样孔进入质量分析器，如图 5-29 所示。喷嘴上所加电压可以是正，也可以是负，因此可以得到正或负离子的质谱。通常小分子得到带单电荷的准分子离子，生物大分子则得到多电荷离子。

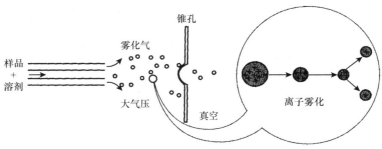

图 5-29　ESI 原理示意图

　　ESI 技术近年来发展迅速，其主要优点是：①电喷雾电离是一种软电离技术，可以测定不稳定的极性化合物。②它不需要真空，减少了许多设备，使用方便。③常压操作便于和其他分离技术如液相色谱和毛细管电泳联用。④由于多电荷离子质荷比的测定，可以大大拓宽质量检测范围，可以检测生物大分子。因此，ESI 获得了日益广泛的应用。.

　　2. 质量分析器　作用是将离子源产生的离子按 m/z 顺序分开并排列成谱。质谱仪的质量分析器有单聚焦和双聚焦质量分析器、四极杆分析器（quadrupole mass analyzer，Q）、离子阱分析器（ion trap mass analyzer）、飞行时间分析器（time-of-flight analyzer，TOF）、回旋共振分析器（ion cyclotron resonance，ICR）等。

　　（1）单聚焦和双聚焦质量分析器：单聚焦质量分析器使用扇形磁场。由一点出发的、具有相同质荷比的离子以同一速度，以某一发散角进入磁场。经磁场偏转后，此离子束可以重新会聚在一点，在静磁场具有方向聚焦作用，如同凸透镜对光的聚焦作用一样，如图 5-30 所示。单聚焦质量分析器的特点是方向聚焦，相同质荷比，入射方向不同的离子会聚，但分辨率不高。

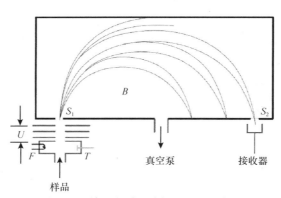

图 5-30　单聚焦质量分析器原理示意图

　　双聚焦质量分析器使用扇形电场及扇形磁场。离子在通过扇形静电场和扇形磁场之后，即达到能量聚焦和方向聚焦的作用，这就是所谓"双聚焦"。扇形静电场加扇形磁场，达到了方向聚焦、能量聚焦、质量色散的圆满结果，如图 5-31 所示。离子在方向、能量都聚焦的情况下，质谱可达到高分辨。

　　（2）四极杆质量分析器：由四根平行的棒状电极组成，相对的一对电极是等电位的，两对电极之间的电位则是相反的。电极上加直流电压和射频电压，四根棒状电极形成一个四极电场。离子从离子源进入该电场后，在场的作用下发生振动，以恒定的速度沿平行于电极的方向前进。在一种条件下，只有一种离子发生"稳定振动"，可以从四极的一端到达另一端而不碰在电极上，这种振动与离子的质荷比有关。因此只有一种单一的 m/z 的离子通过分析器全程，所有其他离子都是不稳定离子并碰撞在电极上，如图 5-32。改变直流电压与射频电压并保持比率不变，就可做质量扫描。这种分析器体积小、重量轻、操作容易、扫描速度快、灵敏度高。它的主要缺点是分辨率低且有质量歧视效应。

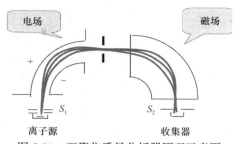

图 5-31　双聚焦质量分析器原理示意图

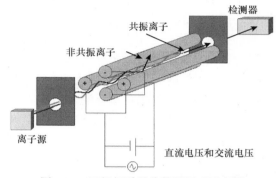

图 5-32　四极杆质量分析器原理示意图

（3）飞行时间质量分析器：主要部分是一个离子漂移管，从离子源来的离子在加速电压的作用下得到动能并以一定速度进入漂移区，若离子经过漂移区到达检测器的时间为 t，则 m/z 与 t 的平方成正比，即 m/z 越大，到达检测器所需的时间越长，而 m/z 越小，则到达检测器所需的时间越短。根据这个原理，可以把不同质量的离子分开。适当增加漂移管的长度可以增加分辨率。飞行时间质量分析器的特点是质量范围宽，扫描速度快，既不需电场又不需磁场。但是存在分辨率低的缺点，造成分辨率低的原因是离子的初始能量分散和离子的空间位置不同所致。

（4）离子阱质量分析器：离子阱主体是一个环电极和一对端盖电极组成，环电极和端盖电极都是绕 z 轴旋转的双曲面，在环形电极上加射频电压或再加直流电压，上下两个端盖电极接地，如图 5-33 所示。先用高频交流电把离子限制在离子阱的稳定区内，逐渐增大射

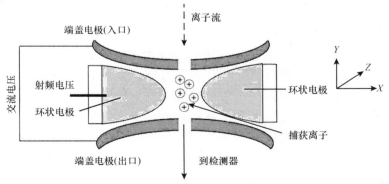

图 5-33　离子阱质量分析器原理示意图

频电压的最高值，使离子进入不稳定区，由端盖上的小孔排出进入检测器，经放大处理后，输出质谱信号。因此，当射频电压的最高值逐渐增高时，不同质量的离子一次被解除约束，依离子的质荷比从小到大逐次推出离子阱并被记录而获得质谱图。离子阱有全扫描和选择离子扫描功能，同时具有离子储存技术，可以选择任一质量离子进行碰撞解离，可以很方便地进行多级质谱分析，对于化合物结构的鉴定非常有用。离子阱还具有结构小巧、质量分析范围大、灵敏度高的特点。在化学、医药和生物学领域应用广泛。

（5）Fourier 变换离子回旋共振（FT-ICR）：是一种具有超高分辨率和质量准确度的质量分析器。它是根据离子在磁场中会进行回旋运动的特性设计的，其核心部分是由超导磁体组成的强磁场和分析室组成。分析室是一个置于磁场中的立方空腔，离子的分析和检测都在分析室进行。进入分析室的离子，在强磁场作用下被迫以很小的轨道半径在垂直于磁力线的平面中作圆周（回旋）运动，不产生可检出信号。回旋运动的频率仅与磁场强度和离子的质荷比有关而和离子的速度无关，一组在不同空间位置上 m/z 相同而速度不同的离子将以同一频率运动，离子的速度只影响其轨道半径。如果在发射极上加一个快速扫频电压，当射频电压的频率正好与离子回旋的频率相同，满足共振条件时，离子吸收射频能量，轨道逐渐增大，产生可检出信号。信号的检出可以是测量离子从外场的能量的吸收，或者加速离子直至与极板相碰而检测电流。因此，如果固定磁场强度 B，改变射频频率，就可以顺次激发不同质荷比的离子而得到质谱。作为 Fourier 变换仪器就必须同时激发检测对象，使之同时产生相应的信号，得到所有信号加和的时域信号，其频率与离子固有的回旋频率相同。振幅与离子数目成正比。这种信号经计算机进行快速 Fourier 变换，将时域谱变换成频域谱。便可检出各频率成分，利用频率和质量的关系可得到正常的质谱图。

Fourier 变换质谱计的分辨率极高，远远超过其他质谱计，可得到精度最高的精确质量数，这对于得到离子的元素组成是很重要的。且可完成多级（时间上）串联质谱的操作，可采用各种电离方式，也便于与色谱仪器联机，另外还有灵敏度高、质量范围宽、速度快、性能可靠等优点。

3. 检测器　主要使用电子倍增器，也有的使用光电倍增管。一定能量的离子轰击阴极导致电子发射，电子在电场的作用下，依次轰击下一级电极而被放大，电子倍增器的放大倍数一般为 $10^5 \sim 10^8$。信号增益与倍增器电压有关，提高倍增器电压可以提高灵敏度，但同时会降低倍增器的寿命。由倍增器出来的电信号经计算机处理后可以得到质谱图。

（三）质谱图中离子峰的种类

质谱的图谱是记录各种离子的质荷比（m/z）及强度的图谱，在一张质谱图中，可看到许多峰，可归纳为如下几种。

1. 分子离子峰　有机化合物分子失去一个电子而产生的正离子称为分子离子，在图谱中所呈现的峰称为分子离子峰或母峰，分子离子与分子相比仅差一个电子，分子离子峰的 m/z 在数值上就是该分子的相对分子质量，可表示为 $M^+_\bullet$。从理论上说，分子离子应是质谱中 m/z 最大的那个离子（除同位素离子外），但实际上，图谱中 m/z 最大的峰并不一定是分子离子峰。如分子离子很不稳定，在图谱中不出现分子离子峰；有时分子离子与其他离子或气体分子碰撞，生成质量更高的离子；有时因杂质的混入而产生高质量的离子峰。因此，判断 m/z 最大的离子峰是否为分子离子峰时，可依据如下原则。

（1）是否符合氮律。所谓氮律，是指有机化合物的相对分子质量在数值上的奇偶性与该化合物分子中所含氮原子的个数有直接关系。即分子中含偶数个氮原子或不含氮原子，则该分子的相对分子质量就一定是偶数；如分子中含奇数个氮原子，则相对分子质量就一定是奇数。

（2）与其他碎片离子峰之间的质量差是否合理。通常在分子离子峰的左边出现下列质量差的离子峰为不合理：3～14、21～26、37、38、50～53、65、66 等。因为不可能从分子离子中失去上述质量差的游离基或中性分子。

确定相对分子质量是 MS 分析的主要目的，如果 MS 中不出现分子离子峰，化合物相对分子质量的确定就产生了困难。在最常规的电子轰击质谱（electron impact mass spectrolnetry，EI-MS）中如果不出现分子离子峰，这时可采取降低轰击电子流的能量，来增大分子离子峰的丰度。通常将电离电压由 70eV 降低到 10～20 eV，此时所有离子峰的强度都会减少，但分子离子峰的强度减少十分缓慢，而使相对丰度增大。若仍然见不到分子离子峰，则可采用 ESI 等软电离方法，降低分子离子继续发生裂解的可能性，使分子离子峰的相对丰度增大。

2. 碎片离子峰　是由分子离子进一步裂解产生的。碎片离子还可以再裂解，或发生重排现象，生成 m/z 更小的碎片离子。应用各类化合物的裂解规律了解碎片离子的来源和结构，进而解析出化合物的分子结构。

3. 其他离子峰

（1）同位素离子峰：自然界中，大多数元素都存在同位素，因而质谱中还存在同位素离子。化合物的分子通常是由各元素中丰度最大的轻同位素组成，用 M 表示。但也有少数分子，其中某个原子是重 1 或 2 个质量单位的重同位素。因此在样品的质谱中，除分子离子峰外，还会出现质量大 1 到 2 个质量单位的峰，这就是同位素分子离子峰，一般用（$M+1$）及（$M+2$）表示。同理，各碎片离子也存在同位素峰。由于在自然界各种元素的同位素天然丰度是恒定的，所以在 MS 中，可以利用同位素离子峰的相对丰度，来推测样品的分子式。即通过测定并计算（$M+1$）/M 和（$M+2$）/M 的百分比值来推测样品中含 C、N、O 的个数。

（2）亚稳离子：从离子源出口到达检测器之前裂解并被记录的离子称亚稳离子，以 m^* 表示。亚稳离子的峰有不同程度的扩散，达 2～3 质量单位，在质谱解析中，可以根据 $m^*=m_2^2/m_1$ 的关系，m^* 可提供前体离子和子离子之间的关系。

（四）高分辨质谱

低分辨质谱仪器只能给出整数或小数点后一位的离子质量数；而高分辨仪器则可精确给出小数点后四位以上的离子质量数。元素组成不同的化合物的整数相对分子质量可能相同，但它们的精确相对分子质量是不同的，因此，通过离子的精确质量数可以计算出各离子的分子式，所以主要用于化合物分子式或碎片分子式的确定。例如，在低分辨质谱仪上测得某分子离子的质量为 184，这时还难以确定其分子式是 $C_{11}H_{20}O_2$ 还是 $C_{11}H_{24}N_2$，而用高分辨质谱（HRMS）测出该离子的质量为 184.1470，则可以马上确定该离子是 $C_{11}H_{20}O_2$。因按元素的精确质量计算，$C_{11}H_{20}O_2$ 的质量为 184.1463，而 $C_{11}H_{24}N_2$ 的质量为 184.1939。有机化合物中常见元素的精确质量：

| 氢（^{1}H） | 1.007 825 | 碳（^{13}C） | 12.000 000 |
| 氧（^{16}O） | 15.994 91 | 氮（^{14}N） | 15.994 91 |

（五）质谱的解析程序

对于已知化合物，通常将样品测定所得质谱用八峰值索引进行检索以确定结构；如质谱仪有数据系统，则可自动检索样品质谱与库存的已知化合物图谱进行比较，并列出最为接近化合物的结构。而对于未知化合物一般可按下列程序进行质谱的解析。

1. 分子离子峰区域的解析

（1）按判断分子离子峰的原则确认分子离子峰，确定样品的相对分子质量，并注意分子离子峰的强度，了解分子离子的稳定性。

（2）根据相对分子质量的奇偶性，判断是否含氮。

（3）根据同位素离子峰的强度，初步推测样品的分子式；或使用高分辨质谱仪测出分子离子的精确质量，推出分子式。

（4）根据分子式，计算化合物的不饱和度。

2. 碎片离子峰区域的解析

（1）找出主要碎片离子峰，并根据碎片离子的 m/z 确定碎片离子的组成。注意碎片离子的奇偶性，判断生成碎片离子的开裂类型，由此可了解样品的官能团及结构信息。

（2）注意辨析重要的低质量离子系列特征，了解分子离子有何重要碎片脱去和一些特征离子，对于样品结构的解析非常重要。

（3）找出亚稳离子峰，确定相关离子的开裂类型。

（4）使用高分辨质谱仪，确定碎片离子的元素组成。

3. 列出部分结构单元

（1）根据分子离子脱去的碎片及一些主要的大碎片离子，列出样品结构中可能存在的部分结构单元。

（2）根据分子式及可能的部分结构单元，计算出剩余碎片的组成及不饱和度。

（3）推测剩余部分的结构。

4. 推出可能的结构式

（1）按可能的方式连接所推出的结构单元及剩余碎片，组成可能结构式。

（2）根据 MS 和其他信息，排除不合理结构，最后确定样品的结构式。

（六）MS 联用技术

近 20 年来，随着科学技术的不断进步，质谱技术取得了巨大的发展。尤其是质谱联用技术发展特别迅速。质谱联用技术目前主要有两大类：色谱-质谱联用和 MS-MS 联用。前者主要是利用色谱有效的分离能力与质谱灵敏的定性鉴定能力相结合，使分离和鉴定同时进行，大大提高复杂混合物中化学成分的鉴定分析能力和水平。现在与 MS 联用的色谱技术主要有 GC、LC 等。MS-MS 联用的串联质谱法是采用质谱作质量分离，然后选定一个"母离子"，使之在下一级质谱中裂解成"子离子"，研究母离子与子离子的关系，获得裂解过程的信息，确定它们的结构。MS-MS 联用是分离和鉴定融为一体的分析方法，已成为质谱技术发展的方向之一。这些质谱联用技术具有分析灵敏度高、分析速度快、样品用量少、分离和鉴定同时进行等优点，特别适用于中药复杂组分中化学成分的结构研究和体内代谢研究。

目前很多质谱仪都是以各种各样的联用方式工作的，以下介绍主要 MS 联用技术。

1. GC-MS 联用法 GC 分离效率和灵敏度都高，样品用量少，分析速度快，应用广泛，现已广泛用于挥发油的定性和定量分析。GC 用于定性分析时需用已知成分的标准品与挥发油在同一条件下，相对保留值所出现的色谱峰，以确定挥发油中某一成分。对于未知成分同时又无标准品作为对照时便无法进行鉴定。而 GC-MS 联用技术便可弥补此不足。GC 作为高效分离手段，MS 作为理想的色谱检测器，不仅特异，而且具有极高的检测灵敏度，可以将 GC 分离后进行 MS 鉴定，可以使样品的分离、定性及定量一次完成，大大提高了分析鉴定的速度和研究水平。GC-MS 主要由三部分组成：色谱部分、MS 部分和数据处理系统。色谱部分和一般的色谱仪基本相同，MS 部分可以是磁式质谱仪、四极质谱仪，也可以是飞行时间质谱仪和离子阱，离子源一般用 EI 方式较多。分析时将样品注入 GC 仪内，分离后得到的各个成分依次进入 MS 仪，质谱仪对每个成分进行检测得到每个成分的 MS。通过计算机与数据库的标准图谱对照，或根据 MS 碎片规律进行分析，可给出该化合物的可能结构，并参考文献数据加以确认。GC-MS 法分析快捷灵敏，样品用量少，是一种比较成熟的技术，但仅适合于分析能气化并且不分解的物质，否则样品必须经过衍生化处理步骤。因此应用时有一定局限性，在中药化学成分的研究中主要用于挥发油等成分的鉴定。

2. LC-MS 联用 LC 是一种比 GC 适用性更广泛的分离技术，采用 LC 进行分离可以弥补 GC-MS 技术难以分析极性大和难挥发性化合物的不足。因此，LC-MS 联用成为发展最快、应用最广的分析技术方法。

LC-MS 联用仪主要由 HPLC、接口装置（同时也是离子源）和 MS 仪组成。HPLC 与一般的 LC 相同，其作用是将混合物样品分离后进入 MS 仪。其接口技术比起 GC-MS 的连接要困难得多，主要完成溶剂及样品气化、去除大量溶剂分子、对样品分子的电离。目前应用较多的是电喷雾电离（electrospray ionization，ESI）和大气压化学电离（atmospheric-pressure chemical ionization，APCI）技术，尤其前者应用广泛。

LC-MS 分析条件选择如下。

（1）离子源：ESI 和 APCI 在实际应用中表现出它们各自的优势和弱点。ESI 适合于中等极性到强极性的化合物分子。APCI 不适合多电荷的大分子分析，它的优势在于非极性或中等极性的小分子的分析。

（2）流动相：对仪器灵敏度影响较大。另外不挥发的缓冲液（含磷、氯等）不能使用。流动相的含水比例不宜过高，否则降低离子化效率。

（3）离子模式：正离子模式适合于碱性样品，负离子模式适合于酸性样品。有些酸碱性并不明确的化合物，可优先选用 APCI 进行测定。

（4）质量分析器：用于 LC-MS 联用仪的质量分析器种类很多，最常用的是四极杆分析器（Q），其次是离子阱分析器和 TOF。因为 LC-MS 主要提供分子量信息，为了增加结构信息，LC-MS 大多采用具有串联质谱功能的质量分析器，串联方式很多，如 Q-Q-Q，Q-TOF 等。

采用 HPLC-MS 联用技术，可对其十几种乃至几十种化学成分进行分离鉴定。使其成为研究中药化学成分的复杂体系如中药复方研究的有力工具，成为中药和天然药物化学成分在线分离分析的重要手段。

3. 质谱-质谱联用技术（MS-MS）　又称串联质谱（tandem MS）技术，是近年来发展起来的一种新的分析技术。它由两台以上质谱仪串联组成，把第一台用作分离装置，第二台及更多台用作分析装置。将质谱仪的第一级质量分离器分离出来的特定离子再次送入离子化室中，使之进一步被打碎成碎片离子，并通过第二级质量分析器对其分析，从而实现对特定离子断裂规律和结构的研究。这样不仅能把混合物的分离和分析集积在一个系统中完成，而且可以把分子的电离过程和裂解过程分离开来，从而提供多种多样的扫描方式发展二维质谱分析方法来得到特定的结构信息。

串联质谱可用 MS-MS 表示，随着串联级数的增强可表示为 MS^n，n 表示串联级数。如果选择的特定离子是混合物中某组分的分子离子，质谱-质谱联用技术也为我们提供了可以在混合物中直接研究某一化合物的可能性。从这个意义上讲，它同色谱-质谱联机技术一样，也是一种对混合物进行分离和研究的间接进样联机方式。本法使样品的预处理减少到最低限度，而且可以抑制化学噪声干扰，提高检测极限，提供更多的结构信息。

串联质谱法可分为空间串联和时间串联两大类。

（1）空间串联：两个以上的质量分析器联合使用，两个分析器间有一个碰撞活化室，将前级质谱仪选定的离子打碎，由后一级质谱仪分析。空间串联质谱通常有以下 3 种串联方式。

1）Q-Q-Q 串联：即采用三个四极质量分析器而以中间一个作为碰撞室，故表示为 Q-Q-Q 或 Q-q-Q，（其中 q 表示作为碰撞室）。这种串联方式用得较多。

2）混合式（hybrid）串联质谱：用扇形电场质量分析器（E）、扇形磁场质量分析器（B）和其他质量分析器如用四极杆质量分析器（Q）混合使用。在每一个分析器后面都有检测器。在每两个质量分析器之间都有碰撞室。可进行多极产物离子的扫描，并可进行高、低能量的碰撞诱导分解（CID），从而获得较全面的离子碎裂的信息。

3）采用 TOF 作为第二个质量分析器：由于 TOF 能同时检测所有质荷比的离子，因而灵敏度高，适合用作第二级质量分析器。

（2）时间串联：只有一个质量分析器，前一时刻选定离子，在分析器内打碎后，后一时刻再进行分析。前面介绍过的离子阱和 FT-ICR 就是属于这种串联。虽然质量分析器就只有一个，可以达到多级质谱分析效果，但时间串联质谱只能完成子离子扫描，不能进行母离子扫描和中性丢失扫描。

近年来，串联质谱法的高效快速、高灵敏度、高选择性等优点，使其发展十分迅速。现广泛用于微量样品的检测、复杂混合样品的分析、同分异构体的区分和化合物结构鉴定等。

五、旋光光谱与圆二色光谱

在研究中药化学成分结构时，由于许多化学成分具有立体构型，且其构型与生物活性直接相关，为此，必须确定这些化合物的绝对构型。但常用的波谱技术对于确定一些仅在光学上存在差别的立体异构体的绝对构型比较困难，如不能根据已知化合物的核磁共振谱图对照来确定未知化合物的绝对构型，因为对于立体异构体而言，它们的核磁数据基本相同，差别仅表现在对光的性质上。因此才有了旋光光谱（ORD）与圆二色光谱（CD）方法及发展出来的 CD 激子手性法等技术。

ORD 谱和 CD 谱都是利用偏振光来研究分子结构的光谱方法。平面偏振光通过手性物质时，由于组成该平面偏振光的左旋圆偏振光和右旋圆偏振光在手性物质中传播速率不同，从而导致平面偏振光的振动面有了一定角度的偏转，产生旋光现象。这种现象的根本原因是由于手性物质对左右旋圆偏振光的折射率不同，而且手性物质对左右旋圆偏振光的吸收度也不同而导致所谓圆二色性。通过测定化合物的旋光性和圆二色性，便能确定化合物的分子构型和构象。ORD 谱和 CD 谱是描述同一现象的两种方法。前者是一种色散现象，它反映了电子运动的情况；后者是一种吸收现象，反映了光和分子之间的能量交换。两者都体现了偏振光与手性分子间的关系，是研究中药化学成分立体结构的重要方法。

（一）ORD 谱

平面偏振光通过具有手性的物质时，偏振面旋转的角度称为旋光度。朝光源看，偏振面按顺时针方向旋转的称为右旋，用"+"号表示；偏振面按逆时针方向旋转的称为左旋，用"−"号表示。在 ORD 仪中，采用不同的波长（200～760nm）照射一个光学活性物质，可得到不同的旋光度值，用波长对比旋光度[α]或摩尔旋光度[φ]作图绘制成曲线即 ORD。ORD 主要有以下 3 种类型。

1. 平坦曲线 对于在 UV 和可见光区无发色团的化合物，其旋光度的绝对值与波长成反比。对于旋光度为正值的化合物，ORD 谱线从紫外到可见光区呈单调递减；而旋光度为负的化合物呈单调递增。两者都向零线逼近，但不与零线相交，即谱线在一个象限内延伸，既没有峰又没有谷。这类 ORD 谱称为正常的或平坦的 ORD 线，其谱线如图 5-34 所示。

2. 单纯 Cotton 效应曲线 如果分子中有一个简单发色团如羰基，其 ORD 谱线与无发色团的 ORD 谱线存在很大的差别。因为羰基在 270nm 附近有一个较弱的 n→π*跃迁（对

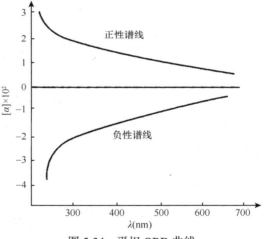

图 5-34 平坦 ORD 曲线

应紫外光谱在此处的弱吸收峰），ORD 曲线在此处越过零点，进入另一个相区，形成一个峰和一个谷组成的 ORD 谱线，称为单纯的 Cotton 效应曲线（图 5-35）。如果旋光曲线中峰

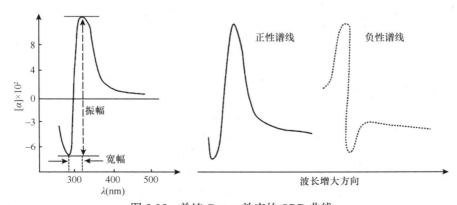

图 5-35 单纯 Cotton 效应的 ORD 曲线

的波长比谷的波长长，Cotton 效应为正，该曲线称为正性 Cotton 曲线；反之，Cotton 效应为负，称为负性 Cotton 曲线。ORD 与零线相交点的波长称为 λ_K，谷至峰之间的垂直高度称为振幅，谷至峰之间的宽度称为宽幅。

3. 复合 Cotton 效应曲线　有些化合物同时含有两个以上不同的发色团，其 ORD 谱可有多个峰和谷，呈复合 Cotton 效应曲线。每一个实际的 ORD 曲线都是分子中各个发色团的平均效应，以及分子的每种取向及每种构象的贡献。因此 ORD 谱线常呈复杂的情况。

ORD 及其 Cotton 效应谱线特征与分子的立体化学结构（构型、构象）有重要的关联。构型不同的化合物，其旋光光谱显示很大差别。测定未知化合物时，可尽可能用立体结构相近或相反的已知化合物与未知化合物的旋光光谱进行比较，以确定未知化合物的立体结构。

（二）CD 谱

CD 谱反映了光学活性化合物对左旋和右旋圆偏振光的吸收能力不同，使得左右旋圆偏振光通过化合物后振幅也将不同。两种圆偏振光的摩尔吸光系数之差 $\Delta\varepsilon = \varepsilon_L - \varepsilon_R$ 随入射偏振光的波长变化而变化。以偏振光的吸光度差为纵坐标，波长为横坐标作图，便得到 CD 谱图。

手性物质的圆二色性常有两种表现形式：一种是以吸光度差 ΔA 表示，$\Delta A = A_L - A_R = \varepsilon_L CL - \varepsilon_R CL = \Delta\varepsilon CL$（$C$ 为物质的摩尔浓度，L 为检测池长度，ε_L 和 ε_R 分别为物质对左、右旋圆偏振光的摩尔吸光系数）；另一种是以摩尔椭圆度 $[\theta]$ 表示，$[\theta] = 3300\Delta\varepsilon$。文献中常以摩尔椭圆度 $[\theta]$ 代替吸光度差 ΔA。如果被测物质在 $200\sim800\text{nm}$ 波长范围内无特征吸收，$\Delta\varepsilon$ 的值随波长的变化很小，近似于水平线，得不到具有特征的 CD 谱。如果在 ORD 曲线中出现 Cotton 效应，那么在 CD 谱中也将相应地出现起伏，当 $\varepsilon_L > \varepsilon_R$ 时，得到正性 CD 曲线（向上）；如果 $\varepsilon_R > \varepsilon_L$ 时，则得到一个负性 CD 曲线（向下），见图 5-36。

CD 谱和 ORD 是都是反映了偏振光与手性分子间的关系，是同一现象的两种描述方法。从图 5-36 中可以看出，如果手性分子在紫外、可见光范围内有特征吸收，则得到 Cotton 效应曲线。理想情况下，紫外吸收峰 $\Delta\varepsilon_{\text{max}}$、CD 谱中 $[\theta]$ 绝对值最大处波长（呈峰或谷）及 ORD 的 λ_K 三者应重合，实际上这三者往往很接近但不一定重合。在同一波长处，CD 曲线的最大值与 S 形的 ORD 曲线的节点相对应，且两者的符号相同，所以在决定化合物的立体结构时，不论是由 ORD 还是 CD 谱都得

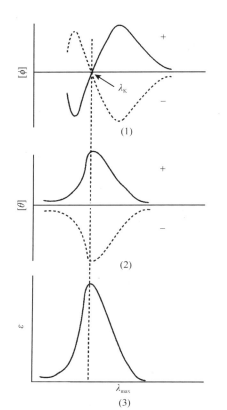

图 5-36　Cotton 效应在 ORD、CD 和 UV 光谱上的差异
（1）ORD 谱；（2）CD 谱；（3）UV 谱

出相同的结论。从实际应用上来看，CD 光谱有较好的分辨率，谱线尖锐、简单明了，比 S 形的 ORD 曲线容易分析，更容易辨别重叠峰，所以 CD 谱越来越多地用来取代 ORD 光谱。

在紫外和可见区域，ORD 和 CD 曲线对分子的立体结构变化特别灵敏，因此可以研究有机化合物的构型或构象。具体方法可以根据经验法则（八区律）或圆二色激子手性法（exciton chirality method）。八区律经验法则需要有标准样品或模型化合物加以对照才能得出可靠的结论，而 CD 的激子手性法是一种非经验性的立体绝对构型测定法。

圆二色激子手性法：空间邻近呈手性排列的两个发色团从基态向激发态跃迁的概率相等时，激发状态将发生离域化，这种离域化的激发状态称为激子（exciton）。两个发色团的电跃迁偶极距间的偶极-偶极相互作用会在 CD 光谱上产生一些通常被称为激子偶合的 Cotton 效应，由此可以非经验性地决定其绝对构型，这种方法称为激子手性法。

经光照射激发后，两个发色团之间发生相互作用，此时激发态的能级分裂成两个能级，一个能级比未发生相互作用的激发态能级低（低能态），另一个比未发生相互作用的激发态能级高（高能态），这种分裂称为 Davydov 分裂。Davydov 分裂导致 CD 谱上出现两个 Cotton 效应（图 5-37），长波长的 Cotton 效应由低能态产生，称为第一 Cotton 效应，短波长的 Cotton 效应由高能态产生，称为第二 Cotton 效应。如果两个发色团空间上顺时针分布（从前一发色团看后一发色团），第一 Cotton 效应为正，第二 Cotton 效应为负，称为正性激子手性；如果逆时针分布，则第一 Cotton 效应为负，第二 Cotton 效应为正，称为负性激子手性。根据这两个 Cotton 效应的符号便可决定两个发色团在空间的绝对立体化学。这种 CD 激子手性法也适用于具有 3 个或以上发色团的化合物。

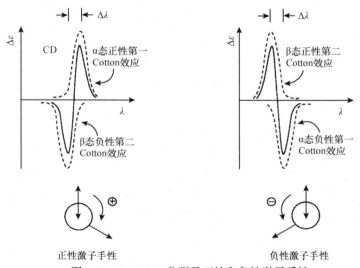

图 5-37　Davydov 分裂及正性和负性激子手性

最初，激子手性法是利用邻二醇二苯甲酸酯衍生物中强的 $\pi \rightarrow \pi^*$ 跃迁所引起的 Cotton 效应符号确定其绝对构型，如 2α，3β-二羟基-5α-胆甾烷中的邻二醇构型的确定。先将脂环上 1，2-二醇转化为二苯甲酸酯再测定其 CD，在椅式环己烷环上，其二苯甲酸酯呈负性裂分 CD，如图 5-38。根据激子手性规则可推定此邻二醇的 2，3 位的绝对构型为 2α，3β。

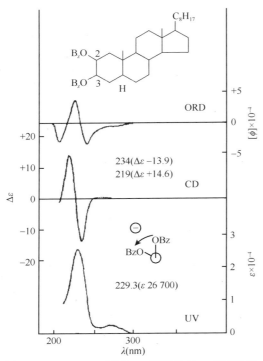

图 5-38 2α，3β-二羟基-5α-胆甾烷的二苯甲酸的
ORD、CD 和 UV 谱

圆二色激子手性法在理论上是以量子力学为基础，不需标准品对照，结果准确，在溶液状态下即可进行测定，样品用量少且可以回收，因而适合难结晶、量少的天然产物立体结构的测定。

六、X 射线衍射法

X 射线衍射法是一种很好的测定化合物分子结构的方法，该法通过测定化合物晶体对 X 射线的衍射谱，再通过计算机用数学方法解析衍射谱，还原为分子中各原子的排列关系，最后获得每个原子在某一坐标系中的分布，从而给出化合物化学结构。虽然核磁共振技术的发展，使得化合物的结构分析变得更加容易。但是许多天然产物分子比较大，结构复杂，而且含有多个手性中心，这时单独依靠核磁共振技术鉴定结构就会有些困难。X 射线衍射分析就可以解决这个难题，只需一颗晶体（大约 0.2mg）就可以确定化合物的结构。X 射线衍射法测定出的化学结构可靠性大，不仅能测定出化合物的一般结构，还能测定出化合物结构中的键长、键角、构象、绝对构型等结构细节。因此，X 射线衍射法在测定中药中微量、新骨架化合物的结构时非常有用，并且还是测定手性碳的绝对构型最有效、最便捷的方法。但这种方法需要培养单晶，故使用范围受到一定限制。

X 射线衍射基本原理

单晶 X 射线衍射之所以能够用来测定化合物的结构，是因为 X 射线的衍射方向和强度与晶体的结构存在着一定的关系，只要通过相应的方法把它们的关系提取出来，就会得到化合物的结构信息。

1. 晶体的结构 晶体是固体物质的一种聚集态形式，其内部的原子和分子排列具有严格的规律性。基于原子空间排列的规律性，可以把晶体中的若干原子抽象为一个点，所以晶体可以看成空间点阵。如果整块固体为一个空间点阵贯穿，则称之为单晶体，简称单晶。

2. X 射线的衍射 是指光线照射到物体边沿后通过散射继续在空间发射的现象。如果采用单色平行光，则衍射后将产生干涉结果。相干波在空间某处相遇后，因位相不同，相互之间产生干涉作用，引起相互加强或减弱的物理现象。产生衍射的条件有二，一是相干波（点光源发出的波），二是光栅。衍射的结果是产生明暗相间的衍射花纹，代表着衍射方向（角度）和强度。根据衍射花纹可以反过来推测光源和光栅的情况。为了使光能产生明显的偏向，必须使"光栅间隔"具有与光的波长相同的数量级。X 射线是一种波长为 0.001～100Å 的电磁波，而常见化合物的键长介于 1～3Å，即 X 射线波长与固体分子中的原子间距大致相同。晶体中的原子排列是有规则的，那么晶体可以当作是 X 射线的三维衍射光栅。当一束 X 射线通过晶体时将发生衍射现象，衍射波叠加的结果使射线的强度在某些方向上加强，在其他方向上减弱。此时晶体内部有序排列的原子周围产生规律性的三维衍射图案，利用这些信息，结合晶体学的基本方程，通过 Fourier 变换计算，可以准确地得到分子的三维立体结构。

3. X 射线衍射实验 包括单晶 X 射线衍射技术和粉末 X 射线衍射技术，可以用于测定结构和一些成分的分析实验。单晶 X 射线衍射分析的实际操作过程，从培养单晶开始，到晶体的挑选与安装，然后利用衍射仪测定衍射数据，通过分析得到晶胞的基本参数、晶系和空间群，通过测定衍射强度数据，得到系列强度数据，再通过数据还原与校正，完成数据采集与处理过程。然后，通过各种结构解析方法，如直接法和 Patterson 法等进行 Fourier 合成，得到结构模型的部分或全部原子坐标，再通过对结构模型的精修得到所有原子的坐标和位移参数等信息，也就是化合物的三维结构，最后对分子的几何数据和结构进行解释与表达。而粉末 X 射线衍射分析可以用于单一物质的定性物相分析、晶态与非晶态物质鉴别、两种物质的异同性鉴别、相同化合物的不同晶型的鉴别等。

单晶 X 射线衍射技术在确定化合物绝对构型时具有无与伦比的优越性。一般而言，采用 Mo 靶作为衍射源，只有分子中含有重原子（P 以后的元素）才能确定该分子的绝对构型；如果采用 Cu 靶作为衍射源，可以引起的反常散射要强于 Mo 靶，所以只要含有氧原子即可确定该化合物的绝对构型。除此之外，单晶 X 射线衍射在确定化合物的结构时，只要知道其中一个手性中心的绝对构型，就可以确定所有手性中心的绝对构型。单晶 X 射线衍射的结构分析是整体性的，要么其绝对构型完全正确，要么所有手性中心的构型都是相反的。所以，在确定分子的绝对构型时可以以已知绝对结构的化合物为参考手性中心确定待测化合物的绝对构型，最常见的是采用酒石酸为已知手性参考分子，培养酒石酸与待测分子形成的复合物晶体，通过单晶 X 射线衍射测定复合物结构，然后通过已知酒石酸的绝对构型确定目标化合物的绝对构型。

例如，从彭泽贝母（*Fritillaria monantha* Migo）中分离得到一种新的异甾生物碱[彭贝碱丁（pengbeimine D）]，为了确定化合物的结构，对该化合物进行了单晶 X 射线衍射分析。衍射实验用晶体大小为 0.08mm×0.15mm×0.40mm，属单斜晶系，空间群为 $P2_1$，晶胞参数：a=7.379（1），b=10.615（1），c=16.494（1）nm，β=85.83（1）°。晶胞体积 V=1288.5（2）nm，晶胞内分子数 Z=2。用 MAC DIP-2030K 面探测仪收集衍射强度数据，MoKα 辐射，石墨单色器，晶体与 IP 板距离 d=100mm，管压 50kV，管流 80Ma，ω 扫描，最大 2θ 角为 50.0°，独立衍射点为 2619 个，可观察点（$|F|^2 \geqslant 3\sigma|F|^2$）为 2105 个。用直接法解析晶体结构，从图上获得全部 32 个非氢原子位置，使用最小二乘法修正结构参数和判别原子种类，使用几何计算法和差值 Fourier 法获得全部氢原子位置，最终确定该化合物结构为彭贝碱丁 N-methly-5α，21α-pengbeimine-6-oxo-3β-ol（图 5-39）。

又如，从草药宽叶金粟兰（*Chloranthaceae henryi* Hemsl）中分离得到一个倍半萜二聚体（Henriol A），其分子中包括多个环系，立体结构复杂，最后采用 X 射线衍射进行结构研究。衍射实验用晶体大小为 0.1mm、0.20mm、0.30mm，属正交体系，空间群为 $P2_12121$。晶胞参数：a=11.858（1），b=12.812（1），c=23.092（1）Å。晶胞 E 图上获得 40 个非氢原子位置，交迭使用最小二乘法和差值 Fourier 法获得其他非氢原子位置，使用最小二乘法

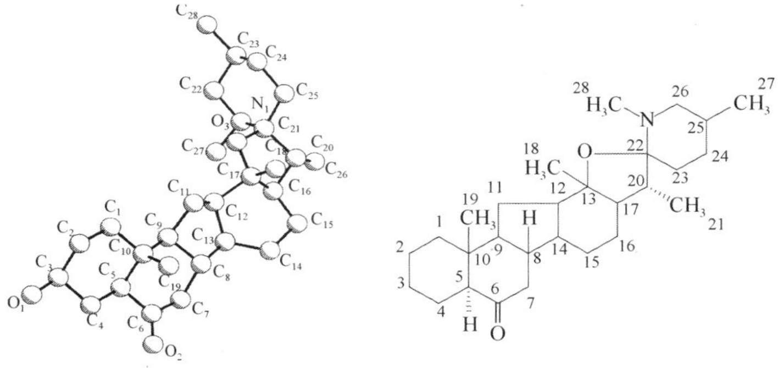

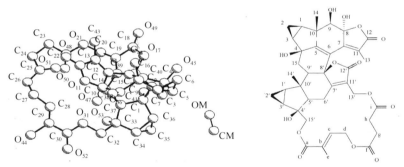

图 5-39　彭贝碱丁的结构

修正结构参数并判别原子种类，用几何计算法和差值 Fourier 法获得全部氢原子位置。最终可靠因子 R_f=0.061，R_w=0.061（$w=1/\sigma|F|^2$）。最终确定体积 V=3508.2（4）Å^3，晶胞内分子数 Z=4。用 MAC DIP-2030K 面探仪收集衍射数据，MoKα 辐射，石墨单色器，晶体与 IP 板距离 d=100mm，管压 50kV，管流 90mA，ω 扫描，最大 2θ 角为 50.0°，独立衍射点为 4090 个，可观察点（$|F|^2 \geqslant 3\sigma|F|^2$）为 3147 个，用直接法解析晶体结构。结果表明该化合物包含 1 个十八元内酯环，B/C 为反式连接，C/D 环为顺式连接，晶态下分子排列属第一类空间群，故应有旋光活性。分子内及分子间均无氢键联系。晶态下分子以 Van Edward 力维系其在空间的稳定排列，见图 5-40。

图 5-40　Henriol A 的结构

第六章　中药中主要类型化学成分的分析

中药来源于植物、动物和矿物等，以植物来源居多。中药化学成分种类繁多、结构复杂。按其结构特点来分，中药化学成分类型主要有黄酮类、生物碱、萜类（包括单萜、倍半萜、二萜和三萜等）与挥发油、甾体、醌类（包括苯醌、萘醌、蒽醌和菲醌等）、苯丙素类（包括苯丙酸类、香豆素和木脂素等）、糖类（包括单糖、二糖和多糖等）及各种类型化学成分的糖苷。这些中药化学成分是中药防病治病的重要物质基础，也是中药分析的主要目标。

第一节　黄酮类化学成分的分析

一、概　　述

黄酮类化合物（flavonoides）泛指两个苯环通过中间三个碳原子连接而成的一系列化合物，即具有 C_6-C_3-C_6 母核结构的一类化合物，其基本母核为 2-苯基色原酮。黄酮类化合物常连接有酚羟基、甲氧基、甲基、异戊烯基和乙酰基等，具有较高的氧化程度。天然黄酮类化合物既有游离的苷元形式，又有与糖结合成糖苷的形式。作为次生代谢产物，黄酮类化合物对植物的生长、发育、繁殖及抵御外界侵袭等方面起着重要作用。黄酮类化合物在高等植物中分布广泛，在根、茎、叶、花、果、种子各部位都有分布，尤以叶部居多，在藻类、菌类等低等植物中分布非常少。黄酮类化合物具有抗氧化、抗肿瘤、抗炎、抗病毒、抗菌、免疫调节、保肝和保护心脑血管等活性，是许多中药的主要有效成分。

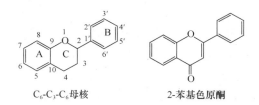

C_6-C_3-C_6母核　　　　　　2-苯基色原酮

（一）黄酮类化合物的结构类型

根据中间 C_3 的氧化程度、是否成环及与 B 环连接的位置，将黄酮类化合物分为若干类型，主要结构类型见表 6-1。

表 6-1　黄酮类化合物的主要结构类型

类型	基本结构	类型	基本结构
黄酮类 （flavones）		二氢黄酮类 （flavanones）	
黄酮醇类 （flavonols）		二氢黄酮醇类 （flavanonols）	

续表

类型	基本结构	类型	基本结构
异黄酮类 （isoflavones）		二氢异黄酮类 （isoflavanones）	
查耳酮类 （chalcones）		二氢查耳酮类 （dihydrochalcones）	
橙酮类 （aurones）		花色素类 （anthocyanidins）	
黄烷-3-醇类 （flavan-3-ols）		黄烷-3，4-二醇类 （flavan-3，4-diols）	
𠮷酮类 （xanthones）		𠮷高异黄酮 （homoisoflavone）	

（二）黄酮类化合物的理化性质

1. 性状　黄酮类化合物多为结晶性固体，熔点较高，黄酮苷类化合物一般为无定形粉末。黄酮的颜色与其共轭系统的大小及取代基（如羟基、甲氧基等）助色团的种类、数目及取代位置密切相关，共轭系统越大、助色团越多其颜色向长波方向移动。一般情况下，黄酮、黄酮醇及其苷类多显灰黄～黄色，查耳酮为黄～橙黄色，异黄酮显微黄色，而二氢黄酮和二氢黄酮醇，因交叉共轭体系被 3 位 sp^3 碳断开，不显颜色。

2. 旋光性　黄酮苷元除二氢黄酮、二氢黄酮醇、黄烷及黄烷醇因有手性碳原子而具有旋光性外，其余无手性碳原子则无旋光性。黄酮苷类由于在结构中引入了糖的手性碳原子，故均有旋光性，且多为左旋。

3. 溶解性　黄酮类化合物的溶解性与其结构密切相关。一般黄酮苷元难溶或不溶于水，易溶于甲醇、乙醇、乙酸乙酯等有机溶剂。其中黄酮、黄酮醇、查耳酮苷元等平面性强的分子，因分子与分子间排列紧密，分子间引力较大，故更难溶于水。二氢黄酮及二氢黄酮醇等非平面性分子间排列不紧密，分子间引力减小，有利于水分子进入，水溶性稍大。花色素类苷元虽为平面性结构，但因以离子形式存在，故在水中溶解度较大。黄酮类苷元中引入羟基，极性增大，根据相似相溶规则，将增加其水溶性，而羟基经甲基化后，则减小水溶性，增大脂溶性。黄酮苷一般可溶于水、甲醇、乙醇等强极性溶剂中，难溶或不溶于苯、氯仿等弱极性溶剂中。一般糖越多，越有利于水溶性。

4. 酸碱性

（1）酸性：黄酮类化合物因分子中多具有酚羟基，故显酸性，可溶于 NaOH 水溶液、吡啶、甲酰胺及 N,N-二甲基甲酰胺中。由于酚羟基数目及位置不同，酸性强弱也不同，以黄酮为例，其酚羟基酸性由强到弱顺序为 7，4'-二羟基＞7 或 4'-羟基＞一般酚羟基＞5-羟基，这主要是因为 4 位羰基对不同位置羟基的 p-共轭效应的影响不同导致的。7 位酚羟基酸性较强，含有 7 位酚羟基黄酮可溶于碳酸钠水溶液中，据此可用于黄酮的提取、分离及鉴定。

（2）碱性：由于分子中的 γ-吡喃环上的 1 位氧原子具有未共用电子对，因此表现出微弱的碱性，可与强无机酸如浓硫酸、浓盐酸等生成 镁盐，该镁盐极不稳定，加水后即可分解。

二、定性分析

（一）化学分析法

黄酮类化合物的化学分析主要是显色反应，这些反应是利用黄酮类化合物分子中的酚羟基和 γ-吡喃酮环的性质。主要有四类化学反应：①还原反应；②与金属盐类试剂的络合反应；③硼酸显色反应；④碱性试剂反应。

1. 还原反应

（1）盐酸-镁粉显色反应：这是鉴定黄酮类化合物最常用的显色反应。将样品溶于约 1ml 甲醇或乙醇中，加入少许镁粉振摇，滴加几滴浓盐酸，1～2min 内即可显色，必要时可微热。多数黄酮、黄酮醇、二氢黄酮及二氢黄酮醇类化合物显橙红至紫红色，少数显紫色至蓝色。查耳酮、橙酮、儿茶素类则无该显色反应，异黄酮类除少数例外，也不显色。由于花青素及部分橙酮、查耳酮等在单独浓盐酸中也会变色，因此需做空白对照。

（2）氢硼化钠显色反应：氢硼化钠可选择性还原二氢黄酮（或二氢黄酮醇）类化合物，产生红色至紫色。在试管中加入 0.1ml 含有样品的乙醇溶液，再加等量的 2% $NaBH_4$ 甲醇溶液，1min 后，加浓盐酸或浓硫酸数滴，生成红色至紫色。

2. 金属盐类试剂的络合反应 黄酮类化合物分子结构中，多具有 3-羟基、4-羰基或 5-羟基、4-羰基或邻二酚羟基，故可以与许多金属盐类试剂如铝盐、锆盐、镁盐、锶盐和铅盐等反应，生成有色的络合物。

（1）三氯化铝反应：样品的乙醇溶液和 1%三氯化铝乙醇溶液通过纸斑反应后，置于紫外灯下显鲜黄色荧光，但 4'-OH 黄酮醇或 7，4'-二羟基黄酮醇类显天蓝色荧光。

5-羟基黄酮铝盐络合物　　　3-羟基黄酮醇铝盐络合物

（2）锆盐-柠檬酸反应：可以用来鉴别黄酮类化合物分子中 3-OH 或 5-OH 的存在。黄酮类化合物分子中有游离的 3-OH 或 5-OH 时，均可与 2%二氯氧锆（$ZrOCl_2$）甲醇溶液反应生成黄色的锆盐络合物。但 3-OH、4-羰基与锆盐生成的络合物的稳定性比 5-OH、4-羰基络合物稳定性强（仅二氢黄酮醇除外），5-OH、4-羰基络合物容易被弱酸分解，故当反应液中继续加入柠檬酸后，5-OH 黄酮的黄色溶液显著褪色，而 3-OH 黄酮溶液仍呈鲜黄色。

锆盐显色反应也可在滤纸上进行，得到的锆盐络合物斑点多呈黄绿色并有荧光。

锆盐络合物

（3）乙酸镁反应：样品的乙醇溶液和 1%乙酸镁甲醇溶液通过纸斑反应后，置于紫外灯下观察荧光。二氢黄酮、二氢黄酮醇类可显天蓝色荧光，若有 5- OH 存在时，颜色更明显。而黄酮、黄酮醇和异黄酮类等显黄～橙黄～褐色。

（4）氨性氯化锶反应：黄酮类化合物的分子中如果有邻二酚羟基，则可与氨性氯化锶试剂反应。方法是取少许样品置小试管中，加入 1ml 甲醇溶解（必要时可在水浴上加热）后，再加 0.01mol/L 氯化锶（$SrCl_2$）的甲醇溶液 3 滴和被氨气饱和的甲醇溶液 3 滴，如产生绿～棕色乃至黑色沉淀，则表示有邻二酚羟基。

3. 硼酸显色反应 含有 β 羟基酮结构的黄酮类化合物，如 5-羟基黄酮、黄酮醇和 2-羟基查尔酮，在酸性条件下，与硼酸反应，生成亮黄色配合物，可以与其他类型黄酮区别。

4. 碱性显色反应 将黄酮类化合物置于薄层板上展开后，用氨气熏发生颜色变化，置于空气中挥去氨气则颜色褪去。二氢黄酮类化合物在碱性溶液中可打开 C 环转化为查尔酮，呈现橙色至黄色。黄酮醇类化合物在碱性溶液中呈黄色，通入空气后可变为棕色。具有邻二酚羟基或 3，4′-二羟基的黄酮类化合物在碱性溶液中可被氧化，颜色由黄色变红色，最后产生棕色沉淀。

（二）色谱分析法

黄酮类化合物的常用色谱分析法主要有 PC 法、硅胶薄层色谱法、聚酰胺薄层色谱法等。

1. TLC 法 是分离和鉴定植物粗提物中黄酮类化合物的重要方法之一，一般采用吸附薄层，吸附剂大多用硅胶和聚酰胺，此外还有少量的纤维素薄层色谱。黄酮类成分经 TLC 分离后，紫外灯下可观察到荧光，黄酮醇类常显亮黄色或黄绿色，异黄酮类多呈现紫色。喷三氯化铝试剂后，日光下黄酮醇类无色，查耳酮类显黄色或黄橙色。但在紫外灯下，荧光均加强，黄酮醇类为黄或绿色，异黄酮类显黄色，查耳酮显橙色荧光。

（1）硅胶薄层色谱：主要用于分离与鉴定弱极性黄酮类化合物，可分离大多数黄酮苷元，也可用于分离苷。分离黄酮苷元常用的展开剂是甲苯-甲酸甲酯-甲酸（5：4：1），并可以根据待分离成分极性的大小适当地调整甲苯与甲酸的比例。另外尚有苯-甲醇（95：5）、苯-甲醇-乙酸（35：5：5）、氯仿-甲醇（8.5：1.5，7：0.5）、甲苯-氯仿-丙酮（40：25：35）等。分离黄酮苷元的衍生物如甲醚或乙酸酯等中性成分，可用苯-丙酮（9：1）、苯-乙酸乙酯（7.5：2.5）等为展开剂。分离黄酮苷类则采用极性较大的溶剂系统展开，如分离黄酮-O-

苷、黄酮-*C*-苷和黄酮醇-*O*-苷类的溶剂系统有正丁醇-乙酸-水（3∶1∶1）、甲酸-乙酸乙酯-水（9∶1∶1）、氯仿-乙酸乙酯-丙酮（5∶1∶4）和氯仿-甲醇-水（65∶45∶12）等。

（2）聚酰胺薄层色谱：主要用于分离含游离酚羟基的黄酮苷元及其苷类。聚酰胺对黄酮类化合物吸附能力较强，因此需要能破坏其氢键缔合的展开溶剂，即以极性较强的溶剂为展开剂，其中大多含有醇、酸或水，如乙醇-水（3∶2）、水-乙醇-乙酰丙酮（4∶2∶1）、水饱和的正丁醇-乙酸（100∶1、100∶2）、丙酮-水（1∶1）、丙酮-95%乙醇-水（2∶1∶2）、95%乙醇-乙酸（100∶2）、苯-甲醇-丁酮（60∶20∶20）等。

（3）纤维素薄层色谱：在某种程度上可代替纸色谱，由于纤维素的颗粒细小，表面积大，具有展开速度较快和分辨能力较好的优点。分离游离黄酮的溶剂系统有苯-乙酸-水（125∶72∶3）或氯仿-乙酸-水（10∶9∶1），此外，5%～40%乙酸水溶液、正丁醇-乙酸-水（4∶1∶5）等经典的溶剂系统亦常用于分离各种结构类型黄酮类化合物。

实例 6-1 高良姜中黄酮类成分 TLC 鉴别。

精密吸取高良姜供试品及对照品溶液各 1μl，分别点样于硅胶 F_{254} 预制板板上，在 72% 相对湿度的温控制箱中放置 15min。展开剂组成：正己烷-乙酸乙酯-冰醋酸（10∶1∶0.5），展开 9cm。取出薄层板，吹干残存的溶剂，先在紫外光灯箱内 254 nm 下观察荧光猝灭色谱，并拍摄照片，或用薄层色谱视频摄像系统拍摄图像，并自动生成色谱轮廓扫描图谱，同时获得积分数据。然后再将薄层板喷以 10%硫酸乙醇溶液，105℃加热至斑点显色清晰，先在可见光下检视，并如上所述拍摄照片，或视频制作图像，自动生成轮廓扫描图谱，同时获得积分数据图。同样获得 366 nm 荧光色谱、轮廓扫描图谱和积分数据图。结果表明，高良姜黄酮类成分的薄层色谱图以荧光色谱信息最丰富，明显可以观察的有大小不等的 8 个荧光条斑。比较 3 种色谱图像，以荧光色谱最具特征性，故分析、比较及评价基本以荧光色谱及其扫描轮廓图谱为主（图 6-1）。荧光色谱扫描轮廓图中的 8 个特征峰与 8 个荧光条斑相对应（图 6-2），8 个峰的相对比移参考值 R_f（以高良姜素的 R_f 为 1）：1 号峰，0.38；2 号峰，0.58；3 号峰（山柰素），0.79；4 号峰（高良姜素），1；5 号峰，1.11；6 号峰，1.26；7 号峰，1.5；8 号峰，2.2 。不同地区收集的商品高良姜，其薄层色谱指纹图谱都有上所述共同的特征荧光色谱图像，可以作为高良姜特有的指纹特征。荧光条斑的大小及相应的扫描峰的强弱，不同样品之间有所差异，这是药材个体差异的缘故。高良姜的同属近缘品种红豆蔻、益智、草豆蔻及距花山姜的根茎，在同样实验条件下获得的薄层色谱图像及扫描轮廓图谱有明显不同，而且均不含高良姜素（图 6-3）。

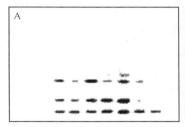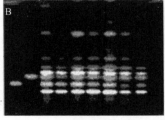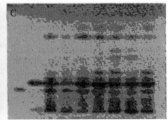

图 6-1 高良姜黄酮类成分薄层色谱图谱

A. 可见光；B. 366nm；C. 254nm

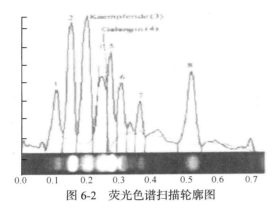

图 6-2　荧光色谱扫描轮廓图

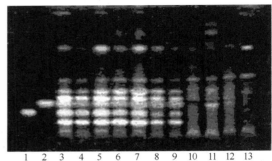

图 6-3　高良姜及其混淆品种的薄层色谱指纹图谱
1. 山柰素；2. 高良姜素；3~9. 高良姜；10. 草豆蔻；11. 距花山姜；12. 红豆蔻；13. 益智

2. 纸色谱法　纸色谱适用于分离鉴别各种黄酮类化合物，包括黄酮苷和游离黄酮。其中，双向纸色谱是鉴别检识植物粗提物中黄酮类化合物存在的最常用方法之一。用双向纸色谱分离检识黄酮苷类化合物时，第一向通常用醇性展开剂，如叔丁醇-乙酸-水（3：1：1，TBA），正丁醇-乙酸-水（4：1：5 上层，BAW）或水饱和的正丁醇等，根据正相分配色谱的原理进行分离；第二向通常用水性展开剂，如 2%~5% 乙酸、3% NaCl 及乙酸-浓盐酸-水（30：3：10）等，其色谱行为类似于反相分配色谱。游离黄酮类化合物的纸色谱分离，宜用醇性展开剂或苯-乙酸-水（125：72：3）、氯仿-乙酸-水（13：6：1）、苯酚-水（4：1）等。而花色素及花色苷的纸色谱分离则可用含盐酸或乙酸的水溶液作展开剂。纸色谱分离后，可在 365nm 紫外光灯下看到荧光斑点，以氨蒸气处理后常产生明显的颜色变化。此外还可喷以 2% $AlCl_3$ 甲醇溶液（在紫外光灯下观察）或 1% $FeCl_3$-1% $K_3Fe(CN)_6$（1：1）水溶液等显色剂。不同结构类型黄酮类化合物在双向纸色谱展开时常常出现在特定的区域，据此可推测它们的结构类型，判定是否成苷及含糖基数量。

3. 高效液相色谱-质谱联用法（HPLC-MS）　HPLC-MS 将高效液相色谱法对复杂样品的高分离能力与质谱的高选择性、高灵敏度及能够提供分子质量与结构信息的优点结合起来，并因其在线、高选择性和高灵敏度优势，在黄酮类化合物的定性鉴定中得到了广泛应用。HPLC-TOF/MS 可以获得精确相对分子质量，根据分子的精确质量、碎片特征及质谱裂解规律，甚至可以实现黄酮类化合物的在线结构鉴定。

实例 6-2　银杏磷脂软胶囊中 12 种黄酮类化合物快速鉴定。

银杏磷脂软胶囊甲醇提取物分析以 Agilent Poroshell 120 EC-C18 为色谱柱，以乙腈（A）-0.1%甲酸溶液（B）为流动相进行梯度洗脱，体积流量 0.2ml/min；质谱定性采用飞行时间质谱，负离子模式扫描。结果在优化的液质联用条件下，通过对照品、数据库匹配及文献数据，鉴定出银杏磷脂软胶囊中 12 个黄酮类化合物（表 6-2）。银杏磷脂软胶囊提取物 HPLC-UV 图和总离子流图如图 6-4 所示。

表 6-2 银杏磷脂软胶囊中鉴定的 12 个黄酮类化合物

序列	t（min）	鉴别结果	分子式	[M-H]⁻ 测量值	[M-H]⁻ 理论值	偏差（ppm）	λ_{max}（nm）	MS/MS 碎片离子信息
1	3.578	3-O-[6-O-（α-L-rhamnosyl）-β-D-glucosyl]-3'-Methymyricetin	$C_{28}H_{30}O_{17}$	639.1567	639.1559	−1.25	258	330
2	3.813	2 rhamnosyl-glucosyl Methymyricetin	$C_{34}H_{40}O_{21}$	785.2145	785.2130	−1.91	260、340	330
3	4.767	Quercetin 3-O-[2-O，6-O bis（α-L-rhamnosyl）-β-D-glucoside]	$C_{33}H_{28}O_{20}$	755.2051	755.2029	−2.91	266、350	284、575
4	5.249	Quercetin 3-O-[6-O-（α-L-*rhamnosyl*）-β-D-glucoside]	$C_{27}H_{28}O_{16}$	609.1476	609.1450	−4.26	266、348	284
5	5.547	Quercetin 3-O-[2-O-（β-D-glucosyl）-α-L-thamnoside]	$C_{27}H_{28}O_{16}$	609.1470	609.1450	−3.27	256、356	300
6	6.245	Kaempferol 3-O-[6-O-（α-L-rhamnosyl）β-D-glucoside]	$C_{27}H_{28}O_{15}$	593.1523	593.1501	−3.72	260	284、285
7	6.643	rhamnosyl-glucosyl-Apigenin	$C_{27}H_{28}O_{14}$	577.1575	577.1552	−4.02	260	268、431
8	6.792	Apligenin 7-O-（β-D-glucosyl）	$C_{21}H_{18}O_{10}$	431.0991	431.0973	−4.25	260	268
9	8.850	槲皮素	$C_{15}H_8O_7$	301.0356	301.0343	−4.40	256、370	245、178、151、121
10	10.112	芹菜素	$C_{15}H_8O_5$	269.0457	269.0444	−4.66	260	183、159、133、107
11	10.460	山奈酚	$C_{15}H_8O_6$	285.0457	285.0394	−4.70	266、366	187、117、93
12	10.792	异鼠李素	$C_{16}H_{10}O_7$	315.0511	315.0499	−3.73	256.370	300、271、227、200、151、107

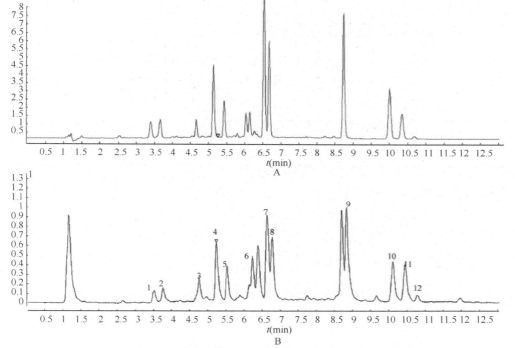

图 6-4 银杏磷脂软胶囊提取物 HPLC-UV 图和总离子流图

A. HPLC-UV 图；B. 总离子流图

以峰3（分子离子峰 *m/z* 755）为例，来具体说明鉴别过程。首先通过该峰的精确分子质量 755.2048，推断分子式为 $C_{33}H_{38}O_{20}$，以 *m/z* 755.2048 作为母离子，对其进行二级质谱分析，碰撞能量为 45V，该化合物的紫外吸收光谱、特征一级质谱及二级质谱图如图 6-5。所得二级质谱图中有明显的 575[*M*–H–glc]⁻、284[*M*–H–glc–rha]⁻等碎片离子信息，是其母分子离子依次失去葡萄糖、鼠李糖分子产生的。结合保留时间、数据库及文献等信息，最终将该峰鉴定为槲皮素-3-*O*-[2-*O*，6-*O*-（α-*L*-二鼠李糖基）]-β-*D*-葡萄糖苷。

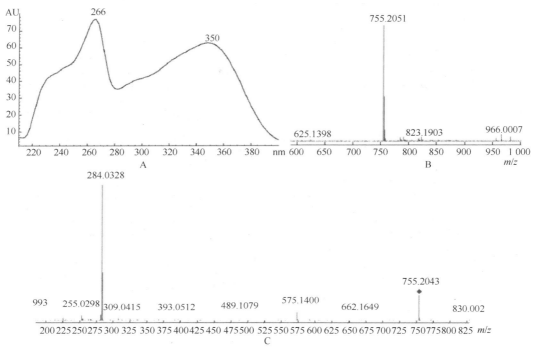

图 6-5　*m/z* 755 化合物的 UV 谱图、一级质谱图和二级质谱图
A. UV 图；B. 一级质谱图；C. 二级质谱图

三、定 量 分 析

中药总黄酮的定量分析方法主要有分光光度法、高效液相色谱法、定量核磁共振法等，其中分光光度法因对仪器要求不高、简便、快捷，为总黄酮定量分析常用方法。对于单一或多个具体黄酮的定量分析方法主要有 HPLC、HPLC-MS、毛细管电泳等方法。这些方法各具特点，HPLC 为常用定量分析方法，HPLC-MS 具有分析灵敏度高优势，常用于痕量黄酮类成分分析。

（一）UV-VIS 法

UV-VIS 法常用于测定总黄酮的含量。黄酮类化合物在 UV 区有特征吸收峰，故可用分光光度法测定其含量。也可利用黄酮与 Al^{3+} 反应形成有色配合物进行比色测定，测定总黄酮时常用芦丁作对照品。

（二）HPLC 法

HPLC 法是测定中药等复杂成分体系化学成分的最常用方法。黄酮类化合物因其吸收波长较长，因此 HPLC-UV 法非常适合黄酮类化合物的定量分析。也可采用 HPLC-MS 法测定，该法比 HPLC-UV 法具有更高的灵敏度，并有一定的结构鉴定功能等优势，常用于中药痕量成分的定性定量分析。

实例 6-3 采用 HPLC 法同时测定中药凤尾草中 5 种黄酮类成分。

使用 Diamonsil C₁₈ 色谱柱，以乙腈-0.1%甲酸水溶液为流动相进行梯度洗脱（0～10min，15：85；20～30min，25：75；35～40min，50：50），流速 1.0ml/min，检测波长 350nm，柱温 25℃。结果新西兰牡荆苷、忍冬苷、野漆树苷、木犀草素和芹菜素 5 个黄酮类化合物在测定的范围内均表现出良好的线性和加样回收率。测得多个地区凤尾草中 5 种黄酮类化合物总含量为 0.5～2.2mg/g，其中海南海口和江西萍乡样品的 5 种黄酮类化合物总含量较高，结果见表 6-3。混合对照品（A）和凤尾草样品（B）的 HPLC 色谱图 6-6。本法能准确、快速、同时测定凤尾草中 5 种黄酮类有效成分，为凤尾草药材质量评价和进一步研究奠定了基础。

表 6-3 不同产地凤尾草中 5 种黄酮类化合物含量测定结果

编号	产地	含量（mg/g）					5 种黄酮总含量（mg/g）
		新西兰牡荆苷	忍冬苷	野漆树苷	樨草素	芹菜素	
1	北京	0.161	0.755	0.515	0.346	—	1.777
2	天津	—	0.211	0.480	0.379	0.201	1.271
3	河北石家庄	—	0.291	0.442	0.339	0.209	1.281
4	河北唐山	0.039	0.236	0.121	0.254	0.106	0.756
5	河北邢台	—	0.190	—	0.358	0.175	0.723
6	湖北十堰	0.031	0.246	0.712	0.386	0.215	1.590
7	江西南昌	0.073	0.365	0.727	0.146	0.144	1.455
8	江西萍乡	0.075	0.862	1.084	0.056	—	2.077
9	浙江台州	—	0.059	0.103	0.288	0.101	0.551
10	海南海口	0.058	0.521	0.949	0.407	0.286	2.221

注："—"为未检测到

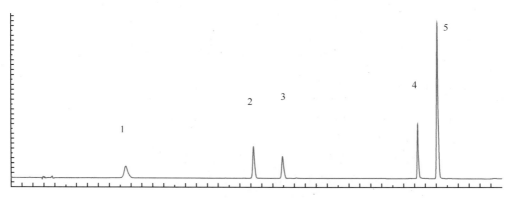

A

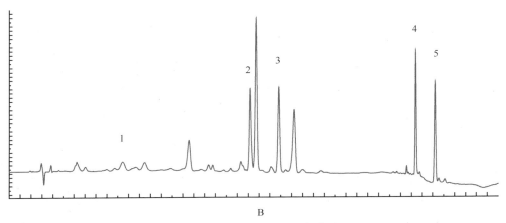

图 6-6　中药凤尾草的 HPLC 色谱图

A. 混合对照品；B. 凤尾草样品；1. 新西兰牡荆苷；2. 忍冬苷；3. 野漆树苷；4. 木犀草素；5. 芹菜素

（三）高效毛细管电泳法

高效毛细管电泳法是以高压电场为驱动力，以毛细管为分离通道，依据样品中各组分之间淌度和分配行为上的差异而实现分离分析的液相分离方法。作为一种现代分离模式，高效毛细管电泳法具有分离柱效高、进样体积小和分析快速等特点。

实例 6-4　胶束毛细管电泳法测定卷柏属植物中 3 种双黄酮类化合物的含量。

压力进样 1.38×10^5Pa，9s；运行时间 35min；电压 20kV（恒压分析）；柱温 25℃；检测波长 280nm；运行缓冲液为胆酸钠系统（10mmol/L 硼酸钠，15mmol/L 磷酸二氢钠，40mmol/L 胆酸钠）-乙腈（3∶2），pH =7.0。通过对表面活性剂、pH 和有机改进剂的优选确定了最佳缓冲液比例，在该系统条件下，供试品中的 3 种双黄酮被很好分离并定量。样品 A 和对照品 B 电泳图如下。

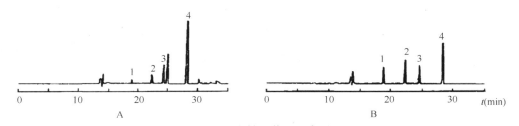

图 6-7　卷柏双黄酮电泳图

A. 样品；B. 对照品；1. 银杏双黄酮；2. 内标槲皮素；3. 卷柏双黄酮；4. 穗花杉双黄酮

（四）定量核磁共振法

定量核磁共振法（quantitative nuclear magnetic resonance，qNMR）是依据 NMR 谱图中信号的积分面积直接正比于产生相应共振谱线的原子核数来进行定量分析的一种方法。其最大优势为，不需要引进任何校正因子，不需要为每一种被测物选择相应的标准品，节约成本，方法准确、重现性好、回收率高，是一种很有潜力的测定中药化学成分的方法。

实例 6-5 一清胶囊和三黄片中黄芩黄酮总量的测定。

选择邻苯二甲酸氢钾为内标，以其谱峰（δ 8.20）为内标峰，待测物定量峰的化学位移在 δ 8.08 处，溶剂为氘代 DMSO。通过考察 NMR 实验条件的影响，选择采样次数为 128 次，延迟时间 D_1 为 1.0s，脉冲宽度 P_1 为 3.0μs。通过对样品中主要组分的浸膏和辅料的 NMR 实验测定，显示这两种中成药中的其他中药成分和辅料不干扰定量峰的测定。用对照品评价的（样品/内标）质量比对 NMR 峰面积比的零截距标准曲线斜率与理论值非常接近，相关系数 $R= 0.999\,998$，测定了一清胶囊和三黄片两种复方中药的 6 个样品中黄芩苷类似物的总含量。本法可用于一清胶囊和三黄片两种中成药中黄芩黄酮总量的测定。邻苯二甲酸氢钾与一清胶囊药粉混合物、黄芩黄酮的结构及部分氢的 ^{1}H-NMR 谱峰位如图 6-8、表 6-4。

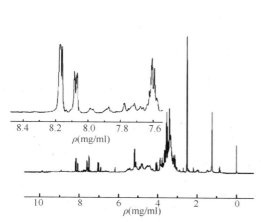

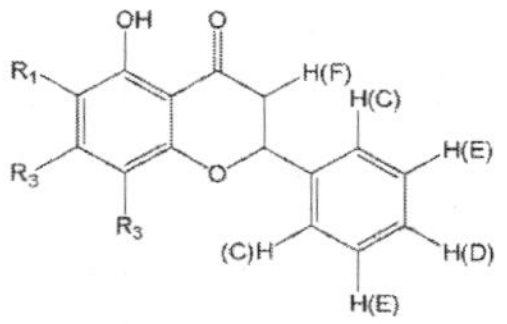

H 的位置	C	D、E	F
谱峰位置	$\delta 8.08$	$\delta 7.61$	$\delta 7.00$

	R_1	R_2	R_3
黄芩苷	OH	葡萄糖醛酸	H
黄芩素	OH	OH	H
汉黄芩素	H	OH	OCH₃
汉黄芩苷	H	葡萄糖醛酸	OCH₃
千层纸素 A	OCH₃	OH	H
千层纸素 A-7-葡萄糖醛酸苷	OCH₃	葡萄糖醛酸	H

图 6-8 邻苯二甲酸氢钾与一清胶囊药粉混合物的 ^{1}H-NMR 谱

图 6-9 黄芩黄酮的结构及部分氢的 ^{1}H-NMR 谱峰位

四、结 构 分 析

黄酮类化合物的结构一般综合紫外光谱、红外光谱、质谱和核磁共振谱等波谱技术进行分析，下面主要探讨黄酮类化合物的波谱特征及解析实例。

（一）UV

黄酮类化合物多呈淡黄色，一般具有较大的平面共轭系统，UV 吸收波长较长，甚至红移至可见区。在甲醇溶液中，黄酮类化合物的 UV 光谱一般有两个吸收带，处于 300～400nm 的吸收带称为带 I，220～280nm 范围的吸收带称为带 II。带 I 主要由 B 环的肉桂酰生色团产生，带 II 主要由 A 环的苯甲酰生色团产生（图 6-10）。黄酮类化合物的 UV 光谱特征与其分子共轭体系大小及取代基的数目、位置和结构有关。一般黄酮类化合物的 UV 吸收波长范围见表 6-4。

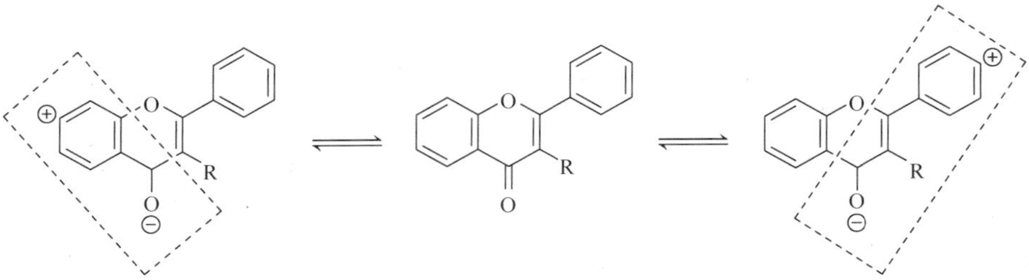

图 6-10　黄酮类化合物的两个吸收带及其生色团

表 6-4　黄酮类化合物的 UV 光谱特征（溶剂：甲醇，单位：nm）

结构类型	带 I	带 II	谱带峰形
黄酮	304～350	240～280	
黄酮醇	352～385	240～280	带 I、带 II 强度相近
黄酮醇（3-OH 被取代）	328～357	240～280	
查耳酮	340～390	220～270	带 I 强、带 II 弱
橙酮	370～430	230～270	
异黄酮	310～330（肩峰）	245～270	带 II 强、带 I 弱（肩峰）
二氢黄酮、黄酮醇	300～330（肩峰）	270～295	

　　根据黄酮类化合物在甲醇溶液中的 UV 光谱峰形变化可以初步判断该化合物的母核结构：当带 I 和带 II 峰强度相似，且均为主峰时，多为黄酮、黄酮醇或其苷类。如带 I >350nm，则多为黄酮醇或其苷类。当带 I 很强为主峰，带 II 较弱为次强峰时，多为查耳酮及橙酮类化合物。当带 II 很强为主峰，带 I 很弱，常表现为在主峰的长波方向处有一肩峰时，多为异黄酮、二氢黄酮及二氢黄酮醇类。

　　在黄酮样品的甲醇溶液中加入一些的试剂会引起样品紫外吸收带的位移，位移变化与黄酮样品的结构密切相关，从而可以根据位移变化鉴定黄酮结构，这类试剂称为诊断试剂。常用的诊断试剂有甲醇钠、乙酸钠、乙酸钠/硼酸、三氯化铝和三氯化铝-盐酸等试剂。

（二）^{1}H-NMR

　　^{1}H-NMR 是黄酮类化合物结构研究的一种重要方法，具有简便、快速且可获得大量极有价值的结构信息等优点。各种黄酮类化合物的 ^{1}H-NMR 谱信号特征如下。

　　1. C 环质子　黄酮类化合物的 C 环质子信号特征可用来确定它们的结构类型。

　　（1）黄酮和黄酮醇类：黄酮类 H-3 常以一个尖锐的单峰出现在 δ 6.30 处。它可能会与 5, 6, 7-或 5, 7, 8-三氧取代黄酮中的 H-8 或 H-6 信号相混淆，应注意区别。黄酮醇类的 3 位有含氧取代基，故在 ^{1}H-NMR 谱上无上述 C 环质子信号。

　　（2）异黄酮类：H-2 因受到 1-位氧原子和 4-位羰基影响，以一个尖锐的单峰出现在 δ 7.60～7.80，比一般芳香质子位于较低场。如用 DMSO-d$_6$ 作溶剂测定时，该质子信号还可向低场移至 8.50～8.70 处。

　　（3）二氢黄酮类：H-2 因受两个不等价的 H-3 耦合，故被分裂成一个双二重峰（$J_反$ =11.0Hz，$J_顺$=5.0Hz），中心位于约 δ5.2。两个 H-3 各因偕耦（J=17.0Hz）和与 H-2 的邻耦也被分裂成一个双二重峰（$J_反$=11.0Hz，$J_顺$=5.0Hz），中心位于 2.80 处，但往往相互重叠（表 6-8）。

　　（4）二氢黄酮醇类：H-2 和 H-3 为反式二直立键，故分别以二重峰出现（J_{aa}=1.0Hz），H-2 位于 δ4.80～5.00 处，H-3 位于 4.10～4.30 处。当 3-OH 成苷后，则使 H-2 和 H-3 信号

均向低场位移，H-2 位于 5.0～5.60，H-3 位于 4.30～4.60（表 6-5）。

表 6-5　二氢黄酮和二氢黄酮醇中 H-2 和 H-3 的化学位移

化合物	H-2	H-3
二氢黄酮	5.00～5.50（dd）	接近 2.80（dd）
二氢黄酮醇	4.80～5.00（d）	4.10～4.30（d）
二氢黄酮醇-3-O-糖苷	5.00～5.60（d）	4.30～4.60（d）

（5）查耳酮类：H-α 和 H-β 分别以二重峰（J=17.0Hz）形式出现，其化学位移分别约为 6.70～7.40 和 7.00～7.70 处。

查耳酮　　　橙酮

（6）橙酮类：C 环的环外质子=CH 常以单峰出现在 δ6.50～6.70 处，其确切的峰位取决于 A 环和 B 环上羟基取代情况，增大羟基化作用，使该峰向高磁场区位移（与没有取代的橙酮相比），其中以 C-4 位（–0.19）和 C-6 位（–0.16）羟基化作用影响最明显。

2. A 环质子

（1）5,7-二羟基黄酮类化合物：A 环的 H-6 和 H-8 分别以间位耦合的双重峰（J=2.5Hz）出现在 δ5.70～6.90，且 H-6 的双重峰总是比 H-8 的双重峰位于较高场。当 7-羟基被苷化后，H-6 和 H-8 信号均向低场位移（表 6-6）。

5,7-二羟基黄酮类化合物

表 6-6　5,7-二羟基黄酮类化合物中 H-6 和 H-8 的化学位移

化合物	H-6	H-8
黄酮、黄酮醇、异黄酮	6.00～6.20（d）	6.30～6.50（d）
黄酮、黄酮醇、异黄酮的 7-O-葡萄糖苷	6.20～6.40（d）	6.50～6.90（d）
二氢黄酮、二氢黄酮醇	5.75～5.95（d）	5.90～6.10（d）
二氢黄酮、二氢黄酮醇的 7-O-葡萄糖苷	5.90～6.10（d）	6.10～6.40（d）

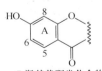

（2）7-羟基黄酮类化合物：A 环的 H-5 因与 H-6 的邻耦，故表现为一个双峰（J=8.0Hz），又因其处于 4 位羰基的负屏蔽区，故化学位移约为 8.0 左右。H-6 因与 H-5 的邻耦和 H-8 的间位耦合，故表现为双二重峰。H-8 因与 H-6 的间位耦合，故表现为一个双峰（J=2.0Hz）。7-羟基黄酮类化合物中的 H-6 和 H-8 的化学位移值为 6.30～7.10，比 5,7-二羟基黄酮类化合物中的相应质子的化学位移值大，并且位置可能相互颠倒（表 6-7）。

表 6-7　7-羟基黄酮类化合物中 H-5、H-6 和 H-8 的化学位移

化合物	H-5	H-6	H-8
黄酮、黄酮醇、异黄酮	7.90～8.20（d）	6.70～7.10（q）	6.70～7.00（d）
二氢黄酮、二氢黄酮醇	7.70～7.90（d）	6.40～6.50（q）	6.30～6.40（d）

3. B 环质子

（1）4′-氧取代黄酮类化合物：B 环的四个质子可以分成 H-2′、H-6′和 H-3′、H-5′两组，每组质子均表现为双重峰（2H，*J*=8.0Hz），化学位移位于 6.50～7.90，比 A 环质子处于稍低的磁场，且 H-2′、H-6′总是比 H-3′、H-5′位于稍低磁场，这是因为 C 环对 H-2′、H-6′的去屏蔽效应及 4′-OR 的屏蔽作用。H-2′、H-6′的具体峰位，与 C 环的氧化水平有关（表 6-8）。

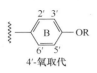

4′-氧取代

表 6-8　4′-氧取代黄酮类化合物中 H-2′、H-6′和 H-3′、H-5′的化学位移

化合物	H-2′、H-6′	H-3′、H-5′
二氢黄酮类	7.10～7.30（d）	6.50～7.10（d）
二氢黄酮醇类	7.20～7.40（d）	6.50～7.10（d）
异黄酮类	7.20～7.50（d）	6.50～7.10（d）
查耳酮（H-2、H-6 和 H-3、H-5）类	7.40～7.60（d）	6.50～7.10（d）
橙酮类	7.60～7.80（d）	6.50～7.10（d）
黄酮类	7.70～7.90（d）	6.50～7.10（d）
黄酮醇类	7.90～8.10（d）	6.50～7.10（d）

（2）3′，4′-二氧取代黄酮类化合物：B 环 H-5′因与 H-6′的邻位耦合以双重峰的形式出现在 δ6.70～7.10（d，*J*=8.0Hz）。H-2′因与 H-6′的间耦，亦以双重峰的形式出现在约 7.20（d，*J*=2.0Hz）处。H-6′因分别与 H-2′和 H-5′耦合，则以双二重峰出现在约 7.90（dd，*J*=2.0 和 8.0Hz）处。有时 H-2′和 H-6′峰重叠或部分重叠，需认真辨认（表 6-9）。

表 6-9　3′，4″-二氧取代黄酮类化合物中 H-2′和 H-6′的化学位移

化合物	H-2′	H-6′
黄酮（3′，4′-OH 及 3′-OH，4′-OCH₃）	7.20～7.30（d）	7.30～7.50（dd）
黄酮醇（3′，4′-OH 及 3′-OH，4′-OCH₃）	7.50～7.70（d）	7.60～7.90（dd）
黄酮醇（3′-OCH₃，4′-OH）	7.60～7.80（d）	7.40～7.60（dd）
黄酮醇（3′，4′-OH，3-O-糖）	7.20～7.50（d）	7.30～7.70（dd）

　　从 H-2′和 H-6′的化学位移分析，可以区别黄酮和黄酮醇的 3′，4′-位上是 3′-OH，4′-OMe 还是 3′-OMe，4′-OH。在 4′-OMe，3′-OH 黄酮和黄酮醇中，H-2′通常比 H-6′出现在高磁场区，而在 3′-OMe，4′-OH 黄酮和黄酮醇中，H-2′和 H-6′的位置则相反。

　　3′，4′-二氧取代异黄酮、二氢黄酮及二氢黄酮醇中，H-2′，H-5′及 H-6′为一复杂多重峰（常组成两组峰）出现在 δ6.70～7.10。此时 C 环对这些质子的影响极小，每个质子化学位移主要取决于它们相对于含氧取代基的邻位或对位。

　　（3）3′，4′，5′-三氧取代黄酮类化合物：如果 3′，4′，5′-均为羟基，则 H-2′和 H-6′以一个相当于两个质子的单峰出现在 δ6.50～7.50。但当 3′-或 5′-OH 被甲基化或苷化,则 H-2′和 H-6′因相互耦合而分别以一个双重峰（*J*=2.0Hz）出现。

4. 糖基上的质子

（1）单糖苷类：糖的端基质子（以 H-1′表示）与糖的其他质子相比，位于较低磁场区。

其具体的峰位与成苷的位置及糖的种类等有关。如黄酮类化合物葡萄糖苷，连接在 3-OH 上的葡萄糖端基质子与连接在 4′-或 5-或 7-OH 上的葡萄糖端基质子的化学位移不同，前者出现在约 5.80 左右，后 3 者出现在约 5.00 处。对于黄酮醇-3-O-葡萄糖苷和黄酮醇-3-O-鼠李糖苷来说，它们的端基质子化学位移值也有较大的区别，但二氢黄酮醇-3-O-葡萄糖苷和 3-O-鼠李糖苷的端基质子化学位移值则区别很小（表 6-10）。当黄酮苷类直接在 DMSO-d_6 中测定时，糖的端基质子有时与糖上的羟基质子信号混淆，但当加入 D_2O 后，羟基质子信号则消失，糖的端基质子可以清楚地显示出来，如木犀草素-7-O-β-D-葡萄糖苷，其 H-1″ 位于 5.10 处。

表 6-10　黄酮类单糖苷中 H-1″ 的化学位移

化合物	H-1″	化合物	H-1″
黄酮醇-3-O-葡萄糖苷	5.70～6.00	黄酮醇-3-O-鼠李糖苷	5.00～5.10
黄酮类-7-O-葡萄糖苷	4.80～5.20	黄酮醇-7-O-鼠李糖苷	5.10～5.30
黄酮类-4′-O-葡萄糖苷	4.80～5.20	二氢黄酮醇-3-O-葡萄糖苷	4.10～4.30
黄酮类-5-O-葡萄糖苷	4.80～5.20	二氢黄酮醇-3-O-鼠李糖苷	4.00～4.20
黄酮类-6-及 8-O-糖苷	4.80～5.20		

在单鼠李糖苷中，鼠李糖上的—CH_3 以一个二重峰（$J=6.5Hz$）或多重峰出现在 δ 0.80～1.20 处，易于识别。

（2）双糖苷类：末端糖的端基质子（以 H-1‴ 表示）因离黄酮母核较远，受其负屏蔽影响较小，它的信号比 H-1″ 处于较高磁场，而且，其向高场位移的程度因末端糖的连接位置不同而异。在双糖苷中，末端鼠李糖上的 C—CH_3 质子以一个二重峰或多重峰出现在 δ0.70～1.30 处。

5. 其他质子

（1）酚羟基质子：测定酚羟基质子，可将黄酮类化合物直接用 DMSO-d_6 为溶剂测定。例如，在木犀草素-7-O-β-D-葡萄糖苷的 ^{1}H-NMR 谱中，酚羟基质子信号分别出现在 δ12.99（5-OH）、10.01（4′-OH）和 9.42（3′-OH）处。向被测定的样品溶液中加入 D_2O，这些信号即消失。

（2）甲氧基质子：除少数例外，甲氧基质子一般以单峰出现在 δ3.50～4.10 处。虽然糖基上的一般质子也在此区域出现吸收峰，但它们均不是单峰，故极易区别。甲氧基在母核上的位置，可用 NOE 技术或 2D-NMR 技术如 HMBC 谱等确定。

（3）乙酰氧基上的质子：黄酮类化合物有时也做成乙酰化衍生物后进行结构测定。通常糖基上的乙酰氧基质子信号以单峰出现在 δ1.65～2.10 处。而苷元上酚羟基形成的乙酰氧基质子信号则以单峰出现在 2.30～2.50 处，两者易于区分。

（三）^{13}C-NMR

^{13}C-NMR 已广泛应用于黄酮类化合物的结构研究。通过与简单的模型化合物或已知的黄酮类化合物的碳谱作对照等方法，可以比较容易地确定黄酮类化合物的结构。

1. 黄酮类化合物骨架类型的判断　黄酮类化合物 ^{13}C-NMR 谱 C 环的 3 个碳原子信号因母核结构不同而各具特征，它的化学位移和裂分情况，有助于推断黄酮类化合物的骨架类型。见表 6-11。

表 6-11　黄酮类化合物 C 环三碳核的化学位移

化合物	C=O	C-2	C-3
黄酮类	176.3～184.0（s）	160.0～165.0（s）	103.0～111.8（d）
黄酮醇类	172.0～177.0（s）	145.0～150.0（s）	136.0～139.0（s）
异黄酮类	174.5～181.0（s）	149.8～155.4（d）	122.3～125.9（s）
二氢黄酮类	189.5～195.5（s）	75.0～80.3（d）	42.8～44.6（t）
二氢黄酮醇类	188.0～197.0（s）	82.7（d）	71.2（d）
查耳酮类	188.6～194.6（s）	136.9～145.4（d）*	116.6～128.1（d）*
橙酮类	182.5～182.7（s）	146.1～147.7（s）	111.6～111.9（d）（=CH—）

*查耳酮的 C-2 为 C-β，C-3 为 C-α

2. 黄酮类化合物取代模式的确定　黄酮类化合物中的芳环碳原子的信号特征可以用于确定母核上取代基的取代模式。无取代基的黄酮的 ^{13}C-NMR 信号归属如下。

无取代基黄酮的 ^{13}C-NMR 信号

（1）取代基的影响：黄酮类化合物，特别是 B 环上引入取代基（X）时，引起的位移效应与简单苯衍生物的取代影响基本一致，见表 6-12。

表 6-12　黄酮类化合物 B 环上的取代基位移效应

X	Z_i	Z_o	Z_m	Z_p
OH	+26.0	−12.8	+1.6	−7.1
OCH₃	+31.4	−14.4	+1.0	−7.8

由表 6-13 可见羟基及甲氧基的引入可使同碳原子（α-碳）信号大幅度移向低场，邻位碳（β-碳）及对位碳则向高场位移。间位碳虽然也向低场位移，但幅度较小。

当 A 环或 B 环上引入取代基时，位移影响通常只限于引入了取代基的 A 环或 B 环。如果一个环上同时引入几个取代基时，其位移影响具有加和性。但是，当黄酮类母核上引入 5-OH 时，不但会影响 A 环，而且由于 5-OH 与羰基形成氢键缔合，减少 C-4、C-2 位的电子密度，使 C-4 信号和 C-2 信号分别向低场位移+4.5 和+0.87，而 C-3 信号则向高场位移 −1.99。如果 5-OH 被甲基化或苷化，氢键缔合被破坏，上述信号则分别向相反方向位移。

（2）5，7-二羟基黄酮中的 C-6 及 C-8 信号特征：多数 5，7-二羟基黄酮类化合物，C-6 及 C-8 信号一般出现在 δ90～100，而且 C-6 信号的化学位移总是大于 C-8 信号。在二氢黄酮中两碳信号的化学位移差别较小，Δδ 约为 0.9，而在黄酮及黄酮醇中它们的差别则较大，Δδ 约为 4.8。

C-6 或 C-8 有无烃基或芳香基取代可以通过观察 C-6 及 C-8 信号是否发生位移而判定。例如，被甲基取代的碳原子信号将向低场位移 6.0～10.0，而未被取代的碳原子其化学位移则无多大改变。同理，C-6-碳糖苷或 C-8-碳糖苷或 C-6，C-8-二碳糖苷也可以据此进行鉴定。

（3）黄酮类化合物-O-糖苷中糖的连接位置　黄酮类化合物形成 O-糖苷后，苷元及糖基的相关碳原子均将产生相应的苷化位移。由于苷元上苷化位置及糖的种类不同，苷元苷化位移的幅度也不相同，可以利用这些规律判断糖在苷元上的连接位置。在酚苷中，糖的端基碳信号因苷化向低场位移约 4.0～6.0，其位移的具体数值取决于酚羟基周围的环境。当苷化位置在苷元的 7-或 2′-，3′-，4′-位时，糖的端基碳信号一般位于 $\delta100.0～102.5$ 处。苷元经苷化后，直接与糖基相连的碳原子向高场位移，其邻位及对位碳原子则向低场位移，且对位碳原子的位移幅度最大。

（四）MS

对于极性较小的游离黄酮类，最常用的是 EI-MS，可以得到强的分子离子峰$[M^+]$，且常为基峰。对于极性大、难以气化及对热不稳定的黄酮苷类，应用快原子轰击质谱（fast-atom-bombardment mass spectrometry，FAB-MS）及电喷雾电离质谱（electrospray ionization mass spectrometer, ESI-MS）等软电离质谱技术，可获得很强的分子离子峰$[M^+]$或准分子离子峰，同时也能获得有关苷元及糖基部分的重要结构信息，为黄酮苷类化合物的结构确定提供了重要的依据。

1. 游离黄酮类化合物　黄酮类化合物主要有下列两种基本的裂解方式。

（1）裂解方式 I（RDA 裂解）：

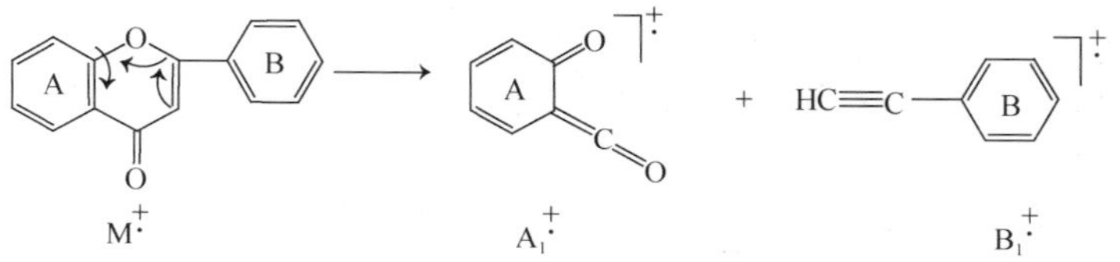

（2）裂解方式 II：

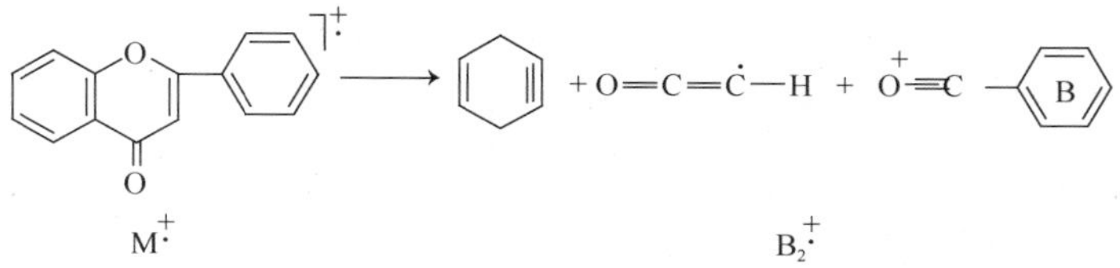

这两种裂解方式是相互竞争、相互制约的，B_2^+、$[B_2–CO]^+$离子强度几乎与 A_1^+、B_1^+离子及由 A_1^+、B_1^+进一步裂解产生的一系列离子（如$[A_1–CO]^+$、$[A_1–CH_3]^+$…）总强度成反比。大多数游离黄酮的分子离子峰$[M]^+$为基峰，其他较重要的峰有$[M–H]^+$、$[M–CO]^+$和由裂解方式 I 产生的碎片 A_1^+、$[A_1–CO]^+$和 B_1^+峰。

A 环上的取代情况，可根据 A_1^+碎片的质荷比（m/z）来确定，B 环上的取代情况可根据 B_1^+碎片确定。

2. 黄酮苷类化合物　一般用 FAB-MS 和 ESI-MS 进行分析，FAB-MS 主要形成很强的准分子离子峰，如$[M+1]^+$、$[M+Na]^+$、$[M+K]^+$等，容易测到相对分子质量，HR FAB-MS，还可以测到精确的相对分子质量，推断分子式。ESI-MS 可提供$[M+H]^+$或$[M–H]^+$离子，而获得样品的相对分子质量，常用于相对分子质量大的黄酮苷类结构分析。

实例 6-6　凤尾草中黄酮类化合物的结构鉴定。

从凤尾蕨科植物凤尾草 *Pteris multifida* Poir. 中分得化合物 A，黄色粉末（MeOH），mp 262～264℃；ESI-MS：*m/z* 579[M+H]$^+$（＋），*m/z* 577[M–H]$^-$（－）；盐酸镁粉反应阳性，Molish 反应呈阳性。其 UV、IR 和 NMR 图谱（图 6-11～图 6-14）如下。

结构解析：化合物 A 呈黄色粉末，盐酸镁粉反应呈阳性，Molish 反应呈阳性，这说明 A 为黄酮苷类化合物。UV 图上带 I 和带 II 峰强度相似，且均为主峰，说明 A 很可能为黄酮苷。IR 光谱 3396cm^{-1}（OH）、1657cm^{-1}（C=O）、1131cm^{-1} 和 1079cm^{-1}（ph—H）进一步说明 A 为黄酮苷。从 ESI-MS 峰 *m/z* 579[M+H]$^+$（＋），*m/z* 577[M–H]$^-$（－），确定 A 相对分子质量为 578。ESI-MS 结合 ^{13}C-NMR（27 个碳信号）和 ^{1}H-NMR 确定 A 分子式为 C$_{27}$H$_{30}$O$_{14}$，不饱和度为 13。将数据与芹菜素比较确定化合物 A 的母核为芹菜素。ESI-MS 碎片峰 *m/z* 271（＋），*m/z* 269（－）进一步说明化合物 A 存在芹菜素结构。正离子峰系列（*m/z* 579→433→271）及负离子峰系列（*m/z* 577→431→269）表明化合物 A 可能由芹菜素连接

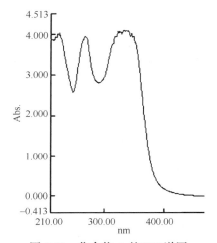

图 6-11 化合物 A 的 UV 谱图

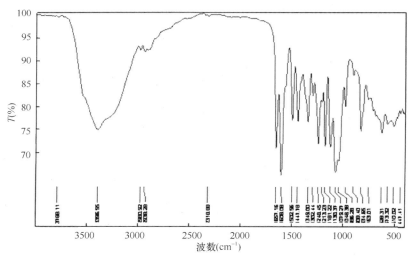

图 6-12 化合物 A 的 IR 谱图

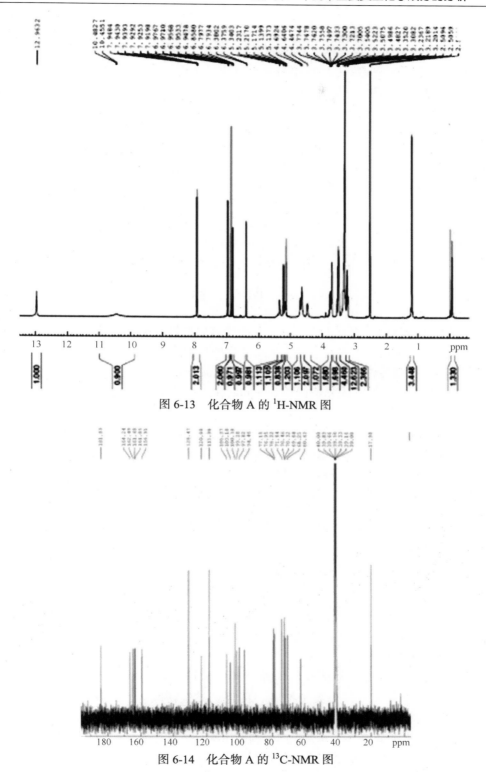

图 6-13 化合物 A 的 ¹H-NMR 图

图 6-14 化合物 A 的 ¹³C-NMR 图

1 个葡萄糖与 1 个鼠李糖组成，并得到 ¹H-NMR 和 ¹³C-NMR 支持。¹H-NMR δ5.22（1H，d，J=7.4 Hz）和 ¹³C-NMR δ103.4、74.2、76.2、69.6、77.0、60.4 说明含有 β-D-葡萄糖，¹H-NMR

δ5.14（1H，*d*，*J*=1.3Hz）、1.21（3H，*d*，*J*=6.2Hz）和 ^{13}C-NMR δ100.4、70.3、70.4、71.8、68.2、18.0 说明含有 α-*L*-鼠李糖。7 位碳信号向低场方向的糖苷化位移表明 7 位葡萄糖苷化，同理可得鼠李糖与葡萄糖为 1→2 连接，并进一步得到 HMBC 远程相关谱的支持。结合文献数据，确定化合物 A 为芹菜素-7-*O*–α-*L*-鼠李糖（1→2）-β-*D*-葡萄糖苷，即野漆树苷，结构如下。

野漆树苷

第二节　生物碱类化学成分的分析

一、概　述

生物碱是指天然的含氮有机化合物，并含负氧化态氮原子，多数氮原子结合在环内；多呈碱性，可与酸成盐；大多具有显著生物活性的一类化合物。此类化合物往往是许多中药的有效成分。如黄连中的抗菌消炎成分黄连素（berberine），麻黄中的抗哮喘成分麻黄碱（ephedrine），红豆杉中抗癌成分紫杉醇（paclitaxel），萝芙木中的降血压和安定作用成分利血平等。

生物碱按氮原子在分子中所处的状态，可将生物碱在植物体内存在的形式分为游离碱、生物碱盐类、酰胺类、*N*-氧化物、氮杂缩醛类及其他如亚胺、烯胺和氰胺等类。生物碱多数都以生物碱盐的形式存在。成盐的酸较多，主要是有机酸，如草酸、柠檬酸、琥珀酸等，少数是无机酸，如盐酸、硫酸。极少数以游离形式存在，如碱性较弱的酰胺、*N*-氧化物、氮杂缩醛类等生物碱。

（一）生物碱的分类

因生物碱具有结构复杂、基本母核类型繁多的特点，使生物碱有较多的分类方法。目前主要有 3 种分类方法。

1. 植物来源分类法　分类依据生物碱的天然来源，如石蒜生物碱、长春花生物碱、百部生物碱等。此种分类方法在化学和生源方面均较粗糙，缺乏化学结构的本质联系，多应用于生物碱研究的早期阶段。

2. 化学结构分类法　分类按生物碱结构中氮原子存在的主要基本母核类型进行分类，如喹啉类生物碱、吡咯类生物碱、莨菪烷类生物碱等。此种分类方法简单，应用较为广泛。

3. 生源结合化学分类法　分类根据生物碱生物合成前体物的来源，同时考虑母核结构特点，如来源于色氨酸系的简单吲哚类和单萜吲哚类生物碱，来源于鸟氨酸系的吡咯烷类和吡咯里西啶类生物碱，来源于邻氨基苯甲酸系的喹啉类和吖啶酮类生物碱等。

（二）生物碱的理化性质

1. 性状　大多数生物碱为结晶状固体，少数为无定形粉末，个别小分子生物碱为液体。固体生物碱多具有确定的熔点，少数有双熔点。液态生物碱和个别小分子固体生物碱具有挥发性，如烟碱（nicotine）、毒藜碱（anabasine）、槟榔碱（arecoline）、麻黄碱等。另外，极个别生物碱具有升华性，如咖啡因。生物碱一般多为无色，仅少数具有较长的共轭体系结构的生物碱可在可见光区域呈现不同的颜色，如喜树碱（camptothecin）显淡黄色，利血平为黄色等，小檗红碱（berberubine）呈红色。大多数生物碱具苦味，少数具有其他味道，如具甜味的甜菜碱（betaine），具刺激性的龙葵碱（solanine）。

2. 溶解度　生物碱的溶解性能与结构中氮原子存在的状态及结构中取代基团种类和数目等因素有关。游离生物碱根据溶解性能可分为亲脂性生物碱和水溶性生物碱。亲脂性生物碱大多数为叔胺碱和肿胺碱，且数目较多，易溶于乙醚、氯仿、苯、丙酮、乙醇，而尤其在氯仿中溶解度较大，在水中溶解度较小或几乎不溶，但若与无机酸或有机酸成盐后一般能溶于水。水溶性生物碱主要为季胺类生物碱，数目较少，易溶于水，在极性较大的有机溶剂如乙醇、甲醇也具有一定的溶解度，而在低极性有机溶剂中不溶。

3. 旋光度　大多数生物碱结构中具有手性碳原子，而显示旋光性质，且多数呈左旋性。生物碱的旋光性与溶剂、浓度、pH、温度等因素有关。例如，麻黄碱在氯仿中呈左旋光性，而在水中呈右旋光性。北美黄连碱（hydrastine）在稀乙醇呈右旋光性，在95%乙醇中呈左旋光性。烟碱在中性条件下呈左旋光性，在酸性条件下呈右旋光性。另外，生物碱的生物活性与其旋光性有着密切的关联。通常左旋体比右旋体生物活性强。

4. 碱性　生物碱因分子中含有可接受质子的氮原子孤对电子而显碱性。生物碱碱性强弱与多种因素有关，主要有氮原子的杂化方式、电性效应、空间效应及分子内氢键等有关。一般使生物碱的氮原子电子云密度增加，碱性增强；反之，使氮原子电子云密度减少，碱性降低。生物碱碱性的强度可用电离常数 pK_a 表示，pK_a 越大，碱性越强。

二、定 性 分 析

生物碱定性分析主要采用化学分析和色谱分析，常用的化学分析方法是沉淀反应；色谱分析方法主要包括 TLC 法、PC 法、GC 法、HPLC 法等。

（一）化学分析法

生物碱沉淀反应是指大多数生物碱在酸水液或酸性醇中与某些试剂生成难溶性的复盐或分子络合物的反应。这些试剂称为生物碱沉淀试剂。

1. 生物碱的沉淀试剂　种类较多，大多为重金属盐类，相对分子质量较大的复盐或某些酸类试剂，常见的沉淀试剂有以下几种，见表 6-13。

表 6-13　常用的生物碱沉淀试剂

试剂名称	主要组成	反应产物与特征
碘化铋钾（Dragendorff 试剂）	$BiI_3 \cdot KI$	$B \cdot BiI_3 \cdot HI$，黄色至橘红色沉淀
碘-碘化钾（Wagner 试剂）	$KI-I_2$	$B \cdot I_2 \cdot HI$，棕色或褐色沉淀
碘化汞钾（Mayer 试剂）	$HgI_2 \cdot 2KI$	$B \cdot HgI_2 \cdot 2HI$，类白色沉淀，加入过量沉淀溶解

续表

试剂名称	主要组成	反应产物与特征
磷钼酸（Sonnenschein 试剂）	$H_3PO_4·12MO_3·2H_2O$	$3B·H_3PO_4·12MO_3·2H_2O$，白色或黄色，黄褐色沉淀，加氨水成蓝色
苦味酸（Hager 试剂）	2，4，6-三硝基苯酚	$B·2，4，6$-三硝基苯酚，晶形沉淀
雷氏铵盐（Ammonium reineckate 试剂）	$NH_4[Cr(NH_3)_2(SCN)_4]$	$B·H[Cr(NH_3)_2(SCN)_4]$，难溶性复盐，具有一定晶形熔点或分解点

2. 生物碱沉淀反应条件 由于生物碱与酸成盐易溶于水，生物碱沉淀试剂在酸性水溶液中更稳定，且反应产物难溶于酸水有利于反应的进行和反应结果的观察。因此，生物碱沉淀反应一般在稀的酸水溶液中进行。

3. 生物碱沉淀阳性反应结果判断 生物碱沉淀反应通常会出现假阳性和假阴性反应，故对生物碱进行定性鉴别时，应注意应用三种或以上的沉淀试剂分别反应，如均能发生沉淀反应，方可判断为生物碱沉淀反应为阳性结果。

（二）色谱分析法

1. 吸附 TLC 主要适用于亲脂性的生物碱定性鉴别。常用的固定相为硅胶和氧化铝。硅胶本身显弱酸性，分离和检识生物碱时，与碱性较强的生物碱形成盐，硅胶对其吸附力增强，易产生斑点托尾或复斑现象。因此，常采用一定稀碱溶液或碱性缓冲溶液铺制硅胶薄层板或在展开剂中加入少量碱性试剂或展开时在展开槽中放一盛有氨水的小杯等方法，避免上述现象的产生。氧化铝本身显弱碱性，且吸附力较强，一般不经处理可直接于分离和检识生物碱。因吸附 TLC 主要用于亲脂性生物碱分离和检识，故展开剂系统多以亲脂性溶剂为主。展开剂系统的选择需通过实验进行摸索，或参考相关文献资料。常以氯仿为基本溶剂，根据色谱结果调整展开剂的极性。若斑点 R_f 小，可在氯仿中加极性较大的有机溶剂，如丙酮、甲醇等。若斑点的 R_f 太大，可在氯仿中加入极性较小的有机溶剂，如环己烷、石油醚等。展开后，对生物碱进行检识，通常先直接观察斑点，然后在紫外光下观察是否有斑点，最后用显色剂显色后观察斑点情况。薄层色谱显色剂常用改良的碘化铋钾，阳性为橘红色斑点。

2. 分配 TLC 当植物中存在结构十分相近的生物碱时，采用上述两种方法检识，会出现斑点分不开，鉴别效果不理想，可考虑采用分配 TLC 法。多选用纤维素或硅胶为支持剂，甲酰胺为固定相，甲酰胺饱和的亲脂性有机溶剂为展开剂。具体操作方法是：先将固定相溶于丙酮溶液中，后将有支持剂的薄层板浸于上述混合液中片刻，取出，置空气中挥尽丙酮后，再将需检识的生物碱点样于上述处理过的薄层板，用饱和的甲酰胺展开。展开完成后，取出晾干，加热除去甲酰胺，喷以显色剂。若检识的生物碱极性较大如季胺碱，则可采用含水的展开剂如 BAW 系统（正丁醇：乙酸：水）。

3. PC 法 生物碱的 PC 类似于分配 TLC，主要用于亲水性生物碱、生物碱盐和游离生物碱的分离鉴别。常有 3 种固定相：①水，可用滤纸或用水浸润的滤纸。用于分离亲水性生物碱或生物碱盐；②甲酰胺，可用甲酰胺和丙酮混合液浸湿挥干后的滤纸。用于分离亲脂性生物碱；③酸性缓冲纸色谱，将不同 pH 的酸性缓冲液自起始线由高到低间隔 2cm 左右的距离涂布若干个缓冲液带，晾干，可用于不同碱性的生物碱的分离，也可用于指导不同碱性生物碱液–液萃取时选择恰当的 pH。展开剂主要根据不同的固定相做相应地改变，以水为固定相，选用 BAW 系统；以甲酰胺和酸性缓冲液为固定相，多选三氯甲烷、乙酸乙酯有机溶剂为主的溶剂系统。显色剂与分配 TLC 基本相同，不宜使用含硫酸的显色剂。

4. GC 法　主要适用于具有挥发性的生物碱鉴别，如麻黄中主要的 4 种生物碱，甲基麻黄碱、麻黄碱、伪麻黄碱和去甲麻黄碱，具有挥发性，可用气相色谱法检识。将上述 4 种生物碱和丙酮加热回流，用 l-薄荷醇作为内标，将生成的丙酮衍生物进行 GC 分析。由于麻黄碱和伪麻黄碱生成噁唑烷衍生物，苯丙醇胺则生成 Schiff 碱，而甲基麻黄碱与丙酮不反应，4 种生物碱在 GC 中得到很好的分离效果。

5. HPLC 法　生物碱类化合物的 HPLC 常采用离子交换色谱法、分配色谱法、吸附色谱法等，其中反相分配色谱法应用较多。在应用反相色谱法中，由于生物碱呈碱性，故不宜选用硅胶作为支持剂，而需用弱碱性键合硅胶作为固定相，并且流动相需调至一定的碱性。流动相的 pH 是生物碱的分离效果好坏的重要影响因素。例如，黄连中 4 种结构相近的季铵碱黄连碱、小檗碱、巴马亭和药根碱的分离，用水–乙腈（80：20）为流动相时，彼此不能分离，若在此流动相中加入三乙胺使流动相的 pH 为 8.5 左右，各峰均能达到较好地分离。

三、定 量 分 析

（一）化学分析法

1. 重量分析法　根据称重前分离纯化的方法不同，重量分析法可分为挥发法、萃取法和沉淀法。

2. 滴定分析法　根据化学反应的类型不同，滴定分析法可分为酸碱滴定法和沉淀滴定法。酸碱滴定法又可分为水溶液酸碱滴定法和非水溶液酸碱滴定法。沉淀滴定法又可分为银量法、四氢硼钠法和亚铁氰化钾法。

（二）分光光度法

1. 可见分光光度法　生物碱本身具有颜色或经某种试剂处理后具有颜色的可用可见分光光度法测定。根据显色反应所用的显色剂的不同又可分酸性染料比色法、苦味酸盐比色法、雷氏铵盐比色法、异羟肟酸铁比色法等。

（1）酸性染料比色法：在一定的 pH 介质中，生物碱可以与一些酸性染料的阴离子，定量地结合为有色离子对或配位化合物，此离子对可定量地溶于某些有机溶剂，选择一定波长，测定有机溶剂的吸收度，或经碱化后释放出的与有机酸结合的染料的吸收度，即可测定生物碱的含量。应用本法最重要的注意事项是，介质 pH 的确定、酸性染料种类及有机溶剂的选择，因 pH 对配位化合物的提取时影响大。常用的染料有溴麝香草酚蓝、甲基橙、溴甲酚绿、溴酚蓝等，但溴麝香草酚蓝应用更广。一般生物碱与溴麝香草酚蓝形成 1：1 配位化合物时，pH 建议控制在 5.2～6.4，若形成 1：2 配位化合物时，则 pH 应为 3.0～5.8。有机溶剂用于配位化合物的提取，提取程度取决于有机溶剂与配位化合物形成氢键强弱。苯和四氯化碳不易与配位化合物形成氢键，提取率较低，三氯甲烷和二氯甲烷与配位化合物形成氢键，具有中等程度的提取率，选择性较好，为常用的提取溶剂。

实例 6-7 贝母类药材生物碱及生物碱苷含量测定。

将贝母药材粉碎，过 60 目筛。粉末于 60℃减压干燥 4h，取药材粉末 1g，精密称定，置 50ml 圆底烧瓶中，加浓氨水 2ml 浸润 1h，然后加入氯仿-甲醇（4∶1）混合溶剂 20.0ml，称重，90℃回流提取 4h，冷却后加混合溶剂补足重量，过滤，得续滤液备用。取续滤液 5.0ml，置 50ml 具塞锥形瓶中，挥干溶剂，加入氯仿 20.0ml 溶解，加水 15ml 水洗后，置 60ml 分液漏斗中，分取下层，依据药材中生物碱含量，吸取氯仿液 1～10ml，转移至一洁净的 50ml 具塞磨口锥形瓶中，补加氯仿至 10.0ml，于 618nm 波长处测定吸光度，通过标准曲线计算未水解续滤液中生物碱量，按式（6-1）计算药材中生物碱的含量。

$$生物碱含量=未水解测得的生物碱量/样品重量 \qquad (6\text{-}1)$$

另取续滤液 5.0ml，置 50ml 圆底烧瓶中，挥干溶剂，加入 0.5mol/L 的 H_2SO_4 10.0ml 于沸水浴上水解 10h；冷却后加入 2mol/L NaOH 4.5ml，浓氨水 1ml 调节 pH 至碱性，用氯仿萃取 3 次，每次 8ml，合并氯仿层至 25ml 量瓶中并定容；用 20ml 水洗涤氯仿层，分取下层液；依据药材中总生物碱含量，吸取氯仿液 1～10ml，转移至 50ml 具塞锥形瓶中，补加氯仿至 10.0ml，于 618nm 测定吸光度，通过标准曲线计算水解后续滤液中生物碱量，按式（6-2）、式（6-3）计算药材中生物碱苷及总生物碱的含量：

$$生物碱苷含量=1.379×（水解后测得的生物碱量–未水解测得的生物碱量）/样品重量 \quad (6\text{-}2)$$
$$总生物碱含量=生物碱含量+生物碱苷含量 \qquad (6\text{-}3)$$

其中，1.379 为西贝素苷与西贝素相对分子质量的比值，结果见表 6-14。

表 6-14 贝母药材生物碱含量测定结果（%，$n=3$）

药材样品	生物碱	生物碱苷	总生物碱
伊贝母	0.130±0.002	0.155±0.006	0.285±0.007
新疆贝母	0.421±0.006	0.129±0.005	0.560±0.002
平贝母	0.079±0.002	0.018±0.002	0.097±0.001
浙贝母	0.208±0.004	—	0.208±0.004
湖北贝母	0.147±0.010	0.316±0.016	0.463±0.017
川贝母	0.105±0.002	0.012±0.002	0.117±0.004
暗紫贝母	0.065±0.003		0.065±0.003
梭砂贝母	0.038±0.001	—	0.038±0.001
甘肃贝母	0.064±0.001	—	0.064±0.001

（2）苦味酸盐比色法：弱酸性或中性溶液中生物碱可与苦味酸定量生成苦味酸盐沉淀，该沉淀可溶于三氯甲烷、二氯甲烷、二氯乙烷等有机溶剂，也可以在碱性条件下解离释放出生物碱和苦味酸，通过测定有机溶剂的吸光度，或经碱化后释放出的与有机酸结合的染料的吸收度，即可测定生物碱的含量。

（3）雷氏铵盐比色法：雷氏盐在酸性介质中可以生物碱类成分定量地生成难溶于水的有色化合物。将沉淀过滤洗净后溶于丙酮或甲醇等有机溶剂中，直接比色法测定，换算成生物碱的含量。或精密加入过量的雷氏盐试剂，滤除生成的生物碱雷氏盐沉淀，将滤液在 520～526nm（溶于甲醇时，其波长为 427nm）处进行比色，测定残存过量的雷氏盐含量，间接计算生物碱的含量。应用本法应注意以下几个问题：硫氰化铬铵的水溶液需临用新配；生成沉淀应在低温中进行；供试品为稀的水溶液应沉淀前浓缩；对于复方制剂含有干扰物质时应先预处理；测定吸收废时应及时、快速地进行。

2. UV-VIS 法　凡是被测生物碱成分在 UV 光区具有特征吸收都可应用 UV-VIS 法进行含量测定。当被测组分受共存组分干扰较小时，可直接测定其组分的含量；当共存组分有吸收时，常采用光谱学方法技术，应用背景校正的方法排除光谱干扰，如差示分光光度法、双波长分光光度法、三波长分光光度法、导数分光光度法等。采用上述方法大致步骤：先分别测定被测成分和干扰组分的吸收光谱，再选择恰当的测定波长，然后建立标准曲线，最后进行样品测定。如果被测组分受共存组分干扰较大时，则需将样品经分离处理后再测定。

（三）GC 法

GC 法具有高选择性、高分离效能和高灵敏度的特点，主要适用于具有挥发性的生物碱，如麻黄碱、罂粟碱和烟碱等。

（四）薄层扫描法

薄层扫描法是以 TLC 法为基础，通常是指对薄层色谱斑点的扫描，记录斑点的位置及面积，包括色谱扫描和光谱扫描两类。薄层色谱扫描按性质不同又分可分为 3 类：①吸收测定法和荧光测定法；②反射法和透射法；③单光束、双光束及双波长法。吸收测定法在波长范围 200~800nm 均可选择合适的波长进行测定，选择范围广，而荧光测定法具有专属性强、灵敏度高、定量线性宽等优点。反射法受薄层表面均匀度影响较大，信噪比较大，经常与荧光测定配合使用，而透射法灵敏度高，基线噪声大，信噪比小，实际应用较少。单光束法因基线不稳、误差大，目前已很少应用；双光束法可得到平稳的基线，但受斑点和薄层影响较大，具测量结果误差较大的特点；双波长法能克服上述两种方法的缺陷，基线平稳、不受斑点和薄层影响干扰。薄层光谱扫描是薄层板展开后，对被测斑点进行光谱测定，以选择测定波长。

（五）HPLC 法

HPLC 法具有快速、灵敏度高、分离效能好、不受样品挥发性及热稳定性的约束等特点，目前广泛使用于生物碱类成分含量测定。

实例 6-8　附片中 6 种酯类生物碱的含量测定。

仪器：Agilent1200 型 HPLC 谱仪。

色谱条件：PhenomenexGeminiC18 柱（4.6mm×250mm，5μm）；流动相（A）乙腈-0.04 mol/L 乙酸铵溶液（浓氨溶液调 pH10.0）（25∶75），（B）乙腈-0.04mol/L 乙酸铵溶液（浓氨溶液调 pH 10.0）（65∶35）；梯度洗脱：0~45min，90%~48% A；45~65min，48%~40% A；65~75min，40%~25% A；75~80min，25%~0% A；流速 0.8ml/min；检测波长 235nm；柱温 30℃；进样量 10μl。

对照品溶液的制备：精密称取苯甲酰新乌头原碱对照品 8.31mg、苯甲酰乌头原碱对照品 8.50mg、苯甲酰次乌头原碱对照品 5.22mg、新乌头碱对照品 5.29mg、乌头碱对照品 5.23mg、次乌头碱对照品 9.53mg，分别置 10ml、25ml、10ml、10ml、25ml、10ml 量瓶中，加 0.05%盐酸甲醇溶解并稀释至刻度，摇匀。再分别精密量取上述对照品溶液 2ml、1ml、1ml、1ml、1ml、1ml，置同一 10ml 量瓶中，加 0.05%盐酸甲醇稀释至刻度，摇匀，制成每 1ml 中含苯甲酰新乌头原碱 0.1662mg、苯甲酰乌头原碱 0.0340mg、苯甲酰次乌头原碱 0.0522mg、新乌头碱 0.0529mg、乌头碱 0.0209mg、次乌头碱 0.0953mg 的混合对照品溶液。

供试品溶液的制备：取各批次附片、盐附子（40 目）约 5g，精密称定，置具塞锥形瓶中，加乙醚 50ml 与氨试液 4ml，密塞，摇匀，放置过夜。滤过，药渣加乙醚 50ml，连续振摇 1h，滤过，药渣再用乙醚洗涤 3～4 次，每次 15ml，滤过，洗液与滤液合并，低温蒸干。残渣加 0.05%盐酸甲醇溶液溶解并定容至 5ml，摇匀，用 0.45μm 微孔滤膜滤过，即得供试品溶液。生附子称样量为 1g，其余操作相同。

含量测定：取药材粉末 1～5g，照供试品溶液的制备项制备供试品溶液，按色谱条件下进样，色谱图如图 6-15。测定附子中 6 种酯型生物碱的含量，结果见表 6-15。

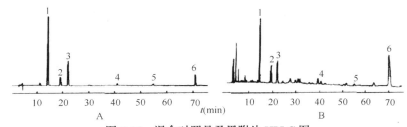

图 6-15　混合对照品及黑附片 HPLC 图

A. 对照品；B. 附片；1. 苯甲酰新乌头原碱；2. 苯甲酰乌头原碱；3. 苯甲酰次乌头原碱；4. 新乌头碱；
5. 乌头碱；6. 次乌头碱

表 6-15　附子、附片中 6 种酯型生物碱的含量

化学成分	白附片	黑附片	黄附片	盐附子	生附子
新乌头碱	1.245×10^{-6}	2.385×10^{-5}	7.769×10^{-4}	1.238×10^{-4}	2.899×10^{-4}
乌头碱	8.931×10^{-7}	8.137×10^{-7}	1.164×10^{-4}	5.514×10^{-5}	3.135×10^{-5}
次乌头碱	7.268×10^{-5}	3.175×10^{-5}	7.746×10^{-5}	3.861×10^{-4}	1.039×10^{-3}
苯甲酰新乌头原碱	8.811×10^{-5}	2.317×10^{-4}	3.239×10^{-5}	3.121×10^{-4}	5.616×10^{-5}
苯甲酰乌头原碱	1.828×10^{-5}	3.575×10^{-5}	4.351×10^{-6}	6.277×10^{-5}	2.472×10^{-6}
苯甲酰次乌头原碱	5.535×10^{-5}	1.843×0^{-5}	—	9.275×10^{-5}	3.195×10^{-5}

（六）电化学分析法

电化学分析法是根据被测物质溶液的电化学性质，选择合适电极组成化学电池，根据某种参数如电流、电压、电阻等的变化，确定物质含量的分析方法。包括电解法、电导法、伏安法和电位法。其中，电位法在中药活性成分含量测定应用相对较多。

四、结 构 分 析

生物碱的结构分析通常采用波谱法，最常用 NMR 和 MS。另外还可采用 ORD 和单晶 X 射线衍射分析。由于生物碱结构复杂，类型较多，因而很难总结出适应所有生物碱有规律的各种波谱数据，但各个类型的生物碱仍有一些可供参考的波谱解析方法。

（一）NMR

1. ^{1}H-NMR 可提供有关基团（如 N—CH$_3$、NC$_2$H$_5$、NH、OH、CH$_3$O、C≡C、Ar—H 等）和立体化学的许多信息。例如，阿朴啡类生物碱中，δ 2.5 处的单峰为氮甲基，δ 4.0 附近的单峰为芳香环上的氧甲基，δ6.0 处的单峰为亚甲二氧基（—OCH$_2$O—）。另外位于 δ7.0 附近的芳香质子信号的耦合情况常能帮助确定化合物的取代基位置。

2. ^{13}C-NMR 常用于推定生物碱结构式及立体结构，可通过与标准品或近似物的碳谱对比法推测取代基。

3. 2D-NMR 当生物碱的结构类型确定之后，可以参考各类生物碱的 NMR 数据推断化合物的结构，并进一步确定其立体构型。对于结构类型尚未确定的生物碱，必须用 ^{1}H-NMR、^{13}C-NMR，DEPT 及多种 2D-NMR 技术推断分子结构片段及可能的骨架类型。正在研究发展的 ^{1}H-^{15}N NMR 技术，未来将使生物碱结构测定更加简便和准确。

（二）MS

（1）当生物碱结构是以芳香体系组成分子的整体或主体结构者及分子结构紧密时，一般观察不到由骨架裂解产生的特征离子，M^+ 或 M^+-1 多为基峰或强峰，由取代基或侧链的裂解产生特征离子，如吗啡，M^+100%；苦参碱，M^+100%；阿朴芬型生物碱的质谱中，多以 M^+-1 为强谱线。见图 6-16。

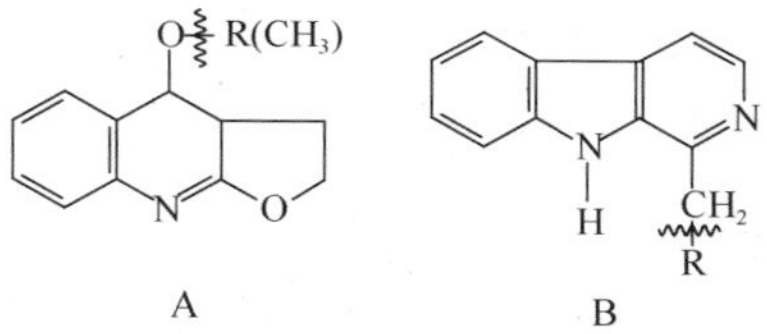

图 6-16 取代基裂解示意图

（2）对于莨菪碱、甾体类生物碱，主要裂解方式是以氮原子为中心的 α-裂解，且多涉及骨架的裂解，故对生物碱的基本骨架的测定有重要意义。例如，贝母碱的裂解（图 6-17），其特征是基峰或强峰多为含氮的部分。

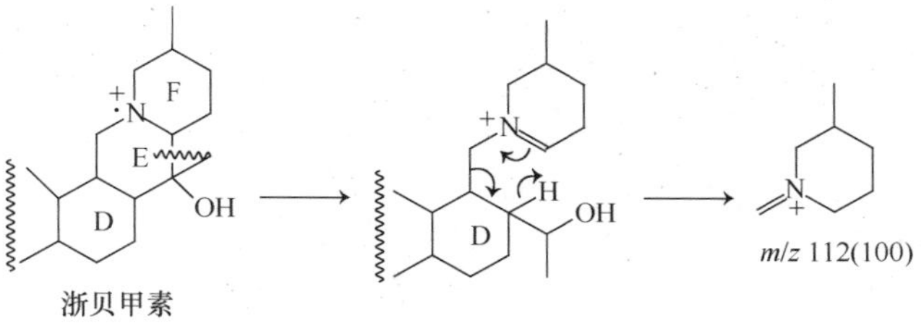

图 6-17 贝母碱的 α-裂解示意图

（3）主要由 RDA 裂解产生特征离子。属于这种裂解的生物碱主要有：含四氢 β-卡波林结构的吲哚类碱、四氢原小檗碱类等。例如，原小檗碱型生物碱由 C 环发生 RDA 裂解，产生的主要碎片 a、b、c、d 具有很重要的诊断价值（表 6-16）。根据这些碎片的荷质比（m/z），可以推测出一系列具有四氢原小檗碱型生物碱的结构。见图 6-18。

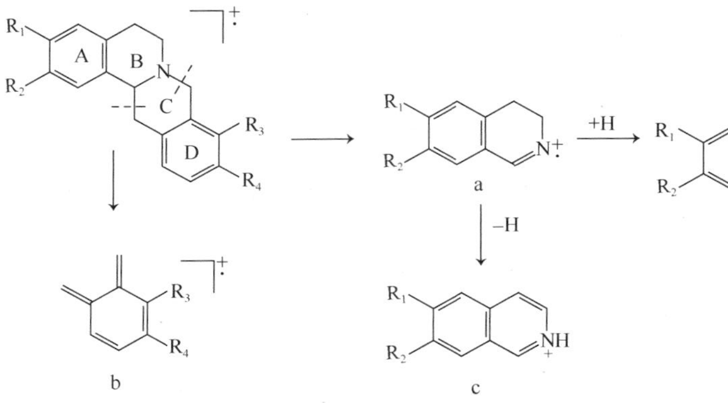

图 6-18　原小檗碱型生物碱 RDA 裂解

表 6-16　四种四氢原小檗碱型生物碱的主要碎片 *m/z*

名称	*m/z*（丰度）				
	M⁺	a	b	c	d
四氢黄连碱（Ⅰ）	323（97）	175（16）	148（94）	174（78）	176（14）
四氢小檗碱（Ⅱ）	339（75）	175（17）	164（87）	174（23）	176（12）
四氢巴马丁（Ⅲ）	355（65）	191（7）	164（73）	190（29）	192（15）
四氢药根碱（Ⅳ）	341（86）	177（7）	164（100）	176（37）	178（19）

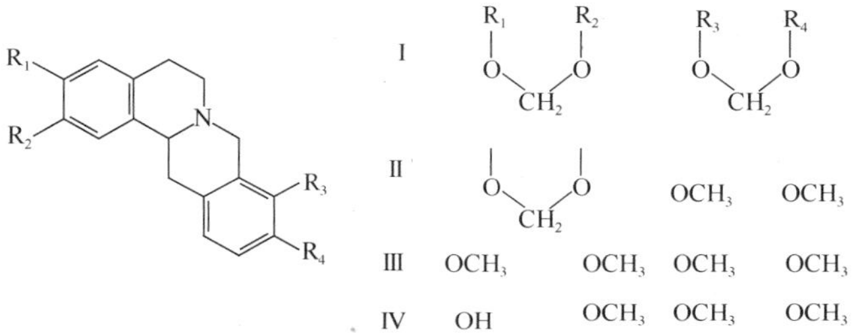

（4）主要由苄基裂解产生特征离子。例如，1-苄基四氢异喹啉型生物碱类，则易失去苄基而得到以二氢异喹啉碎片为主的强谱线，而且多为基峰。见图 6-19。

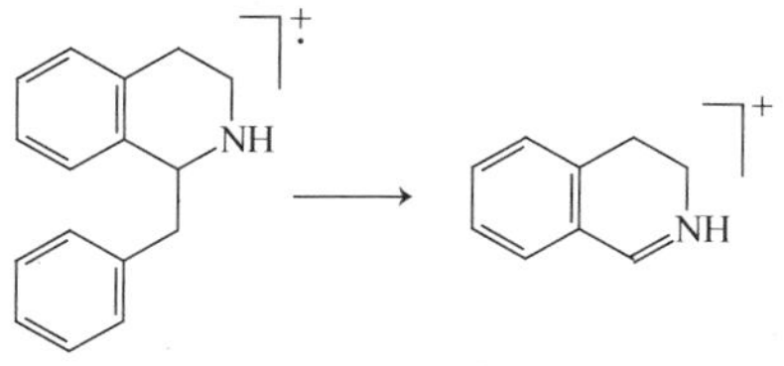

图 6-19　1-苄基四氢异喹啉型生物碱苄基裂解

（三）X 射线衍射技术

　　X 射线衍射技术是一种很好的测定化合物分子结构的方法，该法通过测定化合物晶体对 X-线的衍射谱，通过计算机用数学方法解析衍射谱，从而测定出化合物的化学结构。单晶 X 射线衍射技术测定出的化学结构可靠性大，能测定化学法和波谱法难以测定的结构。它不仅能测定出化合物的一般结构，还能测定出化合物结构中的键长、键角、构象、绝对构型等结构细节。现已成为生物碱化学结构测定的常规手段。

实例 6-9　化合物麻叶千里光碱（cannabiloalkaloid）的结构分析。

麻叶千里光碱是从菊科 *Compositae* 千里光属（*Senecio*）麻叶千里光（*Senecio cannabifolius* Less.）植物全草中分离得到的一种吡咯里西啶生物碱。

化合物为黄色液体。正离子源 TOF-MS 谱显示 314.1993（M+H$^+$）、336.1852（M+Na$^+$）、649.3755（$2M$+Na$^+$）等离子峰，说明相对分子质量为 313。^{1}H-NMR δ 3.03（2H，t，J=6.0Hz，H$_2$），4.32（2H，t，J=6.0Hz，H$_3$），7.29（1H，d，J=2.4Hz，H$_5$），6.60（1H，d，J=2.4Hz，H$_6$），4.88（1H，d，J=12.0Hz，H$_{9a}$），4.70（1H，d，J=12.0Hz，H$_{9b}$），4.30（1H，d，J=8.0Hz，H-glc-1），3.05～3.15（4H，m，H-glc-2，3，4，5），3.75（1H，ddd，J=2.0，5.6，11.6Hz，H-glc-6a），3.52（1H，ddd，J=2.0，5.6，11.6Hz，H-glc-6b）。^{13}C-NMR δ 189.6（C-1），39.4（C-2），42.0（C-3），123.1（C-5），116.3（C-6），120.2（C-7），128.8（C-8），61.7（C-9），101.9（C-glc-1），73.5（C-glc-2），76.6（C-glc-3），70.0（C-glc-4），76.8（C-glc-5），61.0（C-glc-6）。结合其 NMR 数据，确定该化合物的分子式为 $C_{14}H_{19}O_7N$，不饱和度为 6。

该化合物的 Molish 反应呈阳性，显示为糖苷类物质。经完全酸水解检测出葡萄糖的存在。由葡萄糖端基质子 4.30（1H，d，J=8.0Hz）的耦合常数值，推测化合物为 β-*D*-葡萄糖苷。

在 ^{1}H-NMR（DMSO-d_6，400MHz）谱的低场区，显示有两个邻位耦合的烯质子信号：7.29（1H，d，J=2.4Hz）与 6.60（1H，d，J=2.4Hz），推测这两个质子为吡咯环 5、6 位质子。根据生源关系，此生物碱可能为千里光属植物的特征成分吡咯里西啶类生物碱（pyrriolizdinealkaliod）。

在 HMBC 谱中，7.29、6.60 的质子同时与 128.8、120.2 的两个碳存在远程相关，推测两个双键应在于一个环内。另外，高场的 4 个质子 3.03（2H，t，J=6.0Hz）和 4.32（2H，t，J=6.0Hz）存在于一个耦合系统内，并同时与 189.6 的羰基碳存在相关信号，其中只有4.32 的质子与 123.1 的碳存在远程相关，进一步确证了吡咯里西啶结构片段。

化合物饱和度总数为 6，已有 3 个不饱和度的吡咯环，还有分别为 1 个饱和度的羰基和葡萄糖环，结合 C、H 谱数据，提示化合物还存在一个环。通过对上述四个 sp^{2}杂化碳的化学位移值大小的比较，结合 HMBC 谱，3.03（2H，t，J=6Hz）的质子与128.8 的碳存在相关信号，推测 128.8 的季碳与 N 原子相连接，则 61.7 的 CH$_2$ 与 120.2的季碳相连接。

连氧亚甲基的两个质子 4.88（1H，d，J=12.0Hz）、4.70（1H，d，J=12.0Hz）与 128.8、120.2、116.3 存在 HMBC 远程相关信号，提示该 CH$_2$ 与 128.8 或 120.2 的碳相连。另外 4.88、4.70 两个质子与葡萄糖端基碳 101.9 存在远程相关，确定葡萄糖与 C$_9$ 连接形成苷。

综上所述，最后将化合物的结构鉴定为 7-（β-*D*-glucosyloxymethyl）-2，3-dihydro-pyrrolizin-1-one。命名为麻叶千里光碱。

麻叶千里光碱

第三节　醌类化学成分的分析

一、概　　述

醌类化合物是指含有醌式结构（六元不饱和环二酮）的一类天然有机化合物的总称。醌类化合物以次级代谢物在自然界广泛分布。在植物界中，目前大约可在 50 多科 600 多种高等植物中分离得到，如茜草科、蓼科、百合科、豆科等。约有 300 种低等植物藻类、菌类及地衣类中报道含有醌类成分，而在动物中存在较少。植物中的醌类化合物多数存在于根、皮、叶及心材中，也存在于种子、果实及花中。

（一）醌类化合物的结构类型

由于天然醌类化合物数量较多，其取代基的种类和数目及与其他结构单元结合不同，具有化学结构多样性特点，使其类型繁多，按母核骨架结构类型分为苯醌（benzoquinone）、萘醌（naphthoquinone）、菲醌（phenanthraquinone）和蒽醌（anthraquinone）4 种类型。在上述分类基础上，根据羰基的相对位置，可分为邻位（ortho-）和对位（para-）或 α 和 β 醌型结构。

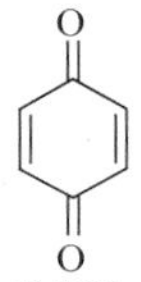

对苯醌 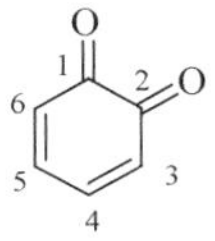　　　　　邻苯醌

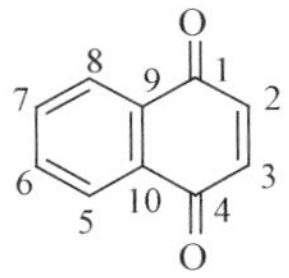

α-(1,4)萘醌 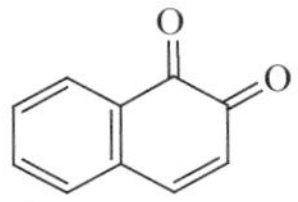　　　β-(1,2)萘醌 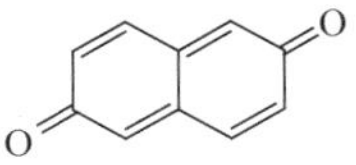　　　amphi-(2,6)萘醌

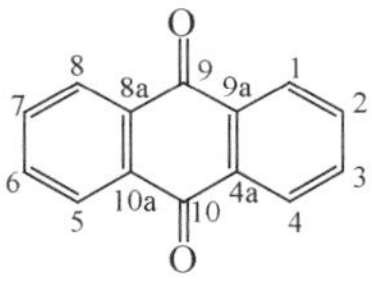

蒽醌

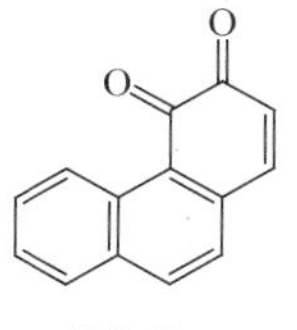

邻菲醌 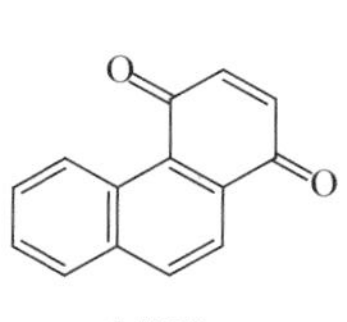　　　　　对菲醌

（二）理化性质

1. 性状　醌类化合物多为呈一定颜色的晶体，并随分子结构中酚羟基、甲氧基等助色团的增多，颜色逐渐加深，如黄、橙、红、紫等。天然产物中的苯醌和萘醌多以游离态存在，蒽醌与菲醌通常以苷的形式存在于植物体中，因极性较大多数难以得到完好的结晶。

有些醌类成分往往含有易被氧化的取代基，对光不稳定，操作时应在暗处进行，储存时应注意避光。

2. 溶解度　游离的醌类化合物如苯醌、萘醌、蒽醌等苷元极性较小，不溶或难溶于水，一般溶于乙醇、丙酮、乙酸乙酯、乙醚等有机溶剂。成苷后极性显著增大，易溶于热水和碱溶液，在甲醇、乙醇及吡啶等溶剂中溶解度较大，在冷水中溶解度较小，难溶于三氯甲烷、乙醚、甲苯等极性较小的有机溶剂。需特别指出的是，蒽醌的碳苷均难溶于水及亲脂性有机溶剂，但易溶于吡啶。

3. 升华性和挥发性　游离的醌类化合物通常具有升华性。小分子的苯醌类和萘醌类化合物还具有挥发性，能随蒸气蒸馏。

4. 酸性　醌类化合物因多具有酚羟基而有一定的酸性，其酸性强弱与分子内是否存在羧基和羟基的数目及位置不同有关。具体地说，带有羧基的醌类化合物的酸性强于不带羧基的醌类化合物，其酸性与一般芳香酸相似，能溶于 $NaHCO_3$ 水溶液。不含羧基的醌类化合物随羟基数目增加酸性增强，而羟基数目相同时，具有 β-羟基的醌类化合物的酸性强于 α-羟基醌类化合物。β-羟基因受羰基吸电子作用，质子解离度增加，酸性较强，一般可溶于 Na_2CO_3 水溶液，而 α-羟基因相邻的羰基易形成分子内氢键，降低质子的解离度，酸性较弱，一般只溶于 NaOH 水溶液。以游离蒽醌类衍生物为例，酸性强弱按下列顺序排列：含—COOH＞含两个以上的 β-OH＞含一个 β-OH＞含两个以上的 α-OH＞含一个 α-OH。

5. 碱性　由于羰基氧原子的存在，醌类成分除表现酸性性质外，还具有微弱的碱性，从而能溶于浓硫酸，生成阳碳离子，并伴有颜色变化。例如，大黄酚为暗黄色，溶于浓硫酸中为红色。

二、定　性　分　析

（一）化学分析法

醌类的化学显色反应主要是其氧化还原性质及分子中酚羟基性质的表现。

1. 碱性试剂反应　又称 Bornträger 反应，是指含有羟基的蒽醌类化合物在碱性溶液中会发生颜色变化，均会使颜色加深，呈橙、红、紫等，如羟基蒽醌类化合物遇碱后显红～紫红色，此反应是检识中药中是否含有羟基蒽醌成分常用的方法。常用的碱性试剂有氨水、10% KOH 甲醇溶液、3% NaOH 或 Na_2CO_3 溶液等。反应机制如下

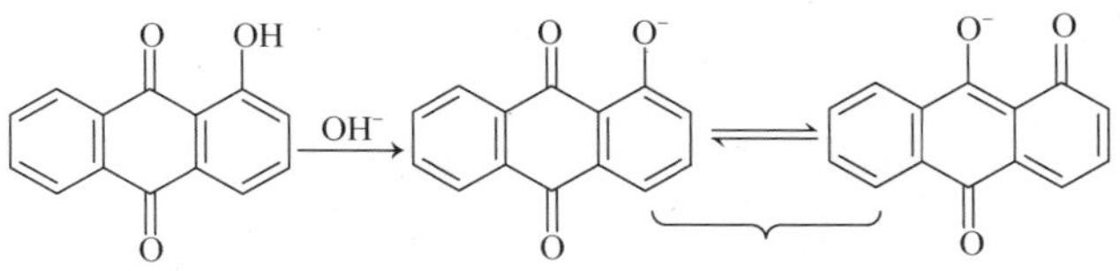

α-羟基蒽醌　　　　　　　　　　　　　红色

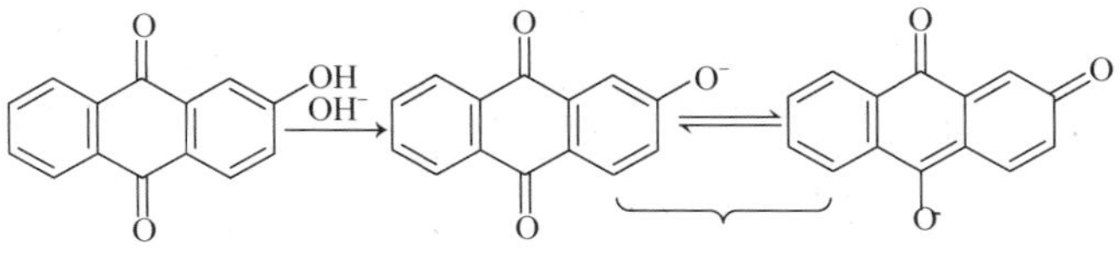

β-羟基蒽醌　　　　　　　　　　　　红色

2. 酸显色 由于醌类化合物中羰基氧原子表现微弱的碱性，能与酸成锌盐，再转变成碳正离子。例如，蒽醌类与浓硫酸反应呈红至紫红色。反应机制如下

3. Feigl 反应 醌类化合物在碱性条件下经加热能迅速与醛类及邻二硝基苯生成紫色化合物的反应。醌类成分含量越高，则显色反应速度也越快。反应机制如下

4. 无色亚甲蓝显色反应 苯醌类和萘醌类化合物与无色亚甲蓝乙醇溶液反应，其反应结果为在白色背景下呈现蓝色斑点。蒽醌类化合物反应为阴性，故此反应为苯醌及萘醌类化合物的专属性反应。无色亚甲蓝溶液可作为苯醌和萘醌纸层析和薄层层析检识的显色剂。

5. 活性次甲基试剂显色反应 本反应又称 Kesting-Craven 反应，是指苯醌与萘醌类化合物当其醌环上有未被取代的位置时，可在氨碱性条件下与活性次甲基试剂（如乙酰乙酸酯、丙二酸酯、丙二腈等）的醇溶液生成蓝绿色或蓝紫色的反应。反应机制如下

从上述反应机制可以知道，蒽醌类化合物因醌环两侧有苯环不能发生该反应，萘醌的苯环上若有羟基取代，反应速度会减慢或不反应。

6. 金属离子显色反应 在蒽醌类化合物中，若有 α-酚羟基或邻二酚羟基结构时，可与 Pb^{2+}、Mg^{2+} 等金属离子形成络合物，并产生不同的颜色。此反应的必要条件是蒽醌分子中至少存在一个 α-酚羟基，并且产生的颜色随羟基的位置与数目有关。例如，α-酚羟基的对位有羟基的蒽醌与乙酸镁反应显紫色；α-酚羟基的邻位有羟基的蒽醌与乙酸镁反应显蓝色；其他的 α-酚羟基蒽醌与乙酸镁反应呈橙色到红色。因此可以根据此性质用于鉴别蒽醌类化合物，尤其是羟基的位置和数目。

7. 对亚硝基二甲苯胺显色反应　在蒽酮类化合物中，若 9 位或 10 位未取代，羰基对位存在亚甲基，尤其存在 1，8-二羟基衍生物，其亚甲基上的氢很活泼，可与 0.1%对亚硝基二甲苯胺吡啶溶液发生缩合反应，产生不同的颜色，缩合物的颜色随分子结构不同而有显著性差别。此反应是蒽酮类化合物尤其是 1，8-二羟基蒽酮衍生物的专属反应，反应机制如下

（二）色谱分析法

1. TLC 法　为中药中醌类成分定性鉴别常用的方法,此方法主要适用于亲脂性的醌类化合物定性鉴别。常用的固定相为硅胶。展开剂系统多以亲脂性溶剂为主。因醌类化合物多呈一定的酸性,薄层展开后易产生斑点托尾或复斑现象,故常在展开剂系统中加一定量的酸,如甲酸、乙酸等。展开后,对醌类进行检识,通常先置紫外灯 365nm 观察斑点,然后再氨熏观察斑点变化。

2. GC 法　主要适用于具有挥发性的醌类成分定性鉴别。

3. HPLC 法　对结构十分相似的醌类成分均有很好的分离效果,常采用离子交换色谱法、分配色谱法、吸附色谱法等,其中反相分配色谱法应用较多。在应用反相色谱法中,由于醌类化合物多呈一定的酸性,故流动相需调至一定的酸性。流动相的 pH 是醌类化合物的分离效果好坏的重要影响因素。例如,六味安消散中大黄药材中蒽醌成分大黄素和大黄酚分离,用水–甲醇（20∶80）为流动相时,分离效不佳,并且有严重的托尾现象,若在此流动相中加入 0.1%磷酸溶液,能达到较好的分离,并且色谱峰形具有较好的对称性。

三、定量分析

（一）分光光度法

醌类成分在紫外光区具有特征吸收,可应用 UV-VIS 法进行含量测定。不仅可测定单一化合物,而且还可测定总醌类成分。在中药中醌类成分的含量测定应用较广泛。也可利用醌类化合物与显色剂发生显色反应进行比色定量分析。

（二）薄层扫描法

薄层扫描法是对薄层色谱斑点的扫描，记录斑点的位置及面积进行定量，可用于醌类成分含量测定。

实例 6-10 薄层扫描法测定何首乌和夜交藤中大黄素甲醚的含量。

供试品的制备：①游离蒽醌的提取，精密称取何首乌、夜交藤粗粉各 1g，置烧瓶中，加氯仿 50ml，水浴回流 1h，抽滤，残渣以适量氯仿洗涂 3 次。合并洗滤液，置水浴上浓缩至适量。移置 5ml 容量瓶中，加氯仿至刻度，摇匀，即得。②总蒽醌的提取，分别精密称取何首乌、夜交藤粗粉 1g，加 5mol/L 硫酸 40ml，直火缓缓回流 3h，再分别加氯仿 30ml 置水浴中回流半小时，抽滤，滤液置分液漏斗中，分取氯仿层；再将残渣及酸液加氯仿 20ml，置水浴中回流 20min，抽滤，分取氯仿层，如此反复提取至氯仿层近无色，合并氯仿液，置水浴上浓缩至适量，移置 10ml 容量瓶中，加氯仿至刻度，摇匀，即得。

对照品溶液的配制：精密称取大黄素甲醚对照品一定量，溶于三氯甲烷中，使最后浓度为 0.15mg/ml 的溶液。

色谱条件：高效硅胶 G 板，110℃活化 1h；展开剂：环己烷-丙酮-甲酸乙酯-乙醇—水（1：3.5：1.6：1：1.5）上层。展距 10cm。自然光下检识。

测定：准确吸取对照品和供试品溶液适量。交叉点于同一薄层板上，按上述色谱条件展开，取出，晾干。照薄层扫描法，λ_S=435nm，λ_R=700nm。反射法直线扫描，狭缝 2mm。测得样品及对照品的吸收度积分值，计算含量。测定结果：何首乌游离蒽醌为 0.85%，结合蒽醌为 0.12%。夜交藤游离蒽醌为 0.20%，结合蒽醌为 0.031%。

（三）HPLC 法

HPLC 法测定醌类化合物具有快速、灵敏度高、分离效能好、不受样品挥发性及热稳定性的约束等特点，应用较广泛。

实例 6-11 HPLC 法测定紫金透骨喷雾剂中白花丹醌的含量。

色谱条件：色谱柱 Elipse-XDB-C18（4.6mm×150mm，5μm，），流动相甲醇-水（70：30），流速 1ml/min，柱温 40℃，检测波长 406nm，进样体积 10μl。

对照品溶液的制备：精密称取白花丹醌对照品 11.38mg，置 50ml 量瓶中，加甲醇溶解并稀释至刻度，摇匀，即得 0.2276g/L。

供试品溶液的制备：精密量取本品 5ml，置 25ml 量瓶中，加 70%乙醇稀释至刻度，摇匀，即得。

含量测定：按色谱条件下进样，色谱图如图 6-20 所示。测定紫金透骨喷雾剂中白花丹醌的，3 批样品含量测定结果见表 6-17。

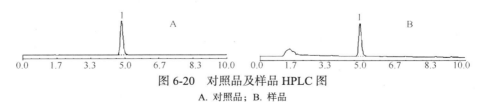

图 6-20 对照品及样品 HPLC 图
A. 对照品；B. 样品

表 6-17　3 批样品中白花丹醌含量测定结果　（单位：mg·L^{-1}）

批号	1	2	平均值
20080313	96.98	95.03	96.01
20080318	90.28	88.16	89.22
20080320	94.44	94.02	94.23

（四）荧光分析法

利用蒽醌类成分被 UV 光照射后处于激发态，激发态分子经历一个碰撞及发射的去激发过程所发生的能反映出该物质特性的荧光，可以进行蒽醌类成分定性或定量分析的方法。

实例 6-12　荧光分析法测定虎杖中总蒽醌的含量。

样品溶液的制备：将虎杖置于干燥箱中 100℃干燥 8h，取出后用粉碎机粉碎成粉末，过 100 目筛，备用。精密称取 2g 虎杖粉末，放入 100ml 圆底烧瓶中，在温度为 50℃，超声功率 150W 的条件下，加入 80%乙醇 60ml 超声萃取 30min，然后采用 3000r/min 的转速离心分离 15min，收集上清液用 80%乙醇定容至 100ml 棕色容量瓶中。精密吸取上述提取液 1.00ml 于 100ml 烧瓶中，水浴蒸至无醇味，冷却后加 3ml 蒸馏水、10ml 10%的三氯化铁溶液，沸水浴加热 3min，再加入 5ml 冰醋酸-25%盐酸溶液，沸水浴上加热水解 30min。冷却后用氯仿萃取 2 次，每次 10ml，水浴上蒸干氯仿，冷却至室温。残渣定容至 100ml 棕色容量瓶中，吸取其中溶液 2.5ml 于 25ml 容量瓶中，用 80%乙醇定容至刻度，摇匀。

1,8-二羟基蒽醌对照品溶液的配制：精密称取 5mg 1,8-二羟基蒽醌对照品，置于烧杯中，加 80%乙醇 15ml，置于超声器上超声使其溶解，放冷，将溶液置于 100ml 棕色容量瓶中用 80%乙醇定容，摇匀即得。精密量取已制备的对照品溶液 5ml 置于 25ml 容量瓶中，用 80%乙醇定容至刻度，摇匀。

实验条件的选择：实验方法学考察分别得出以下条件最优：1,8-二羟基蒽醌激发波长为 440nm，发射波长为 520nm；80%乙醇作溶剂；pH 为 6.0 的乙酸-乙酸钠为缓冲溶液；静置时间为 30min。

总蒽醌含量的测定：在激发光谱通带为 5.0nm，发射光谱通带为 10.0nm，激发波长 440nm，发射波长 520nm 的条件下，测定 1,8-二羟基蒽醌标准工作溶液的荧光强度，以荧光强度对相应的浓度作图，绘制标准曲线，然后在相同的条件下测定样品溶液的荧光强度，再用回归方程求出含量（图 6-21）。测得虎杖中总蒽醌的含为 11.95%，5 次平行测定 RSD 为 0.89%。

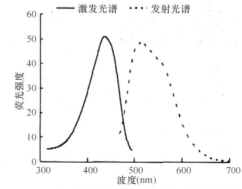

图 6-21　1,8-二羟基蒽醌样品的激发光谱和发射光谱

四、结 构 分 析

（一）UV

对苯醌类化合物具有较长的共轭体系，常常在近紫外和可见光区域有吸收，并且在 240nm（强）、285nm（中强）和 400nm（弱）显示 3 个主要的吸收带。

（二）IR

苯醌类化合物常见的官能团有羟基、羰基、双键等，故在红外吸收光谱中可观察到上述基团的特征吸收。如 $3600 \sim 3100cm^{-1}$（OH）、$1675 \sim 1650cm^{-1}$（C＝O）、$1600 \sim 1200cm^{-1}$（C＝C）等。其中羰基吸收峰位置常随母核上取代基的种类、数目和取代位置而异，如蒽醌 9 位和 10 位无取代，仅在 $1678 \sim 1653cm^{-1}$ 有一个 C＝O 吸收峰；具有一个 α 位羟基，其中一个 C＝O 峰位显著降低（$1637 \sim 1621cm^{-1}$），而另一个变化不大（$1675 \sim 1647cm^{-1}$）。由此可推测结构中 α 位羟基取代情况。

（三）MS

对游离的蒽醌类化合物，MS 通常具有分子离子峰，而蒽醌苷类化合物在 EI-MS 中得不到其分子离子峰，基峰常为其苷元离子。在蒽醌类化合物可见依次脱去 CO 特征碎片离子。

（四）NMR

（1）^{1}H-NMR：苯醌环上质子的化学位移与苯环质子相似，为 6.50 ～ 7.00ppm，当醌环上有供电子基取代时，醌环质子向高场位移，并对苯环 α 位质子具有较大的负屏蔽影响，化学位移值向低场位移，为 8.00 ～ 8.10ppm，β 位质子受影响较小，化学位移值在 7.70ppm 左右。蒽醌母核上的质子信号由于受羰基屏蔽作用的不同表现两类：α 位芳质子处于羰基的负屏蔽区，出现在较低场，峰中心在 8.05ppm 左右；β 位芳质子受羰基的影响较小，出现在较高场，峰中心在 6.67ppm 附近。蒽醌类化合物中取代基的类型、数目及位置对母核芳质子的化学位移、峰型均产生影响。同样，取代基取代在不同蒽醌母核位置，取代基的质子 ^{1}H-NMR 也有较大的不同。另外，当用 DMSO 等氘代试剂时，蒽醌类化合物的 α 位羟基由于与邻位的羰基形成氢键的缘故，其化学位移大于 12.25ppm，而 β 位羟基的化学位移约在 11.0ppm 左右。

（2）^{13}C-NMR：苯醌羰基的化学位移值由于与双键共轭的缘故，一般为 180 ～ 190ppm，并且随其周边的取代基不同，化学位移值也有相应的偏移，如常见的供电子基甲氧基和羟基使羰基的化学位移向高场移动。蒽醌根据碳的类型可分为 4 种：α 碳、β 碳、季碳和羰基碳。无取代蒽醌上述碳的化学位移分别为 126.6ppm、134.3ppm、132.9ppm、182.5ppm。蒽醌母核上取代基的类型、数目和位置不同，对母核上碳的化学位移产生不同的影响，如当 α 位有一个羟基取代时，相邻的羰基化学位移向低场移动 5ppm 左右。因此，对单一取代的蒽醌类化合物，可根据其化学位移推测取代基的取代位点。

第四节　香豆素类化学成分的分析

一、概　　述

香豆素（coumarin）类化合物是指邻羟基桂皮酸内酯类成分的总称，香豆素类的母核

结构是 α-苯骈吡喃酮，具有芳甜香气，是中药的主要活性成分之一。香豆素类化合物可以游离态或以其苷的形式存在于植物界，并广泛分布于高等植物中。

（一）香豆素类化学成分的结构类型

香豆素母核具苯骈 α-吡喃酮结构，在分子中苯环或 α-吡喃酮环上常有羟基、甲氧基、异戊烯基等取代，并且异戊烯基可与邻位酚羟基环合成呋喃环或吡喃环结构。因此，香豆素按其生源途径所形成的几种基本骨架分，可分为 4 大类：简单香豆素、吡喃香豆素、呋喃香豆素和其他香豆素类。

1. 简单香豆素类　指只在苯环上有取代基，且 C_7 位羟基与基 C_6 或 C_8 没有形成呋喃环和吡喃环的香豆素。大多数天然香豆素成分在 C_7 位有含氧基团，故 7-羟基香豆素即伞形花内酯（umbelliferone）被认为是香豆素的母体。

七叶内酯(esculetin)　　　　　九里香内酯(coumarrayin)

2. 吡喃香豆素类　指香豆素母核的苯环上异戊烯基和邻位羟基环合成 2，2-二甲基-α-吡喃环结构的香豆素。分为线型（C_6 位和 C_7 位形成吡喃环）和角型（C_7 位和 C_8 位形成吡喃环）。例如，从紫花前胡中分离得到的紫花前胡醇（l-decursidinol）属于线型，而从白花前胡中得到的白花前胡苷Ⅱ（praeroside Ⅱ）则为角型。

紫花前胡醇　　　　　白花前胡苷Ⅱ

3. 呋喃香豆素类　指香豆素母核的苯环上异戊烯基和邻位羟基环合成呋喃环结构的香豆素。与吡喃香豆素一样，也可分为线型（C_6 位和 C_7 位形成吡喃环）和角型（C_7 位和 C_8 位形成吡喃环）。呋喃香豆素常以降解的形式存在，是由于环合成呋喃环通常会伴随着降解，失去 3 个碳原子，然而线型呋喃香豆素可以未降解的二氢呋喃香豆素形式存在。

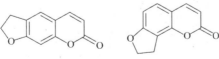

甲氧沙林(methoxsalen)　　　　　白芷内酯(angelicin)

4. 其他香豆素类　指一类 α-吡喃酮环的 C_3，C_4 位上有取代基的香豆素，或香豆素的二聚体等。如旱莲草中的蟛蜞菊内酯（wedelolactone）、胡桐属植物中的（＋）-pseudocordatolide C 等。

蝰蚣菊内酯   (+)-pseudocordatolide C

（二）香豆素类化学成分的理化性质

1. 性状 天然游离的香豆素通常为淡黄色或无色的结晶固体，大多数具有芳香气味，有固定的熔点。小分子的游离香豆素具有挥发性升华性，能随着水蒸气蒸馏，而形成苷后，一般呈粉末状，多数不具芳香味，并且不具有挥发性和升华性。

2. 溶解性 游离的香豆素难溶和不溶于水，易溶于有机溶剂，如石油醚、三氯甲烷、乙酸乙酯、丙酮、乙醇等。香豆素苷成分易溶于甲醇、乙醇，可溶于水，难溶于石油醚、三氯甲烷等极性小的有机溶剂。

3. 荧光 是香豆素类化合物较特征的物理性质，在紫外光下，常呈现蓝色或紫色荧光，并在碱性下荧光增强。当 C_7 位引入羟基后，可使荧光增强，常为蓝色，即使在可见光下，也可观察到荧光。一般非羟基取代基或羟基醚化后使荧光减弱，转为紫色。呋喃香豆素荧光较弱，若在苯环上具有两个烷氧基取代的呋喃香豆素为黄色，在紫外光下为褐色。荧光的强弱和有无，与结构中的取代基种类和位置有关。

4. 碱反应 香豆素用热的稀碱液处理，其内酯环可水解开裂，生成水溶性的顺式邻羟基桂皮酸盐。如再酸化，生成的游离顺邻羟基桂皮酸可闭环重新内酯化，得到原来的香豆素。如果香豆素长时间放置在碱溶液中，则顺式邻羟基桂皮酸盐会转变为反式盐，若再酸化，而不能内酯化得到原来的香豆素，只能生成稳定的反式邻羟基桂皮酸。

5. 酸反应 香豆素与酸作用，可以进行多种反应，包括异戊烯基环合、烯丙基醚键开裂、烯键水化、羟基脱水等。

6. 氧化反应 香豆素类化合物母核苯环上有羟基取代或其他脂肪链取代时，易被氧化剂氧化，而对苯环上没有羟基的香豆素比较稳定，不易氧化。香豆素被不同的氧化剂所氧化的产物不同。常见的氧化剂有高锰酸钾、过氧化氢、硝酸、过碘酸等。

二、定性分析

（一）化学分析法

1. 异羟肟酸铁反应 香豆素类化合物因具有内酯类结构，在碱性条件下开环后，与盐酸羟胺缩合生成异羟肟酸，在酸性条件下再与 Fe^{3+} 络合而显红色。

2. 酚羟基反应 香豆素类成分通常具有酚羟基取代，可与三氯化铁溶液反应产生绿色、墨绿色沉淀。若取代酚羟基的邻、对位无取代时，可与重氮化试剂反应，显红色和紫红色。

3. Gibb's 反应 香豆素类成分在碱性条件下，内酯环水解，若生成的酚羟基对位（C_6 位）无取代，可与 2，6-二氯溴苯醌氯亚胺（Gibb's 试剂）反应，显蓝色。故可利用此反应可判断香豆素分子中 C_6 位是否有取代。

4. Emerson 反应 与 Gibb's 反应相似，香豆素类成分 C_6 位无取代，与 4-氨基安替比林和铁氰化钾（Emerson 试剂）反应，显红色。同样可以判断香豆素分子中 C_6 位是否有取代。

（二）色谱分析法

1. TLC 法 香豆素类的薄层色谱吸附剂有硅胶、氧化铝和纤维素等，以硅胶应用最广泛。其中氧化铝作吸附剂时，一般用酸洗过的氧化铝和中性氧化铝，但酸性氧化铝易与羟基香豆素产生强吸附，产生斑点拖尾。碱性氧化铝因会使香豆素分子发生降解，故应用较少。因吸附薄层色谱主要用于亲脂性香豆素分离和检识，故展开剂系统多以亲脂性溶剂为主。羟基香豆素在紫外光下具有较强的荧光，容易检识，呋喃香豆素荧光较弱，但在紫外光下能显棕、绿、黄等荧光。另外，也可借助一些试剂增强荧光，如氨蒸气熏、展开后喷 10%KOH 或 20%SbCl₂氯仿液等。用于香豆素类成分 TLC 的常用显色剂有异羟肟酸铁试剂、三氯化铁试剂、重氮化试剂、碘-碘化钾试剂、Emerson 试剂、Gibb's 试剂等。

2. GC 法 在香豆素成分的定性鉴别应用较广泛，适用于具有挥发性的小分子香豆素类成分的分析，如果有多个成分需要定性鉴别时，采用 GC-MS 联用法更方便。

实例 6-13 白芷中香豆素类成分分析研究。

GC-MS 分析气相色谱条件：DB-5 色谱柱，柱前压 50kPa，分流比 15：1，进样量 1μl，柱初始温度 60℃，然后以 4℃/min 的升温速度升温到 225℃，保留 1min，然后以 10℃/min 的升温速度升温到 290℃，保留 2min。

质谱条件：EI 离子源，电子能量 70eV，离子源温度 200℃，界面温度 250℃，倍增电压 1700V。

气相色谱鉴别：对萃取产物按上述条件进行 GC-MS 分析，总离子谱图见图 6-22。

实验结果：经计算机检索及人工解析图谱，共鉴定出 15 个香豆素类成分。主要成分有 8-羟基-甲氧沙林、2.5-甲氧基-8-羟基-甲氧沙林、4-甲氧基-7H-呋喃[3，2-g]苯骈吡喃-7 酮、别欧前胡素、5，6，7，8-四氢-2-甲氧基-5，5-双甲基-1，4-蒽双酮、氧化前胡素、异欧前胡素、

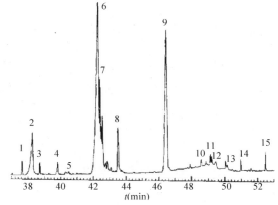

图 6-22 白芷气相色谱图

1. 8-羟基-补骨脂内酯；2. 5-甲氧基-8-羟基-补骨脂内酯；3. 4-甲氧基-7H-呋喃[3，2-g]苯骈吡喃-7 酮；4. 别欧前胡素；5. 5，6，7，8-四氢-2-甲氧基-5，5-双甲基-1，4-蒽双酮；6. 氧化前胡素；7. 异欧前胡素；8. 9-[氧化（4-羟基-3-甲基-2-丁烯基）]-7H-呋喃[3，2-g]苯并吡喃-7-酮；9. 欧前胡素；10. 异氧化前胡内酯；11. 氧化前胡内酯；12. 黄原醇丁醚；13. 白当归脑；14. 白当归素；15. 5，8-双（2，3-双羟基-3-甲基丁氧基）-补骨脂内酯

9-[氧化（4-羟基-3-甲基-2-丁烯基）]-7H-呋喃[3，2-g]苯并吡喃-7-酮、欧前胡素、异氧化前胡内酯、氧化前胡内酯、黄原醇丁醚、白当归脑、白当归素、5，8-双（2，3-双羟基-3-甲基丁氧基）-甲氧沙林。

3. HPLC法 被广泛地应用于香豆素的定性分析。

三、定量分析

（一）薄层扫描法

香豆素类化合物，自身有较强的荧光，薄层扫描法为常用的检测方法。

实例6-14 薄层扫描测定藤黄中藤黄酸和新藤黄酸。

扫描条件：扫描方式，单波长反射法锯齿形扫描。藤黄酸扫描波长 $\lambda=285nm$，新藤黄酸扫描波长 $\lambda=420nm$。线性参数 SX 为 3，狭缝为 1.2nm×1.2nm。

样品溶液的制备：精密称取藤黄粉末（80 目）10mg 于 5ml 具塞离心管中，加甲醇 5.00ml 浸泡溶解，超声提取 0.5h，离心分离，取出上清液到具塞锥形瓶中备用。

标准溶液的配制：精密称取标准品 4.00mg 于 2ml 量瓶中，加甲醇溶解，稀释到刻度，摇匀。

标准曲线的绘制：用微量注射器吸取标准溶液 2μl、3μl、4μl、5μl、6μl（藤黄酸和新藤黄酸条件相同）于同一块硅胶 G 板上（105℃ 活化 1h），以氯仿-甲醇-二乙胺（15：1：1）为展开剂，上行展开约 13cm 左右取出。挥去溶剂后用 CS-930 扫描仪扫描测定，得标准曲线。藤黄酸的量为 4~12μg 呈线性关系。回归方程为 $Y=30.86+28.24X$，$r=0.9997$；新藤黄酸条件相同，回归方程为 $Y=9.96+27.91X$，$r=0.9996$。

含量测定：用微量注射器吸取各样品 6μl 及标准液各 3.5μl 以点于同一硅胶 G 板上，按标准曲线制备条件展开，挥去溶剂后成二排橙黄色和亮黄色斑点。扫描测定各峰面积，用外标两点法计算含量。

实验结果：藤黄中藤黄酸为 15.26%、新藤黄酸为 13.51%。

（二）UV-Vis 法

香豆素类化合物中苯环和酯环组成较大的共轭体系，对紫外或可见光有吸收，因而可用 UV-Vis 法进行测定。用 UV-Vis 法测定的是总香豆素的含量。

（三）GC 法

GC 法主要适用于具有挥发性的小分子的香豆素类成分，如白当归素、白当归脑、欧前胡素等。

（四）HPLC 法

HPLC 法广泛用香豆素类化合物的检测中，通过选择合适的色谱柱和流动相可以同时分离多种香豆素类化合物。目前在 HPLC 法测定香豆素成分含量时，应用较多的色谱柱为 C_{18} 反相柱；流动相多选乙腈、水、四氢呋喃、甲醇、乙酸等；检测器以紫外检测器应用最为广泛，也有采用荧光检测器。

实例 6-15 HPLC 法测定北前胡中香豆素成分含量。

色谱条件：LotValidation-C18 色谱柱（150mm×4.6mm，5μm），流动相为甲醇-水，流速为 0.8ml/min；柱温为 30℃；进样量为 20μl；检测波长为 323nm。

样品溶液的制备：分别取甘肃不同产地的北前胡、白花前胡和紫花前胡药材，粉碎，过 0.30mm 孔径筛，准确称取 1.000g，分别加氯仿 50ml、40ml 和 30ml，超声提取 3 次，每次 30min，合并滤液，蒸干氯仿，残渣加甲醇溶解，定容至 10ml，经 0.40μm 的微孔滤膜过滤，取续滤液进样测定。

对照品溶液的制备：准确称取各对照品适量，用甲醇溶解并定容，得到 0.0204g/L 香柑内酯、1.964g/L 蝉翼素、0.0264g/L 丝立尼亭、0.1014g/L 顺-3′，4′-二千里光酰基-3′，4′-二氢邪蒿内酯、0.1642g/L 白花前胡丁素和 0.1106g/L 白花前胡素 E 的对照品储备液，4 ℃储存备用。

标准曲线的制备：分别取对照品储备液用甲醇稀释成一系列不同浓度的对照品溶液，进样测定，以浓度为横坐标，峰面积为纵坐标进行线性回归，各回归方程呈良好的线性关系。

测定结果：甘肃华亭产北前胡中主要香豆素的含量为香柑内酯 67.0μg/g、蝉翼素 7947μg/g、丝立尼亭 189μg/g、顺-3，4-二千里光酰基-3，4-二氢邪蒿内酯 1266μg/g、白花前胡丁素 2513μg/g、白花前胡素 E1125μg/g（图 6-23）。

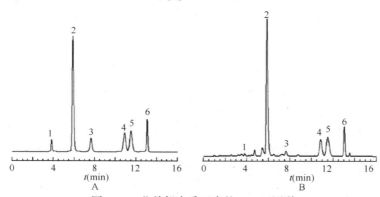

图 6-23 北前胡中香豆素的 HPLC 图谱

A. 对照品；B. 样品；1. 香柑内酯；2. 蝉翼素；3. 丝立尼亭；4. 顺-3，4-二千里光酰基-3，4-二氢邪蒿内酯；5.白花前胡丁素；6. 白花前胡素 E

（五）分子荧光光谱法

分子荧光光谱法是利用某些物质分子受光照射时所发生的荧光的特性和强度，进行物质的定性或定量分析的方法。利用荧光激发光谱和发射光谱，可以鉴定有机化合物，还可用同步扫描荧光法，及 n 阶的导数荧光光谱和三维光谱等，来鉴别多组分荧光物质。对于已知成分的中药来说，若香豆素成分含量较高且荧光较强，可以考虑在低浓度下采用溶液荧光分析法进行含量测定。

实例 6-16 荧光分析法测定复方胆通胶囊中羟甲香豆素的含量。

标准曲线法：在相同条件下扫描不同浓度的复方胆通胶囊浸提液的荧光图谱，控制甲醇含量为 10%，由羟甲香豆素的回归方程计算羟甲香豆素的含量。

标准加入法：在最大激发波长为 320nm 下，在一系列 10ml 容量瓶中均加入 0.2ml 的复方胆通胶囊溶液，再加入不同体积的羟甲香豆素溶液，且把甲醇含量控制在 10%，扫描荧光光谱并绘制荧光强度与羟甲香豆素浓度的关系曲线，得到回归直线方程 $I_{F/R} = 7.29 + 1188.74c$（μg/ml），相关系数 $R=0.9998$（$n=5$）（图 6-24）。

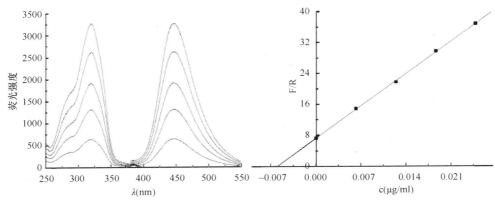

图 6-24　羟甲香豆素浓度与荧光强度的关系

A. 荧光图谱；B. 标准曲线

测定结果：标准曲线法所测复方胆通胶囊中的羟甲香豆素含量为 33.4%，而标准加入法所测的含量为 33.3%，两种方法结果一致。

四、结构分析

（一）UV

香豆素的 UV 主要有苯环和 α-吡喃酮结构的吸收。未取代的香豆素在 274nm 和 311nm 有两个吸收峰，分别由苯环和 α-吡喃酮引起。当香豆素母核上引入含氧官能团时会使主要吸收红移。如 7 位引入含氧取代基（7-羟基、7-甲氧基或 7-O-糖基等），则在 217nm 及 315～325nm 处出现强吸收峰。含有酚羟基的香豆素类成分，在碱性溶液中的吸收峰有显著的红移现象，且吸收有所增强。

（二）IR

在 IR 上，香豆素类化合物的内酯结构在 1750～1700cm^{-1} 显示一个强的吸收，同时，内酯也在 1270～1220cm^{-1}，1100～1000cm^{-1} 出现强的吸收。芳环一般在 1645～1625cm^{-1} 出现较强的吸收。呋喃香豆素类，除上述吸收峰带外，其呋喃环双键在 1639～1613cm^{-1} 有强而尖的吸收带。

（三）MS

香豆素类化合物往往具有强的分子离子峰，对简单香豆素类、呋喃香豆素类，分子离子峰经常是基峰。由于分子中一般具有多个和芳环连接的氧原子、羟基和甲氧基，MS 出现一系列连续失去 CO、OH 或 H_2O、甲基或甲氧基的碎片峰。

此外，香豆素类成分常具有异戊烯基、乙酰氧基及 5 碳不饱和酰氧基等，在裂解过程中会出现一系列特征碎片峰。这些均是香豆素类化合物 MS 的主要特征。

（四）NMR

1. ^{1}H-NMR　简单香豆素的 ^{1}H-NMR 谱上可见的特征：因母核环上质子受内酯羰基吸电子共轭效应的影响，C-3，C-6 和 C-8 上的质子信号在较高场；C-4，C-5 和 C-7 上的质子信号在较低场（表 6-18）。

表 6-18　常见简单香豆素 ^{1}H-NMR 信号化学位移及 J（Hz）

取代类型	7-OH	7, 8-二氧代	6, 7-二氧代	6, 7, 8-三氧代
H-3	6.20（d, J=9）	6.10~6.2（d, J=9）	6.14~6.26（d, J=9）	6.19（d, J=9）
H-4	8.20（d, J=9）	7.80（d, J=9）	7.60~7.82（d, J=9）	7.80（d, J=9）
H-5	7.70（d, J=9）	7.25~7.35（d, J=9）	6.77~6.90（s）	6.78（s）
H-6	6.90（d, J=9, 2.5）	6.95（d, J=8）		
H-8	7.00（d, J=2.5）		6.38~7.04（s）	

2. ^{13}C-NMR　在香豆素类成分的结构测定上有重要作用，尤其对香豆素苷类结构研究中糖的连接位置和连接顺序均可提供重要的信息。香豆素类成分骨架 9 个碳原子中，C-2 是羰基，C-7 由于连接羟基和羰基共轭的影响，化学位移向低场移动，一般在 160。C-9 在 149~154，C-10 在 110~113，是香豆素类母核的特征之一。下面列出香豆素母核的 ^{13}C-NMR 数据供参考（表 6-19）。

表 6-19　香豆素母核的 ^{13}C-NMR 化学位移值

化学 位移值	C-2	C-3	C-4	C-4a	C-5	C-6	C-7	C-8	C-8a
	160.4	116.4	143.6	118.8	128.1	124.4	131.8	116.4	153.9

实例 6-17　云南羌活中新香豆素苷的结构分析。

云南羌活为伞形科植物心叶凌子芹 *Pleurospermum rivulorum*（Dils）的干燥根，从中分离得到的一个新香豆素苷类成分。白色粉末状结晶，mp 288~289℃，$[\alpha]_D^{21}$ +15.1（MeOH，c=0.05），波谱数据：HRMS m/z：$[M^+]$= 424.1368（$C_{20}H_{24}O_{10}$ 计算值 424.1369）。IR KBr（cm^{-1}）：3340、2900、2840、1705、1622、1618、1565、1535、1483、1470、1410、1275、1230、1135、1105、1078、1060、1035、1020、1010、965、940、915、870、843、795。EI-MS m/z：424（M$^+$，13）、262（12）、245（18）、227（28）、226（31）、213（14）、204（16）、203（11）、198（11）、189（11）、186（80）、187（100）、188（27）、158（23）。^{1}H-NMR：δ 4.54（1H, d, J=6.3Hz, H$_2$）、5.25（1H, d, J=6.6Hz, H$_3$）、7.69（1H, s, H$_4$）、8.03（1H, d, J=9.6Hz）、6.27（1H, d, J=9.6Hz）、6.94（1H, s）、1.48（6H, s, H）、4.52（1H, d, J=7.8Hz, H$_{glc-1}$）。^{13}C-NMR：91.8（C$_2$）、77.5（C$_3$）、128.6（3a）、125.7（C$_4$）、112.8（4a）、144.9（C$_5$）、111.8（C$_6$）、160.4（C$_7$）、156.0（C$_{8a}$）、97.3（C$_9$）、162.3（C$_{9a}$）、69.8（C$_{1'}$）、24.5（C$_{2'}$）、22.8（C$_{2'}$）、97.7（C$_{glc-1}$）、73.4（C$_{glc-2}$）、76.9（C$_{glc-3}$）、70.0（C$_{glc-4}$）、76.7（C$_{glc-5}$）、60.7（C$_{glc-6}$）。

HRMS 给出分子式为 $C_{20}H_{24}O_{10}$，不饱和度为 9。紫外光下呈蓝色荧光斑点，提示化合物可能为具 7-O 取代的香豆素。IR（cm^{-1}）显示有羟基（3340）、C=O（1705）、芳环（1622、1565、1535）及苷 C—O（1010）等特征吸收。^{1}H-NMR（DMSO-d_6）在 δ 8.03（1H, d, J= 9.6Hz），6.27（1H, d, J= 9.6 Hz）显示出香豆素内酯环的 H$_5$ 和 H$_6$ 位特征质子信号峰，

进一步提示证实了上述结论:化合物为香豆素类。另外,^{1}H-NMR 显示两个单峰质子:δ 7.69(1H,s)和 6.94(1H,s),提示香豆素的芳环具有四取代,两个质子处于对位。结合 ^{1}H-NMR 和 ^{13}C-NMR 数据,提示化合物应有一分子的葡萄糖结构单元:4.52(1H,d,J=7.8Hz)、97.7(d)、73.4(d)、76.9(d)、70.0(d)、76.7(d)、60.7(d)。从分子式可得出,化合物共含有 20 个碳,其中香豆素母核结构 9 个,6 个葡萄糖结构单元碳,从而可知化合物还含有 5 个碳,结合生源关系,香豆素通常具有异戊烯基取代,故推测此 5 个碳可能是异戊烯基结构单元。^{1}H-NMR 和 ^{13}C-NMR 显示两个甲基信号 δ 1.68(6H,s),两个相邻的连氧次甲基:δ 4.54(1H,d,J=6.3),5.25(1H,d,J=6.6),另一个 sp^3 杂化的季碳信号 δ 69.8。从不饱和度分析,化合物还应具有一个环状结构,结合上述两个互为对位的芳环质子,提示异戊烯基应与香豆素母核 C$_6$ 与 C$_7$ 成环,形成呋喃环的结构。化合物与两个已知化合物 1′-O-β-D-glucopyranosyl(2S,3R)-3-hydroxyarmesin 和 1′-O-β-D- glucopyranosyl(2R,3R)-3-hydroxynodakenetin 的 ^{13}C-NMR 相符,推定该化合物的平面结构与上述两个已知化合物相同。

关于 C-2 和 C-3 位的绝对构型,在化合物 1′-O-β-D-glucopyranosyl(2S,3R)-3-hydroxyarmesin 中 C-2 和 C-3 位的两个氢为顺式(2S,3R),其耦合常数为 6.3Hz,而在化合物 1′-O-β-D- glucopyranosyl(2R,3R)-3-hydroxynodakenetin 中 C-2 和 C-3 位的氢为反式(2R,3R),其耦合常数为 3.6 Hz,而化合物 C-2 和 C-3 位的两个质子间的耦合常数为 6.6Hz,因此其 2,3 位氢与化合物 1′-O-β-D-glucopyranosyl(2S,3R)-3- hydroxyarmesin 的 2,3 位氢一致,同为顺式。但 1′-O-β-D-glucopyranosyl(2S,3R)-3- hydroxyarmesin 的[α]$_D$ 为−14°,而化合物的[α]$_D$ 却为+15.1°,故可以推定化合物的 2,3 位碳的立体结构应为与 1′-O-β-D-glucopyranosyl(2S,3R)-3- hydroxyarmesin 相反的顺式。根据上述分析,化合物鉴定为 1′-O-β-D-glucopyranosyl(2R,3S)-3-hydroxynodakenetin。

第五节　木脂素类化学成分的分析

一、概　　述

木脂素类化合物是植物界中分布广泛的一类次生代谢产物,目前已从松科、木兰科、菊科等许多科属植物中分离得到各种类型木脂素类化合物,在植物的根、茎、叶、花、果实、种子等部位均有发现。早期将结构中具有两个芳基丙烷单元通过 β,β′连接的一类天然化合物定义为木脂素类化合物(lignans)。后来从一些植物中发现了结构中含有两个或多个 C$_6$—C$_3$ 结构单元的类似化合物,但它们之间非 β,β′或非 C—C 键连接,从结构和生源考虑,这些化合物均属于木脂素类化合物。因此,广义的木脂素定义为结构中含有两个或多个 C$_6$—C$_3$ 结构单元的天然产物。木脂素在天然界多数呈游离状态,少数与糖结合成苷。

许多含有木脂素类化合物的植物被作为传统中药使用,一般具有清热解毒、消肿止痛、收敛固涩、益气生津、保肝等功效,如木兰科植物五味子中含有五味子甲素、五味子乙素等多种木脂素，具有收敛固涩，益气生津，补肾宁心等功效。木脂素类化合物还具有抗肿瘤、保肝、抗氧化、抗人类免疫缺陷病毒（human immunodeficiency virus，HIV）、抗菌、抗炎和免疫抑制等活性。

（一）木脂素类化学成分的结构类型

组成木脂素的单体主要有 4 种：桂皮酸（偶有桂皮醛）、桂皮醇、丙烯苯和烯丙苯。根据木脂烷类结构中两个 C_6—C_3 单元的 C_3 部分氧化程度、环合方式和环合位置的不同，木脂素类可以分为简单木脂烷类、单环氧木脂素、木脂内酯、环木脂素、环木脂内酯、双环氧木脂素、联苯环辛烯型木脂素和新木脂素等类型。

（二）木脂素类化合物的理化性质

1. 性状　木脂素类化合物多数为无色、无气味的结晶性固体，少数为无定形粉末、胶状或油状物，一般无挥发性，不能随水蒸气蒸馏，少数木脂素可以升华，如去甲二氢愈创木酸。

2. 溶解性　游离的木脂素极性较小，亲脂性，一般难溶于水，易溶于有机溶剂和混合有机溶剂中，通过选择合适的有机溶剂，木脂素一般可以获得较好的结晶。具有酚羟基的木脂素可溶于 NaOH 水溶液中。木脂素苷的亲水性增加，在水中的溶解度增大。

3. 光学活性　木脂素分子中常具有多个手性碳原子或手性中心结构，大部分木脂素都有光学活性。木脂素遇酸碱条件容易发生立体结构异构化，木脂素的生理活性常与其立体构型有关，因此应避免处理过程对其构型的影响。

二、定　性　分　析

（一）化学分析法

木脂素的化学分析主要是基于其官能团的性质，含有酚羟基的木脂素可发生 $FeCl_3$ 显色反应，显蓝色。具有亚甲二氧基的木脂素可用 Labat 试剂检验，在样品中加入浓硫酸后再加变色酸，在 70～80℃加热 20min，显蓝紫色。含有内酯环的木脂素可发生羟肟酸铁反应，显紫红色。

（二）色谱分析法

木脂素类成分一般亲脂性较强，多采用吸附色谱法可获得较好的效果。常用硅胶薄层色谱；展开剂一般是亲脂性溶剂，如苯、氯仿、氯仿-甲醇（9∶1）、氯仿-乙酸乙酯（9∶1）、氯仿-二氯甲烷（9∶1）和乙酸乙酯-甲醇（95∶1）等；常用的显色剂有茴香醛浓硫酸试剂（110℃加热 5min）、5%磷钼酸乙醇溶液（120℃加热至斑点明显出现）、三氯化锑试剂（100℃加热 10min 紫外灯下观察）、碘蒸气（熏后观察应呈黄棕色或置紫外灯下观察荧光）。

（三）光谱分析法

多数木脂素的 UV 光谱具有苯环的特征吸收，并且其 2 个取代芳环是 2 个孤立的发色团，吸收峰位置为 250～350nm，吸收强度是两者的总和，苯环上取代基可影响峰的位置。

三、定 量 分 析

中药总木脂素的定量分析方法主要有分光光度法、薄层色谱扫描法和 HPLC 法等方法。对于总木脂素成分的含量测定可采用分光光度法，对于单一或多个具体木脂素的定量分析则要采用薄层色谱扫描法和 HPLC 法。

（一）分光光度法

用分光光度法测定单体木脂素的含量时，一般需要通过化学方法、柱色谱法、TLC 等分离技术对样品进行净化处理，除去干扰性杂质后进行测定。如果木脂素类化学成分均有紫外吸收，可直接用 UV 法测定吸收度。另外，可利用木脂素结构中含有的醇羟基、酚羟基、甲氧基、亚甲二氧基、醚环及内酯环等含氧取代基的特征性反应生成有色物质，再通过比色法测定具有某相同取代基的总木脂素的含量。例如，常用的变色酸比色法，便是利用结构中亚甲二氧基与变色酸-浓硫酸试剂反应产生的有色产物进行比色，测定其含量。

（二）薄层色谱扫描法

可用于测定木脂素各单体成分的含量。单体木脂素一般选用薄层吸附色谱，以硅胶为吸附剂，低极性有机溶剂为展开剂。

（三）HPLC 法

可用于测定木脂素各单体成分的含量。用 HPLC 法测定单体木脂素含量时，一般以十八烷基键合硅胶为填充剂，乙腈-水或甲醇-水系统为流动相的反相色谱，多用紫外检测器检测。

实例 6-18　HPLC 法测定五味子中 8 种木脂素成分。

五味子用甲醇超声提取，色谱柱为依利特 ODS 柱；流动相为乙腈-水，梯度洗脱；体积流量 1.0ml/min；柱温 30℃；检测波长 217nm。结果 8 种被测木脂素成分分离度良好；各成分质量浓度与峰面积在测定范围内均呈良好的线性关系；重复性、加样回收率良好。对照品（A）和五味子饮片（B）HPLC 色谱图见图 6-25。本法稳定可靠、简便可行，可用于五味子中木脂素类成分的同时定量分析。

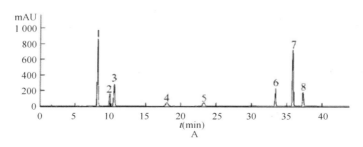

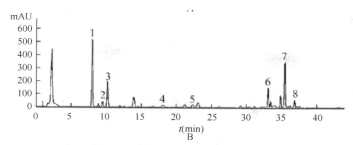

图 6-25 五味子的 HPLC 色谱图

A. 对照品；B. 五味子饮片；1. 五味子醇甲；2. 戈米辛 J；3. 五味子醇乙；4. 戈米辛 G；5. 五味子酯甲；6. 五味子甲素；
7. 五味子乙素；8. 五味子丙素；

四、结 构 分 析

木脂素类化合物的结构一般综合 UV、IR、MS 和 NMR 等波谱技术进行分析。

（一）UV

多数木脂素的两个取代芳环是两个孤立的发色团，其 UV 吸收峰位置相近，而吸收强度为两者之和，立体构型对 UV 没影响。例如，鬼臼毒素和去氧鬼臼毒素，$\lambda_{max}290\sim294nm$（$\varepsilon4400\sim4800$），系有两个发色团：亚甲二氧基苯 $\lambda_{max}283nm$（$\varepsilon3300$）和三甲氧基苯 $\lambda_{max}270nm$（$\varepsilon650$）的加和，B 环使峰位稍红移。

（二）IR

木脂素结构中有芳环及内酯环等结构单元，在 IR 光谱中可呈现其特征吸收峰。如 $1500\sim1600cm^{-1}$ 的芳环结构，$1760\sim1780cm^{-1}$ 的五元环孤立内酯羰基，$1740\sim1760cm^{-1}$ 的五元环共轭内酯羰基等。

（三）NMR

1. ^1H-NMR 芳基质子化学位移范围为 6.2～8.0，一般受到相邻取代基的屏蔽或去屏蔽效应化学位移（以苯环质子 7.25 为参照）向高场或低场移动。未氧化的丙烷单元质子化学位移处于高场，7，7′，8，8′化学位移范围为 1.5～3.0，9，9′甲基化学位移范围为 $\delta0.7\sim1.0$。氧化的丙烷单元质子化学位移向低场移动，化学位移范围为 3.3～5.0。常见取代基有甲氧基、羟基、亚甲二氧基和酯基等，这些取代基化学位移范围如下：甲氧基，3.5～4.1，亚甲二氧基，5.8～6.0；苯甲酰基，7.20～7.50（5H，m）；当归酰基，三组峰 1.78（3H，dq，J=7.5，1.5Hz）；1.30（3H，q，J=1.5Hz）及 5.80～6.00（1H，m）；顺芷酰基，1.64（3H，d，J=7Hz）、1.54（3H，s）、6.78（1H，m）。以下仅介绍几种常见类型木脂素的氢谱信号特征。

（1）简单木脂素：H_1 和 H_4（$\delta1.9\sim2.9$）各呈 ABX 自旋系统的 AB 部分峰，内消旋木脂素：$J_{1,1}\approx J_{4,4}=13Hz$，$J_{1,2}\approx J_{3,4}=5Hz$，2-Me 与 3-Me 等价，$\delta$ 约 0.8，双峰，J=7Hz。

（2）联苯环辛二烯木脂素：芳环上两个质子 H-4 和 H-11 在 $\delta6.4\sim7.0$（各 1H，s）。若具有对称的平面结构，两个芳香质子等价。芳基氢化学位移与邻近取代基有关，当亚甲二氧基在芳基氢邻位时，该芳基氢比一般芳基氢出现在较高场。而当羟基在芳基氢邻位，该芳基氢出现在较低场。C-6或C-9位酯基的去屏蔽效应引起H-4或H-11低场位移0.1ppm，6-α羟基比6-β羟基使H-4相对移向低场；当芳环与C-6或C-9位酮基处同一平面而共轭时，由于受酮基的去屏蔽作用，邻近芳基氢出现在特别低的低场（7.4~7.6），较通常的芳基氢低场位移1ppm。据此可推测八元环构象为扭曲的船式（TB式）。构象从扭曲的船椅式（TBC式）转变为TB式时，可引起芳基氢低场位移0.1ppm。

（3）环木脂内酯：环木脂内酯由于其内酯环的羰基有上向和下向的区别，因此可以利用NMR进行区分。内酯环的羰基上向者，其H-1的δ约为8.25，而下向者，其H-4的δ为7.6~7.7，此外，内酯环中亚甲基质子的δ与环的方向也有关，上向者其δ为5.08~5.23，而下向者δ为5.32~5.52。这是因为C环平面与A、B环平面是垂直的，内酯环上向时，环中亚甲基处在C环面上，受苯环各向异性屏蔽效应的影响，故位于较高磁场。

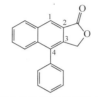 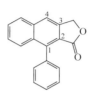

环木脂类脂(内酯环向上)　　　　环木脂类脂(内酯环向下)

（4）环木脂素：H-4的双峰出现在δ3.4~4.0，是该类化合物的特征峰，其化学位移及耦合常数与C-2，C-3和C-4的立体化学有关。若$J_{3,4}$和$J_{2,3}$为11~12Hz，表明其H-2，H-3和H-4互为反式a键。若$J_{3,4}$和$J_{2,3}$为3.0~6.0Hz，表明H-2，H-3和H-4为a，e和e键。

（5）单环氧木脂素：H-2，H-5，3-Me，4-Me化学位移与其立体化学有密切关系。2，3-反式，H-2在δ4.3~4.7，3-Me在δ~1.0；2，3-顺式，H-2在δ5.1~5.5，3-Me在δ0.5~0.7，H-5和4-Me的化学位移与立体化学的关系，亦与上述H-2和3-Me类似。

（6）双环氧木脂素：双四氢呋喃中两个芳环处于同侧，其H-1与H-2，H-5与H-6均为反式构型，其J值相同，约为4~5Hz。若两个芳环处于异侧，则H-1与H-2为反式构型，J为4~5Hz，而H-5与H-6则为顺式构型，J约为7Hz。因此，根据H-1和H-6的J值，可判断两个芳香环位于同侧还是异侧。

芳环同侧　　　　　　　　　　　芳环异侧

2. ^{13}C-NMR　木脂素芳香区碳化学位移范围一般为105~135，连氧后化学位移向低场移动，可达到140~165。未连氧丙基位碳化学位移30~50，连氧后位移至60~90，9，9′位甲基8~20。常见取代基的碳化学位移如下：甲氧基55~60，二氧亚甲基约为100。

（四）MS

多数游离木脂素的EI-MS中可得到分子离子峰。简单木脂素类常产生苄基断裂及丁烷的C_2—C_3断裂，可根据产生的碎片推断芳环上取代基的位置。

第六节　萜类化学成分的分析

一、概　　述

萜类化合物为一类由甲戊二羟酸衍生而成，且基本碳架具有若干个异戊二烯单位（C5单位）组成的化合物。萜类化合物骨架庞杂，种类繁多，结构千变万化，萜类化合物不仅具有多方面的生物活性，而且具有很高的药用价值，广泛应用于临床。

（一）萜类化合物的结构类型

按异戊二烯单位的多少进行分类，具体分类见表6-20。

表6-20　萜类的分类及存在形式

类别	碳原子数	异戊二烯单位数	存在形式
半萜	5	1	植物叶
单萜	10	2	挥发油
倍半萜	15	3	挥发油
二萜	20	4	树脂、苦味素、植物醇、叶绿素
二倍半萜	25	5	海绵、植物病菌、昆虫代谢物
三萜	30	6	皂苷、树脂、植物乳汁
四萜	40	8	植物胡萝卜素
多萜	$\sim 7.5 \times 10^3 \sim 3 \times 10^5$	>8	橡胶、硬橡胶

在中药化学成分中数量多是单萜、倍半萜、二萜和三萜等萜类化合物，本节主要介绍单萜、倍半萜、二萜类化合物。三萜类化合物通常多以皂苷的形式存在，理化学性质较特殊，将在本章第八节叙述。

（二）萜类化合物的理化性质

物理性质

（1）性状：单萜及倍半萜在常温下多为油状液体，少数为固体结晶，具挥发性及特异性香气。二萜及二倍半萜多为固体结晶。萜苷多为固体结晶或粉末，不具挥发性。萜类化合物多具苦味，也有少数萜具有较强甜味，如甜菊苷。

（2）旋光性：大多数萜类化合物都具手性碳，有光学活性。

（3）溶解度：萜类化合物难溶于水，溶于甲醇、乙醇，易溶于乙醚、氯仿、乙酸乙酯、苯等亲脂性有机溶剂。具羧基、酚羟基及内酯结构的萜还可分别溶于碳酸氢钠或氢氧化钠水液。

二、定 性 分 析

由于萜类多为不饱和的环烃结构，其碳架类型多而繁，因此绝大多数的单萜、倍半萜、二萜及二倍半萜缺乏专属性强的检识反应，目前对绝大多数萜类化合物主要是用硫酸-乙醇等通用显色剂或羰基类显色剂，在TLC上进行检识分析。

（一）化学分析法

萜类化合物分子中常含有双键、羰基、羟基等官能团，可利用其与试剂加成、氧化、消除和重排等化学性质进行定性分析。如具有双键的萜类化学成分可以与卤化氢、溴、亚硝酰氯等试剂进行加成反应，其加成产物常为结晶状。可用于不饱和萜的分离及鉴别；含有内酯环的萜类则能发生异羟肟酸铁反应。

（二）色谱分析法

1. TLC 萜类化合物常用 TLC 进行定性分析，吸附剂可选用硅胶、氧化铝等。对极性较小的成分展开剂常选用正己烷和石油醚，加乙酸乙酯可用于分离极性大的成分。其他展开剂还有苯、乙醚、氯仿、乙酸乙酯及不同比例的混合物。通用的显色试剂有 10%硫酸乙醇溶液、0.5%香草醛-硫酸乙醇溶液、碘蒸气、磷钼酸等。用上述显色反应检识萜类化合物时，因其通用范围广，故应尽量使用相应的对照品、同系物或对照药材作对照分析。也可应用 2，4-二硝基苯肼、邻联茴香胺等专属性较强的试剂检识含醛和酮基的萜类化合物。

2. GC 法 也是萜类定性分析的较好方法，主要解决萜类已知成分的定性鉴定，即利用已知成分的对照品在同一条件下，相对保留值出现的色谱峰，以确定某一成分，或用加大峰面积的方法作为对已知化合物的定性分析。

三、定 量 分 析

萜类化学成分的含量测定可以采用 HPLC 法、TLC 法、UV-is 法等方法。对于易挥发且对热稳定的成分，也可用 GC 法测定含量。HPLC 法具有灵敏度高、专属性强、重现性好等特点，故较为常用。

四、结 构 分 析

（一）UV

具有共轭双键的萜类化合物，在紫外光区产生吸收，在结构鉴定中有一定的意义。一般共轭双烯最大吸收在为 215~270nm，ε 2500~30 000，而含有 α、β 不饱和羰基的化合物，在 230~240nm 有较强吸收，ε 在 10 000 左右。

（二）IR

含内酯萜类化合物通常在 1850~1735cm^{-1} 出现强的羰基吸收峰，其羰基吸收峰位置与内酯环大小及共轭程度有关。如在饱和内酯环中，随着内酯环碳原子数的减少，环的张力增大，吸收波长向高波数移动。环烯醚萜类化合物的主要 IR 光谱特征是在 1640cm^{-1} 左右有强峰，系烯醚双键的伸缩振动引起的。

（三）NMR

NMR 是萜类化合物的结构分析中最为有力的工具，特别是各种 2D-NMR 技术的开发和应用，不但提高了谱图的质量，而且提供了更多的结构信息。鉴于萜类化合物类型多、骨架复杂、结构庞杂，难于在有限的篇幅中作全面总结和归纳。

（四）MS

萜类化合物裂解有下列一般规律。

（1）萜类化合物的分子离子峰除以基峰形式出现外，一般较弱。

（2）环状萜类化合物中常发生 RDA 裂解。

（3）在裂解过程中常伴随着分子重排裂解，尤以 Mclafferty 重排多见。

（4）裂解方式受功能基的影响较大，得到的裂解峰主要是失去功能基的离子碎片，如有羟基或羟甲基存在时，多有失水或失羟甲基、甲醛等离子碎片。

实例 6-19 独一味根中环烯醚萜苷的结构分析。

从藏药独一味 *Lamiophlomis rotata*（Benth.）Kudo 根的乙醇提取物中分离得到四种化合物（Ⅰ～Ⅳ），均为环烯醚萜苷，其中化合物Ⅲ是 penstemoside，为已知化合物，化合物Ⅳ鉴定为 7，8-dehydropenstemoside，为新化合物。其结构测定研究如下。

化合物Ⅳ为无色粉末，mp119～120℃，Vanillin 反应呈阳性，示为萜类化合物。FAB-MS *m/z*：443[M+K]$^+$，示相对分子质量 404，结合元素分析得分子式 $C_{17}O_{11}H_{24}$。IR 光谱（KBr）cm^{-1}：3400（羟基）、1630、1670（α，β-不饱和酮）。UV 光谱 λ_{Max}^{MeOH} 234.4nm 亦示有 α，β-不饱和酮的吸收。酶水解检出葡萄糖。^{1}H-NMR 谱中糖的端基质子信号是 δ4.56（d，J=7.8Hz），示为 β-D-葡萄糖。Ⅳ的 ^{1}H-NMR 谱和 ^{13}C-NMR 谱（表 6-21，表 6-22）显示其为环烯醚萜苷，δ7.50（1H，s）处为 3-H 的信号，C-3、C-4 和 C-11 为 α，β-不饱和酯结构。δ1.80（3H，d，J=1.0Hz）处信号属于 10 位甲基的信号，δ5.52（1H，d，J=1.5Hz）处的信号为 7 位烯氢的信号，这说明 C-7 和 C-8 为双键结构。Ⅳ的 ^{1}H 和 ^{13}C-NMR 谱与 penstemoside（Ⅲ）比较（表 6-21 与表 6-22），C-7 和 C-8 显著移向低场（δ129.7 和 144.3），H-7，H-9，H-10 亦向低场位移，而无 H-8 的信号，两者其他质子和碳的化学位移相近，因此，Ⅳ的化学结构应为 7，8-dehydropenstemoside。为了进一步确定 5 位和 6 位羟基的相对构型，将Ⅳ与苯甲醛和 ZnCl$_2$ 反应，制备薄层分离得到两个双-苯亚甲基衍生物Ⅴ和Ⅵ，^{1}H-NMR 谱显示Ⅴ与Ⅵ分别有 10 个苯环质子（δ7.30～7.62）和二个苯亚甲基质子（Ⅴ：δ6.58 和 5.52；Ⅵ：δ5.90 和 5.56），H-6 显著向低场位移至 δ5.18 或 5.23，示 5 位和 6 位羟基与苯甲醛缩合，因此，5-OH 和 6-OH 为顺式。在所报道的环烯醚萜苷中，C-1、C-5 和 C-9 均有相同的绝对构型，H-9 多为 β 型，所以 5-OH，6-OH 和 1-O-glc 均为 β 型，Ⅳ中 $J_{1,9}$=0.5（<1Hz）亦证明了上述结论。

表 6-21　化合物Ⅲ和Ⅳ的 ^{1}H-NMR 谱数据

No.	Ⅳ（CD$_3$OD）	Ⅲ（D$_2$O）
H-1	5.83（1H，d，0.5）	5.77（1H，s）
H-3	7.50（1H，s）	7.57（1H，s）
H-6	4.51（1H，d，1.5）	4.25（1H，t 4.3）
H-7	5.52（1H，d，1.5）	1.45（1H，m）1.76（1H，m）
H-9	3.11（1H，d，0.5）	2.57（1H，m）
H-10	1.80（3H，d，1.0）	0.84（3H，d，6.8）
OMe	3.71（3H，s）	3.69（3H，s）
H-1′	4.56（1H，d，7.8）	4.69（1H，m，8.2）

表 6-22 化合物 III 和 IV 的 ^{13}C-NMR 谱数据

No.	IV*	III**
1	95.0	96.3
3	155.9	155.5
4	113.5	112.3
5	74.4	73.2
6	79.2	76.3
7	129.7	39.6
8	144.3	30.5
9	57.5	49.2
10	16.6	16.2
11	169.0	169.1
OMe	52.5	52.6

*CD$_3$OD；**D$_2$O

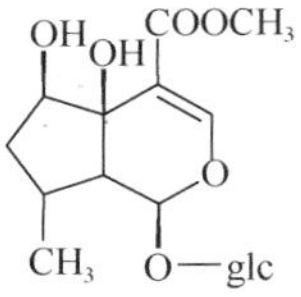

III 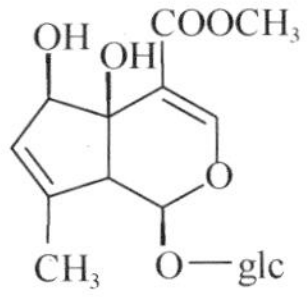   IV

第七节 挥发油类化学成分的分析

一、概　述

挥发油也称精油（essential oil），是存在于植物体内的一类具有挥发性，可随水蒸气蒸馏，与水不相混溶的油状液体。挥发油大多具有芳香气味，并具有多方面较强的生物活性，为中药所含有的一类重要化学成分。

挥发油在植物来源的中药中分布非常广泛，已知我国有 56 科，136 属植物含有挥发油。挥发油多具有止咳、平喘、祛痰、消炎、驱风、健胃、解热、镇痛、解痉、杀虫、抗癌、利尿、降压和强心等作用。挥发油不仅在医药上具有重要作用，在香料工业、日用食品工业及化学工业上也是重要的原料。

（一）挥发油的组成

组成挥发油的成分比较复杂，一种挥发油中常常由数十种至数百种化合物组成，组成挥发油的成分可分为如下 4 类。

1. 萜类化合物　挥发油的组成成分中萜类所占比例最大，且主要是单萜、倍半萜及其含氧衍生物，其含氧衍生物多是该油中生物活性较强或具芳香气味的主要成分，如薄荷油含薄荷醇 80%左右；山苍子油含柠檬醛 80%等。

2. 芳香族化合物　组成挥发油的芳香族化合物多为小分子的芳香成分，在油中所占比例次于萜类。有些是苯丙素类衍生物，多具有 C_6—C_3 骨架，且多为酚性化合物或其酯类，如桂皮醛（cinnamaldehyde）。有些是萜源化合物，如百里香酚（thymol）。还有些具有 C_6—C_2 或 C_6—C_1 骨架的化合物，如花椒油素（xanthoxylin）等。

桂皮醛　　　　　　　百里香酚　　　　　　　花椒油素

3. 脂肪族化合物　一些小分子的脂肪族化合物在挥发油中也广泛存在，但含量和作用一般不如萜类和芳香族化合物，如陈皮中的正壬醇（n-nonyl alcohol）、人参挥发油中的人参炔醇（panaxynol）、鱼腥草挥发油中的癸酰乙醛（decanoylacetaldehyde）即鱼腥草素等都属挥发油中的脂肪族化合物。

CH_3-$(CH_2)_7$-CH_2OH　　　正壬醇

CH_3-$(CH_2)_8$-CO-CH_2-CHO　　癸酰乙醛

CH_2=CH-$CH(OH)$-$(C≡C)_2$-CH_2-CH=CH-$(CH_2)_6$-CH_3　　人参炔醇

4. 其他类化合物　除以上 3 类化合物外，有些中药经过水蒸气蒸馏能分离出挥发性成分，如芥子油（mustard oil）、原白头翁素（protoanemonin）、大蒜油（garlic oil）等，也常称之为"挥发油"。这些成分在植物体内，多数以苷的形式存在，经酶解后的苷元随水蒸气一同馏出而成油，如黑芥子油是芥子苷经芥子酶水解后产生的异硫氰酸烯丙酯；杏仁油是苦杏仁苷水解后产生的苯甲醛等；原白头翁素是毛茛苷水解后产生的化合物；大蒜油则是大蒜中大蒜氨酸经酶水解后产生含大蒜辣素等的挥发性油状物。

异硫氰酸烯丙酯　　　苯甲醛　　　原白头翁素　　　　　　大蒜辣素

（二）挥发油的理化性质

1. 性状　常温下挥发油大多为无色或淡黄色的透明液体，多具浓烈的特异性嗅味，有辛辣灼烧感。少数挥发油具有颜色如薁类多显蓝色，佛手油显绿色，桂皮油显红棕色。冷却条件下挥发油主要成分常可析出结晶，析出物习称为"脑"，如薄荷脑、樟脑等。

2. 挥发性　挥发油常温下可自然挥发，如将挥发油涂在纸片上，较长时间放置后，挥发油因挥发而不留油迹，脂肪油则留下永久性油迹，借此可区别二者。

3. 溶解性　挥发油不溶于水，而易溶于各种有机溶剂，如石油醚、乙醚、二硫化碳、油脂等。在高浓度的乙醇中能全部溶解，而在低浓度乙醇中只能溶解一部分。

4. 物理常数　挥发油多数比水轻，也有的比水重（如丁香油、桂皮油），相对密度一般为 0.85～1.065。挥发油几乎均有光学活性，比旋度在+97°～117°范围内。多具有强的折光性，折光率为 1.43～1.61。挥发油的沸点一般为 70～300℃。

5. 稳定性　挥发油与空气及光线经常接触会逐渐氧化变质，使挥发油的相对密度增加，颜色变深，失去原有香味，形成树脂样物质，不能随水蒸气蒸馏。

二、定性分析

（一）化学分析法

1. 物理常数的测定　相对密度、比旋度及折光率等是鉴定挥发油常测的物理常数。

2. 化学常数的测定 酸值、皂化值，酯值是不同来源挥发油所具有的重要化学常数，也是衡量其质量的重要指标。

（1）酸值：是代表挥发油中游离羧酸和酚类成分含量的指标。以中和 1g 挥发油中游离酸性成分所消耗氢氧化钾的毫克数表示。

（2）酯值：是代表挥发油中酯类成分含量的指标。用水解 1g 挥发油中所含酯所需要的氢氧化钾毫克数表示。

（3）皂化值：是代表挥发油中所含游离羧酸、酚类成分和结合态酯总量的指标。它是以中和并皂化 1g 挥发油含有的游离酸性成分与酯类所需氢氧化钾的毫克数表示。实际上皂化值是酸值与酯值之和。

测定挥发油的 pH，如呈酸性，表示挥发油中含有游离酸或酚类化合物，如呈碱性，则表示挥发油中含有碱性化合物，如挥发性碱类等。

3. 官能团的鉴定

（1）酚类：将挥发油少许溶于乙醇中，加入三氯化铁的乙醇溶液，如产生蓝、蓝紫或绿色，表示挥发油中有酚类成分存在。

（2）羰基化合物：用硝酸银的氨溶液检查挥发油，如发生 Tollens 反应，表示有醛类等还原性成分存在，挥发油的乙醇溶液加 2,4-硝基苯肼、氨基脲、羟胺等试剂，如产生结晶衍生物沉淀，表明有醛或酮类化合物存在。

（3）不饱和化合物和薁类衍生物：于挥发油的氯仿溶液中滴加溴的氯仿溶液，如红色褪去表示油中含有不饱和化合物，继续滴加溴的氯仿溶液，如产生蓝色、紫色或绿色，则表明油中含有薁类化合物。此外，在挥发油的无水甲醇溶液中加入浓硫酸时，如有薁类衍生物应产生蓝色或紫色。

（4）内酯类化合物：于挥发油的吡啶溶液中，加入亚硝酰铁氰化钠试剂及氢氧化钠溶液，如出现红色并逐渐消失，表示油中含有 α、β-不饱和内酯类化合物。

（二）色谱分析法

1. TLC 法 在挥发油的分离鉴定中薄层色谱应用较为普遍。吸附剂多采用硅胶 G 或 II～III 级中性氧化铝 G。展开剂常用石油醚（或正己烷），展开非含氧烃类；用石油醚（或正己烷）-乙酸乙酯（85：15）展开含氧烃类。显色剂的种类可依不同检识目的和目标物而定，如 1%香草醛浓硫酸溶液与挥发油大多数成分可产生多种鲜艳的颜色反应；异羟肟酸铁试剂可用于检查内酯类化合物；0.05%溴酚蓝乙醇溶液可用于检查酸类化合物；硝酸铈铵试剂可使醇类化合物在黄色的背景上显棕色斑点；碘化钾-冰醋酸-淀粉试剂可与过氧化物显蓝色。

2. GC 法 现已广泛用于挥发油的定性定量分析。用于定性分析主要解决挥发油中已知成分的鉴定，即利用已知成分的对照品与挥发油在同一色谱条件下，进行相对保留值对照测定，以初步确定挥发油中的相应成分。

3. GC-MS 联用法 对于挥发油中许多未知成分，同时又无对照品作对照时，则应选用 GC-MS 联用技术进行分析鉴定，可大大提高挥发油分析鉴定的速度和研究水平。分析时，首先将样品注入 GC 仪内，经分离后得到的各个组分依次进入分离器，浓缩后的各组分又依次进入 MS 仪。MS 仪对每个组分进行检测和结构分析，得到每个组分的 MS，通过计算机与数据库的标准谱对照，可给出该化合物的可能结构，同时也可参考有关文献数据加以确认。

三、定量分析

挥发油的组成较为复杂,测定单一成分的含量首选 GC 法。也有的使用 TLC 法和 HPLC 法。

（一）GC 法

GC 法要求被测组分在实验条件下易气化且不发生分解。挥发油的成分通常具有易气化、热稳定性好的特点,故测定挥发油中单一成分的含量时首选 GC 法。

（二）TLC 法

用 TLC 法测定挥发油含量时,受组分组成复杂、易挥发的影响,测定的精密度、准确度、重现性均难保证。故较少使用。

（三）HPLC 法

挥发油中的芳香族化合物及某些具有共轭结构的萜类或脂肪族化合物在紫外光区有特征吸收,可以用反相 HPLC 紫外检测法测定含量。

四、结构分析

由于挥发油是由四类化合物组成,结构上相差太大,所以无法归纳波谱特征。但挥发油成分多数是已知化合物,应用 GC-MS 联用法可以很方便鉴定其中大部分化合物。如果是未知化合物,则须从挥发油中分离出来,然后按照该化学成分所属类型进行结构分析研究。

实例 6-20　温莪术挥发油的分析。

温莪术为姜科植物温郁金 *Curcuma wenyujin* Y.H.Chen et C.Ling 的干燥根茎,性温味苦辛,有破血祛瘀、行气止痛之功效。温莪术含挥发油 1.0%～1.5%,现代药理及临床研究证明它有一定的抗宫颈癌作用。经用 GC-MS 联用法分析测定,GC-MS 条件:LKB-9000 色质联用仪,毛细管柱 30m×0.25mm,固定相:SE30,载气 He,柱温 70～280℃（3℃/min）,分离器温度 270℃,电离电压 70eV,发射电流 60μA,加速电压 3.5KV。共检出 60 余个峰,鉴定出 α-蒎烯、β-蒎烯、莰烯、柠檬烯、桉油精、芳樟醇（linalool）、樟脑、龙脑、异龙脑（isoborneol）、松油醇-4（terpineol-4）、α-松油醇（α-terpineol）、丁香烯、γ-榄香烯（γ-elemene）、δ-榄香烯（δ-elemene）、β-榄香烯（β-elemene）、蛇麻烯、莪术醇、吉马酮和莪术二酮（curdione）等 19 种成分,如表 6-23 所示。

表 6-23　温莪术挥发油中的化学成分及其含量

峰号	化合物名称	M^+	保留时间（min）	含量（%）		
				样品 I	样品 II	样品 III
1	α-蒎烯	136	3.33	0.14	0.039	——
2	β-蒎烯	136	3.54	0.296	0.108	——
3	莰烯	136	4.05	0.069	0.019	——

续表

峰号	化合物名称	M^+	保留时间（min）	含量（%）		
				样品 I	样品 II	样品 III
4	柠檬烯	136	5.02	0.047	0.033	—
5	桉油精	154	5.22	3.966	4.069	1.865
6	芳樟醇	154	7.32	0.864	1.142	0.483
7	樟脑	152	8.12	2.616	2.666	1.864
8	异龙脑	154	8.87	0.731	0.689	0.497
9	龙脑	154	9.20	0.286	0.169	0.131
10	松油醇-4	154	9.70	0.319	0.360	0.207
11	α-松油醇	154	10.15	0.639	0.718	0.538
12	δ-榄香烯	204	16.65	0.635	0.357	0.259
13	β-榄香烯	204	18.83	7.859	4.561	3.581
14	β-丁香烯	204	19.73	0.454	0.496	0.295
15	蛇麻烯	204	21.07	0.722	0.572	0.494
16	γ-榄香烯	204	25.09	0.584	1.449	0.992
17	莪术醇	236	27.32	2.863	3.179	0.260
18	吉马酮	218	29.94	16.898	19.562	16.244
19	莪术二酮	236	30.78	30.801	21.975	39.769

上述化合物中莪术醇及莪术二酮为温莪术挥发油中抗宫颈癌主要有效成分。

莪术醇　　　　　　　　莪术二酮

第八节　皂苷类化学成分的分析

一、概　　述

　　皂苷（saponins）是一类结构复杂的甾体化合物或三萜类化合物的低聚糖苷，可溶于水，其水溶液经强烈振摇能产生大量持久性的肥皂样的泡沫。皂苷化合物在自然界中广泛分布，一些常用中药如人参、黄芪、甘草、三七、桔梗、远志、柴胡、麦冬、玉竹、知母等富含皂苷，并且皂苷是这些中药的主要有效成分，发挥多方面的药理活性。

（一）皂苷类化学成分的结构类型

　　皂苷类化学成分是由皂苷元和糖两部分组成，通常根据其苷元结构分为三萜皂苷和甾体皂苷两大类。也可按所含糖链多少，将皂苷分为单糖链皂苷、双糖链皂苷和三糖链皂苷。按皂苷上官能团的特点，皂苷可分为中性皂苷（甾体皂苷多为中性皂苷）和酸性皂苷（三萜皂苷多为酸性皂苷）。

1. 三萜皂苷 是由三萜皂苷元（triterpenoid sapogenin）和糖组成，其皂苷元为三萜类化合物。常见的糖有葡萄糖、半乳糖、木糖、阿拉伯糖、鼠李糖、葡萄糖醛酸和半乳糖醛酸等。三萜皂苷由于糖的种类、数目和连接方式不同可形成多种不同的苷。根据苷元的结构可分为四环三萜皂苷和五环三萜皂苷两大类。

（1）四环三萜皂苷：具有环戊烷骈多氢菲的基本母核，其 4 个环 A/B、B/C、C/D 均为反式；17 位上有由 8 个碳原子组成的侧链；母核上一般有 5 个甲基，即 4 位有偕二甲基，10 位和 14 位各有一个甲基，另一个甲基常连接在 13 位或 8 位上。此种类型的皂苷还可分为羊毛脂甾烷型、达玛烷型、葫芦素烷型、环菠萝蜜烷型等多种类型。

（2）五环三萜皂苷：在中药中较为常见，其基本碳架是多氢蒎的五环母核，环的构型为 A/B 环、B/C 环、C/D 环均为反式，而 D/E 环为顺式。母核上有 8 个甲基，其中 C-10、C-8、C-17 上的甲基均为 β 型，而 C-14 上的甲基为 α 型，C-4 位有二个甲基。分子中还可能有其他取代基存在，如羟基、羧基、羰基和双键等。一般在 C-3 位有羟基，且多为 β 型，也有 α 型，还可分为齐墩果烷型、乌苏烷型、羽扇豆烷型及木栓烷型等类型。

2. 甾体皂苷（steroidal saponins） 是一类由螺甾烷（spirostane）类化合物与糖结合而成的甾体苷类，按螺甾烷结构中 C_{25} 的构型和 F 环的环合状态，将其分为 4 种类型：螺甾烷醇型、异螺甾烷醇型、呋甾烷醇型和变形螺甾烷醇型。

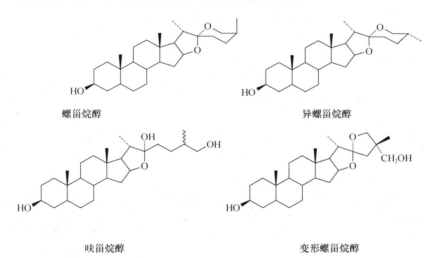

螺甾烷醇 异螺甾烷醇

呋甾烷醇 变形螺甾烷醇

（二）皂苷类化学成分的理化性质

1. 性状 皂苷类大多为无色或白色无定形粉末，仅少数为晶体，皂苷因极性较大，常具有吸湿性。皂苷类多有苦味和辛辣味，且对人体黏膜有强烈刺激性。

2. 熔点与旋光性 皂苷类的熔点都较高，但有的常在熔融前即被分解，因此无明显的熔点，一般测得的大多是分解点，多为 200~350℃。皂苷类化合物均有旋光性。

3. 溶解度 皂苷类极性大，可溶于水，易溶于热水，稀醇、热甲醇和热乙醇中，几不溶或难溶于丙酮、乙醚以及石油醚等极性小的有机溶剂。皂苷在含水丁醇或戊醇中溶解度较好。

4. 发泡性 皂苷水溶液经强烈振摇能产生持久性的泡沫，且不因加热而消失，这是由于皂苷具有降低水溶液表面张力的缘故。皂苷的表面活性与其分子内部亲水性和亲脂性结构的比例相关，只有当两者比例适当，才能较好地发挥出这种表面活性。

5. 溶血作用 皂苷的水溶液大多能破坏红细胞而有溶血作用，其机制是因为多数皂苷能与胆甾醇结合生成不溶性的分子复合物。当皂苷水溶液与红细胞接触时，红细胞壁上的胆甾醇与皂苷结合，生成不溶于水的复合物沉淀，破坏了血红细胞的正常渗透性，使细胞内渗透压增加而发生崩解，从而导致溶血现象。皂苷的溶血作用强弱可用溶血指数表示。溶血指数是指在一定条件（等渗、缓冲及恒温）下能使同一动物来源的血液中红细胞完全溶血的最低浓度，如甘草皂苷的溶血指数为 $1：4000$，薯蓣皂苷的溶血指数为 $1：400\,000$。

二、定 性 分 析

（一）化学分析法

皂苷在无水条件下，与浓酸或某些 Lewis 酸作用，会出现颜色变化或荧光。此类反应敏感，但专属性较差。常用的呈色反应如下。

1. 乙酸酐-硫酸反应 将样品溶于乙酸酐中，加入乙酸酐-硫酸（20：1）数滴，可出现颜色变化，最后褪色。三萜皂苷的变化规律是：黄—红—紫—褪色；甾体皂苷的变化规律是：黄—红—紫—蓝—绿色—褪色。三萜皂苷只能呈红色或紫色，不出现绿色；甾体皂苷颜色变化较快，可呈蓝绿色。

2. 三氯甲烷-硫酸反应 将样品溶于三氯甲烷后，加入硫酸，在三氯甲烷层出现红色或蓝色；硫酸层有绿色荧光。

3. 三氯乙酸反应 将试样滴在滤纸上，滴加三氯乙酸乙醇液：甾体皂苷加热至60℃，生成红色渐变为紫色；三萜皂苷加热至100℃，生成红色渐变为紫色。

（二）色谱分析法

最常用 TLC 法对皂苷类成分进行分析。常用的吸附剂是硅胶，展开剂的极性要较大，常选用含水的展开剂，如水饱和正丁醇、正丁醇-乙酸乙酯-水（4：1：5）的上层溶液、三氯甲烷-甲醇-水（13：17：2）、三氯甲烷-乙酸乙酯-甲醇-水（15：40：22：10）10℃以下放置的下层溶液、乙酸乙酯-乙醇-水（8：2：1）等。酸性皂苷展开剂中常需加入少量的酸，以改善拖尾现象，如甲苯-甲醇-冰醋酸（80：5：0.1）、乙酸乙酯-甲酸-冰醋酸-水（15：1：1：2）等。常用的显色剂有：10%硫酸乙醇溶液、10%磷钼酸乙醇溶液、香草醛–硫酸溶液、对二甲氨基苯甲醛溶液等。皂苷样品常用甲醇或乙醇提取而来，提取物含杂质较多时，可以用正丁醇萃取除杂，也可用大孔树脂或氧化铝柱色谱先净化。

三、定 量 分 析

（一）重量法

重量法可用于总皂苷或总皂苷元的含量测定。测定总皂苷时通常是将样品用甲醇提取得到提取物，用石油醚、乙醚等有机溶剂萃取除去低极性成分后，再称定剩余的总皂苷重量。也可用正丁醇萃取法或大孔树脂吸附法分离得到总皂苷后称得重量。测定总皂苷元时，需要加酸使皂苷水解成皂苷元，用沉淀法或萃取法分离后，称得重量。

（二）分光光度法

对于有紫外吸收的皂苷可直接测定，无共轭结构的皂苷，常需加入适当的显色剂显色后进行比色法测定。常用的显色剂有硫酸、高氯酸、乙酐-硫酸和香草醛-硫酸等。

（三）HPLC 法

测定皂苷的含量时常选用反相高效液相色谱法（reversed phase high performance liquid chromatography，RP-HPLC）。固定相多选择十八烷基硅烷键合硅胶。流动相为乙腈-水或甲醇-水系统。酸性皂苷结构中的羧基可能发生离解，在 C18 柱上的分离行为会受影响或出现拖尾现象。除了在流动相中加酸进行离子抑制外，还可加入二乙胺、三乙胺或氢氧化四丁基铵等碱性的离子对试剂，改善酸性皂苷在反相柱上的色谱行为。

大部分皂苷类成分结构中没有共轭结构，选用紫外检测器检测时，只能选择 210nm 左右的紫外光区末端吸收进行检测，存在基线不稳定、灵敏度相对较低等缺点。选用蒸发光散射检测器（evaporative light-scattering detector，ELSD）则具有灵敏度高、基线稳定、稳定性好、应用广泛的优点，但要注意流动相中不挥发物质对检测的干扰，蒸发光散射检测器通常不允许使用含不挥发盐组分的流动相。

四、结 构 分 析

（一）UV

三萜皂苷类结构中只有一个孤立双键，仅在 205～250nm 处有微弱吸收；若有 α，β-不饱和羰基，最大吸收在 242～250nm，；如有异环共轭双稀，最大吸收在 240nm、250nm、260nm；同环共轭双稀的最大吸收则在 285nm。甾体皂苷多数无共轭系统，因此在 200～400nm 处无明显吸收。如果结构中引入孤立双键、羰基、α，β-不饱和酮基或共轭双键，则可产生吸收。例如，含孤立双键苷元一般在 205～225nm 有吸收（ε900 左右），含羰基苷元在 285nm 有一弱吸收（ε500），具 α，β-不饱和酮基在 240nm 有特征吸收（ε 为 11 000），共轭二烯系统在 235nm 有吸收。

（二）IR

根据 IR 区域 A（1355～1392cm^{-1}）和区域 B（1245～1330cm^{-1}）的吸收峰可以区别齐墩果烷型、乌苏烷型和四环三萜皂苷。齐墩果烷型 A 区有 2 个吸收峰（1392～1379cm^{-1}，1370～1355cm^{-1}），B 区有 3 个峰（1330～1315cm^{-1}，1306～1299cm^{-1}，1269～1250cm^{-1}）。乌苏烷型的 A 区有 3 个吸收峰（1392～1386cm^{-1}，1383～1370cm^{-1}，1364～1359cm^{-1}），B 区也有三个吸收峰（1312～1308cm^{-1}，1276～1270cm^{-1}，1250～1245cm^{-1}）。四环三萜皂苷元在 A、B 区均各有 1 个吸收峰。

甾体皂苷元分子中含有螺缩酮结构，在 IR 中能显示出 980cm^{-1}（A），920cm^{-1}（B），900cm^{-1}（C）和 860cm^{-1}（D）附近的 4 个特征吸收谱带，其中 A 带最强。而且 B 带与 C 带的相对强度与 C-25 位的构型有关，若 B 带＞C 带，则 C-25 为 S 构型（螺旋甾烷型），若 B 带＜C 带，则 C-25 为 R 构型（异螺旋甾烷型），利用此特征可以区别 C-25 位二种立体异构体。

（三）MS

EI-MS 等主要用于三萜皂苷元的分子离子峰及裂解碎片峰的研究，可提供该类化合物的相对分子质量、可能的结构骨架或取代基位置的信息。三萜类化合物数量最多的是 Δ_{12}-齐墩果稀类化合物，其 EI-MS 显示其分子离子峰[M+]及失去—CH_3，—OH 或—COOH 等碎片峰。由于分子中存在双键，故 C 环易发生 RDA 裂解，产生含 A、B 环和 D、E 环的碎片离子峰。

由于甾体皂苷元分子中有螺甾烷结构，在 MS 中均出现很强的 m/z 139 的基峰，中等强度的 m/z 115 的碎片离子峰及一个弱的 m/z 126 碎片离子峰。

（四）NMR

1. ^{1}H-NMR　在氢谱中可获得三萜皂苷元中的甲基质子、连氧碳质子、烯氢质子等重要信息。一般甲基质子信号在 $\delta 0.63 \sim 1.50$。在 ^{1}H-NMR 谱的高场中出现多个甲基峰是三萜皂苷元的最大特征，从甲基的数目还可推测三萜的类型。对于齐墩果烷型和乌苏烷型的三萜，其最高场甲基的 δ 与 C-28 的取代基有关，当 C-28 为—$COOCH_3$ 时，最高场甲基的 δ 小于 0.78，反之，则大于 0.78。羽扇豆烷型的 30-CH_3 与双键相连，且有烯丙耦合，δ 在较低场 $1.63 \sim 1.80$，呈宽单峰。大多数三萜皂苷 C-3 上有羟基或其他含氧基团，此时，3 位质子信号在 $3.2 \sim 4.0$，多为 dd 峰。环内双键质子的 δ 一般大于 5。

甾体皂苷元在高场区亦出现因环上亚甲基和次甲基质子信号相互重叠堆积而成的复杂峰图。但其中可明显地见有 4 个归属于 18、19、21 和 27 位甲基的特征峰，其中 18-CH_3 和 19-CH_3 均为单峰，前者处于较高场，后者处于较低场；21-CH_3 和 27-CH_3 因和邻位氢耦合，都是双峰，后者处于较高场；如果 C-25 位有羟基取代，则 27-CH_3 为单峰，并向低场移动。而且根据 27-CH_3 的化学位移值可鉴别甾体皂苷元的两种 C-25 异构体，即 C-25 上的甲基为 α-取向（25R 型）时，其 CH_3 质子信号（δ 约 0.70）要比 β-取向（25S 型）的 CH_3 质子信号（δ 约 1.10）处于较高场。这两种 C-25 异构体在氢谱中的区别还表现在 C-26 上 2 个氢质子的信号，在 25R 异构体中 C-26 上两个氢的化学位移值相近，在 25S 异构体中则差别较大。还有 C-16 和 C-26 位上的氢是与氧同碳的质子，处于较低场，容易辨认。

另外较重要的是糖的端基质子信号，从端基质子信号的数目可推测糖的个数，耦合常数可用于确定苷键构型。

2. ^{13}C-NMR　是研究皂苷类化合物结构最有效的手段，它在确定皂苷元类型、糖与苷元、糖与糖之间连接位置、糖环大小和糖的数目等方面有重要作用。三萜或其皂苷的 ^{13}C-NMR 谱中，角甲基一般出现在 $\delta 8.9 \sim 33.7$，其中 23-CH_3 和 29-CH_3 出现在低场，化学位移依次为 28 和 33 左右。苷元中与氧连接的碳在 $60 \sim 90$，烯碳在 $109 \sim 160$，羰基碳在 $170 \sim 220$，其他碳一般在 60 以下。甾体皂苷元碳原子上如有羟基取代，化学位移一般向低场位移 $40 \sim 45$。如羟基与糖结合成苷，则与糖基以苷键相连的碳原子（α 碳）信号发生苷化位移，再向低场位移 $6 \sim 10$；双键碳的化学位移为 $115 \sim 150$；羰基碳信号在 200 左右。16 位和 20 位连氧碳，其化学位移分别在 80 和 109 左右，这两个碳信号极具特征性。18、19、21 和 27 位的 4 个甲基的化学位移一般均低于 20。

^{13}C-NMR 谱对于鉴别甾体皂苷元 A/B 环的稠合方式及 C-25 异构体可提供重要的信息。甾体皂苷元 C-5 构型是 5α（A/B 反式）时，C-5、C-9 和 C-19 信号的化学位移值分别为 44.9、54.4 和 12.3 左右；如为 5β（A/B 顺式）时，则 C-5、C-9 和 C-19 信号的化学位移值分别为 36.5、42.2 和 23.9 左右。在螺旋甾烷型甾体皂苷中，27-CH$_3$ 信号的化学位移与 C-25 的构型有关，且因取向不同，还将显著影响 F 环上其他各碳信号的化学位移。

3. 其他 NMR 技术　DEPT、^{1}H-^{1}H COSY 谱等 2D-NMR 技术广泛用于皂苷的结构研究中。^{1}H-^{1}H COSY 主要通过分析相邻质子的耦合关系，确定皂苷元及糖上质子的归属；DEPT 用于确定碳的类型（CH$_3$、CH$_2$、CH 和 C）。异核多量子相关谱（HMQC）主要用于进行碳连接质子的归属分析；异核多键相关谱（HMBC）已被广泛用于糖与皂苷元的连接位置及糖与糖之间连接位置的确定，在 HMBC 谱中糖的端基氢与连接位置的碳有明显的相关峰。另外，同核全相关谱 TOCSY（1H-1H HOHAHA 谱）对于皂苷元及糖环的连续相互耦合氢的归属特别有用，特别是在糖上氢信号互相重叠时，得到所有该信号耦合体系中的其他质子信号，进行归属。

第九节　其他类化学成分的分析

一、有机酸类化学成分

有机酸类是分子结构中含有羧基的化合物。它们在植物的叶、根，特别是果实中广泛分布，以游离形式存在的不多，而多数是与钾、钠、钙等阳离子或生物碱结合成盐而存在。也有结合成酯而存在。

许多有机酸都具有生物活性，如鸦胆子中的油酸有抗癌作用；地龙中丁二酸具有止咳平喘作用；四季青中的原儿茶酸有抑菌作用；茵陈的绿原酸是利胆成分之一。

（一）结构类型

有机酸类可分脂肪族有机酸和芳香族有机酸两类。

1. 脂肪族有机酸　包括饱和脂肪酸、不饱和脂肪酸和含脂环有机酸。按结构中羧基的数目不同又可分为一元酸、二元酸和多元酸。中药中含有此类有机酸较多，如当归酸、乌头酸和延胡索酸等。

2. 芳香族有机酸（包括多酚酸类）　常见的有原儿茶酸、桂皮酸、咖啡酸等。

（二）理化性质

1. 性状　低级脂肪酸（含 8 个碳原子以下）及不饱和脂肪酸在常温时多为液体，较高级的饱和脂肪酸、多元酸和芳香酸多为固体。

2. 溶解性　低级脂肪酸多易溶于水或乙醇，随分子中所含碳原子数目的增多，在水中的溶解度迅速降低，4 个碳原子以上的酸仅微溶于水；分子中极性基团越多，在水中的溶解度越大。多元酸比一元酸易溶于水，含羟基数目多的有机酸水溶性大；芳香族的酸类难溶于水，而易溶于乙醇和乙醚中；芳香酸易升华，也能随水蒸气蒸馏。

3. 酸性　有机酸具有羧酸的性质，可生成酯、酰胺、酰卤等衍生物。能和碱金属、碱土金属结合成盐，其一价金属盐易溶于水，不溶于有机溶剂和高浓度的乙醇，二价、三价金属盐较难溶于水，如有机酸的铅盐、钙盐。

（三）定性分析

1. pH 试纸试验 有机酸溶液可使 pH 试纸呈酸性反应。

2. 溴酚蓝试验 将含有机酸的提取液滴在滤纸上，再滴加 0.1%溴酚蓝试剂，立即在蓝色的背景上显黄色斑点。

3. 色谱法 PC 和 TLC 是有机酸常用的分析方法。在色谱分离过程中，如果展开剂选择不当，同是一个有机酸可能有呈解离的离子状态和未解离的分子状态，这两种状态的有机酸极性不同，在纸上或薄层板上就可能产生拖尾或斑点不集中的现象。克服此现象常用的方法是调节展开剂的 pH，如在展开剂中加入甲酸或乙酸，可抑制有机酸的解离，使有机酸能以分子状态进行展开；如在展开剂中加入浓氨水，有机酸成铵盐的状态进行展开。

（1）纸色谱：展开剂为正丁醇-冰醋酸-水（4∶1∶5）；正丁醇-吡啶-二氧六环-水（14∶1∶1）。显色剂为 0.05%溴酚蓝的乙醇溶液喷雾，于蓝色背景上呈现黄色斑点。

（2）薄层色谱：①吸附剂为聚酰胺（100 目）-淀粉-水（5∶1∶5）铺板。展开剂为 95%乙醇；氯仿-甲醇（1∶1）。显色剂为 0.05%溴酚蓝水溶液。②吸附剂为硅胶-石膏-水（10∶2∶30）湿法铺板，晾干后于 105℃干燥半小时。展开剂为乙酸乙酯-甲醇-浓氨水（90∶5∶3）；苯-甲醇-乙酸（95∶8∶4）。显色剂为 0.05%溴酚蓝水溶液。

（四）定量分析

有机酸的定量分析方法主要有滴定分析法、HPLC 法和毛细管电泳法，现结合分析实例加以介绍。

（1）滴定分析法：有机酸类成分具有酸性，同时也容易电离，因此可以用酸碱滴定法或电位滴定法等方法测定药材中所含有机酸的总量。

（2）HPLC 法：广泛应用于有机酸的测定。通常根据离子抑制机制，以磷酸缓冲盐为流动相，在酸性条件下使有机酸分子呈分子状态，根据极性大小不同在反相色谱柱上依次分离。也可根据离子交换机制，运用离子交换色谱对有机酸进行分离，但该方法对仪器要求较高。

（3）毛细管电泳法：高效毛细管电泳具有柱效高、分离时间短、消耗溶剂少等特点，已被广泛用于样品中有机酸的分析，其中以毛细管区带电泳及胶束电动毛细管色谱最为常用。

二、糖类成分的分析

糖类是多羟基醛、多羟基酮和它们的环状半缩醛、半缩酮及其缩合物。糖类是自然界分布最广泛的一类化合物，是生命活动必需的物质之一。近年来发现许多中药中的多糖类成分具有提高免疫力、抗肿瘤、降血糖等生理活性，与中药的治疗作用密切相关。

（一）结构类型

糖类按照糖类是否水解及水解后的产物数目可分为单糖、低聚糖和多糖 3 类。

（二）理化性质

1. 性状　单糖、低聚糖为具有甜味的结晶状物质。多糖随着聚合度的增加，性质相差较大，一般为非晶形的无定形粉末，无甜味。

2. 旋光性　苷类化合物的旋光性与苷元和糖的结构、苷元和糖及糖与糖的连接方式有关。多数苷呈左旋光性，但水解后的糖多为右旋光性的，因此，水解混合物常呈右旋光性。

3. 溶解性　单糖极性强，水溶性大，易溶于水。随着聚合度的增大，水溶性逐渐减小。多糖难溶于冷水，有些溶于热水呈胶体溶液，不溶或难溶于乙醇等有机溶剂。常利用这一特点，在提取液中加大量高浓度的乙醇，使淀粉、黏液质、树胶等多糖类物质沉淀，通过过滤除去，这种方法称乙醇沉淀法。

（三）定性分析

1. 化学分析法　具还原性的糖类可将碱性酒石酸铜（Fehling 试剂）还原生成氧化亚铜沉淀；或者使氨制 Tollen 试剂中的银离子被还原生成银镜或析出黑色银沉淀。糖类都可在浓硫酸作用下与 α-萘酚试剂反应呈色。

（1）Fehling 试剂斐林反应：还原糖可以与碱性酒石酸铜试剂反应，生成砖红色的氧化亚铜（Cu_2O）沉淀。

（2）Tollen 反应：还原糖可以与氨性硝酸银试剂反应，生成银镜。

（3）糠醛形成反应：糖类化合物在浓酸的作用下，首先水解成单糖，继而脱水生成糠醛或糠醛衍生物。生成的糠醛或糠醛衍生物可以和一些酚类（α-萘酚、苯酚、间苯二酚等）、芳胺（苯胺、二苯胺、氨基酚等）及具有活性次甲基的化合物缩合，生成有色物质，如 Molish 反应。

2. 色谱法　将糖类成分水解后，以单糖为对照品，可用 TLC 法或 PC 法进行鉴别。常用显色剂是邻苯二甲酸和苯胺。

（四）定量分析

多糖的含量测定多采用比色法，在样品中加入适当的试剂显色后在可见光区测定吸光度，计算含量。常用的比色法有苯酚-硫酸法、蒽酮、硫酸法、3，5-二硝基水杨酸比色法等。

第十节　动物药化学成分的分析

一、概　　述

中国疆域辽阔，地形复杂，气候多样，动物种类繁多。我国已知可作药用的动物已达900 余种，跨越了动物界中的 8 个动物门类，从低等的海绵动物到高等的脊椎动物都有。按入药的部位来划分：①全身入药的，如全蝎、蜈蚣、海马、地龙、白花蛇等；②部分组织器官入药的，如虎骨、鸡内金、海狗肾、海螵蛸（乌贼骨）等；③分泌物、衍生物入药的，如麝香、羚羊角、蜂王浆、蟾酥等；④排泄物入药的，如五灵脂、望月砂等；⑤生理的、病理的产物入药的，如紫河车、蛇蜕、牛黄、马宝等。动物药具有药理活性较强，临床应用广的特点。

动物药种类繁多，其化学成分复杂多样，主要分为小分子化合物和生物大分子化合物。小分子化合物主要有单萜、倍半萜、二萜、三萜、甾体、脂肪酸、聚酮、生物碱、核苷衍生物等类型。

二、定性与定量分析

由于动物类药材的化学成分复杂，而且大部分有效成分目前还不是很清楚，所以一般理化鉴定只作为辅助的分析方法。

1. TLC 法　《中国药典》中采用 TLC 法对动物药或其制剂进行鉴别用得较多。这类鉴别主要分析动物药中的氨基酸、胆酸等小分子化合物。

实例 6-21　麝香的鉴别。

取本品 3g，研细，加乙醚 10ml，密塞，振摇 10min，滤过，滤液作为供试品溶液。另取麝香酮对照品，加乙醇制成每 1ml 含 5mg 的溶液，作为对照品溶液。照 TLC 法试验，吸取供试品溶液 10μl、对照品溶液 2μl，分别点于同一硅胶 G 薄层板上，以石油醚（60～90℃）-二氯甲烷（2:3）为展开剂，展开，取出，晾干，喷以二硝基苯肼试液。供试品色谱图中，在与对照品相应的位置上，显相同颜色的斑点。

2. HPLC 法　对地龙、牛黄、鹿茸、僵蚕、穿山甲、麝香、蟾酥、土鳖虫、蜈蚣、全蝎、斑蝥、水蛭、虻虫、蛇胆和熊胆等动物药均有分析的报道。测定时多以十八烷基键合硅胶作为固定相，以水、甲醇、乙腈为流动相，采用紫外检测器进行检测。对于无紫外吸收的化合物可考虑采用蒸发光散射检测器等其他检测器。

实例 6-22　复方救心片中蟾酥的 HPLC 测定法。

样品用甲醇提取后进行 HPLC 分析。色谱条件：色谱柱为 C18 柱（4.6mm×250mm）；流动相为 0.5%磷酸二氢钾-乙腈（50:50）（磷酸调节 pH 为 3.25±0.02）；流速为 0.8ml/min；柱温为 40℃；检测波长为 296nm。

3. GC 法　在动物类药中也有一定应用，如麝香及其制剂常采用 GC 法来分析并控制其质量。

第十一节　矿物药化学成分的分析
一、概　　述

中药中利用矿物药防治疾病有着悠久的历史。始载于《五十二病方》，历代本草均有记述。现在临床较常用的矿物药约有 60 余种。矿物药的种类虽然比动、植物药少，但其在医疗上的价值却很重要，如琥珀、朱砂、磁石为安神镇静用药；炉甘石为眼科、皮肤科必备药；雄黄、轻粉、白矾等为外科常用药；石膏在清热降火药中起重要作用，以石膏为主要的白虎汤用于急性流行性脑脊髓膜炎、流行性乙型脑炎等引起的高热、惊厥有明显的效果。矿物药中有毒性的药材也较多，如《中国药典》2015 年版收载矿物药 22 种，约占收载药材的 5%，但属于毒性中药的就有 7 种，约占 1/4，而且一类剧毒中药均为矿物药。

二、定 性 分 析

（一）性状鉴别法

矿物除少数是自然元素外，绝大多数是自然化合物，它们大多数是固体，少数是液体，如水银（Hg）；或气体，如硫化氢（H_2S）。每一种矿物都有一定的物理和化学性质，这些性质取决于它们的化学成分和结晶构造，常利用下列性质对矿物进行鉴定。

1. 结晶形状　绝大部分矿物都是天然的晶体。晶体矿物都有固定的结晶形状，根据其晶体对称特点的差异分成七大晶系，它们是等轴晶系、三方晶系、四方晶系、六方晶系、斜方晶系、单斜晶系和三斜晶系。矿物中单晶体很少，常常是以许多单晶体聚集成为集合体。集合体的形态多种多样，如粒状、晶簇状、放射状和结核体状等。

2. 结晶习性　是指晶体的外观形态。水在矿物中存在的形式，直接影响到矿物的性质。利用这些性质，可以对矿物进行鉴定。水在矿物中的存在形式分为以下几种。

（1）附水或自由水：水分子不加入矿物的晶格构造。

（2）结晶水：水以水分子形式参加矿物的晶格构造，如石膏（$CaSO_4·2\ H_2O$）、胆矾（$CuSO_4·5H_2O$）。

（3）结构水：水以 H^+ 或 OH⁻ 等离子形式参加矿物的晶格构造，如滑石 $Mg_3(Si_4O_{10})(OH)_2$。

3. 透明度　矿物透光能力的大小称为透明度。将矿物磨成 0.03mm 标准厚度后，比较其透明度，可分为 3 类：透明矿物（云母）、半透明矿物（朱砂和雄黄）和不透明矿物。

4. 颜色　矿物对自然光线中不同波长的光波均匀吸收或选择吸收所表现的性质。矿物的颜色一般分为 3 种。

（1）本色：是由矿物的成分和内部构造所决定的颜色，如朱砂的红色，石膏的白色。

（2）外色：由外来的带色杂质、气泡等包裹体所引起的颜色，与矿物自身的成分和构造无关。外色的深浅除与带色杂质的量有关外，还与杂质分散的程度有关，如紫石英、大青盐等。

（3）假色：由晶体内部裂缝面、解理面及表面氧化膜的反射光引起与入射光波的干涉作用。

5. 条痕及条痕色　矿物在白色毛瓷板上划过后所留下的粉末痕迹称为条痕，粉末的颜色称为条痕色。条痕色比矿物表面的颜色更为固定，更能反映矿物的本色，因而更具鉴别意义。有的矿物表面的颜色与粉末颜色相同，如朱砂，也有的是不相同的，如自然铜，表面为铜黄色，而粉末为黑色。磁石和赭石有时表面均为灰黑色，磁石条痕色为黑色，赭石条痕色为樱桃红色。用二色法描述矿物的颜色时，要把主要的、基本的颜色放在后面，次要的颜色作为形容词放在前面，如棕黄色，就是表示以黄色为主，略带棕色。

6. 光泽　矿物表面对投射光的反射能力称为光泽。分为金属光泽（如自然铜）、半金属光泽（如磁石）、金刚光泽（如朱砂）、玻璃光泽（如硼砂）、油脂光泽（如硫黄）、绢丝光泽（如石膏）、珍珠光泽（如云母）等。

7. 相对密度　是指在共同特定的条件下，某矿物的密度与水的密度之比。它是鉴定矿物重要的物理常数。每一种矿物都有一定的相对密度，可以用于鉴别或检查矿物的纯杂程度。

8. 硬度 是指矿物抵抗外来机械作用（如刻画、研磨、压力等）的能力。分为相对硬度和绝对硬度。矿物类中药的硬度一般采用相对硬度表示，它是以一种矿物与另一种矿物相互刻画，比较矿物硬度相对高低的方法。相对硬度分为十级，可用测硬仪或显微硬度计等精密测定矿物的硬度。测定硬度时，必须在矿物单体和新解理面上试验。

9. 解理、断口 矿物受力后沿一定的结晶方向裂开成光滑平面的性能称为解理。裂成的光滑平面称为解理面。解理是结晶矿物特有的性质，其形成和晶体的构造类型有关，所以是矿物的主要鉴别特征。矿物的解理可分为极完全解理、完全解理、不完全解理和无解理。

当矿物受力后不是沿一定结晶方向裂开，断裂面是不规则和不平整的，这种断裂面称为断口。断口的形态有平坦状、贝壳状、锯齿状、参差状等。

10. 力学性质 矿物受锤击、压轧、弯曲或牵引等力的作用时所呈现的力学性质有脆性、延展性、挠性、弹性、柔性等。

11. 磁性 指矿物可以被磁铁或电磁铁吸引，或其本身能够吸引物体的性质。极少数的矿物具显著的磁性，如磁石。

12. 气味 有的矿物具特殊的气味，尤其是矿物受到锤击、加热或湿润时较为明显，如雄黄灼烧有砷的蒜臭、石盐具咸味、胆矾具涩味等。

13. 其他 少数矿物有吸水的能力，可以粘舌，如龙骨、龙齿、软滑石。或有滑腻感，如滑石。

（二）显微分析法

对透明的矿物药利用透射偏光显微镜，对不透明者则利用反射偏光显微镜观察其形态、光学性质和测试某些必要的物理常数。矿物药除少数为不透明者外，绝大多数属透明矿物，以下着重介绍矿物药的透射偏光显微镜鉴定。

对晶质矿物来说，折射率是受其对称性控制的，折射率是透明矿物的物理常数之一。利用偏光显微镜的不同偏光组合，观察和测定折射率和晶体对称性所表现的光学特征，可用来鉴定和研究晶质矿物药。在单偏光镜下，可观测矿物的某些外表特征，如形态、解理、颜色、多色性、突起、糙面等。用正交偏光镜可观测到消光（视域内矿物呈现黑暗）及消光位、干涉色及色级、双晶特征等。用锥光镜可观测干涉图，确定矿物药的轴性、光性正负；估计光轴角大小。偏光显微镜下鉴定矿物药，通常是利用薄片和碎屑来进行的。用碎屑时将药材的细小颗粒置于载玻片上，盖好盖玻片，并且往载玻片与盖玻片之间滴入水或浸油，即可观察有关光学性质。

（三）化学分析法

通常可利用较单一的试剂、通过简便的处理，检出某种成分的存在，或借某种性状的显现来达到鉴别矿物药的目的，如区分锡矿及其类似矿物可用锡镜反应，鉴别方解石与长石（硬石膏）可用盐酸反应等。

三、定 量 分 析

化学分析法中的滴定与重量分析法由于具有较高的准确度和精密度，故在矿物药的含量测定中应用广泛。一般讲来，对矿物药中含量＞3%的元素，化学分析方法的精度高于光谱分析等仪器分析。研究含量在 0.1%～0.3%的混入成分时，化学分析的精度与光谱分析相近。对含量在 0.001%～0.1%的微量成分而言，化学分析结果的精度低于光谱分析。

化学分析法常用络合滴定法、酸碱滴定法、氧化还原滴定法、重量法等方法，光谱分析主要采用原子光谱法。原子光谱法主要包括原子发射光谱法（atomic emission spectrometry，AES）、原子吸收光谱法（atomic fluorescence spectrometry，AAS）、原子荧光光谱法（atomic fluorescence spectrometry，AFS）以及 X 射线荧光光谱法（X-ray fluorescence spectrometry，XFS）。

1. 原子发射光谱法　具有可连续测定、快速、灵敏度高等优点。主要用来鉴定矿物药组成元素的种类和半定量地确定它们的含量。矿物药中的每一种元素，不论它呈什么状态，赋存在哪一种矿物中还是同时存在于几种矿物中，受到足够的热能激发后，都能发出该元素原子特有的波谱。根据底片摄取谱线位置的不同，可进行元素的定性分析，根据谱线的强度，可进行对应元素的半定量或定量分析。它对鉴定金属阳离子、稀有分散元素均有效。在同一次测试中可以检出几十种元素，但检出限量各不相同。

2. AAS 法　具有简单快速和灵敏度高的优点，常用的方法有火焰原子吸收光谱法、石墨炉原子吸收法和氢化物发生法等。例如，矿物药中微量砷的测定，可采用氢化物发生-电热石英管法-原子吸收法，以硼氢化盐、L-半胱氨酸的盐酸溶液等还原砷为砷化氢，再用氮气引入电热石英管中加以测定。又如采用火焰原子吸收光谱法测定矿物药赭石和红矿中微量元素钙、铜、锌、锰、镍、铬、铅的含量，采用硫磷混酸微波消解分解样品，根据微量元素含量的不同鉴定赭石和红矿。研究表明矿物药赭石生品和红矿生品中微量元素钙、铜、铬在含量上的差异大于锌、锰、镍、铅，具有显著的差异。

一些金属元素如 Au、Ag、Pb 等元素在原子发射光谱中的灵敏度达不到研究目的，还可采用原子吸收光谱，通常相应灵敏度为：Au 0.001mg/kg，Ag 0.04mg/kg，Pb 1mg/kg。尽管分析挥发元素或贵金属元素时，原子吸收光谱灵敏度比发射光谱法高，但它需将样品制成试液；矿物药中含不同矿物组分时制备试液的方法常不相同，加之，对不同元素要更换相适应的阴极灯，一次测试只能针对一种或几种元素，所以，原子吸收光谱用于多种元素同时分析并不方便。

3. 电感耦合等离子体质谱（inductively coupled plasma mass spectrometer，ICP-MS）　与传统无机分析技术相比，ICP-MS 技术提供了最低的检出限、最宽的动态线性范围，干扰最少、分析精密度高、分析速度快、可进行多元素同时测定及可提供精确的同位素信息等分析特性。ICP-MS 的谱线简单，检测模式灵活多样，可分析几乎地球上所有元素，还可以与其他技术如 HPLC、HPCE、GC 联用进行元素的形态、分布特性等的分析。常见的检测模式有如下几种。

（1）通过谱线的质荷比进行定性分析。

（2）通过谱线全扫描测定所有元素的大致浓度范围，即半定量分析，不需要标准溶液，多数元素测定误差小于 20%。

（3）用标准溶液校正而进行定量分析，这是在日常分析工作中应用最为广泛的功能。

（4）同位素比测定可用于矿物药研究中的追踪来源的研究及同位素示踪。

第七章　中药杂质分析

第一节　概　述

中药中除了含有有效化学成分以外，通常还存在一些无治疗作用、影响中药稳定性和疗效甚至对人体有害的物质或化学成分，它们被称为中药杂质。中药杂质的实质也是中药中无效或有害的化学成分，对它的分析在中药的研究、生产和应用过程中常常遇到，也是药品质量评价和控制的重要内容，对于保证中药的安全有效具有重要意义。中药杂质分析通过分析中药杂质的种类，测定杂质含量，以此实现中药及其制剂的质量控制；并指导中药的种植、采摘、加工处理、运输等过程的质量保障措施，以达到减少杂质含量的目的。因此，中药杂质分析是中药化学成分分析的重要内容之一，在中药的生产和应用过程中至关重要。

一、中药杂质的来源

中药的杂质主要来源于药材、饮片、制剂的生产制备过程和药品储藏过程等环节。

（一）中药材生产过程中引入的杂质

中药品种众多、来源广泛，受产地、环境、采收、加工等多种因素的影响，极易引入的杂质，如土壤及其外来污染物农药、化肥等，还可能带来重金属、砷盐、有机磷、有机氯、钾离子、钙离子、硫酸盐、草酸等杂质；在药材采集、收购的过程中就有可能混入掺杂物。

（二）饮片和制剂生产过程引入的杂质

药材使用受到污染的水清洗，会受到污染物的影响；饮片炮制过程吸收水分、炭化或产生药屑等产生杂质；在中药制剂的生产过程中，有效成分分离不完全、化学成分发生化学变化、使用溶剂、试剂的残留物都会引入杂质；另外，生产设备和金属器皿的磨损等也可能引入某些金属杂质等。

（三）储藏过程引入的杂质

中药因储藏或运输过程保管不当，可能造成产品包装破损、分解、霉变、腐败甚至鼠咬、虫蛀等现象，导致引入大量的杂质。一些中药的化学成分在外界条件如日光、空气、温度、湿度等影响下，可能发生水解、分解、氧化还原、聚合等变化，产生相关杂质。

二、中药杂质的种类

按杂质化学类别和特性，杂质可分为有机杂质、无机杂质、有机挥发性杂质。按其来源，杂质可分为一般杂质和特殊杂质。中药一般杂质是指在自然界中分布较广泛，在中药的生产和储藏过程中容易引入的杂质，如水分、氯化物、铁盐等。特殊杂质是指在特定中药的生产和储藏过程中引入的杂质，多指有关物质。

三、中药杂质限量检查

中药杂质普遍存在，要将其除尽不太可能，也没有必要。因此，在确保药物的疗效、安全、稳定及质量可控的原则下，控制药物中可能存在的杂质的含量在允许的限度内，不致对人体有害，不会影响药物的疗效和稳定性即可。药物中杂质允许最大的含量称为杂质限量。因此，《中国药典》中的杂质检查方法为限量检查（limit test），杂质限量通常用百分之几或百万分之几来表示。

限量检查法通常不要求测定其准确含量，只要检查杂质含量是否超过限量。进行限量检查时，取一定量与被检杂质相同的纯物质或其他对照品配制成标准溶液，与一定量的供试药物的溶液，在相同处理条件下，比较反应结果，从而确定杂质限量是否超过规定。杂质限量可用式（7-1）进行计算

$$杂质限量(L) = \frac{杂质最大允许量(C)}{供试品量(V)} \times 100\% \qquad （7\text{-}1）$$

四、中药杂质分析的现状和发展趋势

随着人们对中药安全的高度关注，中药杂质分析变得格外重要。《中国药典》中专门列有"检查"项，中药杂质的检查分析和限量是其主要内容之一。随着对中药杂质分析研究的深入，一些新的杂质控制标准得到建立。《中国药典》2015 版新制定了中药材及饮片中二氧化硫残留量限度标准；建立了珍珠、海藻等海洋类药物标准中有害元素限度标准；制定了人参、西洋参标准中有机氯等 16 种农药残留的检查；对柏子仁等 14 味易受黄曲霉毒素感染药材及饮片增加了"黄曲霉毒素"检查项目和限度标准。中药杂质分析的手段过去主要是常规的化学方法，现已增加了大量的快速灵敏的色谱技术方法，如 HPLC-MS 法、分子生物学检测技术、HPLC-电感耦合等离子体质谱法等，这些新技术和新方法的应用，极大地提高了中药的杂质分析的效率和水平。中药杂质分析技术发展趋势将是扩大对新技术、新方法的应用，以提高检测的灵敏度、专属性和稳定性。从而更有效地控制中药杂质的含量并以此来提高中药的质量。

第二节　一般杂质的分析方法

一、药材和饮片中混存杂质的检查

（一）药材和饮片中主要的混存杂质

（1）来源与规定相同，但其性状或药用部位与规定不符。

（2）来源与规定不同的物质。

（3）无机杂质，如砂石、泥块、尘土等。

（二）方法 g

（1）取适量的供试品，摊开，用肉眼或借助放大镜（5～10 倍）观察，将杂质拣出；

如其中有可以筛分的杂质，则通过适当的筛，将杂质分出。

（2）将各类杂质分别称重，计算其在供试品中的含量（％）。

（三）注意事项

（1）药材或饮片中混存的杂质如与正品相似，难以从外观鉴别时，可称取适量，进行显微、化学或物理鉴别试验，证明其为杂质后，计入杂质重量中。

（2）个体大的药材或饮片，必要时可破开，检查有无虫蛀、霉烂或变质情况。

（3）杂质检查所用的供试品量，除另有规定外，按药材和饮片取样法称取。

二、氯化物的检查

氯化物的检查是通过比较供试品中的微量氯化物和一定量的氯化钠在硝酸酸性条件下与硝酸银反应所产生的混浊程度，以此来判断供试品中的氯化物是否符合限量规定。

$$Cl^- + Ag^+ \longrightarrow AgCl\downarrow (白)$$

（一）标准氯化钠溶液的制备

称取氯化钠 0.165g，置 1000ml 量瓶中，加水适量使溶解并稀释至刻度，摇匀，作为储备液。临用前，精密量取储备液 10ml，置 100ml 量瓶中，加水稀释至刻度，摇匀，即得（每 1ml 相当于 10μg 的 Cl）。

（二）方法

除另有规定外，取规定量的供试品，加水溶解使成 25ml（溶液如显碱性，可滴加硝酸使成中性），再加稀硝酸 10ml；溶液如不澄清，应滤过；置 50ml 纳氏比色管中，加水使成约 40ml，摇匀，即得供试品溶液。另取规定量的标准氯化钠溶液，置 50ml 纳氏比色管中，加稀硝酸 10ml，加水使成 40ml，摇匀，即得对照溶液。于供试品溶液与对照溶液中，分别加入硝酸银试液 1.0ml，用水稀释使成 50ml，摇匀，在暗处放置 5min，同置黑色背景上，从比色管上方向下观察、比较，即得。

（三）注意事项

供试品溶液如带颜色，除另有规定外，可取供试品溶液两份，分别置 50ml 纳氏比色管中，一份中加硝酸银试液 1.0ml，摇匀，放置 10min，如显浑浊，可反复滤过，至滤液完全澄清，再加规定量的标准氯化钠溶液与水适量使成 50ml，摇匀，在暗置 5min，作为对照溶液；另一份中加硝酸银试液 1.0ml 与水适量使成 50ml，摇匀，在暗处放置 5min，按上述方法与对照溶液比较，即得。

用滤纸滤过时，滤纸中如含有氯化物，可预先用含有硝酸的水溶液洗净后使用。

实例 7-1 红粉的氯化物测定。

取红粉 0.5g，加水适量与硝酸 3ml，溶解后，加水稀释使至约 40ml，依照本法检查。如显浑浊，与标准氯化钠溶液 3ml 制成的对照液比较，不得更浓（0.006%）。

三、重金属的检查

本法所指的重金属系指在规定实验条件下能与硫代乙酰胺或硫化钠作用显色的金属杂质。由于在中药生产过程中遇到铅的机会比较多，而且铅易蓄积中毒，故分析检查时以铅为代表。

（一）标准铅溶液的制备

称取硝酸铅 0.1599g，置 1000ml 量瓶中，加硝酸 5ml 与水 50ml 溶解后，用水稀释至刻度，摇匀，作为储备液。精密量取储备液 10ml，置 100ml 量瓶中，加水稀释至刻度，摇匀，即得（每 1ml 相当于 10μg 的 Pb）。本液仅供当日使用。配制与储存用的玻璃容器均不得含铅。

（二）方法

1. 第一法　适用于样品可不经有机破坏，在酸性溶液中显色的药物中重金属的检查。取 25ml 纳氏比色管 3 支，甲管中加标准铅溶一定量与乙酸盐缓冲液（pH 3.5）2ml 后，加水或各品种项下规定的溶剂稀释成 25ml，乙管中加入按各品种项下规定的方法制成的供试品溶液 25ml，丙管中加入与乙管相同重量的供试品，加配制供试品溶液的溶剂适量使溶解，再加与甲管相同量的标准铅溶液与乙酸盐缓冲液（pH 3.5）2ml 后，用溶剂稀释成 25ml；若供试品溶液带颜色，可在甲管中滴加少量的稀焦糖溶液或其他无干扰的有色溶液，使之与乙管、丙管一致；再在甲、乙、丙 3 管中分别加硫代乙酰胺试液各 2ml，摇匀，放置 2min，同置白纸上，自上向下透视，当丙管中显出的颜色不浅于甲管时，乙管中显示的颜色与甲管比较，不得更深。

如丙管中显出的颜色浅于甲管，应取样按第二法重新检查。如在甲管中滴加稀焦糖溶液或其他无干扰的有色溶液，仍不能使颜色一致时，应取样按第二法检查。供试品如含高铁盐影响重金属检查时，可在甲、乙、丙 3 管中分别加入相同量的维生素 C 0.5～1.0g，再照上述方法检查。

配制供试品溶液时，如使用的盐酸超过 1ml，氨试液超过 2ml，或加入其他试剂进行处理者，除另有规定外，甲管溶液应取同样同量的试剂置瓷皿中蒸干后，加乙酸盐缓冲液（pH 3.5）2ml 与水 15ml，微热溶解后，移置纳氏比色管中，加标准铅溶液一定量，再用水或规定的溶剂稀释成 25ml。

2. 第二法　适用于样品需灼烧破坏，在酸性溶液中显色的药物中重金属的检查。取规定量的供试品，进行炽灼处理，然后取遗留的残渣；如供试品为溶液，则取各品种项下规定量的溶液，蒸发至干，再按上述方法处理后取遗留的残渣；加硝酸 0.5ml，蒸干，至氧化氮蒸气除尽后（或取供试品一定量，缓缓炽灼至完全炭化，放冷，加硫酸 0.5～1ml，使恰湿润，用低温加热至硫酸除尽后，加硝酸 0.5ml，蒸干，至氧化氮蒸气除尽后，放冷，在 500～600℃炽灼使完全灰化），放冷，加盐酸 2ml，置水浴上蒸干后加水 15ml，滴加氨试液至对酚酞指示液显微粉红色，再加乙酸盐缓冲液（pH 3.5）2ml，微热溶解后，移置纳氏比色管中，加水稀释成 25ml 作为乙管；另取配制供试品溶液的试剂，置瓷皿中蒸干后，加乙酸盐缓冲液（pH 3.5）2ml 和水 15ml，微热溶解后，移置纳氏比色管中，加标准铅溶液一定量，再用水稀释成 25ml，作为甲管；再在甲、乙两管中分别加硫代乙酰胺试液各

2ml，摇匀，放置 2min，同置白纸上，自上向下透视，乙管中显出的颜色与甲管比较，不得更深。

3. 第三法 适用于样品可溶于碱而不溶于稀酸或在稀酸生成沉淀的药物中重金属的检查。取供试品适量，加氢氧化钠试液 5ml 与水 20ml 溶解后，置纳氏比色管中，加硫化钠试液 5 滴，摇匀，与一定量的标准铅溶液同样处理后的颜色比较，不得更深。

四、砷盐的检查

（一）标准砷溶液的制备

称取三氧化二砷 0.132g，置 1000ml 量瓶中，加 20%氢氧化钠溶液 5ml 溶解后，用适量的稀硫酸中和，再加稀硫酸 10ml，用水稀释至刻度，摇匀，作为储备液。临用前，精密量取储备液 10ml，置 1000ml 量瓶中，加稀硫酸 10ml，用水稀释至刻度，摇匀，即得（每 1ml 相当于 1μg 的 As）。

（二）方法

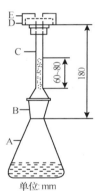

图 7-1 第一法仪器装置图

1. 第一法（古蔡氏法） 仪器装置如图 7-1 所示。A 为 100ml 标准磨口锥形瓶，B 为中空的标准磨口塞，上连导气管 C（外径 8.0mm，内径 6.0mm），全长约 180mm，D 为具孔的有机玻璃旋塞，其上部为圆形平面，中央有一圆孔，孔径与导气管 C 的内径一致，其下部孔径与导气管 C 的外径相适应，将导气管 C 的顶端套入旋塞下部孔内，并使管壁与旋塞的圆孔相吻合，黏合固定，E 为中央具有圆孔（孔径 6.0mm）的有机玻璃旋塞盖，与 D 紧密吻合。测试时，于导气管 C 中装入乙酸铅棉花 60mg（装管高度为 60～80mm），再于旋塞 D 的顶端平面上放一片溴化汞试纸（试纸大小以能覆盖孔径而不露出平面外为宜），盖上旋塞盖 E 并旋紧，即得。

标准砷斑的制备：精密量取标准砷溶液 2ml，置 A 瓶中，加盐酸 5ml 与水 21ml，再加碘化钾试液 5ml 与酸性氯化亚锡试液 5 滴，在室温放置 10min 后，加锌粒 2g，立即将照上法装妥的导气管 C 密塞于 A 瓶上，并将 A 瓶置 25～40℃水浴中，反应 45min，取出溴化汞试纸，即得。

若供试品需经有机破坏后再行检砷，则应取标准砷溶液代替供试品，照该品种项下规定的方法同法处理后，依法制备标准砷斑。

检查法：取按各品种项下规定方法制成的供试品溶液，置 A 瓶中，照标准砷斑的制备，自"再加碘化钾试液 5ml"起，依法操作。将生成的砷斑与标准砷斑比较，不得更深。

实例 7-2 连翘提取物的砷盐检查。

取连翘提取物 5g，置坩埚中，取氧化镁 1g 覆盖其上，加入硝酸镁溶液（取硝酸镁 15g，溶于 100ml 水中）10ml，浸泡 4h，置水浴上蒸干，缓缓炽灼至完全炭化，逐渐升离温度至 500～600℃，使完全灰化，放冷，加水 5ml 使润湿，加 6mol/L 盐酸溶液 10ml，转移至 50ml 量瓶中，坩埚用 6mol/L 盐酸溶液洗涤 3 次，每次 5ml，再用水洗涤 3 次，每次 5ml，洗液并入同一量瓶中，加水至刻度，摇匀，取 10ml，加盐酸 3.5ml 与水 12.5ml，依本法检查，不得超过 2mg/kg。

2. 第二法（二乙基二硫代氨基甲酸银法）
装置如图 7-2 所示。A 为 100ml 标准磨口锥形瓶，
B 为中空的标准磨口塞，上连导气管 C（一端外
径为 8mm，内径为 6mm，另一端长为 180mm，
外径为 4mm，内径为 1.6mm，尖端内径为 1mm），
D 为平底玻璃管（长为 180mm，内径为 10mm，
于 5.0ml 处有一刻度）。测试时，于导气管 C 中
装入乙酸铅棉花 60mg（装管高度约 80mm），并
于 D 管中精密加入二乙基二硫代氨基甲酸银试
液 5ml。

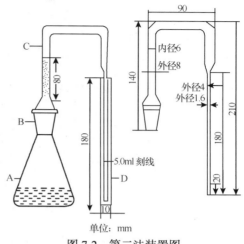

图 7-2　第二法装置图

标准砷对照液的制备：精密量取标准砷溶液
2ml，置 A 瓶中，加盐酸 5ml 与水 21ml，再加
碘化钾试液 5ml 与酸性氯化亚锡试液 5 滴，在
室温放置 10min 后，加锌粒 2g，立即将导气管
C 与 A 瓶密塞，使生成的砷化氢气体导入 D 管中，并将 A 瓶置 25～40℃水浴中反应
45min，取出 D 管，添加三氯甲烷至刻度，混匀，即得。若供试品需经有机破坏后再行
检砷，则应取标准砷溶液代替供试品，照各品种项下规定的方法同法处理后，依法制备
标准砷对照液。

检查法：取照各品种项下规定方法制成的供试品溶液，置 A 瓶中，照标准砷对照液的
制备，自"再加碘化钾试液 5ml"起，依法操作。将所得溶液与标准砷对照液同置白色背
景上，从 D 管上方向下观察、比较，所得溶液的颜色不得比标准砷对照液更深。必要时，
可将所得溶液转移至 1cm 吸收池中，照 UV-Vis 法在 510nm 波长处以二乙基二硫代氨基甲
酸银试液作空白，测定吸光度，与标准砷对照液按同法测得的吸光度比较，即得。

（三）注意事项

（1）所用仪器和试液等照本法检查，均不应生成砷斑，或至多生成仅可辨认的斑痕。

（2）制备标准砷斑或标准砷对照液，应与供试品检查同时进行。

（3）本法所用锌粒应无砷，以能通过一号筛的细粒为宜，如使用的锌粒较大时，用量
应酌情增加，反应时间亦应延长为 1h。

（4）乙酸铅棉花系取脱脂棉 1.0g，浸入乙酸铅试液与水的等容混合液 12ml 中，湿透
后，挤压除去过多的溶液，并使之疏松，在 100℃以下干燥后，储于玻璃塞瓶中备用

实例 7-3　克痢痧胶囊中的三氧化二砷检查。

取克痢痧胶囊内容物适量，研细，取约 2.63g，精密称定，加稀盐酸 20ml 不断搅拌 30min，
转移至 100ml 量瓶中，加水分次洗涤容器，转移至量瓶中并稀释至刻度 9 摇匀，滤过，精
密量取续滤液 10ml，置 50ml 量瓶中，加水稀释至刻度，摇匀。精密量取上述溶液 5ml 和
标准砷溶液 5ml，照本法检查，所得溶液的吸光度不得高于标准砷对照液的吸光度（不得
超过 0.019%）。

五、铁盐的检查

铁盐在酸性条件下与硫氰酸按生成红色的硫氰酸铁配位离子，与标准物质用同样方法处理后的颜色进行比较。

$$Fe^{3+} + 6SCN^- \xrightarrow{H^+} Fe[(SCN)_6]^{3+}$$

（一）标准铁溶液的制备

称取硫酸铁铵[FeNH$_4$（SO$_4$）$_2$•12H$_2$O] 0.863g，置 1000ml 量瓶中，加水溶解后，加硫酸 2.5ml 用水稀释至刻度，摇匀，作为储备液。临用前，精密量取储备液 10ml，置 100ml 量瓶中，加水稀释至刻度，摇匀，即得（每 1ml 相当于 10μg 的 Fe）。

（二）方法

取各品种项下规定量的供试品，加水溶解使成 25ml，移置 50ml 纳氏比色管中，加稀盐酸 4ml 与过硫酸铵 50mg，用水稀释使成 35ml 后，加 30%硫氰酸铵溶液 3ml，再加水适量稀释成 50ml，摇匀；如显色，立即与标准铁溶液一定量制成的对照溶液（取该品种项下规定量的标准铁溶液，置 50ml 纳氏比色管中，加水使成 25ml，加稀盐酸 4ml 与过硫酸铵 50mg，用水稀释使成 35ml，加 30%硫氰酸铵溶液 3ml，再加水适量稀释成 50ml，摇匀）比较，即得。如供试管与对照管色调不一致时，可分别移至分液漏斗中，各加正丁醇 20ml 提取，俟分层后，将正丁醇层移置 50ml 纳氏比色管中，再用正丁醇稀释至 25ml，比较，即得。

实例 7-4 滑石粉的铁盐检查。

取滑石粉 10g，加水 50ml，煮沸 30min，时时补充蒸失的水分，滤过。取滤液 1ml，加稀盐酸和亚铁氰化钾试液各 1ml，不得即时显蓝色。

六、铅、镉、砷、汞、铜的测定法

（一）原子吸收分光光度法

1. 铅的测定（石墨炉法）

（1）测定条件：参考条件：波长 283.3nm，干燥温度 100～120℃，持续 20s；灰化温度 400～750℃，持续 20～25s；原子化温度 1700～2100℃，持续 4～5s。

（2）铅标准储备液的制备：精密量取铅单元素标准溶液适量，用 2%硝酸溶液稀释，制成每 1ml 含铅（Pb）1μg 的溶液，即得（0～5℃储存）。

（3）标准曲线的制备：分别精密量取铅标准储备液适量，用 2%硝酸溶液制成每 1ml 分别含铅 0ng、5ng、20ng、40ng、60ng、80ng 的溶液。分别精密量取 1ml，精密加含 1%磷酸二氢铵和 0.2%硝酸镁的溶液 0.5ml，混匀，精密吸取 20μl 注入石墨炉原子化器，测定吸光度，以吸光度为纵坐标，浓度为横坐标，绘制标准曲线。

（4）供试品溶液的制备

1）A 法：取供试品粗粉 0.5g，精密称定，置聚四氯乙烯消解罐内，加硝酸 3～5ml，混匀，浸泡过夜，盖好内盖，旋紧外套，置适宜的微波消解炉内，进行消解（按仪器规定的消解程序操作）。消解完成后，取消解内罐置电热板上缓缓加热至红棕色蒸气挥尽，并继续缓缓浓缩至 2～3ml，放冷，用水转入 25ml 量瓶中，并稀释至刻度，摇匀，即得。同法同时制备试剂空白溶液。

2）B 法：取供试品粗粉 1g，精密称定，置凯氏烧瓶中，加硝酸-高氯酸（4:1）混合溶液 5～10ml，混匀，瓶口加一小漏斗，浸泡过夜。置电热板上加热消解，保持微沸，若变棕黑色，再加硝酸-高氯酸（4:1）混合溶液适量，持续加热至溶液澄明后升高温度，继续加热至冒浓烟，直至白烟散尽，消解液呈无色透明或略带黄色，放冷，转入 50ml 量瓶中，用 2%硝酸溶液洗涤容器，洗液合并于量瓶中，并稀释至刻度，摇匀，即得。同法同时制备试剂空白溶液。

3）C 法：取供试品粗粉 0.5g，精密称定，置瓷坩埚中，于电热板上先低温炭化至无烟，移入高温炉中，于 500℃灰化 5～6h（若个别灰化不完全，加硝酸适量，于电热板上低温加热，反复多次直至灰化完全），取出冷却，加 10%硝酸溶液 5ml 使溶解，转入 25ml 量瓶中，用水洗涤容器，洗液合并于量瓶中，并稀释至刻度，摇匀，即得。同法同时制备试剂空白溶液。

（5）测定法：精密量取空白溶液与供试品溶液各 1ml，精密加含 1%磷酸二氢铵和 0.2%硝酸镁的溶液 0.5ml，混匀，精密吸取 10～20μl，照标准曲线的制备项下方法测定吸光度，从标准曲线上读出供试品溶液中铅（Pb）的含量，计算，即得。

2. 镉的测定（石墨炉法）

（1）测定参考条件：波长 228.8nm，干燥温度 100～120℃，持续 20s；灰化温度 300～500℃，持续 20～25s；原子化温度 1500～1900℃，持续 4～5s。

（2）镉标准储备液的制备：精密量取镉单元素标准溶液适量，用 2%硝酸溶液稀释，制成每 1ml 含镉（Cd）1μg 的溶液，即得（0～5℃储存）。

（3）标准曲线的制备：分别精密量取镉标准储备液适量，用 2%硝酸溶液稀释制成每 1ml 分别含镉 0ng、0.8ng、2.0ng、4.0ng、6.0ng、8.0ng 的溶液。分别精密吸取 10μl，注入石墨炉原子化器，测定吸光度，以吸光度为纵坐标，浓度为横坐标，绘制标准曲线。

（4）供试品溶液的制备：同铅测定项下供试品溶液的制备。

（5）测定法：精密吸取空白溶液与供试品溶液各 10～20μl，照标准曲线的制备项下方法测定吸光度（若供试品有干扰，可分别精密量取标准溶液、空白溶液和供试品溶液各 1ml，精密加含 1%磷酸二氢铵和 0.2%硝酸镁的溶液 0.5ml，混匀，依法测定），从标准曲线上读出供试品溶液中镉（Cd）的含量，计算，即得。）

3. 砷的测定（氢化物法）

（1）测定条件：采用适宜的氢化物发生装置，以含 1%硼氢化钠和 0.3%氢氧化钠溶液（临用前配制）作为还原剂，盐酸溶液（1→100）为载液，氮气为载气，检测波长为 193.7nm。

（2）砷标准储备液的制备：精密量取砷单元素标准溶液适量，用 2%硝酸溶液稀释，制成每 1ml 含砷（As）1μg 的溶液，即得（0～5℃储存）。

（3）标准曲线的制备：分别精密量取砷标准储备液适量，用 2%硝酸溶液稀释制成每 1ml 分别含砷 0ng、5ng、10ng、20ng、30ng、40ng 的溶液。分别精密量取 10ml，置 25ml 量瓶中，加 25%碘化钾溶液（临用前配制）1ml，摇匀，加 10%维生素 C 酸溶液（临用前配制）lml，摇匀，用盐酸溶液（20→100）稀释至刻度，摇匀，密塞，置 80℃水浴中加热 3min，取出，放冷。取适量，吸入氢化物发生装置，测定吸收值，以峰面积（或吸光度）为纵坐标，浓度为横坐标，绘制标准曲线。

（4）供试品溶液的制备：同铅测定项下供试品溶液的制备中的 A 法或 B 法制备。

（5）测定法：精密吸取空白溶液与供试品溶液各 10ml，照标准曲线的制备项下，自"加25%碘化钾溶液（临用前配制）lml"起，依法测定。从标准曲线上读出供试品溶液中砷（As）的含量，计算，即得。

4. 汞的测定（冷蒸气吸收法）

（1）测定条件：采用适宜的氢化物发生装置，以含 0.5%硼氢化钠和 0.1%氢氧化钠的溶液（临用前配制）作为还原剂，盐酸溶液（1→100）为载液，氮气为载气，检测波长为253.6nm。

（2）汞标准储备液的制备：精密量取汞单元素标准溶液适量，用 2%硝酸溶液稀释，制成每 lml 含汞（Hg）1μg 的溶液，即得（0～5℃储存）。

（3）标准曲线的制备：分别精密量取汞标准储备液 0ml、0.1ml、0.3ml、0.5ml、0.7ml、0.9ml，置 50ml 量瓶中，加 20%硫酸溶液 10ml、5%高锰酸钾溶液 0.5ml，摇匀，滴加 5%盐酸羟胺溶液至紫红色恰消失，用水稀释至刻度，摇匀。取适量，吸入氢化物发生装置，测定吸收值，以峰面积（或吸光度）为纵坐标，浓度为横坐标，绘制标准曲线。

（4）供试品溶液的制备

1）A 法：取供试品粗粉 0.5g，精密称定，置聚四氟乙烯消解罐内，加硝酸 3～5ml，混匀，浸泡过夜，盖好内盖，旋紧外套，置适宜的微波消解炉内进行消解（按仪器规定的消解程序操作）。消解完全后，取消解内罐置电热板上，于 120℃缓缓加热至红棕色蒸气挥尽，并继续浓缩至 2～3ml，放冷，加 20%硫酸溶液 2ml、5%高锰酸钾溶液 0.5ml，摇匀，滴加 5%盐酸羟胺溶液至紫红色恰消失，转入 10ml 量瓶中，用水洗涤容器，洗液合并于量瓶中，并稀释至刻度，摇匀，必要时离心，取上清液，即得。同法同时制备试剂空白溶液。

2）B 法：取供试品粗粉 lg，精密称定，置凯氏烧瓶中，加硝酸-高氯酸（4：1）混合溶液 5～10ml，混匀，瓶口加一小漏斗，浸泡过夜，置电热板上，于 120～140℃加热消解 4～8h（必要时延长消解时间，至消解完全），放冷，加 20%硫酸溶液 5ml、5%高锰酸钾溶液 0.5ml，摇匀，滴加 5%盐酸羟胺溶液至紫红色恰消失，转入 25ml 量瓶中，用水洗涤容器，洗液合并于量瓶中，并稀释至刻度，摇匀，必要时离心，取上清液，即得。同法同时制备试剂空白溶液。

（5）测定法：精密吸取空白溶液与供试品溶液适量，照标准曲线制备项下的方法测定。从标准曲线上读出供试品溶液中汞（Hg）的含量，计算，即得。

5. 铜的测定（火焰法）

（1）测定条件：检测波长为 324.7nm，采用空气-乙炔火焰，必要时进行背景校正。

（2）铜标准储备液的制备：精密量取铜单元素标准溶液适量，用 2%硝酸溶液稀释，制成每 lml 含铜（Cu）10μg 的溶液，即得（0～5℃储存）。

（3）标准曲线的制备：分别精密量取铜标准储备液适量，用 2%硝酸溶液制成每 lml 分别含铜 0μg、0.05μg、0.2μg、04μg、0.6μg、0.8μg 的溶液。依次喷入火焰，测定吸光度，以吸光度为纵坐标，浓度为横坐标，绘制标准曲线。

（4）供试品溶液的制备：同铅测定项下供试品溶液的制备。

（5）测定法：精密吸取空白溶液与供试品溶液适量，照标准曲线的制备项下的方法测定。从标准曲线上读出供试品溶液中铜（Cu）的含量，计算，即得。

（二）电感耦合等离子体质谱法

1. 标准品溶液的制备　分别精密量取铅、砷、镉、汞、铜单元素标准溶液适量，用10%硝酸溶液稀释制成每 1ml 分别含铅、砷、镉、汞、铜为 1μg、0.5μg、1μg、1μg、10μg 的储备溶液。精密量取储备液适量，用10%硝酸溶液稀释制成每 1ml 含铅、砷 0ng、1ng、5ng、10ng、20ng，含镉 0ng、0.5ng、2.5ng、5ng、10ng，含铜 0ng、50ng、100ng、200ng、500ng 的系列浓度混合溶液。另精密量取汞标准品储备液适量，用 10%硝酸溶液稀释制成每 1ml 分别含汞 0ng、0.2ng、0.5ng、1ng、2ng、5ng 的溶液，本液应临用配制。

2. 内标溶液的制备　精密量取锗、铟、铋单元素标准溶液适量，用水稀释制成每 1ml 各含 1μg 的混合溶液，即得。

3. 供试品溶液的制备　取供试品于 60℃干燥 2h，粉碎成粗粉，取约 0.5g，精密称定，置耐压耐高温微波消解罐中，加硝酸 5～10ml（如果反应剧烈，放置至反应停止）。密闭并按各微波消解仪的相应要求及一定的消解程序进行消解。消解完全后，消解液冷却至 60℃以下，取出消解罐，放冷，将消解液转入 50ml 量瓶中，用少量水洗涤消解罐 3 次，洗液合并于量瓶中，加入各单元素标准溶液（1μg/ml）200μl，用水稀释至刻度，摇匀，即得（如有少量沉淀，必要时可离心分取上清液。除不加各单元素标准溶液外，余同法制备试剂空白溶液。

4. 测定法　测定时选取的同位素为 ^{63}Cu、^{75}As、^{114}Cd、^{202}Hg 和 ^{208}Pb，其中 ^{63}Cu、^{75}As 以 ^{72}Ge 作为内标，^{114}Cd 以 ^{115}In 作为内标，^{202}Hg、^{208}Pb 以 ^{209}Bi 作为内标，并根据不同仪器的要求选用适宜校正方程对测定的元素进行校正。仪器的内标进样管在仪器分析工作过程中始终插入内标溶液中，依次将仪器的样品管插入各个浓度的标准品溶液中进行测定（浓度依次递增），以测量值（3 次读数的平均值）为纵坐标，浓度为横坐标，绘制标准曲线。将仪器的样品管插入供试品溶液中，测定，取 3 次读数的平均值。从标准曲线上计算得相应的浓度。在同样的分析条件下进行空白试验并扣除空白干扰。

七、干燥失重测定法

取供试品，混合均匀（如为较大的结晶，应先迅速捣碎使成 2mm 以下的小粒），取约 1g 或各品种项下规定的重量，置与供试品相同条件下干燥至恒重的扁形称量瓶中，精密称定，除另有规定外，在 105℃干燥至恒重。由减失的重量和取样量计算供试品的干燥失重。

供试品干燥时，应平铺在扁形称量瓶中，厚度不可超过 5mm，如为疏松物质，厚度不可超过 10mm。放入烘箱或干燥器进行干燥时，应将瓶盖取下，置称量瓶旁，或将瓶盖半开进行干燥；取出时，须将称量瓶盖好。置烘箱内干燥的供试品，应在干燥后取出置干燥器中放冷，然后称定重量。

供试品如未达规定的干燥温度即融化时，除另有规定外，应先将供试品在低于熔化温度 5～10℃的温度下干燥至大部分水分除去后，再按规定条件干燥。生物制品应先将供试品于较低的温度下干燥至大部分水分除去后，再按规定条件干燥。

当用减压干燥器（通常为室温）或恒温减压干燥器（温度应按各品种项下的规定设置。生物制品除另有规定外，温度 60℃）时，除另有规定外，压力应在 2.67kPa（20mmHg）以下。干燥器中常用的干燥剂为五氧化二磷、无水氯化钙或硅胶；恒温减压干燥器中常用的干燥剂为五氧化二磷。应及时更换干燥剂，使其保持在有效状态。

实例 7-5 胆红素的干燥失重测定

取胆红素约 0.5g，在五氧化二磷 60℃减压干燥 4h，减失重量不得过 2.0%。

八、水 分 检 查

（一）烘干法

取供试品 2～5g，平铺于干燥至恒重的扁形称量瓶中，厚度不超过 5mm，疏松供试品不超过 10mm，精密称定，开启瓶盖在 100～105℃干燥 5h，将瓶盖盖好，移置干燥器中，放冷 30min，精密称定，再在上述温度干燥 1h，放冷，称重，至连续两次称重的差异不超过 5mg 为止。根据减失的重量，计算供试品中含水量（%）。本法适用于不含或少含挥发性成分的药品。

（二）减压干燥法

减压干燥器取直径 12cm 左右的培养皿，加入五氧化二磷干燥剂适量，铺成 0.5～lcm的厚度，放入直径 30cm 的减压干燥器中。测定法取供试品 2～4g，混合均匀，分别取 0.5～1g，置已在供试品同样条件下干燥并称重的称量瓶中，精密称定，打开瓶盖，放入上述减压干燥器中，抽气减压至 2.67kPa（20mmHg）以下，并持续抽气半小时，室温放置 24h。在减压干燥器出口连接无水氯化钙干燥管，打开活塞，待内外压一致，关闭活塞，打开干燥器，盖上瓶盖，取出称量瓶迅速精密称定重量，计算供试品中的含水量（%）。本法适用于含有挥发性成分的贵重药品。中药测定用的供试品，一般先破碎并需通过二号筛。

（三）甲苯法

仪器装置如图 7-3 所示。其中 A 为 500ml 的短颈圆底烧瓶，B 为水分测定管，C 为直形冷凝管，外管长 40cm。使用前，全部仪器应清洁，并置烘箱中烘干。测定时取供试品适量（约相当于含水量 1～4ml），精密称定，置 A 瓶中，加甲苯约 200ml，必要时加入干燥、洁净的无釉小瓷片数片或玻璃珠数粒，连接仪器，自冷凝管顶端加入甲苯至充满 B 管的狭细部分。将 A 瓶置电热套中或用其他适宜方法缓缓加热，待甲苯开始沸腾时，调节温度，使每秒馏出 2 滴。待水分完全馏出，即测定管刻度部分的水量不再增加时，将冷凝管内部先用甲苯冲洗，再用饱蘸甲苯的长刷或其他适宜方法，将管壁上附着的甲苯推下，继续蒸馏 5min，放冷至室温，拆卸装置，如有水黏附在 B 管的管壁上，可用蘸甲苯的铜丝推下，放置使水分与甲苯完全分离（可加亚甲蓝粉末少量，使水染成蓝色，以便分离观察）。检读水量，并计算成供试品的含水量（%）。

该法操作时应注意如下事项：①测定用的甲苯须先加水少量充分振摇后放置，将水层分离弃去，经蒸馏后使用。②中药测定用的供试品，一般先破碎成直径不超过 3mm 的颗粒或碎片；直径和长度在 3mm 以下的可不破碎。

（四）GC 法

1. 色谱条件与系统适用性试验 用直径为 0.18～0.25mm 的二乙烯苯-乙基乙烯苯型高分子多孔小球作为载体，或采用极性与之相适应的毛细管柱，柱温为 140～150℃；，热导检测器检测。注入无水乙醇，照 GC 法测定，应符合下列要求：①理论塔板数按水峰计算应大于 1000，理论塔板数按乙醇峰计算应大于 150；②水和乙醇两峰的分离度应大于 2；③用无水乙醇进样 5 次，水峰面积的相对标准偏差不得大于 3.0%。

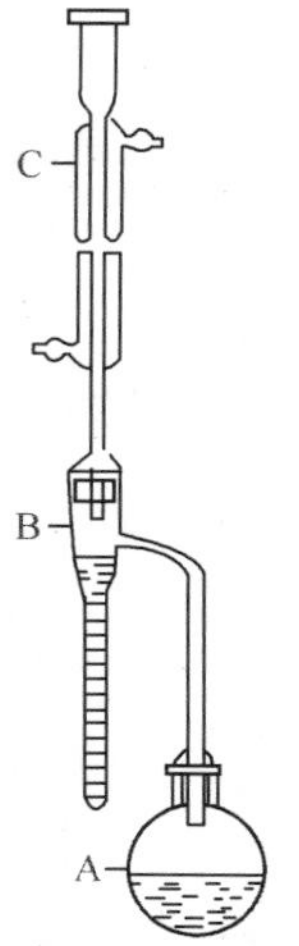

2. 对照溶液的制备 取纯化水约 0.2g，精密称定，置 25ml 量瓶中，加无水乙醇至刻度，摇匀，即得。

3. 供试品溶液的制备 取供试品适量（含水量约 0.2g），剪碎或研细，精密称定，置具塞锥形瓶中，精密加入无水乙醇 50ml，密塞，混匀，超声处理 20min，放置 12h，再超声处理 20min，密塞放置，待澄清后倾取上清液，即得。

图 7-3 甲苯法水分测定装置

4. 测定法 取无水乙醇、对照溶液及供试品溶液各 1～5μl，注入 GC 仪测定。用外标法计算供试品中的含水量。计算时应扣除无水乙醇中的含水量，方法如下：

对照溶液中实际加入的水的峰面积=对照溶液中总水峰面积–K×对照溶液中乙醇峰面积

供试品中水的峰面积=供试品溶液中总水峰面积–K×供试品溶液中乙醇峰面积

$$K = \frac{无水乙醇中水峰面积}{无水乙醇中乙醇峰面积}$$

5. 注意事项 对照溶液与供试品溶液的配制须用新开启的同一瓶无水乙醇。

九、灰 分 检 查

（一）总灰分测定法

测定用的供试品须粉碎，使能通过二号筛，混合均匀后，取供试品 2～3g（如需测定酸不溶性灰分，可取供试品 3～5g），置炽灼至恒重的坩埚中，称定重量（准确至 0.01g），缓缓炽热，注意避免燃烧，至完全炭化时，逐渐升高温度至 500～600℃，使完全灰化并至恒重。根据残渣重量，计算供试品中总灰分的含量（%）。如供试品不易灰化，可将坩埚放冷，加热水或 10%硝酸铵溶液 2ml，使残渣湿润，然后置水浴上蒸干，残渣照前法炽灼，至坩埚内容物完全灰化。

（二）酸不溶性灰分测定法

取上法所得的灰分，在坩埚中小心加入稀盐酸约 10ml，用表面皿覆盖坩埚，置水浴上加热 10min，表面皿用热水 5ml 冲洗，洗液并入坩埚中，用无灰滤纸滤过，坩埚内的残渣用水洗于滤纸上，并洗涤至洗液不显氯化物反应为止。滤渣连同滤纸移置同一坩埚中，干燥，炽灼至恒重。根据残渣重量，计算供试品中酸不溶性灰分的含量（%）。

第三节 农药残留量的测定法

中药的农药残留量可采用 GC 法、GC/LC-MS 法等方法检测。

一、GC 法

（一）9 种有机氯类农药残留量测定法

1. 色谱条件与系统适用性试验 以（14%-氰丙基-苯基）甲基聚硅氧烷或（5%苯基）甲基聚硅氧烷为固定液的弹性石英毛细管柱（30m×0.32mm×0.25μm），^{63}Ni-ECD 电子捕获检测器。进样口温度 230℃，检测器温度 300℃，不分流进样。程序升温：初始 100℃，每分钟 10℃升至 220℃，每分钟 8℃升至 250℃，保持 10min。理论板数按 α-BHC 峰计算应不低于 $1×10^6$，两个相邻色谱峰的分离度应大于 1.5。

2. 混合对照品溶液的制备 精密称取六六六（BHC）（α-BHC，β-BHC，γ-BHC，δ-BHC）、滴滴涕（DDT）（p，p′-DDE，p，p′-DDD，o，p′-DDT，p，p′-DDT）及五氯硝基苯（PCNB）农药对照品适量，用石油醚（60～90℃）分别制成每 1ml 约含 4～5μg 的储备溶液。精密量取上述各对照品储备液 0.5ml，置 10ml 量瓶中，用石油醚（60～90℃）稀释至刻度，摇匀，即得混合对照品储备溶液。再精密量取上述混合对照品储备液，用石油醚（60～90℃）制成每 1L 分别含 0μg、1μg、5μg、10μg、50μg、100μg、250μg 的溶液，即得混合对照品溶液。

3. 供试品溶液的制备

（1）药材或饮片：取供试品，粉碎成粉末（过三号筛），取约 2g，精密称定，置 100ml 具塞锥形瓶中，加水 20ml 浸泡过夜，精密加丙酮 40ml，称定重量，超声处理 30min，放冷，再称定重量，用丙酮补足减失的重量，再加氯化钠约 6g，精密加二氯甲烷 30ml，称定重量，超声 15min，再称定重量，用二氯甲烷补足减失的重量，静置（使分层），将有机相迅速移入装有适量无水硫酸钠的 100ml 具塞锥形瓶中，放置 4h。精密量取 35ml，于 40℃水浴上减压浓缩至近干，加少量石油醚（60～90℃）如前反复操作至二氯甲烷及丙酮除净，用石油醚（60～90℃）溶解并转移至 10ml 具塞刻度离心管中，加石油醚（60～90℃）精密稀释至 5ml，小心加入硫酸 1ml，振摇 1min，离心（300r/min）10min，精密量取上清液 2ml，置具刻度的浓缩瓶中，连接旋转蒸发器，40℃下（或用氮气）将溶液浓缩至适量，精密稀释至 1ml，即得。

（2）制剂：取供试品，研成细粉（蜜丸切碎，液体直接量取），精密称取适量（相当于药材 2g），以下按上述供试品溶液制备法制备，即得供试品溶液。

4. 测定法 分别精密吸取供试品溶液和与之相对应浓度的混合对照品溶液各 1μl，注入气相色谱仪，按外标法计算供试品中 9 种有机氯农药残留量。

5. 限度 除另有规定外，每 1kg 中药材或饮片中含总六六六（α-BHC，β-BHC，γ-BHC，δ-BHC 之和）不得过 0.2mg；总滴滴涕（p，p′-DDE，p，p′-DDD，o，p′-DDT，p，p′-DDT 之和）不得过 0.2mg；五氯硝基苯（quintozene）不得过 0.1mg。

（二）22 种有机氯类农药残留量测定法

1. 色谱条件及系统适用性试验 分析柱：以 50%苯基 50%二甲基聚硅氧烷为固定液

的弹性石英毛细管柱（30m×0.25mm×0.25μm），验证柱：以100%二甲基聚硅氧烷为固定液的弹性石英毛细管柱（30m×0.25mm×0.25μm），^{63}Ni-ECD电子捕获检测器。进样口温度240℃，检测器温度300℃，不分流进样，流速为恒压模式（初始流速为1.3ml/min）。程序升温：初始70℃，保持1min，每分钟10℃升至180℃，保持5min，再以每分钟5℃升至220℃，最后以每分钟100℃升至280℃，保持8min。理论板数按a-BHC计算应不低于$1×10^6$，两个相邻色谱峰的分离度应大于1.5。

2. 对照品溶液的制备 精密称取农药品对照适量，用异辛烷分别制成规定的浓度；分别精密量取各对照溶液各1ml，置100ml量瓶中，用异辛烷稀释至刻度，再精密量取上述混合对照品溶液，用异辛烷制成每1L分别含10μg、20μg、50μg、100μg、200μg、500μg的溶液，即得（其中β-六六六、异狄氏剂、p, p'-滴滴滴、o, p'-滴滴涕每1L分别含20μg、40μg、100μg、200μg、400μg、1000μg）。

3. 供试品溶液的制备 取供试品，粉碎成粉末（过三号筛），取约1.5g，精密称定，置于50ml聚苯乙烯具塞离心管中，加入水10ml，混匀，放置2h，精密加入乙腈15ml，剧烈振摇提取1min，再加入预先称好的无水硫酸镁4g与氯化钠1g的混合粉末，再次剧烈振摇1min后，离心（4000r/min）1min。精密吸取上清液10ml，40℃减压浓缩至近干，用环己烷-乙酸乙酯（1∶1）混合溶液分次转移至10ml量瓶中，加环己烷-乙酸乙酯（1∶1）混合溶液至刻度，摇匀，转移至预先加入1g无水硫酸钠的离心管中，振摇，放置1h，离心（必要时滤过），取上清液5ml过凝胶渗透色谱柱[400mm×25mm，内装BIO-Beads S-X3填料；以环己烷-乙酸乙酯（1∶1）混合溶液为流动相；流速为每分钟5.0ml]净化，收集18～30min的洗脱液，于40℃水浴减压浓缩至近干，加少量正己烷替换两次，加正己烷1ml使溶解，转移至弗罗里硅土固相萃取小柱上[1000mg/6ml，用正己烷-丙酮（95∶5）混合溶液10ml和正己烷10ml预洗]，残渣用正己烷洗涤3次，每次1ml，洗液转移至同一弗罗里硅土固相萃取小柱上，再用正己烷-丙酮（95∶5）混合溶液10ml洗脱，收集全部洗脱液，置氮吹仪上吹至近干，加异辛烷定容至1ml，涡旋使溶解，即得。

4. 测定法 分别精密吸取供试品溶液和混合对照品溶液各1μl，注入GC仪，按外标标准曲线法计算供试品中22种有机氯农药残留量。

（三）有机磷类农药残留量测定法

1. 色谱条件与系统适用性试验 以50%苯基50%二甲基聚硅氧烷或（5%苯基）甲基聚硅氧烷为固定液的弹性石英毛细管柱（30m×0.25mm×0.25μm），氮磷检测器（NPD）或火焰光度检测器（FPD）。进样口温度220℃，检测器温度300℃，不分流进样。程序升温：初始120℃，每分钟10℃升至200℃，每分钟5℃升至240℃，保持2min，每分钟20℃升至270℃，保持0.5min。理论塔板数按敌敌畏峰计算应不低于6000，两个相邻色谱峰的分离度应大于1.5。

2. 对照品溶液的制备 精密称取对硫磷、甲基对硫磷、乐果、氧化乐果、甲胺磷、久效磷、二嗪磷、乙硫磷、马拉硫磷、杀扑磷、敌敌畏、乙酰甲胺磷农药对照品适量，用乙酸乙酯分别制成每1ml约含100μg的溶液；分别精密量取上述各对照品储备溶液1ml，置20ml棕色量瓶中，加乙酸乙酯稀释至刻度，摇匀；再精密量取上述混合对照品溶液，用乙酸乙酯制成每1ml含0.1μg、0.5μg、1μg、2μg、5μg的浓度系列，即得。

3. 供试品溶液的制备 取供试品，粉碎成粉末（过三号筛），取约 5g，精密称定，加无水硫酸钠 5g，加入乙酸乙酯 50～100ml，冰浴超声处理 3min，放置，取上层液滤过，药渣加入乙酸乙酯 30～50ml，冰浴超声处理 2min，放置，滤过，合并两次滤液，用少量乙酸乙酯洗涤滤纸及残渣，与上述滤液合并。取滤液于 40℃以下减压浓缩至近干，用乙酸乙酯转移至 5ml 量瓶中，并稀释至刻度；精密吸取上述溶液 1ml，置石墨化炭小柱（250mg/3ml 用乙酸乙酯 5ml 预洗）上，用正己烷-乙酸乙酯（1:1）混合溶液 5ml 洗脱，收集洗脱液，置氮吹仪上浓缩至近干，加乙酸乙酯定容至 1ml，涡旋使溶解，即得。

4. 测定法 分别精密吸取供试品溶液和与之相对应浓度的混合对照品溶液各 1μl，注入 GC 仪，按外标法计算供试品中 12 种有机磷农药残留量。

（四）拟除虫菊酯类农药残留量测定法

1. 色谱条件与系统适用性试验 以（5%苯基）甲基聚硅氧烷为固定液的弹性石英毛细管柱（ 30m×0.32mm×0.25μm），^{63}Ni-ECD 电子捕获检测器。进样口温度 270℃，检测器温度 330℃。不分流进样（或根据仪器设置最佳的分流比）。程序升温：初始 160℃，保持 1min，每分钟 10℃升至 278℃，保持 0.5min，每分钟 1℃升至 290℃，保持 5min。理论塔板数按溴氰菊酯峰计算应不低于 10^5，两个相邻色谱峰的分离度应大于 1.5。

2. 对照品溶液的制备 精密称取氯氰菊酯、氰戊菊酯及溴氰菊酯农药对照品适量，用石油醚（60～90℃）分别制成每 1ml 约含 20～25μg 的溶液；精密量取上述各对照品储备液 1ml，置 10ml 量瓶中，用石油醚（60～90℃）稀释至刻度，摇匀；再精密量取上述混合对照品液，用石油醚（60～90℃）制成每 1L 分别含 0μg、2μg、8μg、40μg、200μg 的溶液，即得。

3. 供试品溶液的制备 取供试品，粉碎成粉末（过三号筛），取约 1～2g，精密称定，置 100ml 具塞锥形瓶中，加石油醚（60～90℃）-丙酮（4:1）混合溶液 30ml，超声处理 15min，滤过，药渣再重复上述操作 2 次后，合并滤液，滤液用适量无水硫酸钠脱水后，于 40～45℃减压浓缩至近干，用少量石油醚（60～90℃）反复操作至丙酮除净，残渣用适量石油醚（60～90℃）溶解，置混合小柱[从上至下依次为无水硫酸钠 2g、弗罗里硅土 4g、微晶纤维素 1g、氧化铝 1g、无水硫酸钠 2g，用石油醚（60～90℃）-乙醚（4:1）混合溶液 20ml 预洗]上，用石油醚（60～90℃）-乙醚（4:1）混合溶液 90ml 洗脱，收集洗脱液，于 40～45℃减压浓缩至近干，再用石油醚（60～90℃）3～4ml 重复操作至乙醚除净，用石油醚（60～90℃）溶解并转移至 5ml 量瓶中，并稀释至刻度，摇匀，即得。

4. 测定法 分别精密吸取供试品溶液和与之相对应浓度的混合对照品溶液各 1μl，注入 GC 仪，按外标法计算供试品中 3 种拟除虫菊酯农药残留量。

二、GC-MS 联用法

1. 色谱条件 以 5%苯基甲基聚硅氧烷为固定液的弹性石英毛细管柱（30m×0.25mm×0.25μm 色谱柱）。进样口温度 240℃，不分流进样。载气为高纯氦气（He）。进样口为恒压模式，柱前压力为 146kPa。程序升温：初始温度 70℃，保持 2 分钟，先以每分钟 25℃升温至 150℃，再以每分钟 3℃升温至 200℃，最后以每分钟 8℃升温至 280℃，保持 10min。

2. 质谱条件 以三重四极杆串联质谱仪检测；离子源为电子轰击源（EI），离子源温度230℃。碰撞气为氮气或氩气。质谱传输接口温度280℃。质谱监测模式为多反应监测（MRM），为提高检测灵敏度，可根据保留时间分段监测各农药。

3. 对照品溶液的制备 精密称农药对照品适量，根据各农药溶解性加乙腈或甲苯分别制成每1ml含1000μg的溶液；精密量取上述各对照品储备液适量，用含0.05%乙酸的乙腈分别制成每1L含100μg和1000μg的两种溶液，即得。

4. 内标溶液的制备 取氘代莠去津和氘代倍硫磷对照品适量，精密称定，加乙腈溶解并制成每1ml各含1000μg的混合溶液；再精密量取内标储备溶液适量，加乙腈制成每1ml含6μg的溶液，即得。

5. 基质混合对照品溶液的制备 取空白基质样品3g，一式6份，同供试品溶液的制备方法处理至"置氮吹仪上于40℃水浴浓缩至约0.4ml"，分别加入混合对照品溶液（100μg/L）50μl、100μl，混合对照溶液（1000μg/L）50μl、100μl、200μl、400μl，加乙腈定容至1ml，涡旋混匀，用微孔滤膜滤过（0.22μm），取续滤液，即得系列基质混合对照品溶液。

6. 供试品溶液的制备 药材或饮片取供试品，粉碎成粉末（过三号筛），取约3g，精密称定，置50ml聚苯乙烯具塞离心管中，加入1%冰醋酸溶液15ml，涡旋使药粉充分浸润，放置30min，精密加入乙腈15ml与内标溶液100μl，涡旋使混匀，置振荡器上剧烈振荡（500次/min）5min，加入无水硫酸镁与无水乙酸钠的混合粉末（4：1）7.5g，立即摇散，再置振荡器上剧烈振荡（500次/min）3min，于冰浴中冷却10min，离心（4000r/min）5min，取上清液9ml，置已预先装有净化材料的分散固相萃取净化管（无水硫酸镁900mg，N-丙基乙二胺300mg，十八烷基硅烷键合硅胶300mg，硅胶300mg，石墨化炭黑90mg）中，涡旋使充分混匀，再置振荡器上剧烈振荡（500次/min）5min，离心（4000r/min）5min，精密吸取上清液5ml，置氮吹仪上于40℃浴浓缩至约0.4ml，加乙腈定容至1ml，涡旋混匀，用微孔滤膜（0.22μm滤过），取续滤液，即得。

7. 测定法 精密吸取供试品溶液和基质混合对照品溶液各1μl，注入GC-MS联用仪，按内标标准曲线法计算供试品中74种农药残留量。

三、LC-MC联用法

1. 色谱条件 以十八烷基硅烷键合硅胶为固定相（柱长15cm，内径为3mm，柱径为3.5pm）；以0.1%甲酸（含10mmol/L甲酸铵）溶液为流动相A，以乙腈为流动相B，按表7-1进行梯度洗脱；柱温为35℃，流速为0.4ml/min。

表7-1 流动相梯度

时间（min）	流动相A（%）	流动相B（%）
0~1	95	5
1~4	95→40	5→60
4~14	40→0	60→100
14~18	0	100
18~26	95	5

2. 质谱条件 以三重四极杆串联质谱仪检测；离子源为电喷雾（ESI）离子源，使用

正离子扫描模式。监测模式为多反应监测（MRM）。提高检测灵敏度，可根据保留时间分段监测各农药。

对照品储备溶液的制备、内标储备溶液的制备、混合对照品溶液的制备、内标溶液的制备、基质混合对照品溶液的制备与供试品溶液的制备，均同 GC-MS 联用法项下。

3. 测定法　分别精密吸取 GC-MS 联用法中的供试品溶液和基质混合对照品工作溶液各 1～10μl（根据检测要求与仪器灵敏度可适当调整进样量），注入 LC-MS 联用仪，按内标标准曲线法计算供试品中 153 种农药残留量。

第四节　黄曲霉素的测定法

黄曲霉毒素（aflatoxin，AFT）主要由黄曲霉（aspergillus flavus）和寄生曲霉（a.parasiticus）产生的次生代谢产物，在湿热地区食品和饲料中出现黄曲霉毒素的概率最高。黄曲霉毒素在自然界广泛存在，易污染许多食物、饲料和中药材。黄曲霉毒素的毒性远远高于氰化物、砷化物和有机农药，是目前已知最强致癌物之一。黄曲霉毒素主要有 6 种，分别是黄曲霉毒素 B_1、黄曲霉毒素 B_2、黄曲霉毒素 G_1、黄曲霉毒素 G_2、黄曲霉毒素 M_1、黄曲霉毒素 M_2，其中以黄曲霉毒素 B_1 毒性最大，黄曲霉毒素 M_1 和黄曲霉毒素 M_2 是其代谢产物。《中国药典》2015 版测定的是黄曲霉毒素 B_1、黄曲霉毒素 B_2、黄曲霉毒素 G_1、黄曲霉毒素 G_2 4 种的总含量。采用的测定方法为 HPLC 法和 HPLC-MS 联用法。

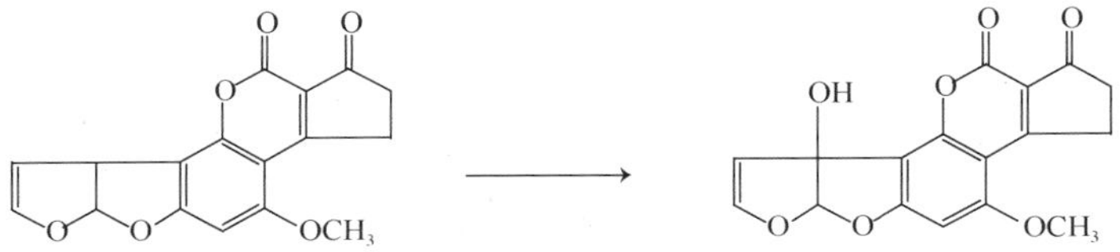

黄曲霉毒素B_1　　　黄曲霉毒素M_1

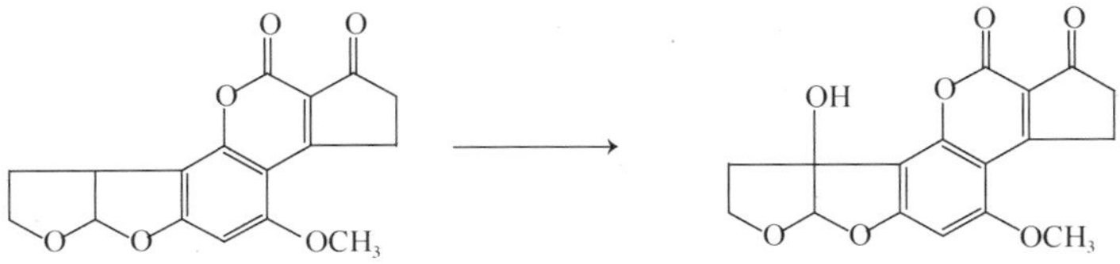

黄曲霉毒素B_2　　　黄曲霉毒素M_2

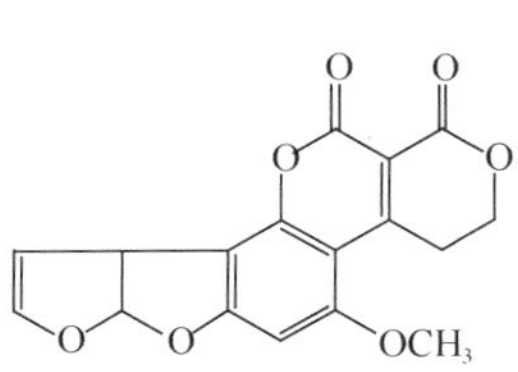

黄曲霉毒素G_1 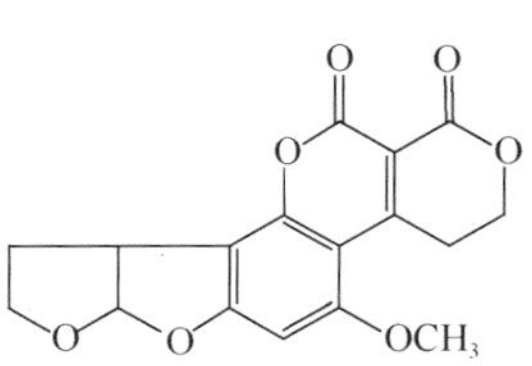　　　黄曲霉毒素G_2

一、HPLC 法

1. 色谱条件与系统适用性试验　以十八烷基硅烷键合硅胶为固定相，以甲醇-乙腈-水（40：18：42）为流动相；采用柱后衍生法检测。①碘衍生法：衍生溶液为 0.05% 的碘溶液（取碘 0.5g，加入甲醇 100ml 使解，用水稀释至 1000ml 制成），衍生化泵流速每分钟 0.3ml，衍生化温度 70℃；②光化学衍生法：光化学衍生器（254nm）；以荧光检测器检测，激发波长 λ_{ex}=360nm（或 365nm），发射波长 λ_{ex}=450nm。两个相邻色谱峰的分离度应大于 1.5。

2. 对照品溶液的制备 精密量取黄曲霉毒素混合对照品溶液（黄曲霉毒素 B_1、黄曲霉毒素 B_2、黄曲霉毒素 G_1、黄曲霉毒素 G_2 标示浓度分别为 1.0μg/ml、0.3μg/ml、1.0μg/ml、0.3μg/ml）0.5ml，置 10ml 量瓶中，用甲醇稀释至刻度，作为储备溶液。精密量取储备溶液 1ml，置 25ml 量瓶中，用甲醇稀释至刻度，即得。

3. 供试品溶液的制备 取供试品粉末 15g（过二号筛），精密称定，置于均质瓶中，加入氯化钠 3g，精密加入 70%甲醇溶液 75ml，高速搅拌 1min（搅拌速度大于 11000r/min），离心 5min（离心速度 2500r/min），精密量取上清液 15ml，置 50ml 量瓶中，用水稀释至刻度，摇匀，用微孔滤膜（0.45μm）滤过，量取续滤液 20.0ml，通过免疫亲和柱，流速每分钟 3ml，用水 20ml 洗脱，洗脱液弃去，使空气进入柱子，将水挤出柱子，再用适量甲醇洗脱，收集洗脱液，置 2ml 量瓶中，并用甲醇稀释至刻度，摇匀，即得。

4. 测定法 分别精密吸取上述混合对照品溶液 5μl、10μl、15μl、20μl、25μl，注入液相色谱仪，测定峰面积，以峰面积为纵坐标，进样量为横坐标，绘制标准曲线。另精密吸取上述供试品溶液 20～25μl，注入液相色谱仪，测定峰面积，从标准曲线上读出供试品中相当于黄曲霉毒素 B_1、黄曲霉毒素 B_2、黄曲霉毒素 G_1、黄曲霉毒素 G_2 的量，计算，即得。

实例 7-6 水蛭黄曲霉毒素的测定。

取水蛭粉末 15g，照本法测定，每 1000g 水蛭含黄曲霉毒素不得过 5μg，黄曲霉毒素 B_1、黄曲霉毒素 B_2、黄曲霉毒素 G_1、黄曲霉毒素 G_2 的总量不得过 10μg。

二、HPLC-MS 联用法

1. 色谱、质谱条件与系统适用性试验 以十八烷基硅烷键合硅胶为固定相，以 10mmol/L 乙酸铵溶液为流动相 A，以甲醇为流动相 B；柱温 25℃；流速每分钟 0.3ml；按表 7-2 中的规定进行梯度洗脱。

表 7-2 梯度洗脱色谱条件

时间（min）	流动相 A（%）	流动相 B（%）
0～4.5	65→15	35→85
4.5～6	15→0	85→100
6～6.5	0→65	100→35
6.5～10	65	35

以三重四极杆质谱仪检测；电喷雾离子源（ESI），采集模式为正离子模式。各化合物监测离子对和碰撞电压（CE）见表 7-3。

表 7-3 黄曲霉毒素监测离子对和碰撞电压

编号	中文名	英文名	母离子	子离子	CE（V）
1	黄曲霉毒素 G_2	aflatoxin G_2	331.1	313.1	33
			331.1	245.1	40

续表

编号	中文名	英文名	母离子	子离子	CE（V）
2	黄曲霉毒素 G₁	aflatoxin G₁	329.1	243.1	35
			329.1	311.1	30
3	黄曲霉毒素 B₂	aflatoxin B₂	315.1	259.1	35
			315.1	287.1	40
4	黄曲霉毒素 B₁	aflatoxin B₁	313.1	241.0	50
			313.1	285.1	40

2. 系列对照品溶液的制备　精密量取黄曲霉毒素混合对照品溶液（黄曲霉毒素 B₁、黄曲霉毒素 B₂、黄曲霉毒素 G₁、黄曲霉毒素 G₂ 标示浓度分别为 1.0μg/ml、0.3μg/ml、1.0μg/ml、0.3μg/ml）适量，用 70%甲醇稀释成含黄曲霉毒素 B₂、黄曲霉毒素 G₂ 浓度为 0.04～3ng/ml，含黄曲霉毒素 B₁、黄曲霉毒素 G₁ 为 0.12～10ng/ml 的系列对照品溶液，即得。

3. 供试品溶液的制备　取供试品粉末约 15g（过二号筛），其余操作同 HPLC 法。

4. 测定法　分别精密吸取上述混合对照品溶液各 5μl，注入 HPLC-MS 仪，测定峰面积，以峰面积为纵坐标，进样量为横坐标，绘制标准曲线。另精密吸取上述供试品溶液 5μl，注入 HPLC-MS 仪，测定峰面积，从标准曲线上读出供试品中相当于黄曲霉毒素 B₁、黄曲霉毒素 B₂、黄曲霉毒素 G₁、黄曲霉毒素 G₂ 的浓度，计算，即得。

实例 7-7　肉豆蔻黄曲霉毒素的测定。

取肉豆蔻粉末 15g（过二号筛），照本法测定，每 1000g 肉豆蔻含黄曲霉毒素不得过 5μg，黄曲霉毒素 B₁、黄曲霉毒素 B₂、黄曲霉毒素 G₁、黄曲霉毒素 G₂ 的总量不得过 10μg。

第五节　二氧化硫残留量测定法

一些中药材在加工过程中会用硫磺熏蒸，起到漂白、增艳、防虫等作用，但残留的二氧化硫可能影响人体健康，需对其进行检测控制。二氧化硫残留量的测定方法主要有酸碱滴定法、气相色谱法、离子色谱法等，可根据具体品种情况选择。

一、酸碱滴定法

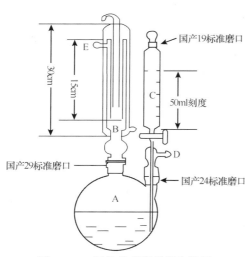

图 7-4　二氧化硫残留量测定装置

本方法系将中药材以蒸馏法进行处理，样品中的亚硫酸盐系列物质加酸处理后转化为二氧化硫后，随氮气流带入到含有过氧化氢的吸收瓶中，过氧化氢将其氧化为硫酸根离子，采用酸碱滴定法测定，计算药材及饮片中的二氧化硫残留量。仪器装置如图 7-4 所示。A 为 1000ml 两颈圆底烧瓶；B 为竖式回流冷凝管；C 为（带刻度）分液漏斗；D 为连接氮气流入口；E 为二氧化硫气体导出口。另配磁力搅拌器、电热套、氮气源及气体流量计。

测定时取药材或饮片细粉约 10g（如二氧化硫残留量较高，超过 1000mg/kg，可适当减少取样量，但应不少于 5g），精密称定，置两颈圆底烧瓶中，加水 300～400ml。打开回流冷凝管开关给水，将冷凝管的上端 E 口处连接一橡胶导气管置于 100ml 锥形瓶底部。锥形瓶内加入 3%过氧化氢溶液 50ml 作为吸收液（橡胶导气管的末端应在吸收液液面以下）。使用前，在吸收液中加入 3 滴甲基红乙醇溶液指示剂（2.5mg/ml），并用 0.01mol/L 氢氧化钠滴定液滴定至黄色（即终点；如果超过终点，则应舍弃该吸收溶液）。开通氮气，使用流量计调节气体流量至约 0.2L/min；打开分液漏斗 C 的活塞，使盐酸溶液（6mol/L）10ml 流入蒸馏瓶，立即加热两颈烧瓶内的溶液至沸，并保持微沸；烧瓶内的水沸腾 1.5h 后，停止加热。吸收液放冷后，置于磁力搅拌器上不断搅拌，用氢氧化钠滴定液 0.01mol/L）滴定，至黄色持续时间 20s 不褪，并将滴定的结果用空白实验校正。二氧化硫残留量照下式计算：

$$供试品中二氧化硫的残留量(\mu g / g) = \frac{(A - B) \times c \times 0.032 \times 10^4}{W}$$

式中，A 为供试品溶液消耗氢氧化钠滴定液的体积（ml）；B 为空白消耗氢氧化钠滴定液的体积（ml）；c 为氢氧化钠滴定液摩尔浓度（mol/L）；0.032 为 1ml 氢氧化钠滴定液（1mol/L）相当的二氧化硫的质量（g）；W 为供试品的重量（g）。

二、GC 法

1. 色谱条件与系统适用性试验 采用 GS-GasPro 键合硅胶多孔层开口管色谱柱（如 GS-GasPro，柱长 30m，柱内径 0.32mm）或等效柱，热导检测器，检测器温度为 250℃；程序升温：初始 50℃，保持 2min，以每分钟 20℃，升至 200℃，保持 2min。进样口温度为 20℃，载气为氦气，流速为每分钟 2.0ml。顶空进样，采用气密针模式（气密针温度为 105℃）的顶空进样，顶空瓶的平衡温度为 80℃，平衡时间均为 10min。系统适用性试验应符合气相色谱法要求。

2. 对照品溶液的制备 精密称取亚硫酸钠对照品 500mg，置 10ml 量瓶中，加入含 0.5% 甘露醇和 0.1%乙二胺四乙酸二钠的混合溶液溶解，并稀释至刻度，摇匀，制成每 1ml 含亚硫酸钠 50.0mg 的对照品储备溶液。分别精密量取对照品储备溶液 0.1ml、0.2ml、0.4ml、1ml、2ml，置 10ml 量瓶中，用含 0.5%甘露醇和 0.1%乙二胺四乙酸二钠的溶液分别稀释成每 1ml 含亚硫酸钠 0.5mg、1mg、2mg、5mg、10mg 的对照品溶液。

分别准确称取 1g 氯化钠和 1g 固体石蜡（熔点 52～56℃）于 20ml 顶空进样瓶中，精密加入 2mol/L 盐酸溶液 2ml，将顶空瓶置于 60℃水浴中，待固体石蜡全部溶解后取出，放冷至室温使固体石蜡凝固密封于酸液层之上（必要时用空气吹去瓶壁上冷凝的酸雾）；分别精密量取上述 0.5mg/ml、1mg/ml、2mg/ml、5mg/ml、10mg/ml 的对照品溶液各 100ml 置于石蜡层上方，密封，即得。

3. 供试品溶液的制备 分别准确称取 1g 氯化钠和 1g 固体石蜡（熔点 52～56℃）于 20ml 顶空进样瓶中，精密加入 2mol/L 盐酸溶液 2ml，将顶空瓶置于 60℃水浴中，待固体石蜡全部溶解后取出，放冷至室温使固体石蜡重新凝固，取样品细粉约 0.2g，精密称定，置于石蜡层上方，加入含 0.5%甘露醇和 0.1%乙二胺四乙酸二钠的混合溶液 100ml，密封，即得。

4. 测定法 分别精密吸取经平衡后的对照品溶液和供试品溶液顶空瓶气体 1ml，注入 GC 仪，记录色谱图。按外标工作曲线法定量，计算样品中亚硫酸根含量，测得结果乘以 0.5079，即为二氧化硫含量。

三、离子色谱法

本方法将中药材以水蒸气蒸馏法进行处理，样品中的亚硫酸盐系列物质加酸处理后转化为二氧化硫，随水蒸气蒸馏，并被过氧化氢吸收、氧化为硫酸根离子后，采用离子色谱法检测，并计算药材及饮片中的二氧化硫残留量。

1. 色谱条件与系统适用性试验 色谱柱采用以烷醇季铵为功能基的乙基乙烯基苯-二乙烯基苯聚合物树脂作为填料的阴离子交换柱（如 AS 11-HC，250mm×4mm）或等效柱，保护柱使用相向填料的阴离子交换柱（如 AG 11-HC，50mm×4mm），洗脱液为 20mmol/L 氢氧化钾溶液（由自动洗脱液发生器产生若无自动洗脱液发生器，洗脱液采用终浓度为 3.2mmol/L Na_2CO_3，1.0mmol/L $NaHCO_3$ 的混合溶液；流速为 1ml/min，柱温为 30℃。阴离子抑制器和电导检测器。系统适用性试验应符合离子色谱法要求。

2. 对照品溶液的制备 取硫酸根标准溶液，加水制成每 1ml 分别含硫酸根 $1\mu g/ml$、$5\mu g/ml$、$20\mu g/ml$、$50\mu g/ml$，$100\mu g/ml$、$200\mu g/ml$ 的溶液，各进样 $10\mu l$，绘制标准曲线。

3. 供试品溶液的制备 取供试品粗粉 5～10g（不少于 5g），精密称定，置瓶 A（两颈烧瓶）中，加水 50ml，振摇，使分散均匀，接通水蒸气蒸馏瓶 C。吸收瓶 B（100ml 纳氏比色管或量瓶）中加入 3%过氧化氢溶液 20ml 作为吸收液，吸收管下端插入吸收液液面以下。A 瓶中沿瓶壁加入 5ml 盐酸，迅速密塞，开始蒸馏，保持 C 瓶沸腾并调整蒸馏火力，使吸收管端的馏出液的流出速率约为 2ml/min。蒸馏至瓶 B 中溶液总体积约为 95ml（时间 30～40min），用水洗涤尾接管并将其转移至吸收瓶中，并稀释至刻度，摇匀，放置 1h 后，以微孔滤膜滤过，即得。

4. 测定法 分别精密吸取相应的对照品溶液和供试品溶液各 $10\mu l$，进样，测定，计算样品中硫酸根含量，按照（$SO_2/SO_4^{2-}=0.6669$）计算样品中二氧化硫的含量。

第八章 体内中药化学成分分析

第一节 概　　述

体内中药化学成分分析是指体内样品（生物体液、器官或组织）中中药化学成分及其代谢物的定性或定量分析，以了解体内化学成分的量变和质变过程，阐明中药的药效物质基础。探讨中药的体内作用机制，保证中药临床使用的安全性、有效性和合理性。

中药化学成分是中药药效产生的物质基础，其体内过程包括吸收（absorption）、分布（distribution）、代谢（metabo-lism）、排泄（excretion），以及在此过程中可能产生的毒性（toxicity），简称 ADMET。中药化学成分进入体内后，从药理学的角度来看，被机体吸收的化学成分才有机会成为有效成分，药理作用的强度与其在体内作用部位的浓度直接相关，此时，血液成为其在体内运转的枢纽，绝大多数化学成分依靠血液分布到作用部位或受体部位，因此血液中化学成分浓度可作为化学成分在作用部位浓度的表观指标。同时，化学成分的一些代谢产物常具有很好的生物活性，参与机体重要的生理过程，它们在体内变化规律也极为重要。因此，研究中药在生物体体内各种化学成分的变化，将为明确中药在体内的代谢过程、中药药效与物质基础及作用机制等提供重要依据。

体内化学成分分析的样品除血液外，尿液（urine）、唾液（saliva）、毛发和脏器等也可作为分析的样品。在分析过程中，除了要考虑到中药化学成分的理化特性、体内的存在形式及生物介质的差异，还要考虑到不同生物样品所来源部位的生理学或病理学特点对化学成分分析检测的影响等。体内中药化学成分分析必须充分利用现代化学的分析方法与技术手段将分析化学和生命科学学科如药理学、生理学、病理学、分子生物学等结合起来。通常需要采取适当的分离、净化、富集或化学衍生化等样品处理技术，增加检测的灵敏度与准确度，同时降低对整个检测系统的污染。

一、体内中药化学成分分析意义

（一）阐明中药药效物质基础的新方法

1. 寻找到真正的有效成分　以往中药的药效物质基础研究多是在体外研究模式下，寻找相关活性的中药化学成分，并对这些化学成分及其含量进行分析研究，忽略了人体对化学成分质和量的改变和影响，导致药物研发失败或临床疗效不佳。有时发现有效成分并不是中药中的原型成分，可能是在消化道被分解、转化、代谢的产物，也可能是原型成分及以上在消化道分解、转化、代谢的产物进入体内后进一步被代谢转化的生成物。因此，分析体内化学成分的变化，找到体内发挥药效的有效成分，才能发现真正药效物质基础。例如，有人在对中药桑白皮中平喘有效成分的研究只发现：桑白皮中的主要化学成分 mulberroside A 对豚鼠平滑肌的解痉效果无效，而有效的是其代谢产物 oxyresveratrol-3-O-β-glucopyranoside 及 oxyresveratrol，而 oxyresveratrol 在药材中的含量极少，它只是由桑白皮的主要化学成分 mulberroside A 经口服后，由体内代谢后才大量形成。这些代谢产物才是中药桑白皮平喘的真正药效物质基础。

2. 简化研究化学成分的数量　中药中的化学成分种类繁多、数目庞大，一种中药中含有的化学成分少则几十种，多则数百种，中药复方中的化学成分的数量则更加巨大。要阐明中药及复方中的全部化学成分，即使在科技如此发达的今天，也是难以完成的，并且有时也没有必要。中药大多数为口服给药，在口服给药的方式中，真正的有效成分肯定是被吸收的化学成分，未被吸收入血的化学成分基本可以排除，不是有效成分。因此，只需对血清中的中药化学成分进行分析鉴定，就可以确定有效成分。由于能吸收入血的中药化学成分的数量有限，因此必将大大简化所要研究的化学成分的数量，提高有效成分的发现和确定的效率。

（二）揭示中药作用机制的新内涵

中药的药效作用是中药化学成分与机体相互作用的结果，仅研究化学成分作用于机体的一面，而不研究机体对化学成分的处置和作用，显然是片面的。通过中药化学成分体内代谢与分析研究，可以阐明中药体内过程动态变化的作用机制及对中医药传统理论赋予现代科学的解释，如对芳香开窍药和引经药的研究。麝香有效成分麝香酮体内代谢和分析研究表明，麝香酮迅速通过血脑屏障进入中枢神经系统，蓄积量相对较高并且蓄积较长时间，在肌肉中蓄积量也较高。从而解释了麝香"通关利窍、开窍醒脑、透肌骨"，治疗中风、神志不清等功效。另外，通过体内中药化学成分的分析，中药有效成分在经络所属脏腑中的分布规律与中药归经理论基本吻合，不仅证明了中药归经理论的科学性，也为中药的作用机制提供了新思路。

（三）证明中药理论、配伍、组方的新依据

中药的最大特色之一就是复方用药，复方配伍讲究"七情合和"，从药效学方面看，中药的配伍不是同类药物的累积相加，也不是不同药物的随机并列，而是根据病症的不同和治则的变化，按照中药配伍理论优化组合而成。中药通过配伍，可以提高和加强疗效，降低毒性和不良反应，适应复杂多变的病情，或改变与影响药效。从中药的化学成分方面看，按照中药配伍理论而成的方剂，也不是各单味药化学成分的简单加和，而可能存在着一种中药有效成分与他种中药有效成分之间产生物理或化学的相互作用。配伍出现的物理变化常见溶解度的改变，方剂某药味的化学成分改变有效成分的溶解度，从而对药效产生相应的影响。配伍产生化学变化的情况也比较多。含生物碱的中药与含大分子酸性成分的中药配伍时，往往会因他们之间产生难溶性物质而使生物碱在煎煮液中的含量降低。例如，黄连与吴茱萸配伍，煎煮液中来源于黄连的小檗碱含量较单味黄连液降低37%，并初步发现是小檗碱和吴茱萸中的黄酮类化合物生成沉淀而致。四逆汤由附子、干姜、甘草等三味中药组成，其煎液的毒性比单味附子的煎液毒性要小得多，半数致死量约为后者的5倍，表明干姜、甘草与附子配伍，可减低附子的毒性。进一步的研究发现，是由于其乌头碱与甘草皂苷生成了难溶与水的物质，使煎液中乌头碱的溶出率降低引起的。但这些以往的研究都是基于体外化学成分分析的基础上进行的，通常着眼于中药方剂的煎煮或其他剂型制备过程中，很少从中药化学成分体内代谢与分析研究，忽略了体内发挥药效过程中的复合作用。有文献报道了延胡索和白芷配伍对四氢帕马丁代谢的影响，通过测定孵化不同时间大鼠肠内容物混悬液中四氢帕马丁的浓度。结果发现延胡索总碱-白芷香豆素组明显减缓了四氢帕马丁的降解速度，从中药成分代谢的角度证实了延胡索、白芷配伍的合理性。因此

着眼于中药方剂在体内的化学成分分析，有助于更深入阐明中药配伍的科学内涵，指导中药的组方和应用。

（四）新药设计、发现和创新的新途径

通过对体内中药化学成分的分析，了解中药化学成分在体内的代谢过程，阐明代谢产物的结构，并进而寻找到真正的有效成分。通过合成有效代谢物或以其为先导化合物进行大量衍生物的合成和筛选，有助于新药的发现。同时，对于新药设计和创新也非常重要。中药化学成分在体内的代谢本质上是消化道和肝脏富含的各种药物代谢酶对中药化学成分的生物转化过程，会导致活性失效，甚至产生毒性，可导致新药开发失败。另外，不良的药物代谢动力学参数也会导致原型化合物失去了开发价值。因此，根据中药化学成分生物转化和代谢途径、机制的研究，可进行合理的药物设计，进行结构修饰或剂型改造，以改善药理作用，提高疗效，降低毒性、改善其药物代谢动力学参数或增加稳定性等。对于在体内不代谢或仅经水解酶代谢的新药设计，也可对其分子进行结构修饰以防止其失活。

（五）药物质量评价的新基础

要保证临床用药的安全有效，药品的质量是关键。但过去人们还是主要从药材和制剂的质量上进行管理，重视从生产管理上、生产技术上对药品进行全面质量管理，从而保证药材和制剂的质量。但仅仅做到这一点是不够的，还不足以保障临床用药安全、合理、有效。通过中药化学成分体内分析，包括中药化学成分的药物代谢动力学、安全性研究和制剂的生物利用度研究，了解和阐明中药化学成分结构、理化性质、剂型及生产工艺与中药疗效、血药浓度、药理毒理作用、体内转化等关系，已成为评价药品质量的重要内容和技术基础。例如，口服葛根黄豆苷元固体分散物胶囊与普通胶囊的分析表明，前者的最高血药浓度为后者的 12 倍多，而前者的达峰时间仅为后者的 1/10，前者对后者的相对生物利用度为 504%。从而为评价两种胶囊的内在质量提供了重要的依据。

（六）临床用药安全监控的新手段

中医临床辨证用药灵活性强，但个人主观经验性也较强，重现性不好。通过中药化学成分体内代谢与分析研究，可得知中药在体内的动态变化规律，定量地说明体内中药化学成分浓度与生物效应、临床疗效的关系，可以选择最佳的给药剂量与给药方案，合理用药，从而提高中医临床医疗水平。尤其对于一些具有毒性的药物应用，微小的剂量改变可导致毒性明显变化，更要监控该中药进入生物体内的毒性成分的含量信息，掌握中药化学成分在体液和组织中的有效浓度，优化给药方案和疗程，达到精准、合理用药。

二、体内中药化学成分分析的任务

体内中药化学成分分析研究是随药物代谢动力学、临床中药学及临床中药药理学的深入研究而迅速发展起来的，所以，其主要任务就是为进入体内的化学成分及其代谢产物等提供准确、灵敏、可靠的分析方法及方法学的研究，为上述相关学科的深入研究提供科学工具和手段。其任务主要有以下几个方面。

1. 分析方法学的研究 体内中药化学成分组成较复杂,干扰物影响较大,且含量很低。对分析方法的灵敏度、专属性和可靠性要求均较高,因此需要进行分析方法学研究,提供合理的最佳分析条件,估计、评定各种方法能达到的灵敏、专属、准确程度,探讨各种方法应用于生物样品内化学成分分析中的规律性,为临床研究提供准确、灵敏、快速的分析方法。

2. 临床中药血药浓度监测 对于具有明确治疗范围,血药浓度和药效关系密切,且具有下列情况者,要求进行化学成分浓度监测:有效血药浓度范围窄、剂量小、毒性大的化学成分;药物代谢动力学个体差异大、药理作用强、不易估计给药后的血药浓度的化学成分;化学成分的毒性反应与该药治疗的疾病症状相似,难以判断是剂量不足还是化学成分毒性所致;联合用药时,由于化学成分相互作用产生不良反应,需要调整化学成分剂量者;在短期内难于判断疗效的化学成分,预测化学成分能否达到预防效果;判断患者用药的依从性等要求进行化学成分浓度监测。

3. 中药化学成分代谢研究 中药化学成分经体内代谢后,产生的代谢产物会发生活(毒)性变化。因此,对中药化学成分及其代谢产物的种类、结构、数量及分布情况进行分析,掌握中药化学成分的代谢规律,以阐明中药的药效物质基础和药效与毒性作用机制、创制中药新药。

4. 药物代谢动力学研究 在药物代谢动力学研究中,通常涉及中药化学成分在生物样品内的吸收、分布、代谢和排泄等过程,常研究血药浓度-时间曲线的变化。提供各种药物代谢动力学参数,评价中药及其制剂的体内过程。

三、体内中药化学成分分析的特点

体内中药化学成分分析的样品来源于生物体,可以是人体或动物体。分析的对象如体液、器官、组织、排泄物等。在这些生物样品内,化学成分的种类复杂、浓度低、干扰杂质多,对分析方法在灵敏度和选择性等方面有较高的要求,其主要特点体现在以下几方面。

(一)样品组成复杂,干扰物质多

供分析的样品来源于生物体,干扰成分很多,存在大量的内源性干扰杂质。体液和组织中的内源性物质,如蛋白质、多肽、脂肪酸、色素等都对化学成分的分离、分析带来困难,且体液和组织中的内源性物质可能与化学成分结合,也可能干扰测定。因此测定前样品必须净化,通常需进行不同程度的分离纯化,再进行测定。还必须考虑分析方法要有更高的选择性。

(二)样品量少,浓度较低

一般而言,生物样品中化学成分的浓度都很低,一般血药浓度为 $10^{-9} \sim 10^{-6}$ g/ml,且生物样品采集量又受到一定限制,能供分析的样品量较少,其中所含化学成分或其衍生物的量更少,实际进行的是微量分析,最低检出量达 $10^{-3} \sim 10^{-1}$ μg,甚至更低。而且还受给药剂量、给药途径、吸收、分布、代谢和排泄等诸多因素的影响,浓度变化幅度大,波动范围常达到 3 个数量级以上。另外,样品不易重新获得。因此,分离提取净化后的样品,还应采取浓缩方法以富集被测化学成分，且要求分析方法要有较高的灵敏度。

（三）样品稳定性差

生物样品中有多种代谢酶，取样后仍可作用于被测化学成分，使被测化学成分不稳定。因此，生物样品需低温冷藏，甚至要进行一些特殊的处理，如抗氧化或及时进行衍生化反应生成相对较稳定的化合物。且储藏的时间要根据其稳定性加以严格限制。

（四）分析方法要简便、快速

体内中药化学成分的分析方法常常要求快速提供分析结果，如临床用药监测及毒物分析，要求在很短的时间内提供检测的准确结果。

四、体内中药化学成分分析研究概况及发展趋势

早在 20 世纪 60 年代发现化学成分的疗效与血药浓度密切相关，引起了人们对体内血药浓度测定分析的广泛重视。随着药物代谢动力学、生物药剂学和临床药理学等相关学科的建立和发展及微量分析方法的应用，体内药物分析在国外开始建立和发展，但主要应用于化学药物的体内分析，在中药的化学成分分析方面研究很少。近年来，随着各种微量、超微量分离、分析技术的应用，使得中药的体内化学成分分析技术和方法迅速发展，成为中药学研究的热门领域之一。体内中药化学成分分析研究的技术和方法呈以下三方面的发展趋势。

（一）样品预处理方法研究

体内化学成分十分复杂，干扰物质多，传统的萃取方式存在回收率低等不足。因此开发方便、快捷的样品制备方法，将微量的中药成分从大量复杂的生物基质中分离出来，或者不经预处理直接分析体液样品，已成为研究的热点之一。其中 HPLC 直接进样固定相的研制已取得显著进展，可用于直接分析含蛋白的体液样品。

（二）分析新方法、新技术研究

为了满足、适应中药化学成分体内分析的需要及特点，提高检测灵敏度、选择性及分析自动化程度，缩短分析时间，各种高灵敏度、高专属性的分析新方法、新技术得到建立和应用。色谱具有高分离能效，MS 和 NMR 能有效地进行化合物的结构分析。当前，随着色谱技术的进步，使得各种色谱法，尤其是 HPLC 法成为主流技术和常规装备被广泛应用。

（三）联用技术更加普及

近年来，液-质联用技术（LC-MS、LC-MSn）等联用技术发展迅速，它集液相色谱的高分离能力与质谱检测的高灵敏度、高专属性于一体，已成为中药化学成分体内过程研究中强有力工具之一。其他联用技术（如 LC-NMR 等）的涌现与成熟也将是分析技术发展的必然趋势。联用技术不仅用于药物代谢动力学和中药化学成分代谢的研究，在测定人体内源性物质、疾病诊断及新药筛选等方面也是极有价值的技术手段。

第二节 生物样品的制备

一、常用生物样品的采集与储存

最常用的生物样品有血样、尿样和唾液。在特定情况下也采用乳汁、泪液、脊髓液、汗液、胆汁、羊水、精液、粪便及各种组织或其他接近有关化学成分作用点的检体。

（一）生物样品的采集

1. 血样 包括血浆（plasma）、血清（serum）和全血（whole blood），其中常用的是血浆。一般认为，化学成分在体内达到稳定状态时，血浆中化学成分浓度是与化学成分在作用点的浓度紧密相关的，即血浆中化学成分浓度可以反映化学成分在体内（靶器官）的状况。

血浆是全血加肝素、草酸盐、柠檬酸等抗凝剂经离心后分取的上层清液，其量约为全血的一半。血清则是由血液中纤维蛋白原等影响下引起血块凝结而析出，离心后取上层清液而得，血块凝结时易造成化学成分吸附的损失。全血也应加入抗凝剂混匀，防止凝血。对大多数化学成分来说，血浆中的浓度与红细胞中的浓度成正比，全血不能提供更多数据，且净化步骤较烦琐，尤其是溶血后，血色素等可能会给测定带来影响。目前采用血药浓度的测定方法，大都测定原型化学成分总量，主要用于药物代谢动力学、生物利用度、临床化学成分浓度监测等研究试验。当化学成分与血清蛋白结合率稳定时，血药总浓度可以有效表示游离化学成分的浓度。

2. 尿液 测定主要用于化学成分剂量回收、化学成分肾清除率及代谢物类型等研究，也可用于乙酰化代谢和氧化代谢多态性等研究。体内化学成分清除主要是通过尿液排出体外，化学成分以原型或代谢物及缀合物形式排出。采集的尿液是自然排尿，化学成分浓度较高，收集量可以很大，但尿液浓度变化较大，所以要测定一定时间内尿中化学成分总量（如 8h、12h、24h 内累计量），这就需要记录排出的尿液体积及尿药浓度。由于尿中化学成分浓度改变不直接反映血化学成分浓度，加上尿液排出过程中，不仅包括肾小球的滤过，还包括肾小管的重新吸收，这样就使得尿液与血液中化学成分浓度的相关性较差。

3. 唾液 可用作化学成分浓度监测及药物代谢动力学研究。唾液中化学成分浓度通常与血浆浓度相关，因此将唾液作为样本，就成为简便的、无损害的并能反映血药浓度的方法。唾液的采集不受地点、时间的限制，容易获得，且许多用于血浆测定的方法稍加改进即可用于唾液的化学成分浓度测定。

唾液化学成分浓度一般比血浆化学成分浓度低，但两者存在着恒定的比例关系。一些化学成分在唾液中的浓度与血浆中游离化学成分的浓度相当，因此测定唾液化学成分浓度可推断血浆中化学成分浓度。与血浆化学成分浓度相比，唾液中化学成分浓度变化较大。唾液样品采集后，应立即测量其除去泡沫部分的体积，放置后分层，离心，取上清液作为测定的样品，可以供直接测定或冷冻保存。

4. 脑脊液（cerebrospinal fluid，CSF） 为无色透明液体，充满在各脑室、蛛网膜下腔和脊髓中央管内，主要由水、无机盐、糖类、小分子神经递质、氨基酸和约 0.8% 蛋白质组成。脑脊液通常由腰椎穿刺获得，这对人是有损伤的，不易被接受，另外，脑脊液样品量少。脑脊液中大部分代谢物和蛋白质的含量很低,蛋白质含量只有血液的 0.2%～0.5%,因此,采集时要小心操作,避免脑脊液被血液污染,污染后会导致脑脊液中蛋白质含量显著增加,代谢轮廓也会发生较大改变,稳定性也会降低。

在动物药理实验中,为了解化学成分在各器官、组织的分布、积蓄或研究其代谢物,通常采取把肝脏及各种脏器组织制成匀浆后进行分离分析。

（二）生物样品的储存

生物样品只代表取样处平衡状态时的情况。由于生物样品中各种酶等的作用,使样品处在变化之中,所以取样后最好立即分析,并应采取一切措施将化学成分转移到稳定状态,如调 pH,加有机溶剂等处理。用血浆、血清作为样品时,应尽快从全血中离心分离出血浆、血清,一般最迟不超过 24h,分离后再冰冻保存。若没有预先分离,则冰冻易引起细胞溶解。阻碍血浆或血清的分离,同时溶血会影响化学成分浓度变化。尿液主要成分是水、尿素及盐类,这是很好的细菌生长液,所以应在取样后立即测定,若收集 24h 或更长时间的尿样不能立即测定时,应置 4℃冰箱保存;若在室温保存,应在采样后立即加入防腐剂;若需放置较长时间则需冷冻储存。

二、生物样品的前处理

样品的前处理是生物样品内化学成分分析中极其重要的一环,也是分析中最困难、最繁杂的一部分。因为化学成分在体内以多种形式存在,有原型药（游离型）、有与生物分子形成的结合物（与蛋白结合型）、有代谢物、有缀合物（与使葡萄糖醛酸、硫酸形成的苷、酯等）,需分别测定;待测物浓度很低,而生物样品的介质组分繁杂,有众多内源性成分（蛋白质、多肽、脂肪酸、色素、类脂等）和各种潜在的干扰物存在,还有一些共存化学成分以及各种外源性物质也会影响测定;待测化学成分类型众多,性质各异,很难对样品规定固定的程序和方式,所以样品处理必须根据化学成分类型、理化性质、存在形式、浓度范围、测定目的、选取的生物样本类型及最后一步测定方法等多种因素,采取相应的分离步骤和净化技术。

（一）提取方法的选择依据

1. 化学成分的理化性质　样品的分离制备与分析方法均依赖于待测化学成分及其代谢物的性质,即化学成分的酸碱度（pH）、分子的亲脂性、挥发性、可能的生物转化途径等。如化学成分在生物样品内常产生很多代谢物,有些仍具药理活性,需与原型化学成分分别测定。代谢物的极性一般较母体化学成分为大,可借用分步提取或色谱洗脱进行分离。

2. 化学成分的浓度范围　生物样品中化学成分的浓度相差悬殊,显然浓度大的样品处理要求稍低,浓度越小则样品制备的要求越高。

3. 化学成分测定的目的　测定目的不同,样品要求也不同,对急性中毒病例,要求快速鉴定所怀疑的化学成分,应在尽可能短的时间内获得其浓度情况,这样对样品制备的要求可粗放些。如果测定化学成分及代谢物,要求代谢物从缀合物中释放出来并在不同pH 介质中分离以获得酸性、中性或碱性代谢物,这样,对样品处理的要求就应考虑得更为周密。

4. 生物样品的类型　不同的生物样品处理方法不同。例如，血浆、血清及组织匀浆等样品含有大量蛋白质，常需去除蛋白质后提取；而唾液有大量黏液蛋白，需离心沉淀除去；尿中化学成分大多呈缀合状态，常需采用酸或酶使缀合物水解。

5. 样品处理与分析技术的关系　样品制备和需要净化的程度与所用测定方法是否专属，是否具分离能力，以及检测系统对不纯样品所带来污垢的耐受程度和对测定效率的影响有关。例如，不具有高的分辨率的光谱分析法与兼有分离作用的色谱法相比，前者分离纯化的要求就要比后者高。

（二）化学成分的提取

1. 蛋白质处理

（1）利用蛋白质脱水沉淀：采用水溶性有机溶剂如乙腈，甲醇、乙醇、丙酮等，或中性盐如硫酸铵、硫酸钠、氯化钠等使蛋白质脱水而沉淀。用乙腈除去蛋白质，产生的沉淀容易分离，应用比较广泛，当用1～3倍体积的有机溶剂时，可使90%以上的蛋白质沉淀。

（2）利用蛋白质形成不溶性盐沉淀：常用的为酸性沉淀剂，如三氯乙酸、高氧酸、苦味酸，或用重金属离子等使蛋白质沉淀。

（3）其他方法：加热使蛋白沉淀，适用于样品对热稳定者。可将样品置沸水浴中，使蛋白质直接变性生成沉淀。或者采用超滤和透析方法，除去体液样品中的蛋白质，但费时，在分析大量的样品时，受到一定的限制。应用超滤和透析方法，在处理过程中样品内蛋白质并未变性，结合的待测成分未能被解离出来而不能检出，此方法可测得血清或血浆中游离的待测成分的浓度。

2. 缀合物（结合物）水解　化学成分在生物样品内经二相代谢后，在血浆及尿中呈缀合物形式存在，最常见的有葡萄糖醛酸苷和硫酸酯。含有羟基、羧基、氨基、巯基功能团的化学成分可与葡萄糖醛酸形成葡萄糖醛酸苷缀合物，具有酚羟基的化学成分、芳胺及醇类化学成分则与硫酸形成硫酸酯缀合物。它们的极性均较母体化学成分大，是亲水性的或在生理 pH 下是电离的，不易被有机溶剂提取，需要作水解处理，使缀合物中的化学成分或代谢物游离出来，再用有机溶剂提取。常用的缀合物水解方法有如下几种。

（1）酸水解：通常使用无机酸，如 HCl，酸的浓度、酸化时间及是否需要加热等，随化学成分不同而异。该法优点是简便、快速，但与酶水解相比，其专一性较差，此外还应注意化学成分在水解过程中是否会发生分解等。

（2）酶水解：通常使用的水解酶是葡萄糖醛酸苷酶（glucuronidase）或加入芳基硫酸酯酶（arylsulfatase）。前者可专一地水解化学成分的葡萄糖醛酸苷，后者可水解化学成分的硫酸酯。在实际应用中也常使用两者的混合物葡萄糖醛酸苷-硫酸酯混合酶。使用时应按不同酶制剂的要求控制一定的 pH（一般 pH 为 4.5～7.0），加入酶后在 37℃厌氧条件下，温育 16h 进行水解。在尿液中采用酶水解，需事先除去尿中能抑制酶的阳离子。与酸水解相比，酶水解较温和，一般不会引起被测物分解，且酶水解专属性强。但缺点是采用酶水解时间较长，费用大。酶水解可能引入黏液蛋白等杂质，使缀合物乳化或造成色谱柱阻塞。

（3）溶剂解：某些化学成分的硫酸酯，可随加入的提取溶剂在提取过程中发生分解，称之为溶剂解。这也是较温和的分解过程。值得注意的是目前对缀合物的分析，逐渐趋向于直接测定缀合物的含量，以获得在生物样品内以缀合物形式存在的量，以及当排出体外时，缀合物占所有排出化学成分总量的比率，从而为了解化学成分代谢情况提供更多的信息。

3. 冷冻干燥　是对某些生物样品进行储存和预处理的有效方法。此法适合于一次不能完成分析的大批量生物样品、水溶性很强的样品、挥发性样品和对热不稳定的样品。

（三）化学成分的分离与净化

生物样品经除去蛋白质等处理后，再从样品中分离提取化学成分。提取方法可分为液-液萃取（liquid- liquid extraction，LLE）和液-固萃取（liquid-solid extraction，LSE）。

1. 液-液萃取　是利用化学成分在两种互不相溶的溶剂中分配系数的不同来达到分离的方法，是进行分离或富集的重要手段之一。该方法操作简单方便，应用广泛。LLE 提取的多数中药化学成分是亲脂性的，在有机溶剂中的溶解度大于在水相中的溶解度，而血样或尿样中含有的大多数内源性物质是强极性的水溶性物质，因而用有机溶剂萃取一次即可除去大部分杂质，经富集后即可作为分析样品。此法在中药生物样品分析前处理中有着广泛的应用，如体液和组织中的中药化学成分分析。应用 LLE 应注意以下事项。

（1）萃取率：少量多次提取较一次多量提取效果好，但在体内化学成分分析中，无论是化学成分浓度监测还是药物代谢动力学研究，由于样品量少且化学成分含量低，加之内源性物质的存在，分析的样品数量又较多，通常不采用反复萃取的方法，一般进行一次（至多两次）萃取，且有时可能找不到非常合适的萃取溶剂，因此化学成分的萃取率不可能太高，但就一般体内化学成分分析的基本要求而言，萃取率应不低于 50%。

（2）影响提取率的因素

1）水相 pH：调节样品的 pH，可使离子型化学成分定量转变成非电离型而溶于非极性溶剂中。水相的 pH 选择主要与化学成分的 pK_a 有关，当 pH=pK_a 时，有 50%的化学成分以非电离形式存在。一般说来，碱性化学成分的最佳 pH 应高于其 pK_a 2～3 个单位，酸性化学成分的最佳 pH 应低于其 pK_a 2～3 个单位，这样可使绝大部分化学成分以非电离形式存在，易为有机溶剂提取。

2）提取溶剂：理想的提取溶剂对被测物应具有大的亲和力，则提取率要高；与水不互溶，极性较小，沸点适宜，不影响紫外检测，价廉，无毒，不易燃烧，化学性质稳定等。但上述条件往往不能全面兼顾，只有择其要者。

3）离子强度：在水相中加入水溶性强的中性盐如 NaCl，以增加离子强度，使溶液中水分子与无机离子强烈缔合，导致与非电离型化学成分缔合的游离水分子大为减少，从而使化学成分在水相中溶解度减小，而在有机相中分配增加，有利于溶剂提取，同时，无机盐的加入还可减少提取时的乳化现象。

LLE 的优点在于其选择性，这取决于有机溶剂的选择。化学成分能与多数内源性物质分离，在使用非专属性的光谱法分析时，这是一个很大的优点。但是，此法并不适用于所有化合物，如极性大的化学成分通常不能用该法提取，但使用离子对提取法能够将 LLE 的应用扩展到此类化学成分中。LLE 的主要缺点在于容易产生乳化现象。乳化作用可引起化学成分的损失，从而导致较低的回收率，通常采用较大体积的提取溶剂或温和的混合方法克服乳化现象。

2. 液-固萃取　是近十几年来在纯化生物样品方面被广泛采用的方法。该法处理生物样品时，将具有吸附、分配、离子交换性质和表面积大的固定相作为萃取剂填入小柱，以溶剂淋洗后，使生物样品通过，将化学成分或杂质保留在固定相上，用适当溶剂洗去杂质，再用适当溶剂将化学成分洗脱下来。与 LLE 相比，LSE 具有以下优点：LSE 较少引入杂质；消除了 LLE 的主要缺陷，即乳化现象；提取效率高；可用于少量生物样品的分析（如 50～100μl 的血浆样品）；柱为可弃型，废弃物易从实验室移走；在最后洗脱中多采用以水为主的溶剂系统，大大增加了安全性。该法最大的优点为处理样品速度快，并在室温下操作，尤其适用于处理挥发性及对热不稳定化学成分。当然此处理技术对于设备要求高，实验成本相对 LLE 较高。

LSE 技术避免了溶剂提取时，蛋白质沉淀引起的化学成分损失和乳化，得到的洗脱液（样品）较干净，若检测灵敏度足够的话，可供直接分析。一些极性大、水溶性极强的化学成分及代谢物也可于液体样品中加入足量的无机盐类，如 Na_2SO_4、$MgSO_4$ 等，混合之后使成"干混合物"，然后加入适当的有机溶剂进行萃取。冻干样品也可采用 LSE，如粪便样品冻干后研细或先与细粒硅胶或微小玻璃珠混匀后再冻干，然后用适当的有机溶剂进行萃取。随着硅胶键合相等新型固相吸附剂的不断开发，LSE 法有了迅速的发展。该技术以其高效、高选择性、高度自动化的优势，被广泛应用于各种中药生物样品的分离和纯化。

固相微萃取技术（solid-phase microextraction，SPME）由固相萃取技术发展而来，基于气-固吸附和液-固吸附平衡的原理，利用待测物对活性固体表面有一定的吸附亲和力而达到分离富集的目的，是一种较新型的样品前处理技术。与 SPE 技术相比，该技术最大的优点是在操作过程中不需要使用溶剂，且集采样、萃取、浓缩和进样于一体，具有简单、高效、灵敏度和精密度高的特点，既降低了消耗又避免了污染环境。

（四）待测化学成分的富集

提取液常为数毫升，往往还不能直接供 GC、HPLC 测定。因受进样量的限制，所以需要采取浓集办法。最常用的方法为真空蒸发（注意防止暴沸）或直接通入气流使溶剂挥发。一般通入压缩空气，遇氧不稳定的组分可改用氮气。根据溶剂的挥发性和组分的热稳定性，必要时可将提取液置一定温度的水浴中，以加快挥发。

（五）衍生化处理

大多数生物样品经适当预处理后即可供测定，但有的化学成分使用某些分析方法时，必须先制成衍生物后才能进行测定。例如，用 GC 法测定时，一些化学成分或代谢物因极性大，挥发性低，对热不稳定等原因需要先进行衍生化反应，然后测定衍生物。用荧光法测定时，化学成分本身不具荧光时，需用荧光试剂进行衍生化后测定。应用 HPLC 法测定时，有时为增加被测物对检测器的灵敏度，采用柱前或柱后衍生化法。

（六）待测化学成分的损失与样品玷污

在样品预处理过程中应注意两个方面的问题：一是待测化学成分的损失，它是由容器的吸附、蛋白共沉淀、化学成分不稳定而产生化学降解或与重金属离子配合、衍生化反应不完全、浓缩过程中挥发等因素所致。二是样品的玷污问题，生物样品内化学成分测定具有在复杂体系中测定痕量物质的特点，内源性和外源性污染将引起测量结果不可靠，误差变大。在通常实验环境中，所用器皿、材料（塑料、滤纸、蒸馏水纯度等）、提取溶剂和衍生化试剂中夹杂的杂质，血样中脂肪酸及其酯类，人体的皮肤、手指接触容器所带入的杂质等都有可能玷污样品。

第三节　体内分析方法的建立与验证

一、常用生物样品分析方法

由于生物样品取样量少、化学成分浓度低、内源性物质的干扰（如无机盐、脂质、蛋白质、代谢物）及个体差异等多种因素影响生物样品测定，所以必须根据待测化学成分的结构，生物介质和预期的浓度范围，建立适宜的生物样品分析方法，并对方法进行验证。

分析方法的专属性和灵敏度是生物样品中化学成分及其代谢产物定量测定的关键，应首选色谱法，如 HPLC、GC，以及 GC-MS、LC-MS、LC-MS/MS 联用等技术，必要时也可采用生物学方法或生物化学方法。其他检测方法，如免疫分析法（immunoassay，IA）、光谱法、抑菌试验也用于体内生物样品的测定。

（一）免疫分析法

免疫分析法是指以特异性抗原-抗体反应为基础的分析方法。可分为放射免疫分析法、酶免疫分析法、化学发光免疫分析法和荧光免疫分析法等。免疫分析法是用于测定蛋白质和酶等大分子及小分子化学成分的基本体内分析技术。其缺点是代谢物对测定有干扰，并且需要特殊和专用的仪器。

1. 基本原理　各种免疫分析方法的检测原理基本相同，其实质都是抗原-抗体竞争结合反应，即竞争抑制原理。一般的免疫分析由三部分组成，即未标记化学成分（抗原 Ag）、标记化学成分（标记抗原 Ag^*）及抗体（Ab）。在一个平衡的免疫反应体系内，抗原和抗体的反应符合质量作用定律。当一定限量的特异抗体（Ab）存在时，未标记抗原（Ag）与标记抗原（Ag^*）竞争性地与有限量的特异性抗体结合，形成标记抗原-抗体复合物（Ag^*-Ab）和未标记抗原-抗体复合物（Ag-Ab）；其反应过程可简单表示为：当反应达平衡时，抗原-抗体反应须满足以下条件：①Ag^*与 Ag（待测物）必须是相同的生物活性物质；②所加入 Ag^*和 Ab 的量应是固定的；③Ag^*与 Ag 的量之和应大于 Ab 的结合位点；④Ag^*、Ag 及 Ab 须处在同一反应体系中。

在上述条件下，Ag^*和 Ag 对有限量的 Ab 进行竞争性结合，结合率的大小取决于未标记抗原（被测物）Ag 的量，被测物的量越大，标记抗原与抗体的结合率就越小。这种竞争性抑制的数量关系就成为免疫分析的定量基础。

2. 抗体-抗原反应的特点　①特异性：抗原与抗体的结合具有高度特异性，即一种抗原分子只能与由它刺激产生的抗体发生特异性结合反应。②可逆性：抗原与抗体的特异性结合仅发生在分子表面，并依靠分子间的静电力作用、疏水作用、氢键及 van der Woals 力等而存在。这种结合具有相对稳定性，若改变反应条件，其仍为可逆反应。③最适比例性：抗原抗体的结合反应具有一定的量比关系，只有当抗原抗体两者的分子比例合适时，才能发生最强的结合反应。

3. 基本条件 免疫分析必需 3 种基本试剂：标记抗原、非标记抗原和特异抗体。免疫方法不同时，标记抗原的制备也有显著差异。

4. 方法分类

（1）免疫分析法按标记物的种类分为放射法免疫分析法（radiommunoassay，RIA）、酶免疫分析法（enzyme immunoassay，EIA）、化学发光免疫分析法（chemiluminesce immunoassay，CLIA）、荧光免疫分析法（fluorescence immunoassay，FIA）。

放射免疫分析法：将放射性同位素示踪技术的高灵敏性与免疫反应的高特异性相结合的免疫分析方法。放射免疫分析用放射性免疫测定仪进行测定。常用的放射性同位素有 ^{3}H、^{14}C、^{125}I、^{131}I。

酶免疫分析法：是以酶作为标记物的免疫测定法。与放射免疫分析法的不同之处是用具有高效专一催化特性的标记酶代替放射性同位素标记物。用酶和底物的化学反应作为放大系统，提高灵敏度。

化学发光酶免疫分析法：是将化学发光反应的高灵敏性和免疫反应的高度专一性结合起来，用于测定超微量物质的一种检测技术。化学发光反应的原理是利用某些特定的化学反应所产生的能量使其产物或反应中间态分子激发，形成电子激发态分子，当这种激发态分子回到稳定的基态时所释放出的化学能量能以可见光的形式发射。能产生化学发光反应的物质称为化学发光剂或化学发光底物。将发光物质或酶标记在抗原或抗体上，免疫反应结束后，加入氧化剂或酶底物而发光，通过测量发光强度，根据标准曲线得到待测物的浓度。

荧光免疫分析法：是以荧光物质作为标记物与待测化学成分结合，所形成的荧光标记物能与抗体发生免疫反应，引起荧光强度发生变化的一种分析方法。是以小分子的荧光物质标记抗原或抗体，将抗原抗体反应与荧光物质发光分析相结合，用荧光检测仪检测抗原抗体复合物中特异性荧光强度，对液体标本中微量或超微量物质进行定量测定。该法灵敏度高，无辐射伤害，无环境污染，易自动化。

（2）免疫分析法按是否加入分离剂分为均相免疫分析、非均相免疫分析。

均相免疫分析：在某些免疫分析中，当抗原-抗体反应达到平衡后，反应液中结合的标记化学成分与游离的标记化学成分之中有一种不产生信号或信号消失，因此无需将反应液分作两相，即可在均相溶液中进行测定，故称为均相免疫分析。

非均相免疫分析：在某些免疫分析中，当抗原-抗体反应达到平衡后，只有在反应液中加入分离剂，将游离标记化学成分和结合标记化学成分分开之后，才能测出标记化学成分浓度。否则，测定的是两者的总浓度。由于这种信号的测定需将反应也分成液-固两相后才能分别测定，故称为非均相免疫分析。

（二）色谱分析法

色谱分析法是一种物理或物理化学的分离分析方法，色谱分析法特异性高，可一次同时完成样本中多种化学成分及其代谢物检测。常用为 GC 和 HPLC。由于实现了高效分离和检测联机，可用微电脑控制色谱条件、程序和数据处理，其特异性、灵敏度和重复性均好，若采用内标法定量，还可排除部分操作误差，提高检测结果的可靠性，成为不可缺少的分离分析工具。随着色谱分析法的不断发展，其在体内化学成分分析中的应用越加广泛，已成为体内化学成分分离检测的最重要方法。近年来发展的 GC-MS、LC-MS、LC-MS-MS

联用技术，更使这类分析技术的性能得到极大地提高。

1. HPLC 是以经典液相色谱为基础，具有分离效能，检测灵敏度高，分析速度快，选择性好的优点。但对于多数蛋白多肽类化学成分而言，由于尚未建立结构与功能之间确切的对应关系而不能得到广泛应用，需与其他方法联用才能满足分析的要求，如同位素标记、免疫方法、液-质联用等。

2. GC 是以气体为流动相的色谱法。广泛应用于气体和易挥发物质或可转化为易挥发物质的生物样品的定性和定量分析。检测限可达纳克级或更低，分析速度快，选择性高，可有效分离各种同分异构体和同位素。GC 要求被测物具有一定的挥发性和热稳定性。但固定相发展和衍生化试剂的应用，使生物样品不再受限制。

3. GC-MS 集气相色谱法的高速、高分离效能、高灵敏度和质谱的高选择性于一体，通过总离子流谱图结合质谱图和综合气相保留值法能对多组分混合物进行定性鉴定和分子结构的准确判断，通过峰匹配法、总离子流质量色谱法、选择离子检测法可对待测物进行定量分析，并由于灵敏度高、定量准确，逐渐成为分析微量痕量物质的重要手段之一。

4. LC-MS 集 HPLC 的高分离能力与 MS 的高灵敏度、极强的结构解析能力、高度的专属性和通用性、分析速度快于一体，已成为体内化学成分及其代谢物研究中其他方法不能取代的有效工具。与 GC-MS 相比，可以分离的化合物范围大得多。LC-MS 分析前样品预处理简单，一般不要求水解或衍生化，可以直接用于化学成分及代谢物的同时分离和鉴定。

5. LC-MS/MS 可以在定量的同时，给出化合物准确、丰富的碎片信息，方便快速的分析过程，高品质的数据内容，配合系统工作站和数据库，使其成为研究化学成分体内变化情况的最有利的工具，并在生命科学研究领域扮演重要角色。

6. 超高效液相色谱-四极杆飞行时间质谱（UPLC / Q-TOFMS） 能提供精确质量数，通过精确的相对分子质量数的匹配，得到化合物的化学式，从而使化合物的鉴定更加准确，一般是先测定已知化合物的质谱，充分了解碎片离子信息和裂解途径，再应用到代谢产物结构鉴定中；即使缺乏对照品，也能通过库检索快速地进行定性检测。UPLC 能大大缩短分析时间，达到快速检测的目的。UPLC/Q-TOFMS 广泛应用于生物样品的测定中。

（三）光谱法

在生物样品内化学成分分析中，由于共存的生物样品内内源性物质、化学成分的代谢物、结构相似的其他化学成分均干扰待测物的测定，一般要经过萃取、纯化等措施，才能得到较好的分析结果。受灵敏度和选择性限制，UV-Vis 法在生物样品内化学成分分析中的应用已越来越少。

荧光法具有较高的灵敏度，专属性也较强，但化学成分必须具有一定的化学结构才能产生荧光。化学成分中具有天然荧光者不多，通常需采用适当处理，常用化学引导荧光法，如紫外辐射氧化、水解或强酸脱水等，或用适当的荧光试剂与化学成分起偶合或缩合反应，产生荧光发生基团。

二、生物样品分析方法的建立

建立一个可靠的生物样品分析方法是体内化学成分分析研究的重要内容。它不仅对于化学成分分析工作者，而且对于从事临床药学、临床药理学研究人员来说，都具有非常重要的意义。

（一）分析方法的建立依据

在做好文献总结及整理工作的基础上充分了解待测化学成分的特性与生物样品内状况。化学成分的理化性质包括酸碱性（pK_a）、亲脂性、溶解度、极性、光谱特征、稳定性等。体内化学成分分析的对象是来自生物体内的样品，因此对化学成分在生物样品内的状况必须了解，如药物代谢动力学参数、生物样品内代谢情况等。这涉及样品取样频率与间隔、分析方法的选择等。

明确测定的目的和要求。应了解拟建立的方法是用于测定药物代谢动力学参数，还是用于临床化学成分浓度监测。前者要求具有一定的灵敏度和准确度，不强调简便、快速，设计方法时应考虑到不同时间获得的样品中化学成分浓度变化较大这一因素。而用于临床化学成分浓度监测，则要求方法简便、快速。另外，是否要求同时测定母体化学成分和代谢物，若需同时测定两者，则应选择具有分离能力或专属的测定方法。

（二）方法建立的一般步骤

方法初步拟定后，还需进行一系列实验工作，以选择最佳实验条件及验证所拟定的方法是否适合实样检测。通常包括下列步骤。

1. 以纯品进行测定 取化学成分或其代谢物纯品适量，按拟定方法测定，求得浓度与测定响应值之间的关系，进行线性范围、最适测定浓度、检测灵敏度、测定最适条件（如pH、温度、反应时间等）等的选择。

2. 空白样品测定 取空白生物样品，按拟定的方法进行处理，测定空白值（或色谱图）。空白值高低或色谱图状况将影响到方法的灵敏度和专属性，应力求将空白值降低。在色谱分析中应力求减少样品中内源性杂质峰，对无法消除的内源性杂质峰应设法使其从待测物的色谱区域内移开。能否取得良好的样品空白实验结果，是决定测定方法实际可行性的重要环节，必须设法解决。

3. 以水代替空白样品，添加对照品后测定 以水代替空白生物样品，添加一定量对照品后按拟定方法进行测定，以了解提取回收率及最低检测浓度的大致情况，从而对提取溶剂、富集方法等条件进行选择。

4. 空白样品中添加对照品后测定 于空白生物样品中，添加一定量对照品后按拟定方法进行测定，求得样品回收率数据，建立标准曲线。采用色谱法测定，若需要用内标法定量，则应首先选择合适的内标物，然后进行回收率的测定。

5. 生物样品内实际样品测定 经过上述 1～4 步骤后进行实际样品的测定。但要指出的是，以上步骤内只是生物样品实样检测前的准备工作，不能完全确定是否适用于实际测定。因化学成分在体内变化是复杂的，如不注意化学成分代谢和蛋白结合情况，则应用体外建立的方法，进行生物样品内实样测定时往往会失败，甚至导致错误的结论，所以在设计方法时强调对化学成分体内过程要有一定程度的了解，从而选择避免干扰和适合样品实际情况的方法。

三、生物样品分析方法的验证

准确测定生物样品（如全血、血清、血浆、尿）中的化学成分浓度非常重要，而生物样品分析方法验证的主要目的就是证明特定的分析方法对于测定在某种生物基质中分析物浓度的可靠性，因此必须验证和记录应用的生物分析方法，以获得可靠的结果。《中国药典》收载了生物样品定量分析方法验证指导原则，生物样品定量分析方法验证和试验样品分析应符合其技术要求，且应该在相应的生物样品分析中遵守药物非临床研究质量管理规范（good laboratory practice，GLP）原则或药物临床试验质量管理规范（good clinical practice，GCP）原则。

生物样品定量分析方法验证指导原则规定，一般应对每个新分析方法和新分析物进行完整验证。一个生物分析方法的验证内容除了一般分析方法要求的准确度、精密度、灵敏度、选择性、线性及范围以外，还包括基质效应、稳定性等内容。

1. 基质效应　当采用质谱方法时，应该考察基质效应。使用至少 6 批来自不同供体的空白基质，不应使用合并的基质。如果基质难以获得，则使用少于 6 批基质时应该说明理由。对于每批基质，应该通过计算基质存在下的峰面积（由空白基质提取后加入分析物和内标测得），与不含基质的相应峰面积（分析物和内标的纯溶液）比值，计算每一分析物和内标的基质因子。进一步通过分析物的基质因子除以内标的基质因子，计算经内标归一化的基质因子。从 6 批基质计算的内标归一化的基质因子的变异系数 CV 不得大于 15%。该测定应分别在低浓度和高浓度下进行。如果不能适用上述方式，如采用在线样品预处理的情况，则应该通过分析至少 6 批基质，分别加入高浓度和低浓度（定量下限浓度 3 倍以内及接近定量上限），来获得批间响应的变异。其验证报告应包括分析物和内标的峰面积，以及每一样品的计算浓度。这些浓度计算值的总体变异系数不得大于 15%。除正常基质外，还应关注其他样品的基质效应，如溶血的或高血脂的血浆样品等。

2. 稳定性　化学成分的稳定性是储存条件、化学成分的化学性质、空白生物样品和容器系统的函数。采用低和高浓度样品（空白基质加入分析物至定量下限浓度 3 倍以内及接近定量上限），在预处理后及在所评价的条件储存后立即分析。由新鲜制备的校正标样获得标准曲线，根据标准曲线分析样品，将测得的样品浓度与标示浓度相比较，每一浓度的均值与标示浓度的偏差应在 ±15%。①长期储存稳定性：长期稳定性的储存时间应超过收集第一个样品至最后一个样品分析所需用的时间周期。储存温度一般为-20℃，如果需要也可在-70℃储存。要求高、低浓度至少分别测定 3 次，与第一日测得的相应浓度的结果进行比较。②短期室温稳定性：高、低浓度各 3 份于室温下放置 4～24h（根据实际操作在室温中需维持的时间而定），在不同时间点取样，进行分析，与 0h 测得结果进行比较。③冷冻-解冻稳定性：取高、低浓度样品至少各 3 份，于-20℃储存 24h，取出置室温放置使自然融解。当融解完全后，取样进行分析。然后再把样品放回冷冻状态保持 12～24h，如此解冻-冷冻应重复循环两次以上，然后比较各次分析结果。④储备液稳定性：化学成分与内标物储备溶液的稳定性应对其在室温下至少 6h 的稳定性进行考察，然后将其冷藏或冷冻 7～14 日或恰当周期后进行测定，所得仪器响应值与新鲜配制溶液所得响应值进行比较。

3. 残留效应 通常是指分析高浓度样品后，部分样品残留在进样系统中，可能会对随后进样的样品产生影响。通常在测定定量上限浓度的样品后再测定空白样品来评价，待测物保留时间处峰面积不超过定量下限峰面积的 20%；内标保留时间处峰面积不超过内标峰面积 5%。如果残留效应不可避免，则应考虑采取特殊措施，避免影响精密度、准确度，验证后在样品分析时应用此措施。

4. 稀释可靠性 样品稀释不应影响准确度和精密度。应该通过向基质中加入分析物至高于定量上限浓度，并用空白基质稀释该样品（每个稀释因子至少 5 个测定值），来证明稀释的可靠性。准确度和精密度应在 ±15%，稀释的可靠性应该覆盖试验样品所用的稀释倍数。

5. 部分验证 已全面验证的生物分析方法稍有改变时，没有必要再次进行全面验证。部分验证可以从只进行批内准确度和精密度验证到几乎接近全面的方法验证。需要部分验证的改变包括：实验室或分析者间分析方法移交、分析仪器或软件操作系统改变、校正曲线定量范围改变、抗凝剂改变、同种属间基质改变（如从血浆变为尿液）、同基质间种属变化（如大鼠血浆变为小鼠血浆）、样品处理方法改变、样品储存条件、样品体积有限、稀有基质、联合用药或特定代谢产物时待测化学成分的选择性验证等。

6. 交叉验证 同一实验室采用不同分析方法或不同实验室采用相同分析方法获得的数据需要互相比较时，应对分析方法进行交叉验证。采用 2 种分析方法或者不同的实验室分析相同的样品。2 种分析方法所得平均准确度应在 ±15%；不同的实验室至少 67% 样品测得的两组数值差异应在两者平均值的 ±20%。

第四节　体内中药化学成分分析研究实例

实例 8-1 RP-HPLC 法测定五味子甲素的血药浓度。

五味子甲素是中药五味子的主要有效成分之一，临床用于降低肝炎患者的血清谷丙转氨酶，并且具有保护肝细胞和促进肝恢复的功能。通过 RP-HPLC 法，测定五味子甲素血药浓度。

色谱条件：Phenomenex C18 柱（250mm×4.6mm, 5μm），流动相：甲醇-水 80∶20（$V∶V$），流速：1ml/min，检测波长：252nm。

标准溶液的配制：精密称量干燥至恒重的五味子甲素对照品 26mg，置于 10ml 量瓶中，以甲醇定容，得到浓度为 2.6mg/ml 的标准溶液。再将此标准储备液稀释 100 倍，得到浓度为 26μg/ml 的标准溶液，置于冰箱中备用。

血样预处理：精密量取人血清 0.5ml 置离心管中，精密加入 4 倍量甲醇，振荡混匀，置于 4000r/min 的离心机中离心 10min，取其上清液，经微孔滤膜过滤后即可进样。进样量为 10μl。

标准曲线制备：于空白人血清中加入不同量的五味子甲素标准溶液，使五味子甲素的浓度分别 0.52μg/ml、1.04μg/ml、2.08μg/ml、4.16μg/ml、8.32μg/ml、16.64μg/ml、33.28μg/ml。按血样处理方法处理后进样，按上述色谱条件测其峰面积，以血清中五味子甲素浓度（X）对峰面积积分值（Y）进行线性回归，得回归方程为 $Y=12225.14574+51561.79647X$, $r=0.9996$。结果表明五味子甲素在 0.52～33.28μg/ml 呈良好线性关系。

回收率试验：分别于 9 支玻璃离心试管中精密加入 0.5ml 空白血清，再精密加入高、中、低 3 个浓度（每个浓度 3 份）的标准溶液，按血样处理方法处理后进样，按上述色谱条件测其峰面积，用标准曲线求得血药浓度除以实际浓度，求得方法回收率，结果见表 8-1。

表 8-1　方法回收率（$x \pm s$，$n=9$）

加入浓度（μg/ml）	测得浓度（μg/ml）	回收率（%）	平均回收率（%）	RSD（%）
0.52	0.52±0.22	98.1±3.8		
4.16	3.86±0.14	92.8±3.3	97.27±4.11	4.23
33.28	33.57±0.25	100.9±0.8		

精密度试验：对高、中、低 3 种浓度（每个浓度测定 3 次），连续测定 5 日，分别进行日内及日间精密度考察，结果见表 8-2。

表 8-2　日内及日间精密度（$x \pm s$，$n=5$）

加入浓度（μg/ml）	日内		日间	
	测得浓度（μg/ml）	RSD（%）	测得浓度（μg/ml）	RSD（%）
0.52	0.55±0.12	2.18	0.522±0.006	1.15
4.16	4.16±0.168	4.14	4.006±0.196	4.89
33.28	33.42±0.797	2.39	34.767±0.991	2.85

最低检出浓度：血清中五味子甲素的最低检测浓度为 0.16μg/ml（$S/N \geqslant 3$）。

实例 8-2　HPLC 法测定生物样品淫羊藿苷的浓度。

色谱条件：色谱柱为 Zorbax ODS（10μm，4.6mm×250mm）；柱温为 35℃；流动相为四氢呋喃-水-冰醋酸（20：75：5）；流速为 1.0ml/min；检测波长为 270nm；灵敏度为 0.02AUFS。

生物样品的处理：取样品 0.1ml，置 10ml 离心管中，加入乙酸乙酯 3.5ml，振荡 3min，离心（2000r/min，5min），移取上清液，于 50℃水浴用氮气吹干，残渣加内标液 100μl，振荡溶解后进样 20μl。

色谱行为：在上述色谱条件下，淫羊藿苷与内标苯甲酸、淫羊藿提取液中的其他 6 种成分及血浆内源性物质得到良好分离，淫羊藿苷及内标苯甲酸的保留时间分别为 7.92min 和 11.93min。

标准曲线的制备：用甲醇精密配制成 1mg/ml 淫羊藿苷对照储备液，再用甲醇稀释成 100μg/ml 对照工作液，置冰箱保存。另用甲醇制成 1mg/ml 苯甲酸内标储备液，再用甲醇稀释成 40μg/ml 内标工作液，置冰箱保存。用淫羊藿苷对照工作液及空白生物样品配制标准系列，按样品预处理方法操作，以淫羊藿苷与苯甲酸峰高比为纵坐标，淫羊藿苷浓度为横坐标，绘制标准曲线，计算回归方程及相关系数。血浆的回归方程（$n=6$）为 $Y=0.122x-0.0099$，相关系数 $r=0.9999$。

回收率：分别于空白血浆中准确加入一定量的淫羊藿苷对照工作液，按上述方法经提取后进行分析，按血浆的回归方程测得浓度，求出方法回收率。对照品经提取后，与对照品直接进样测定所得各对应对照品与内标峰高比值相比较，求得血浆样品的提取回收率。

精密度：用空白血浆制成含淫羊藿苷 2μg/ml、8μg/ml、32μg/ml、128μg/ml 样品溶液各 5 份，测定日内及日间误差，结果见表 8-3。

表 8-3 血浆样品的回收率和精密度

化学成分浓度 (μg/ml)	测定浓度 (μg/ml)	方法回收率 ($x\pm s$，%)	提取回收率 ($x\pm s$，%)	精密度 RSD (%)	
				日内	日间
2	2.02±0.06	101.0±3.0	80.35±3.5	2.0	3.0
8	8.42±0.46	105.2±5.8	81.4±4.5	3.1	5.5
32	31.23±0.76	97.6±2.4	81.7±2.0	2.0	2.6
128	129.7±4.84	101.4±3.8	83.63±3.1	3.4	3.7

灵敏度测定：按色谱峰信噪比（S/N）为 3 作为检测下限，结果显示淫羊藿苷的最低检测浓度为 0.5μg/ml。

化学成分在生物样品中的稳定性：于各生物样品中加入淫羊藿苷对照品，配制成 15μg/ml 浓度的样品，置−20℃冰箱保存，分别于第 0 日、5 日、15 日、30 日，按实脸方法测定，RSD 均小于 7.1%。说明化学成分在各生物样品中−20℃冰箱保存下，至少可稳定 1 个月。

血浆中化学成分浓度的测定：为了检验上述方法是否能满足淫羊藿苷的药物代谢动力学研究，应用本方法进行了大鼠静脉注射淫羊藿提取液。由大鼠颈静脉按 10mg/Kg 静脉注射，于给药后 5min、10min、15min、20min、25min、30min、40min、60min、80min、120min、180min 在颈静脉各取血 0.25ml，肝素抗凝，离心后取血浆 0.1ml，按上述实验方法提取和测定淫羊藿苷的浓度，以给药时间为横坐标，血浆中淫羊藿苷的对数浓度为纵坐标绘制浓度-时间曲线。血药浓度测定结果表明，上述方法能满足淫羊藿苷药物代谢动力学研究的需要，具有灵敏度高、准确性好等优点。

实例 8-3 RP-HPLC 法测定血浆中槲皮素含量。

色谱条件：Hypersil ODS 柱（250mm×4.6mm，5μm，大连依利特分析仪器有限公司）；保护柱为 SB-C18（12.5mm×4.6mm，5μm，美国 Agilent 公司）；流动相为甲醇–0.5%磷酸水（60：40）；流速为 1.0ml/min；柱温为 25℃；检测波长为 360nm；进样量为 20μl。

血浆样品处理：取血浆室温下冻融,准确吸取甲醇 1ml 于 10ml 具塞试管中，加入 10mol/L 的盐酸 0.4ml，混匀后精密吸取待测大鼠血浆样品 200μl 加入其中，密闭涡旋之后于 90℃水浴 5h，冷却后精密加入 2ml 乙酸乙酯，涡旋（5000r/min）10min，转移上清液于另一刻度离心管中，氮气吹扫仪中吹干。用 200μl 甲醇复溶，过滤，进样 20μl 进行分析。

色谱行为：紫外光谱扫描显示，槲皮素在 360nm 处有一个明显吸收峰，经预试选定此波长为检测波长。在色谱条件下，空白血浆、含药血浆和含标准品血浆的色谱如图 8-1 所示，各组分色谱峰充分分离，不受内源性杂质峰干扰，槲皮素的保留时间为 8.959min。

标准曲线：取槲皮素对照品适量，精密称定，加甲醇制成每 1ml 含槲皮素 100μg 的对照品储备液。将上述配制好的槲皮素对照品储备液用甲醇依次稀释为浓度分别为 60μg/ml、40μg/ml、20μg/ml、10μg/ml、7.5μg/ml 和 5μg/ml 的槲皮素对照品稀释液。取大鼠空白血浆 200μl，精密加入上述配制好的槲皮素对照品稀释液，得到一系列不同浓度分别含槲皮素 6μg/ml、4μg/ml、2μg/ml、1μg/ml、0.75μg/ml 和 0.5μg/ml 的对照含药血浆。按上述方法进行操作。以血浆中待测物槲皮素浓度为横坐标，相应峰面积为纵坐标进行回归计算，得到标准曲线方程 $Y=21.198X-9.4284$，决定系数 $R^2=0.998$，见图 8-2。槲皮素在 $0.5\sim6\mu g/ml$ 线性关系良好，最低检测限（$S/N>3$）为 $0.5\mu g/ml$。

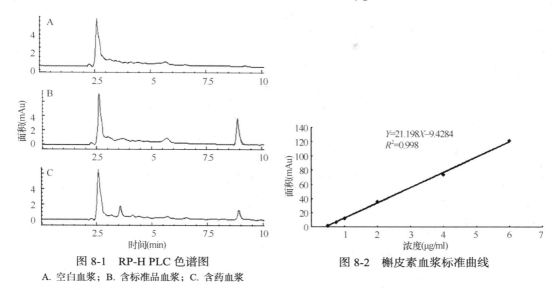

图 8-1　RP-H PLC 色谱图
A. 空白血浆；B. 含标准品血浆；C. 含药血浆

图 8-2　槲皮素血浆标准曲线

回收率和精密度：取大鼠空白血浆 200μl，精密加入已配制好的槲皮素标准品稀释溶液，配成高、中、低浓度（含槲皮素 5μg/ml、2.5μg/ml 和 1μg/ml），按上述方法进行操作，每一浓度进样 3 次，进行样本分析，计算求得其在大鼠血浆中的相对回收率和绝对回收率，在 1 日内不同时间进样，测得 3 种浓度标准血浆的日内相对标准偏差（RSD）及相同浓度的标准血浆在 3 日内的日间 RSD，结果见表 8-4。

表 8-4　回收率和 RSD 试验结果（%）

槲皮素浓度（μg/ml）	相对回收率	绝对回收率	日内 RSD（$n=5$）	日间 RSD（$n=5$）
5	94.8±1.08	95.9±2.46	1.43	1.68
2.5	91.2±1.62	104.1±4.17	1.64	2.37
1	90.3±0.35	100.3±0.35	2.46	2.75

稳定性考察：制备高、中、低（含槲皮素 5μg/ml、2.5μg/ml 和 1μg/ml）的质量控制样品，分别室温放置 12h，反复冻融 2 次，-20℃冻存 1 日，1 周后测定。结果样品在室温放置 12h、冻融前、冻融 1 次、冻融 2 次、冷冻 1 日和 7 日后，测定的标准偏差均<5%，稳定性良好。

经方法学验证，本方法简便、快速、稳定，重现性和准确度均较好，回收率、精密度均符合生物样本中微量测定要求，可用于化学成分代谢动力学研究。

实例 8-4　HPLC-MS 联用技术测定血浆中的连翘苷。

连翘苷为是中药连翘的有效成分之一，具有各种生物活性，如抗菌、抗病毒、抗氧化、减肥等作用，同时药理实验也显示，连翘苷有较好的降血脂和抑制磷酸二酯酶等功效，同时也可刺激唾液和胃液的分泌。为研究连翘苷在人体内的药物代谢动力学机制，使用

HPLC-MS 可检测低浓度的连翘苷血浆样品，该方法有较高的灵敏度和较高的准确度，为临床提供可信的给药根据。

色谱条件：Agilent 1200 HPLC 系统（美国 Agilent 公司由 Agilent 化学工作站系统软件所控制，采用自动进样器进样。色谱柱为 GemiIli-C18 column（150mm×4.6mm，5μm，Phenomenex，CA，USA）。进样量为 5μl；柱温为 30℃；流速为 0.3ml/min；流动相为 A（0.05%乙酸水溶液）；B（乙腈）体积比为 44∶56（V/V）。紫外检测波长为 228nm，运行时间为 8min。

质谱条件：采用 ESI 正离子扫描模式，毛细管电压：3500V；喷雾气压力：25MPa；干燥气体：10 l/min；干燥气体温度：350℃；质谱扫描范围为 50～1000m/z。

溶液的配制：连翘苷标准溶液，准确称取一定量连翘苷对照品，溶于适量乙腈中，配制成质量浓度为 0.23mg/ml 的溶液作为储备液。4℃储存，避光备用。内标溶液，准确称取 3.9mg 的利血平对照品于 10.00 ml 的乙腈溶解，配置成质量浓度为 0.39 mg/ml 的溶液作为储备液，储存于 4℃冰箱中避光保存备用，将乙腈稀释成浓度 78μg/ml 的溶液。

血浆样品的处理：取空白血浆 50μl，加内标溶液 20μl（78μg/ml 利血平溶液），加乙腈 600μl，漩涡 1min，离心 20min（7000r/min），取上清液于 50℃真空干燥箱中烘干，残留物于 1ml 乙腈和甲醇中溶解（1∶10，V/V），涡旋 1min，过滤后，取 5μl 进样分析。

结果：连翘苷和内标利血平在 ESI 正离子模式质谱条件下，主要生成[$M+Na^+$]m/z554.85（连翘苷）和[$M+H^+$]m/z609.29（利血平）准分子离子峰。血浆中连翘苷的线性范围为 0.069～8.97μg/ml；检测限（S/N=3，进样量为 5μl）为 7.04ng/ml；血浆中 3 种浓度大小连翘苷的平均回收率为 97.7%、96.3%和 100.1%：日内、日间 RSD 均小于 7.0%。实验结果表明本方法简便可行，重现性好，灵敏度高，精密度高，可以用于连翘苷血药浓度测定和药动学研究。

实例 8-5 木犀草素及木犀草苷在大鼠体内的代谢研究。

木犀草素是一种天然黄酮类化合物，通常以糖苷和游离型存在于多种植物中，具有抑制肿瘤，抗炎，抗氧化，抑菌和保护神经系统等作用。本实例应用 UPLC-Q-TOF-MS 技术测定大鼠灌胃木犀草素及其苷后血浆、尿液和粪便中的主要代谢产物，研究木犀草素及其苷在体内主要代谢途径。

木犀草素

溶液配制：木犀草素混悬液的配制，称取木犀草素粉末适量，置于 25ml 量瓶中，加入适量 0.5%羟甲基纤维素钠溶液超声溶解，定容，即得。木犀草苷混悬液的配制，称取木犀草苷粉末适量，置于 25ml 量瓶中，加入适量 0.5%羟甲基纤维素钠溶液超声溶解，定容，即得。

样品采集

1）血浆样品采集：取大鼠 6 只，随机分为给药组和空白组，每组 3 只。大鼠按

250mg/kg 灌胃给药木犀草素，置于代谢笼中，给药后 0.5h、1h、2h、4h、6h、12h 各组进行眼眶取血 0.5ml，立即在 4℃下 4000 r/min 离心 5min，取上层清液，放入–20℃冰箱备用。同制备木犀草苷灌胃后血浆样品。

2）尿液和粪便样品采集：取大鼠 6 只，随机分为给药组和空白组，每组 3 只。给药前禁食 12h，自由饮水，室温饲养。大鼠按 250 mg/kg 灌胃给药木犀草素，置于代谢笼中。给药后分别收集 0～12h，12～24h 的尿液和粪便，分别在 4℃下 4000r/min 离心 5min，取上清液，放入–20℃ 冰箱备用。同法制备木犀草苷灌胃后尿液和粪便样品。

生物样品处理

1）血浆：取 0.5h、1h、2h、4h、6h、12h 血浆样品，加入 4 倍量甲醇，涡旋混合 3min 后，13 000r/min 离心 5min，取 2μl 上清液进行 UPLC-Q-TOF-MS 分析。

2）粪便：取空白组及给药组大鼠干燥粪便样品分别混匀后，置于研钵中碾磨至粉末状，各称取约 1g，加入 4ml 甲醇超声提取 30min，13 000r/min，5℃温度下高速离心 5min，取上清液，经 0.22μm 滤膜滤过，取 5μl 进行 UPLC-Q-TOF-MS 分析。

3）尿液：采用 SPE 方法处理大鼠尿液样品，phenomenex 固相萃取柱用 3ml 甲醇活化，再用 2ml 水平衡。尿样 3500r/min 离心 10min，取 100μl 上清液上样到平衡好的固相萃取柱上，用 2ml 水洗柱，再用 2ml 甲醇洗脱，洗脱速度约每分钟 30 滴，甲醇洗脱液于室温下氮气吹干。残留物用 600μl 甲醇-水（80：20，V/V）复溶，涡旋 2min，13 000r/min 离心 10min，2μl 上清液进行 UPLC-Q-TOF-MS 分析。

色谱条件：色谱柱为 Welch C18 色谱柱（100mm×2.1mm，1.7μm）；柱温为 45℃；流动相 A 为 0.1 %甲酸-水（V/V），B 为乙腈，梯度洗脱；流速 0.3ml/min；自动进样；样品室温度 4℃。梯度程序如下，0～1min，2% B；1～20min，2 %～45%B；20～28min，45 %～95 % B；28～31min，95% B；31～35min，2% B。

质谱条件：离子源为 ESI，负离子模式；质量扫描范围 m/z 50～1250；喷雾电压为 –4500V；雾化气温度为 600 ℃；气帘气为 25psi；雾化气和辅助气为 50psi；去簇电压（DP）为–100V；采用 TOF-MS-IDA-MS/MS 方法采集数据；TOF/MS 一级预扫描和触发的二级扫描 TOF/MS/MS 离子累积时间分别为 400ms、200ms；CE 碰撞能量为 40eV；CES 碰撞能量叠加为（40±10）eV；触发二级的方法为 IDA；多重质量亏损（multi-pass depth of field，MMDF）和动态背景扣除（dynamic background subtractiong，DBS）为触发二级的条件，满足该条件的优先进行二级扫描。

数据处理：采用 AB Sciex 公司 Peak View 1.6 软件中 XIC Manager 对 UHPLC-Q-TOF-MS 采集的数据进行处理。

代谢产物鉴定：木犀草素代谢产物，除木犀草素原型以外，在大鼠生物样品中发现 25 个主要代谢产物。其中血液发现 22 个，尿液发现 18 个，粪便发现 6 个。25 种代谢产物提取离子流色谱图（EIC）见图 8-3 和图 8-4。木犀草素和木犀草苷的代谢产物及其推测的代谢途径分别见图 8-5 和图 8-6。结果表明，木犀草素在大鼠体内的代谢途径为氧化、甲基化、葡萄糖醛酸化、磺酸化，以及甲基化、葡萄糖醛酸化和磺酸化复合型，而木犀草苷易被肠道菌群产生得水解酶水解为苷元后，再进一步发生氧化、甲基化、葡萄糖醛酸化、磺酸化代谢。

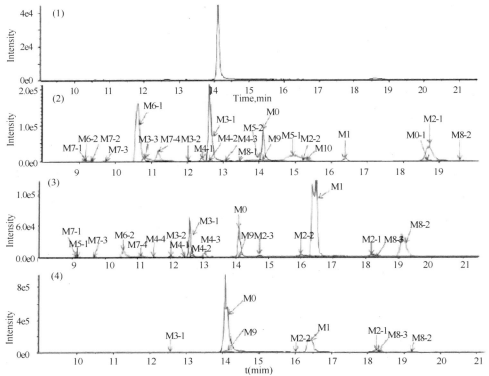

图 8-3　大鼠血浆、尿液和粪便中木犀草素代谢产物的提取离子流色谱图
（1）血浆；（2）尿液；（3）粪便；（4）对照品

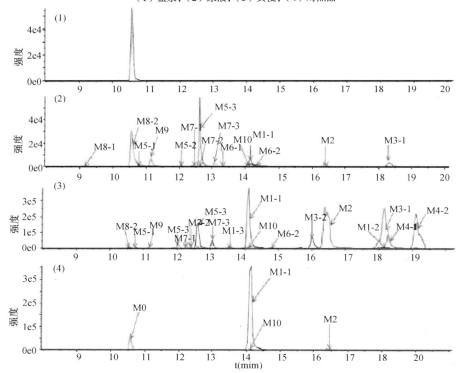

图 8-4　大鼠血浆、尿液和粪便中木犀草苷代谢产物的提取离子流色谱图
（1）血浆；（2）尿液；（3）粪便；（4）对照品

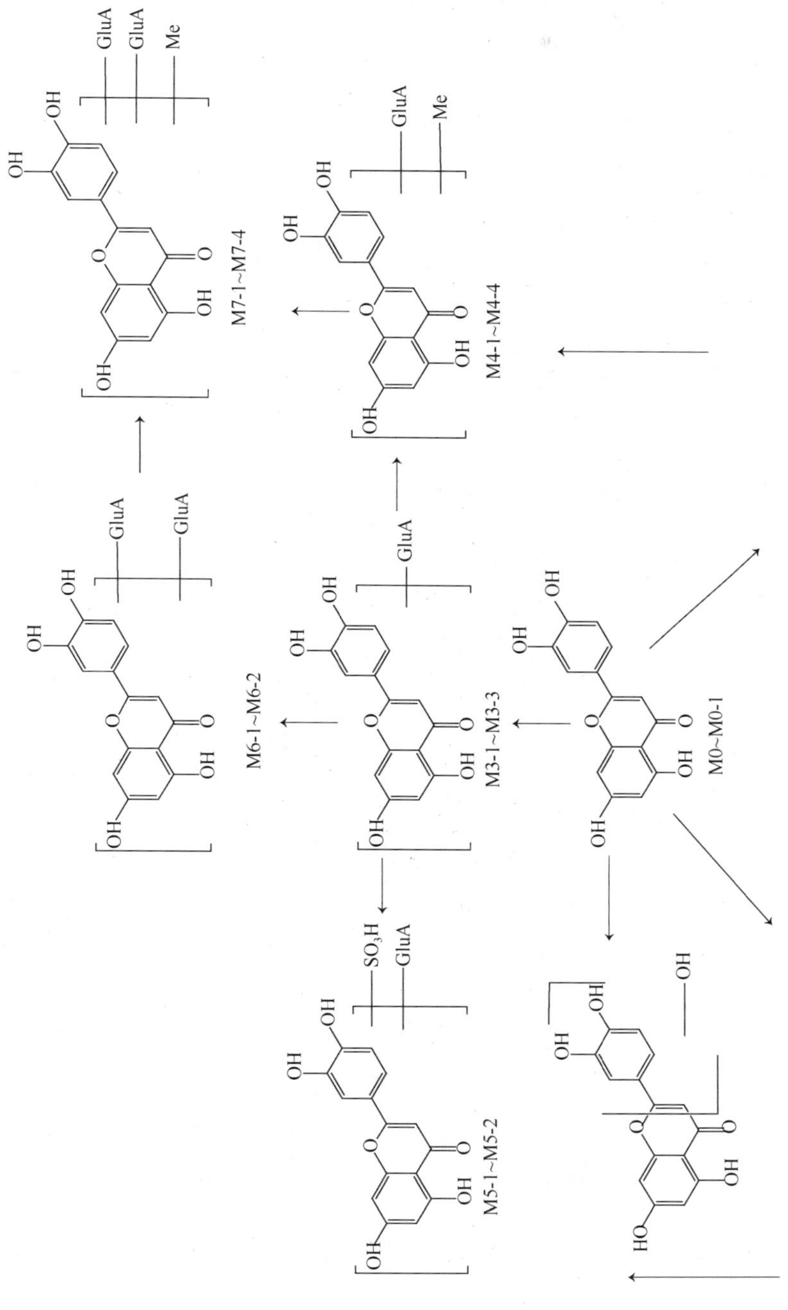
M7-1~M7-4
M4-1~M4-4
M6-1~M6-2
M3-1~M3-3
M0~M0-1
M5-1~M5-2
GluA
Me
SO3H

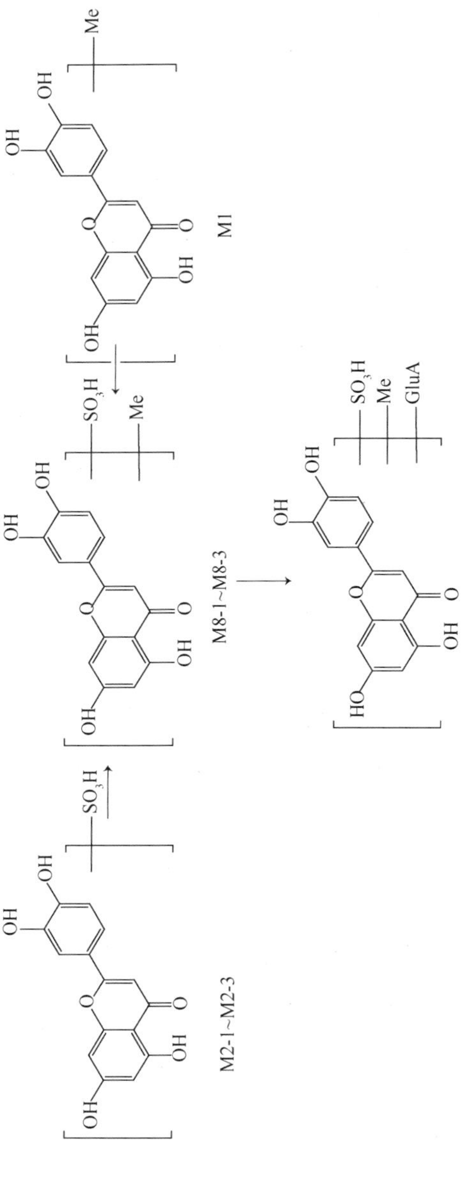

图8-5 木犀草素代谢产物及其推测的代谢途径

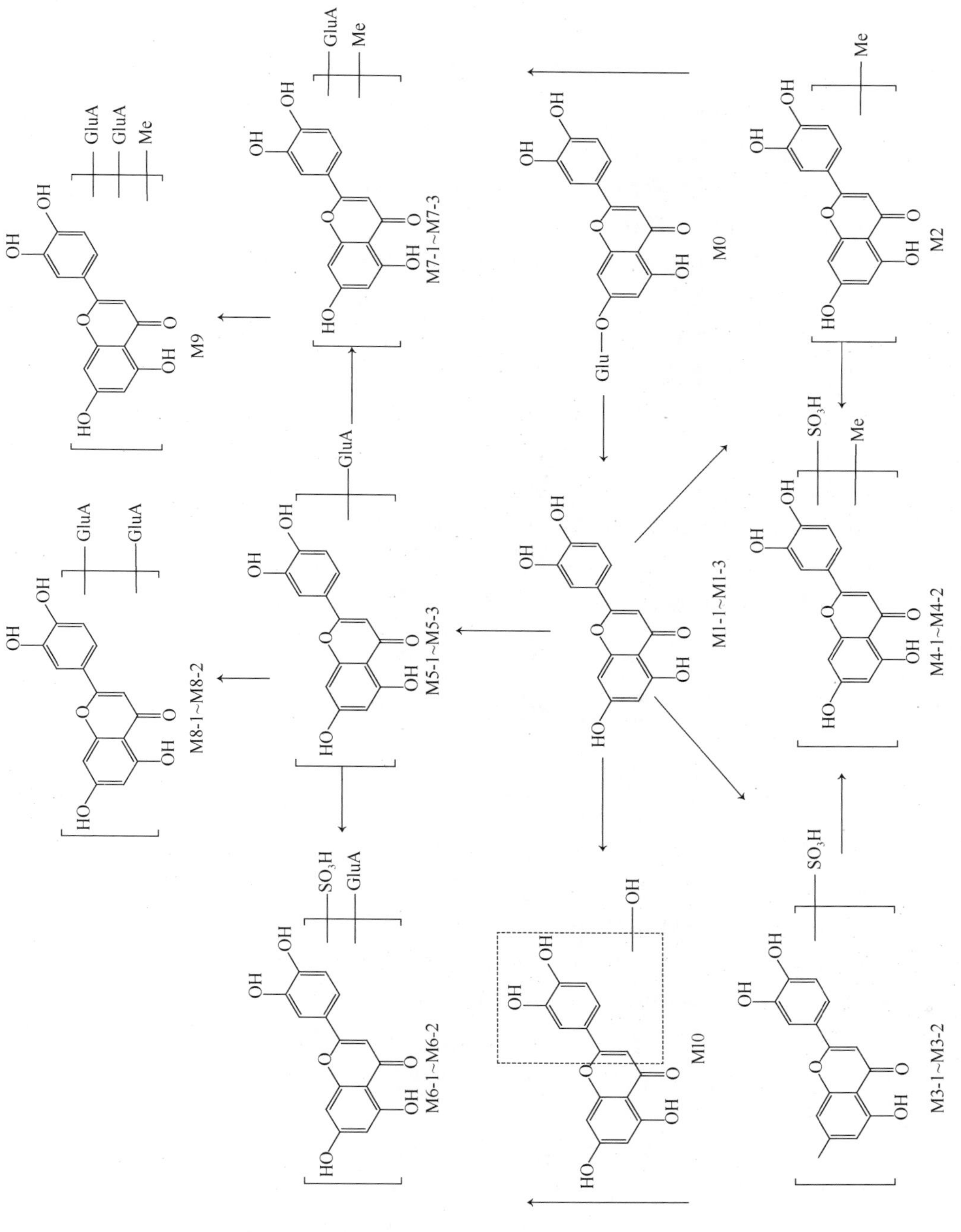

图8-6　木犀草苷代谢产物及其推测的代谢途径

第九章 中药生产过程的化学成分分析技术

第一节 概 述

中药生产过程的化学成分分析是一种基于过程分析（process analysis technology，PAT）的新模式，是对中药生产整个过程中的化学成分变化信息的采集和分析，对于保证最终产品的质量具有十分重要的意义，已经引起人们的广泛重视，成为中药分析技术发展的热门领域之一。随着国家对中药产业技术关注度持续加大，在中药领域，推广应用过程分析技术是中药现代化、国际化的重要途径。

过程分析是目前在各工业领域广泛应用的生产过程质量控制的有效手段。2004 年 9 月美国食品与药品监督管理局（Food and Drug Administration，FDA）颁布了《PAT 工业指南》，将 PAT 定义为一种可以通过测定关键性的过程参数和指标来设计、分析、控制药品生产过程中的机制和手段。过程分析技术（PAT）的核心是及时获取生产过程中间体的关键质量数据和工艺过程的各项数据，掌握中间体或物料质量，跟踪工艺过程的状态，并对工艺过程进行监控，使产品质量向预期的方向发展，以此降低由生产过程造成的产品质量差异。常规药品质量分析是静态的质量控制，检测的对象是生产原料和最终的产品。而 PAT 是动态的、在线的质量控制，即通过生产过程的监控，发现引起产品质量波动的关键影响因素。再以这些关键因素为依据，设定或调整原材料、工艺参数、环境和其他条件，使药品质量属性在生产过程中做到精确可控，从而达到药品质量均一、稳定的目的。

一、中药生产过程化学成分分析的意义

"安全有效、稳定可控"是所有药物研发和生产必须遵循的基本原则。2010 年我国国家工业和信息化部、原卫生部和国家食品药品监督管理局联合发布《关于加快医药行业结构调整的指导意见》，明确提出"加快现代技术在中药生产中的应用，推广先进的提取、分离、纯化、浓缩、干燥、制剂和过程质量控制技术"。然而，传统的中药质量评价模式仅对中药成品和部分中药材或饮片按照既定的质量标准进行分析和检验。众所周知，中药材的来源、配伍组成、生产工艺过程都比较复杂，影响化学成分的因素较多，要确保中药产品质量的均一、稳定比较困难。因此，推广中药生产过程分析的新模式，研究和发展中药过程分析技术，对中药生产过程进行实时监测和质量控制，将是中药产品安全有效的根本保证，是中药现代化发展的重要举措，是中药走向国际化的重要途径。

具体来说，中药生产过程化学成分分析可起到以下作用：①有利于实现对生产过程从原料到产品的全程质量监控；②提供了快速简便的分析工具，摒弃了传统分析手段操作复杂、劳动强度大的缺点；③将复杂的样品分析工作从实验室带到了生产现场，从而为实现中药生产过程各环节的实时监控提供了切实可行的手段，有利于质控中心及时发现影响产品质量波动的原因；④为中药生产过程的质量分析和控制提供了大量

可以利用的信息，便于对生产过程的资源调度和管理；⑤为原料配方和工艺参数优化及时提供科学数据作为依据；⑥提高自动化水平，减少人为误差和提高操作安全性；⑦节能、降耗和提高生产能力。

二、中药生产过程分析的主要内容及其技术平台

中药生产过程分析的主要内容是化学成分的检测和分析，其主要涉及 4 个方面：一是研发各种在线化学成分分析仪器及在中药生产工艺流程应用策略，最大限度地获取中药生产过程的化学成分信息。二是根据中药生产过程的多维过程分析技术，构建适宜于中药复杂体系的化学计量学方法，提高多元模型的可靠性和稳定性，最大限度地解析、利用中药生产工艺中所获得的信息。三是完善各种中药过程在线分析方法学，建立与中药疗效相关联的中药有效成分的监测体系和模型，促进中药生产工艺中在线分析的科学化和标准化。四是构建先进的持续的优化在线监测策略，建立适应中药生产工艺特点的过程控制模型和可持续优化的策略，真正实现中药生产过程自动化、标准化，保证中药产品的品质。

中药生产过程分析技术涉及分析化学、化学计量学、化学工程、工艺过程、机电工程、自动化控制及计算机等学科，其技术平台由 4 大系统组成。

1. 检测系统　由在线分析仪器和离线分析仪器组成，常采用在线的、嵌入式的和非接触的过程分析仪器采集中药生产整个流程的信息，包括原料、中间品及成品的物理、化学成分和生物性质信息。其中化学成分与产品的质量直接相关，是主要的检测对象。

2. 多变量分析系统　对采集到的生产过程信息进行处理。由于中药药效是多组活性成分通过多靶点、多层次共同作用的结果，为保证中药制剂的有效性，中药在线检测必然是复杂的多因素系统。通常必须采用多变量分析工具建立模型，将所收集的信息进行多变量分析，了解和掌握整个中药生产过程运行状态。多变量模型不仅能够对产品品质的变量进行辨识和估计，还可以找出潜在的产品品质形成机制和导致产品品质损伤的故障模式。

3. 监测和控制系统　是将过程分析方法、反馈控制策略、信息管理工具、产品（过程）优化策略集成用于产品生产，是一个连续在线的产品质量控制和评价平台。通过对过程状态的监测，将中药生产过程维持在预先设定的状态，从根本上保证产品关键质量能够有效控制。

4. 管理系统　对整个生产过程进行信息储备和调控。在整个中药生产工艺过程中，通过数据采集和分析可以持续地收集和积累与中药生产工艺相关的信息，通过对这些信息的归纳整理，建立中药生产过程数据库。当中药原料差异导致生产模型不稳定时，可以用中药生产过程数据库的相关信息，对模型进行校准和调整，并可以对产品品质的影响因素加以量化，对中药生产模型进行优化。过程分析技术总体控制流程框架如图 9-1 所示。

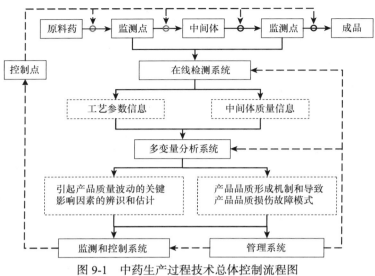

图 9-1　中药生产过程技术总体控制流程图

三、中药生产过程化学成分分析的特点

常规的中药化学成分分析都是离线分析，而中药生产过程化学成分分析是在线分析，它与中药的生产工艺直接相关，因此具有以下特点。

（1）分析对象是多维、变化的、复杂的有效成分组群。

（2）在线分析是动态的持续的分析过程。

（3）分析过程和被分析对象在时间和空间的差距趋于零。

（4）分析成本低、不使用有机溶剂，无废弃物，可实现分析的物质损耗趋于零。

（5）样品不需要进行预处理、不破坏样品，可直接分析。

（6）分析速度快，快速获取工艺流程中的分析信息。

（7）多组分同时分析。

（8）以化学计量学为基础的在线分析模型，可实现检测参数的优化和重现性。

第二节　在线紫外光谱分析法

在线紫外光谱分析法是以 UV-Vis 法为基础的在线分析方法。UV-Vis 法是一种中药及其制剂化学成分含量测定经典的仪器分析方法，在 20 世纪 50 年代用于过程分析。目前发展的主流是将光纤技术与固定光路阵列检测器相结合的新型在线 UV-Vis 分析仪，这类仪器采用石英光纤对光进行长距离传输，并可快速进行全谱测量，通过化学计量学多元校正方法可消除背景的干扰，仪器结构简单，没有可移动光学部件，适合在线分析。在线分光光度计与分析型分光光度计在光源、单色器、检测器等元件基本相同，不同在于将样品池改为流通池。如果待测组分需经显色反应进行比色测定，则要在取样器和分光光度计之间增加一个反应池。

在线紫外光谱法可用于反应过程监测，首先应建立操作单元正常反应的 UV-Vis 分析模型，然后通过观察样品吸收光谱的形状和一定波长处的吸光度值来判断化学成分变化情况。在线 UV-Vis 分析也可以用来优化生产工艺过程的条件，通过观察特定波长处吸光度值的增加，减少和变化趋势，从而对生产工艺过程做出相应的判断和调整。

第三节 在线近红外分析法

在线近红外分析法是以近红外光谱法（NIRS）为基础的在线分析方法。近红外光（near infrared）指波长介于可见光区和中红外区的电磁波，其定义是指波长为 0.78～2.526μm，对应的波数范围为 12820～3959cm^{-1} 的电磁波。NIRS 分析便是利用近红外谱区包含的物质信息，主要用于有机化合物定性和定量分析的一种分析技术。它兼容了可见区光谱分析信号容易获取与红外区光谱分析信息量丰富两方面的优点，并且该谱区自身具有谱带重叠、吸收强度较低、需要依靠化学计量学方法提取信息等特点，使近红外技术成为一类新型的分析技术。

NIRS 信息主要来自分子内部振动的倍频和合频，携带绝大多数有机物组成和分子结构的丰富信息，不同基团或同一基团处于不同化学环境所吸收的波长有明显差异，因此 NIRS 可作为获取、辨别化学成分组成或性质信息的有效载体，实现对样品化学成分的定性定量分析，成为一门广泛应用的分析技术，在食品、化学、农业、环境、生命科学、医药等领域得到广泛应用。

一、NIRS 分析的原理

（一）NIRS

分子在近红外谱区的吸收是由于分子振动的倍频或合频吸收所造成的。NIRS 的吸收谱带都是中红外吸收基频（4000～1600cm^{-1}）的倍频及合频。只有振动频率在 2000cm^{-1} 以上的振动，才可能在近红外区内产生一级倍频，能在 2000cm^{-1} 以上产生基频振动的一般是含有氢原子的化学键（C—H、O—H、N—H、S—H），因此 NIRS 主要检测化合物结构中含 C—H、O—H、N—H、S—H 等化学键基团的结构信息。这些含氢基团的特征性强，受分子内外环境的影响小，而且在近红外谱区比中红外谱区的光潜特征更稳定，为分析天然有机物特别是中药化学成分提供了基础。

（二）NIRS 的分析原理

NIRS 分析的光学原理主要包括反射和透射两大类。其中反射光谱主要指漫反射，它是光能量透过物质表层与其微观结构发生相互作用，依据微观结构不同的化学键与具有不同运动模式和不同频率的光振动有选择性地发生耦合吸收，而没有发生耦合吸收的光能量出射再进入其他微粒，被原子核通过多次反射后折射出该物质表层，漫反射光信号与入射原始光信号之间的比值反映了物质对不同频率光的选择吸收特性，即形成了测量物质的吸收光谱。透射光谱则是入射光通过样品并与样品分子相互作用后形成的光谱。NIRS 吸光度数据是通过 NIRS 分析仪器的能量采集系统（主要是探测器）来得到的，是物质对近红外波段光辐射能量入射前后的比值，它的大小与待测物质成分的浓度呈线性关系，因此，可以利用物质在近红外波段的透射或反射光谱的能量变化来测量物质成分的浓度。同时，根据各个频率位置及其对应的相对值的强度，依据光谱理论可推导分子的结构或含量。

NIRS 的吸收谱带都是中红外吸收基频（4000～1600cm^{-1}）的倍频和合频，属较复杂的弱信息，通常的光谱分析技术是无法将这些信息提取出来，必须采用化学计量学方法，建立全谱区的光谱信息与含量或性质间的数学模型。再利用这个确定的模型来预测未知样品中该化学成分的含量或性质。

（三）NIRS 分析技术的特点

NIRS 携带绝大多数有机物组成和分子结构的丰富信息，不同基团或同一基团处于不同化学环境所吸收的波长有明显差异，可作为获取、辨别组成或性质信息的有效载体实现对样品化学成分的定性定量分析。

与其他常规分析技术相比 NIRS 分析技术具有以下特点。

1. 具有全息性 不仅可以获得样品的化学组成和结构信息，还可以反映样品的物理性质、生物学特征等。

2. 操作简便 制样简单，无损伤，可直接在原取样环境中进行测定，样品测定后一般可送回取样环境中，检测过程不产生污染。仪器操作难度较低、自动化水平较高。

3. 分析快速高效 分析过程可在几十秒钟内甚至更短的时间内完成，由于通过一次的光谱扫描和已建立的定性定量校正模型，可同时对样品的多组分或性质进行检测。在工业分析中，可实现由操作车间内多指标，多环节同时检测，在不增加分析人员的情况下可以保证分析效率和分析质量，有利于确保生产过程平稳进行。

4. 可用光纤传输，应用范围拓宽 近红外区光谱的波长短，不被玻璃或石英介质所吸收，所以 NIRS 测试对环境及容器要求较低，价格低廉。更重要的是玻璃或石英光纤的配套应用，可实现过程分析及对有毒有害或恶劣环境下样品的远程分析，进一步扩展 NIRS 技术的应用范围。

二、NIRS 仪的仪器结构和操作流程

（一）仪器结构

NIRS 仪器一般由光源、分光系统、测样器件、检测器、数据处理系统和记录仪（或打印机）6 部分构成。其结构如图 9-2 所示。

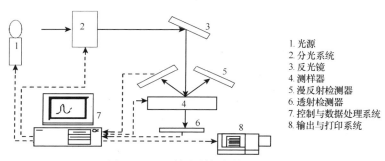

1. 光源
2. 分光系统
3. 反光镜
4. 测样器
5. 漫反射检测器
6. 透射检测器
7. 控制与数据处理系统
8. 输出与打印系统

图 9-2　近红外光谱仪结构示意图

NIRS 仪按其分光原理，可分为滤光片型、光栅色散型、Fourier 变换型和声光调制滤光器型 4 种不同类型，其中光栅色散型又有光栅扫描单通道和非扫描固定光路多通道检测

之分；从检测器对光的响应能力可分为单通道和多通道两种类型；从光源的种类近红外光谱仪又可分为卤钨光源的 NIRS 和光二极管组合作为光源的 NIRS 仪。

（二）NIRS 分析主要操作步骤

1. 选择和收集标准样品集　选取样品集中的大部分标准样品作为校正集，用于建立光谱校正模型，剩余的标准样品作为验证集，用以评价模型的外推能力。

2. 建立光谱信息与含量（用于定量分析）**或性质**（用于定性分析）**间的数学模型**　首先获得校正集样品的 NIRS 和对照值（用经典的化学分析方法测出），然后预处理光谱数据，并选择适宜的波长区间和建模方法，建立样品光谱与对照值之间的校正模型。

3. 通过严格的统计学分析，检验、优化模型的稳定性　依据光谱校正模型循环优化各建模参数，以确定最佳的参数，然后用具有代表性的验证集检验模型的精度，提升校正模型的预测能力和稳健性，再利用校正集的内部交叉验证和预测集样品的外部验证评价模型的准确性以及对未知样品的预测能力。

4. 样品测定　采集被测样品的 NIRS，用建立的 NIRS 校正模型测量被测样品的对照值，测定未知样品中有关组分的含量或性质。

三、在线 NIRS 过程分析技术

在线 NIRS 过程分析技术是将离线 NIRS 分析技术与工业化生产现场实时监测系统相结合的产物。该分析方法需要在线采集有代表性的光谱及其对应基础数据，建立数学分析模型，通过模型分析产品有关的组成或性质等的数据，并将分析结果通过生产过程的控制系统实现整个生产工艺过程的优化控制。对在线分析而言，由于液体物料的组成及性质在短期间内变动范围有限，要收集一定数量且目标属性变化范围较宽的样品需要经历一个较长的过程。此外，在线采集 NIRS 光谱的过程中，样品受温度变化、流动状态、光谱漂移、检测器热稳定噪声、线路热噪声等导致光谱数据的显著差异。随着化学计量学、信息技术、光纤的应用与发展，在线 NIRS 技术能够为这些工业生产的单元操作提供有效的过程检测手段，实现生产过程进程的数字化和定量化运行。

（一）在线过程分析仪器的组成

与离线型 NIRS 仪相比，在线 NIRS 分析系统主要由硬件、软件和分析模型 3 大部分组成。在线 NIRS 分析系统的硬件主要包括光谱仪、自动取样系统、测样装置、样品预处理系统等部分；此外，还有防爆系统、界外样品抓样系统和模型建立模拟系统等部件组成。在线 NIRS 分析系统的软件从功能上主要由仪器初始化、光谱采集、数据和信息显示、光谱数据及分析模型管理、故障诊断、预警与安全监控、数据传输通讯等功能部件组成。在线 NIRS 分析系统的分析模型在过程分析系统建立运行之初，便开始在线收集代表性样品用以建立初始模型，并随着对过程检测的不断进行及检测外环境等的变更，不断维护和更新模型的覆盖范围，提高分析模型的分析运算能力和预测能力。

（二）在线分析模型

分析模型在 NIRS 分析中处于核心地位。建立一个适用范围广、稳定性好的在线近红外分析模型十分重要。通常基于模式识别建立光谱库，根据"相同样品，相同光谱，相同性质"的原则，通过光谱的编码特征从库中搜索与待测样品匹配的光谱，给出该光谱对应的性质数据。并通过马氏距离、光谱残差及最邻近距离三种方法进行检测，得到的结果才是有效的。将实验室建立的分析模型通过模型传递方法转换后用于在线分析。模型传递的方式有多种，可以将建立好的分析模型直接传递；可以将光谱在不同仪器间传递，重新建立模型；也可以将分析结果进行校正。所建分析模型在实际使用前，对模型的有效性进行验证，并需要定期使用标准样品对其进行验证，确保分析结果的准确性。

四、在线 NIRS 在中药化学成分分析中的应用

目前近红外分析技术在我国中药领域的研究及应用很广，主要有以下 3 个方面：中药鉴定（中药种类的鉴别、道地药材的鉴别和中药真伪的鉴别）；中药化学成分含量的测定（包括指标成分和伪品掺入量）；中药制药过程的在线控制（优质原药材的快速定性筛选定量筛选和、中药提取过程、浓缩过程、纯化过程、混合过程和包衣过程）。以下主要介绍后两方面的应用。

（一）在中药成分含量测定方面的应用

实例 9-1 NIRS 技术结合偏最小二乘法（partial least square method，PLS）快速测定砂仁中乙酸龙脑酯的含量。

砂仁为姜科植物阳春砂、绿壳砂、海南砂的干燥成熟果实。《中国药典》以乙酸龙脑酯作为其质量控制标准。乙酸龙脑酯的含量测定一般采用 GC 法，分析速度慢，操作过程烦琐，难以满足原药材的快速检测及在线检测的要求。本实例采用 NIRS 结合 PLS 建立砂仁中乙酸龙脑酯的定量分析模型，测定砂仁中指标性成分乙酸龙脑酯的含量。

NIRS 采集：将收集到的 101 份样品粉碎，过 50 目筛，取约 8g 粉末放入石英杯，混合均匀，以空气为参比，扣除背景，采集光谱图。采集参数如下：积分球漫反射，分辨率 8cm^{-1}，光谱范围 12 000～4000cm^{-1}，扫描 32 次，每次扫描背景间隔 20min，温度 25～30℃，相对湿度 35%～40%。每份样品重复扫描 3 次，求平均光谱以建立模型。对 101 份样品的 NIRS 图进行叠加得到叠加图。

色谱条件：采用 Agilent7890AGC 检测分析，hp-5 毛细管柱（30mm×0.320mm，0.25μm），载气 1.0ml/min，进样口温度 230℃，检测器温度 250℃，分流比为 10∶1，柱温 105℃，进样量 1μl。以外标法计算含量。

模型的建立：本实验采用 TQ analyst8.0 进行建模和优化，采用 PLS 建立定量分析模型，优化的内容包括光谱预处理方法、光谱范围与主成分数的选择。以内部交叉验证决定系数（R^2）、校正均方差（RMSEC）和内部交叉验证均方差（RMSECV）为指标，考察不同方法对建模的影响。R^2 越接近 1，参考值与近红外预测值相关性越好；RMSEC 与外部验证预测均方差（RMSEP）越小且越接近，所建模型的适用性越强、预测效果越好。本实验中通过预处理与优化，对光谱进行 SNV＋2ndDer＋SG 预处理，采用 8545～4489 cm^{-1} 波段，7 个主成分数进行建模，所建立模型的 R^2=0.992 59，RMSECV=0.0714，RMSEC=0.0145，RMSEP=0.0167，PI=90.0。

模型的验证：将预测集样品输入所建立的定量分析模型中进行分析，判别模型的预测

准确性。RMSEP 为 0.0167，与 RMSEC 接近且值较小，乙酸龙脑酯参考值与预测值相关。实验结果表明砂仁 NIRS 与其中乙酸龙脑酯的含量之间存在相关性，NIRS 预测值可以较准确逼近参考值，故所建立的定量分析模型适用性强，具有较好的预测效果，可快速准确的预测其覆盖范围内砂仁中乙酸龙脑酯的含量。

实例 9-2　NIRS 法快速测定木香中木香烃内酯与去氢木香内酯的含量。

木香是常用的中药之一，木香烃内酯与去氢木香内酯为木香质量控制中的两个重要指标。《中国药典》规定木香烃内酯与去氢木香内酯的含量测定方法为 HPLC 法，但该方法过程烦琐，分析速度慢，消耗试剂多且需要超声处理，污染环境。将 NIRS 分析技术应用于木香烃内酯与去氢木香内酯的含量测定，应用近红外漫反射光谱技术结合 PLS 建立木香中木香烃内酯与去氢木香内酯的定量分析模型，为大批量木香样品的含量测定提供一种新的方法，同时也为木香的快速评价和在线检测提供了参考和依据。

NIRS 的采集：取上述 86 份样品适量，粉碎，过 80 目药典标准筛，取约 5g 粉末装入石英杯，混合均匀，依以下条件进行扫描，采集光谱图。测样方式：积分球漫反射；分辨率 $8cm^{-1}$；扫描次数 64 次；扫描范围 12 000～$4000cm^{-1}$；温度 25～30℃；相对湿度 55%～65%。每个样品重复扫描 3 次，计算平均光谱以建立模型。

木香烃内酯与去氢木香内酯含量的 HPLC 测定：按照《中国药典》一部中木香项下木香烃内酯与去氢木香内酯的 HPLC 含量测定方法进行测定。色谱条件：Symmetry C_{18} 色谱柱（4.6mm×150mm，5μm），流动相：甲醇-水（65:35），柱温 25℃，进样量 10μl，流速 1.0ml/min，检测波长 225nm。每份样品平行测定两次，计算平均值，并以其作为参考值。

木香烃内酯与去氢木香内酯定量分析模型的建立：采用 PLS 建立定量分析模型，应用 TQ Analyst 8 进行建模和优化，优化的内容包括光谱预处理方法、建模波段及主成分数的选择。以相关系数（R^2）、校正均方差（RMSEC）、内部交叉验证均方差（RMSECV）、预测均方差（RMSEP）为综合指标，考察不同建模方法的合理性。

光谱预处理方法的选择：选用不同预处理方法后，对预处理法结果经过校正集内部交叉验证相关系数、校正均方差及验证集预测均方差的比较。比较结果表明，SNV+second derivative（二阶导数）处理方法效果最好，可以消除样品光谱噪声及漂移所造成的影响，强化样品 NIRS 的谱带特征，克服样品谱带重叠的现象。

建模波段的选择：本试验采用 PLS 建立木香中木香烃内酯与去氢木香内酯的定量分析模型，以 R^2 和 RMSECV 为指标，对不同波段进行优化比较。结果表明在 8134.53～$5112.58cm^{-1}$，R^2 最接近 1，RMSECV 最小，故选择此波段为最佳建模波段。

主成分数的选择：采用 PLS 法建立近红外定量模型时，主成分数的选择对模型的优劣有显著影响。实验结果表明当 PLS 因子数为 5 时 RMSECV 较小，为最佳建模主成分数。

定量模型的建立：运用 TQAnalyst8.0 软件中的 PLS 法建立模型，86 份样品用于建模（其中 66 份作为校正集样品，20 份作为验证集样品），对光谱进行 SNV + second derivative 预处理，采用 8134.53～$5112.58cm^{-1}$ 波段，5 个主成分数进行建模，所建立模型的 R^2=0.9783，RMSEC=0.161，RMSECV=0.374，木香烃内酯与去氢木香内酯的 NIRS 预测值与 HPLC 参考值的相关，去氢木香内酯的 NIRS 预测值与 HPLC 测定参考值接近，该模型可用于木香中木香烃内酯与去氢木香内酯的定量分析。

木香烃内酯与去氢木香内酯定量模型的验证：将验证集样品的 NIRS 输入所建模型中，并将 NIRS 预测值与 HPLC 参考值进行相关分析。20 份验证集样品的 NIRS 预测值与 HPLC 参考值比较接近，预测相关系数（R^2）为 0.9546，预测均方差（RMSEP）为 0.162。

（二）在中药制药过程的在线控制方面的应用

实例 9-3 近红外技术定量分析丹参药材。

丹参为唇形科植物丹参（*Salviam iltiorrhiza*）的干燥根及根茎。丹参有效成分为丹酚酸 B、丹参酮 II$_A$，目前中药丹参成分测定主要采用 HPLC 的方法，该方法需要一系列的样品处理工作、大量昂贵的试剂和熟练的操作人员。近红外漫反射光谱法不需要对样品进行复杂烦琐的前处理，可同时分析多个组分，分析速度快，结果准确。

丹参样品 NIRS 采集：丹参药材 60℃ 干燥 12h 后粉碎，过 80 目药材标准筛，然后统一装入 100ml 标准烧杯，垫实，采集光谱。采样方式为 SabIR 漫反射光纤。数据采集条件：分辨率 8cm^{-1}，扫描次数 64 次，扫描范围 10 000～4000cm^{-1}，数据格式为 lg（1/R），每个样品采集 3 张光谱，计算平均光谱以建立模型。扫描得到 245 个不同产地丹参药材样品的近红外光谱图。

含量测定：①丹酚酸 B 含量测定：取药材粉末约 0.2g，精密称定，置具塞锥形瓶中，精密加入 75%甲醇 50ml，称定重量，加热回流 1h，取出，放冷，用 75%甲醇补足减失的重量，摇匀，用 0.45μm 滤膜过滤，取续滤液，待测。采用 Agilent1100 仪器检测分析，色谱柱为 Alltima C$_{18}$（4.6×250mm，5μm），流动相为甲醇-乙腈-甲酸-水（35：5：1：59），以外标法计算含量。②丹参酮 II$_A$ 含量测定：精密称取 1g 丹参粉末，用移液管量取 25ml 二氯甲烷-乙醇（1：1）溶剂，称重。置超声波清洗器中提取 20min，补足蒸发的溶剂重量。用 0.45μm 滤膜过滤，取续滤液，待测。采用 Agilent1100 仪器检测分析，色谱柱为 Alltima C18（4.6×250mm，5μm），流动相为甲醇-水（80：20），以外标法计算含量。

模型建立：将丹酚酸 B 与丹参酮 II$_A$ 的名称、组分含量输入 TQ 定量分析软件包中，进行数据处理，采用 PLS 回归法建立定量校正模型，软件将光谱自动优化分组为校正集和验证集，以均方差（RMSECV）为指标选择建模参数和优化模型结构，以预测均方差（RMSEP）考察模型的预测性能和推广能力。

模型因子数选择：在建模过程中，PLS 模型采用不同的因子数，模型的预测能力也会有较大的差异。实验研究表明对于丹酚酸 B 和丹参酮 II$_A$，当 PLS 因子数分别选 12 和 7 的时候为最佳建模因子数。

模型建立及预测：在波长范围为 6950～4223cm^{-1}，采用原始光谱建立丹酚酸 B、丹参酮 II$_A$ 的 PLS 定量校正模型，其中最佳建模因子数分别为 12 和 7，其相关系数分别为 0.988 09 和 0.985 90，校正集均方差（RMSECV）为 0.242 和 0.0259，验证集均方差（RMSEP）为 0.259 和 0.0232。

结果与讨论：从模型结果可以看出，丹参药材光谱与其中丹酚酸 B、丹参酮 II$_A$ 含量之间存在一定的相关性，NIRS 预测值可以较准确逼近 HPLC 测定值，建立的 PLS 定量校正模型具有较好的预测效果。

实例 9-4 人参叶总皂苷大孔树脂分离纯化工艺的在线监测模型及其含量测定。

人参叶总皂苷工艺过程的样品制备：称取人参叶 150g，置于 5L 圆底烧瓶中，加 12 倍量 50%乙醇泡 1h，回流提取 2 次，每次 2h，过滤，合并两次提取液，减压浓缩至 1g/mL

（相当于原药材）。取 3 份已处理好的 D101 大孔树脂各 50g，分别装入内径为 2cm 的色谱柱中，加浓缩液 50ml，吸附 1h 后，用去离子水洗脱至无色，再用 40%乙醇洗脱并收集洗脱液，每隔 5min 在线采集光谱 1 次，共采集 185 个样本。

色谱条件：色谱柱为 Hanbon Sci.Tech.MegresC18（4.6mm×250mm，5μm）；以乙腈为流动相 A，水为流动相 B，梯度洗脱（0～37 min，21%～24%A；37～70min，24%～40%A）；流速 1.0mL/min，柱温 35℃，进样量 10μl，检测波长 203nm。

NIRS 测定：在光程 1cm 下，每隔 5min 在线采集洗脱液的透射光谱，光谱范围 12 000～3700cm^{-1}，每张光谱为 32 次测定值取平均，得到样品 NIRS 图。

人参皂苷 Rg$_1$、Re 和 Rb$_1$ 定量分析模型的建立：选择有代表行的样本 103 个，64 个和 149 个作为校正集样本，用于建立 3 种人参皂苷的定量分析模型。利用在 OPUS 软件中设置的自动寻找和优化功能寻找建立模型的最佳条件，通过比较各种可能组合下预测模型的 R^2 和 RMSEV，选取 R^2 尽可能大而 RMSEV 尽可能小的组合，建立模型。

人参皂苷 Rg$_1$，Re 和 Rb$_1$ 定量分析模型的验证：将余下的 12 个样本作为验证样本集，用于评价模型的预测性能。将样本的 NIRS 图谱输入人参皂苷 Rg$_1$、Re 和 Rb$_1$ 的校正模型，得到 3 种成分的 NIRS 预测值，以 NIRS 预测值与 HPLC 测定值的比值作为预测回收率。结果表明，人参皂苷 Rg$_1$、Re 和 Rb$_1$ 的 NIRS 预测值与 HPLC 测定值相关系数分别为 0.9857、0.9904 和 0.9683，平均预测回收率为 94.63%、94.20%和 95.95%，且成对 t 检验结果显示 p 分别为 0.140、0.101 和 0.103，均大于 0.05，说明模型预测效果良好。

人参叶总皂苷定量分析模型的建立：本实验从用于建立定量分析模型的样本中选取同时含有 3 种皂苷的样本 60 个，将 3 种皂苷的浓度加和值作为总皂苷的浓度，建立总皂苷定量分析模型。对模型进行优化，获得最佳建模光谱范围为 12 000～7499.8cm^{-1}，最佳主因子数为 7，R^2 为 0.9701，RMSECV 为 0.0755，模型预测值与真实值呈相关。

人参叶总皂苷定量分析模型的验证：将 12 个验证集样本的 NIRS 图谱输入总皂苷校正模型，将总皂苷 NIRS 预测值与其 HPLC 测定值及 3 种皂苷预测值的加和值进行比较，分别以总皂苷的 NIRS 预测值与 HPLC 测定值的比值和总皂苷的 NIRS 预测值与 3 种皂苷预测值的加和值的比值作为预测回收率，结果表明，它们的相关系数分别为 0.9898 和 0.9907，平均预测回收率分别为 93.66%和 98.94%，且成对 t 检验结果显示值分别为 0.063 和 0.985，均大于 0.05，表明两种方法没有统计学差异，说明以 3 种皂苷的浓度加和值作为人参总皂苷浓度来建立的总皂苷定量分析模型准确可靠，可用来测定人参总皂苷的含量。

样品预测：制备 1 个批次的人参提取物工艺过程样品，采集样本的 NIRS 图谱，将其输入总皂苷定量模型预测其含量，并采用 HPLC 法测定样本中人参皂苷 Rg$_1$、Re 和 Rb$_1$ 的含量，以 3 者的浓度加和值作为总皂苷的测定值。实验结果显示其预测值与测定值基本一致，且相关系数为 0.9928，平均预测回收率为 100.52%，表明所建立的人参总皂苷定量分析模型预测性能好，可用于在线监测人参叶提取物大孔树脂分离纯化工艺过程总皂苷的含量。

实例 9-5　复方丹参滴丸料液混合终点的在线分析判断。

料液混合的均匀度对滴丸最终产品外观、丸重、单位剂量有着重要影响。本实例使用透反射光纤探头，在线采集 NIRS 透反射光谱，用移动块标准偏差法（moveing back of standard deviation，MBSD）计算光谱偏差作为混合均匀度指标，判断混合终点。

在线采集 NIRS 光谱：SabIR 光纤探头套上透反射附件，设置单光程 4mm，固定在混合罐内。然后按规定配比将融化的 PEG 6000、冰片和复方丹参浸膏加入到混合灌内，80℃下恒温搅拌。光谱采集条件设置：波数范围 10 000～4000cm^{-1}，扫描次数 32 次，分辨率 8cm^{-1}，无衰减，每隔 1min 采集一条光谱。

丹参素含量 HPLC 测定方法：采用 Agilent SB-C18 柱（4.6mm×250mm，5μm）；流动相为甲醇-水-冰醋酸（8：91：1）；进样体积 10μl；流速 1ml/min；检测波长 281nm；柱温 30℃。

光谱预处理及波段选择：本实验采用一阶导数法结合 savitzky-golay 平滑法进行光谱预处理，选择 5000～4400cm^{-1} 和 7500～5200cm^{-1} 这两个波段进行计算。

阈值 L 的选定：标准偏差 S 的大小反映了相邻光谱之间差异的大小。当 S 小于某个阈值 L 并趋向稳定时，表明混合体系已达稳态。实验结果表明，14min 后 S 小于 $0.4×10^{-3}$ 并趋向稳定，因此，本实验设定阈值 L 为 $0.4×10^{-3}$。为实现在线控制，能即时显示 S 稳定的趋势，又避免偶然因素造成的 S 小于阈值 L，选用连续 4 个时间点的 S 值小于阈值 L 时，判断为混合终点，提示可打开自动控制阀进入后续生产过程。

在线试验结果：设定标准偏差 S 的阈值 L（$0.4×10^{-3}$），装置在线采集 NIRS 光谱，实时显示 S 和 S 随时间的波动趋势图。当连续 4 个时间点的 S 小于阈值 L 时，通过工作站操控打开自动控制阀，将混合料液排入滴制罐进行滴制。取不同生产批次的复方丹参浸膏，进行两组在线试验，绘制 S 随时间波动趋势图。结果显示滴制的复方丹参滴丸样品色泽均一，无黑色渣滓，6 次样品的平均丸重和平均每粒滴丸的丹参素含量 RSD 均小于 5.0%，符合实际生产质控标准，表明本终点判断方法准确可靠。在线实验结果表明，经该法终点判断后制备的滴丸丸重均匀，有效成分含量稳定，能有效保证产品质量。

第四节　太赫兹分析法

太赫兹（THz，1THz=10^{12}Hz）波段指的是波长为 0.1～10THz（波长为 3mm～30μm）的远红外电磁辐射，其波段位于微波和红外光之间。近年来，由于超快激光技术的发展，为太赫兹脉冲的产生提供了稳定、可靠的光源，使得太赫兹分析技术得到了蓬勃的发展。它以 THz 辐射作为探测源，利用电光采样或光电导采样方法直接记录 THz 辐射电场的振幅时间波形，通过 Fourier 变换得到测量信号振幅和相位的光谱分布，进而获得样品在 THz 波段的吸收和色散等信号，反映了物质的丰富的物理和化学信息。

一、太赫兹分析原理

（一）太赫兹辐射的产生

目前太赫兹辐射的产生方法主要是用超短激光脉冲去激发半导体或电光晶体，通常有两种方法产生机制：光导天线激发机制和光整流效应。

1. 光导天线激发机制　是基于天线机制，利用光电导发展起来的一种产生太赫兹脉冲的方法。通过利用光电导半导体材料（如 GaAs）表面淀积金属制成偶极天线电极结构，并利用具有飞秒脉宽的超快激光照射电极之间的光电导半导体材料，在其表面瞬时地（10^{-14}s 量级）产生大量自由电子-空穴对，然后这些光生载流子在外加电场或内建电场作用下被加速，在光电导半导体材料表面会形成变化极快的光电流，最终产生向外辐射的具有皮秒宽度的太赫兹脉冲辐射。

2. 光整流效应　是一种基于亚皮秒光整流机制下产生相干太赫兹电磁辐射脉冲的方法。其原理是利用激光脉冲在电光晶体中的非线性效应，通过远红外差频的方法产生太赫兹电磁辐射脉冲。

在上述两种产生太赫兹脉冲的方法中，用光导天线辐射的太赫兹脉冲辐射能量通常比用光整流效应产生的太赫兹脉冲辐射能量强。因光整流效应产生的太赫兹脉冲辐射的能量只来源于入射的激光脉冲的能量，而光导天线辐射的太赫兹脉冲辐射的能量主要来自天线上所加的偏置电场，因此可以通过调节外加电场的大小来获得能量较强的太赫兹脉冲。但光导天线产生的太赫兹脉冲辐射的频谱宽度较窄，而光整流机制产生太赫兹脉冲辐射的频谱宽度更宽，甚至可以达到 70THz 的强度。

（二）太赫兹脉冲辐射的特点

太赫兹脉冲辐射与其他波段的电磁辐射相比，具有以下有其特点。①低能性：太赫兹光子的能量只有毫电子伏特，检测过程中不会破坏被检测物质。②惧水性：大多数极性分子对太赫兹辐射有强烈的吸收，可以通过分析它们的特征太赫兹谱研究物质的含水量或者对其进行产品质量控制。③相干性：太赫兹时域光谱技术的相关测量技术能够直接测量太赫兹电场的振幅和相位，可以方便地提取样品的折射率、吸收系数。④瞬态性：太赫兹脉冲的典型脉宽在皮秒量级，不但可以方便地对各种材料进行时间分辨的研究，而且通过电光采样测量技术，能够有效地抑制背景辐射噪声的干扰。⑤穿透性：太赫兹辐射对非极性物质具有很高的穿透特性，可用于对藏匿物体进行探测。⑥宽带性：太赫兹脉冲源通常只包含若干个周期的电磁振荡，单个脉冲的频带可以覆盖从 GHz 至几十 THz 的范围，有利于在大的范围里分析物质的光谱性质。⑦太赫兹光谱的特征吸收：由于许多极性大分子的振动和转动能级正好处于太赫兹频带范围，使太赫兹光谱技术在分析和研究大分子方面有广阔的应用前景。在许多常见中药的太赫兹光谱中存在明显的特征吸收，这使得太赫兹光谱技术成为中药分析的有效手段。

二、太赫兹辐射的检测

当前太赫兹辐射的检测技术主要有光导天线法和电光采样技术两种方法。

1. 光导天线法　是利用探测光照射半导体，使半导体内部激发产生瞬态载流子，并利用太赫兹辐射的电场部分驱动瞬态载流子，以此获得反映太赫兹电场信息的电流。光导天线探测太赫兹脉冲辐射的探测带宽主要由瞬态载流子的响应时间决定，带宽比较窄，而且光路的调节比较困难。

2. 电光采样技术　是利用激光脉冲在电光晶体内产生的普克尔效应进行探测太赫兹辐射的方法，其原理是通过探测光和太赫兹辐射脉冲共线经过电光晶体 ZnTe，并利用太赫兹脉冲的电场部分通过普克尔效应调制探测晶体 ZnTe 的折射率椭球，通过测量含有太赫兹信息的探测光束偏振态的改变，最终获取太赫兹脉冲的电场信息。电光采样技术的时间响应只与所用的电光晶体的非线性性质有关，具有较高的探测带宽。电光采样技术具有光学平行处理的能力和较高的信噪比，因此在实时二维相干远红外成像技术中具有很好的应用前景。当前电光采样测量技术已成为太赫兹辐射检测的主要手段。但 ZnTe 晶体在 5.3THz 处存在横向声子吸收，导致探测带宽存在一定的限制。

三、太赫兹时域光谱技术

太赫兹时域光谱技术是利用飞秒激光泵浦太赫兹发射器产生太赫兹脉冲辐射，太赫兹脉冲辐射在自由空间中传播，经离轴抛物面镜反射聚焦到太赫兹探测器，调制同步到达的飞秒探测光，就可以测得它的时域波形，Fourier 变换就可得到它的频域波形。若在离轴抛物面镜的焦点位置放置样品，通过比较放置样品前后太赫兹脉冲波形的改变，探测太赫兹辐射通过样品前后的 THz 时域脉冲波形，分别称之为参考波形和样品波形，再对这两个时间波形进行 Fourier 变换，得到参照物和样品的频谱信息，再对频谱信息进行分析和处理从而提取被测样品的折射率、吸收系数、消光系数等光学参数，再进一步对这些光学参数进行分析，从而实现对样品的种类鉴别及一些相关的物理和化学信息的获取。

太赫兹时域光谱测定技术有透射谱测量、反射谱测量、差分光谱测量、椭偏光谱系统等测量技术。在当前阶段透射谱测量相对于其他测量技术而言具有很大的优势，因此在太赫兹时域谱的测定时，一般都尽量使用透射谱测量方法。

四、太赫兹时域光谱仪

典型的太赫兹时域光谱系统主要由飞秒激光器、太赫兹脉冲辐射产生装置、太赫兹辐射探测装置和时间延迟控制系统四个部分组成，如图 9-3 所示。飞秒激光器产生的飞秒激光脉冲经过分束镜后被分为两束，一束激光脉冲（泵浦脉冲）经过时间延迟系统后入射到太赫兹辐射源上产生太赫兹辐射，另一束激光脉冲（探测脉冲）和太赫兹脉冲共同入射到太赫兹探测器件上，通过调节探测脉冲和太赫兹脉冲之间的时间延迟探测太赫兹脉冲的整个波形。

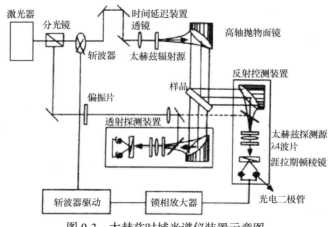

图 9-3 太赫兹时域光谱仪装置示意图

五、太赫兹分析操作技术

（1）放置好各种光学器件，按照从前往后的原则，使光线通过每个器件的中心。调节光路和安装步进机时，要使步进机移动时光路保持不变，同时使太赫兹脉冲的探测光路和产生光路光程尽可能相等。安装调试好整个系统后，用光栅确定好主要光路的位置，每次测定前可以通过固定的光栅来检查整个光路的情况。

（2）盖好真空室的盖子，打开分子泵抽真空，当分子泵的转速达到额定值（56 000r/min）时，说明真空室基本形成。等待系统稳定后，重新调节 1/4 波片，使光电探测器直流输出为零。然后再把光电探测器的输出端接到锁相放大器的输入端进行检测。

（3）通过扫描系统，首先记录没有放任何样品时的太赫兹脉冲波形，作为参考信号。为了使参考信号和样品信号具有相同的衍射环境，在测量参考信号时，应该在发射器和接收器之间放上一个直径和样品差不多大小的带小圆孔的薄钢片，其中圆孔的直径略小于样品的直径。尽管这么做在一定程度上会减少太赫兹辐射脉冲波形信号的峰值强度，但是却可以消除由于衍射情况不一样而产生的随机误差。每一组对照样品用同一个参考信号。

（4）关闭分子泵和抽气口阀门，通过一个微量针阀给真空室充入大气，最后打开真空室的上盖。

（5）在样品架上放上被测样品，仔细调节样品的位置，使太赫兹脉冲垂直入射到样品的中心。

（6）重复第二步，然后记录此时的太赫兹脉冲波形，作为带有样品信息的样品信号。

（7）重复第四步，取下被测试样品。

（8）重复第五至七步，直到该组对照样品全部测试完毕。

六、样品制备的一般方法

太赫兹透射谱测量比较适用于固体材料的测量，一般将干燥的样品粉末和基质材料如聚乙烯粉末或聚四氟乙烯粉末或多孔硅等材料按照一定的比例均匀调配，然后压片成一定厚度和大小、内部均匀的薄片。一般样品制备的厚度在 1mm 左右，而且样品大小应该在 1cm×1cm 左右，同时样品不应该吸收太严重。

七、太赫兹光谱技术的应用

太赫兹的高透射性、低能量性、物质识别和成像、抗背景干扰等特性，使得太赫兹技术在物理、化学、材料、通讯、医学等领域有着广泛的用途，成为科学技术的一个新的热门学科。在中药研究中也开始应用。中药中所含化学成分大多数的低频振动和转动模式均处在太赫兹辐射波段范围，因此太赫兹时域光谱技术可以提供中药在太赫兹脉冲波段范围内的新信息和鉴别依据，且太赫兹的高透射性、无损性、抗干扰特点，特别适合中药化学成分的在线分析和研究。

实例 9-6　中药莪术的太赫兹时域光谱研究。

药材产区和品种不同，其化学成分的含量和种类也不同，药效和药性也不相同。因此药材产区和品种的鉴别对于药材的质量控制及提高药材的质量非常重要。本实例应用太赫兹吸收波谱和折射波谱，为中药莪术鉴别提供依据。

样品制备：选择 3 个不同产地莪术。样品洗净，70℃烘干，粉碎，经制片机压片为直径 12mm 的薄片，压力为 4 吨，保压时间 5min。薄片厚度为 1mm。

实验条件：采用 THz-TDS 装置，激光器中心波长为 800nm 可调，脉冲宽度 90fs，重复频率为 80MHz。

试验方法和数据处理：实验采用共有峰率、变异峰率双指标序列法对不同产地 3 个品种的莪术进行检测和计算分析。测试结果表明，3 个样品的太赫兹吸收的图谱存在一定差异，但 3 个样品在 1.3～2.2THz 波段范围内的较强吸收峰位置基本一致；3 个样品的折射率存在一定差异，但在强吸收频率点均存在变异的现象。共有峰率和变异峰率双指标序列分析法可以对不同产地和不同品种的莪术进行直观鉴别。

实例 9-7 中药附子的太赫兹波谱分析。

本实例为了解同一产地的各种产品的内在差异性，研究了四种不同制片方式的附子产品的太赫兹时域谱、频谱、折射率和吸收谱的异同，为附子产品的太赫兹鉴别提供依据。

实验样品及制备：选用 4 种不同制片方式的附子切片作为样品。样品经烘干研磨后采用压片机压成直径为 13mm 的薄片，压力为 1 吨，保压时间为 3min。

实验装置：采用 THz-TDS 系统，飞秒激光器，激光中心波长 800nm，脉宽 92.3fs，高斯 TEM00 光束<1.2mm，重复频率 80MHz。泵浦光强度 100mW，探测光强度 20mW。光电导天线发射偏压 85V，发射电流 4.2mA，调制频率 9.803kHz，扫描起始位置 3.5mm，结束位置 12.5mm，扫描速度 0.02mm/s，记录时间 118.9731ps，频域分辨率 8.41GHz。

实验方法和数据处理：在室温 21℃、湿度 0.7%条件下测量了空气（参考）和附子样品的太赫兹时域谱，每组实验重复 2 次取平均。对测得的参考信号和样品信号分布进行 Fourier 变换，得到频谱 Er（w）和 Es（w），计算可得振幅比 $\rho(\omega)$ 和相位差 $\varphi(\omega)$，机折射率 $n(\omega)$。为了使零频处的相位接近于零，校正方法为：将 0.5～1.2THz 的相位谱采用线性拟合可得到零频处的相位值 φ，如 $\varphi/2\pi$ 取整得 N，然后将所有频率的相位都减去 $2\pi N$。

实验结果与分析：由于样品的反射、散射和吸收，样品的太赫兹波谱振幅相对于参考有一定程度的衰减，由于样品折射率及厚度不同，样品的 THz 波谱相对于参考波有一定的延迟。样品在 0.2～1.05THz 无明显的特征吸收峰，但是吸收系数有较明显的差异，可作为直观鉴别的方式，且与 THz 频谱图一致。即使是同一产地的附子，因制片方式不同其吸收系数也有差异，可供鉴别。

实例 9-8 易混淆中药地骨皮、五加皮与香加皮的太赫兹光谱鉴别。

实验装置：实验采用反射式产生太赫兹脉冲的装置。实验采用 Maitai 激光器作为泵浦和探测光源，它的中心波长调节到 810nm，脉宽约为 100fs，重复频率为 82MHz，平均功率为 1W。

样品制备：采用纯的药材粉末进行压片，压力在 3 吨左右，压片为圆盘状，其中地骨皮压片的厚度为 1.00mm，五加皮压片的厚度为 1.18mm，地骨皮压片的厚度为 1.18mm，直径约 13 毫米，内部均匀、两表面互相平行的薄片。

样品时域谱测定：实验时样品置于 PM2 焦点处的样品架上，当太赫兹通过样品时便会携带样品的信息，通过数据处理就可以将相关信息提取出来。得到测量的参考信号和地骨皮、五加皮、香加皮的太赫兹时域光谱。将三种样品和参考信号的时域光谱进行归一化处理，并将地骨皮的谱线向上平移 0.5 单位，五加皮的谱线向上平移 1 单位，五加皮的谱线平移 1.5 单位。参考信号的时域脉宽小于一个皮秒，频谱宽度约为 0.2～2.6THz。3 种样品的吸收都随频率的增加而增强，并且 3 者的太赫兹的吸收光谱非常相似；地骨皮、五加皮、香加皮样品的有效范围内的平均折射率分别是 1.726、1.766 和 1.713。可以通过 3 者的吸收光谱和折射率的不同初步鉴别。当 3 者平均折射率的相差不大，还可利用 Matlab 编程软件中的函数库建立 BP 神经网络，采用 3 层拓扑结构的 BP 网络，输入层有 41 个神经元，隐含层有 6 个神经元，输出层有 3 个神经元。对所训练的网络模型进行检测，用香加皮、地骨皮和五加皮作为训练样品，同时建立了相应的目标向量，每种样品都对应一个目标向量值，可以实现对香加皮、地骨皮和五加皮的识别和鉴定，对香加皮、地骨皮的识别率均为 100/%，但是对五加皮的识别率为 80%。实验结果表明只要建立中草药的太赫兹光谱数据库，用训练好的 BP 网络，可以实现对易混淆的中草药识别和鉴定。

实例 9-9　5 种中药材太赫兹电磁波低通滤波器指纹数据研究。

本实例利用中药材的透射太赫兹电磁波电场强度时域波形采样数据和频域幅频数据，可以计算出中药滤波器的阻尼系数、固有频率、放大系数。杜仲、连翘、黄连、天麻、五倍子 5 种中药材都有唯一确定的滤波器参数，可以作为中药材的指纹数据，从而用太赫兹时域光谱有效地区分不同种类的中药材。

样品制备：对杜仲、连翘、黄连、天麻、五倍子 5 种中药材烘干研磨后利用 300 目的筛网进行分选，直径小于 8.5μm 的颗粒物作为中药样品原料。将定量的样品原料放入直径 13mm 的压片机模具中，缓慢加压，最后利用 80kPa 的恒压力稳定一段时间，确保药品充分压实。缓缓降低压力，取出样品压片，装袋保存并做好标记。

实验方法：光路系统稳定运行后，利用计算机系统控制透射式太赫兹时域光谱采样实验系统中的电动平移台均匀移动，每次移动 10μm 距离就对太赫兹电磁波的电场强度测量一次。5 种样品的测量依次进行，分别获取每种样品测量前的参考信号数据和透射信号数据多组并保存。

指纹数据的获取：利用中药材的太赫兹透射光谱的时域波形采样数据，首先做厚度补偿处理，并计算出该中药材太赫兹光波透射谱的频谱数据，再利用频谱数据和二阶低通电磁波滤波器的二阶阻尼振子模型，拟合出阻尼系数 α、固有振动频率 β、放大系数 γ，作为低通电磁波滤波器的特征滤波参数，每种中药材都有唯一确定的滤波器参数（α、β、γ）具有指纹特征性，可以用来鉴别不同种类甚至同一种类不同产地的中药材。

第五节　流动注射分析法

流动注射分析（flow injection analysis，FIA）是一种连续、高效化学分析技术，是基于热力学非平衡状态下，高效率地处理样品溶液并同时获取样品与试液反应信息的方法。流动注射分析"既不需要均匀混合，又不需要达到化学平衡"，从根本上改变了人们百年来分析化学反应必须在物理化学平衡条件下完成的观念，从而开辟了溶液分析化学的一个全新领域。由于流动注射分析可与其他分析技术方便地结合，极大地推动了自动化分析和仪器的发展，成为一门新型的微量、高速和自动化的分析技术。流动注射分析发展迅速，已被广泛应用于很多分析领域。

一、流动注射分析的原理

流动注射分析的原理是一定体积的样品注入一种密闭的、由适当液体（反应试剂或水）组成的连续流动的载液中，同时与载液中的某些试剂发生反应或进行渗析、萃取，生成某种可检测的物质。该物质流经检测器而产生信号，通过反应信号的强弱计算待测物质的量，其原理见图9-4。

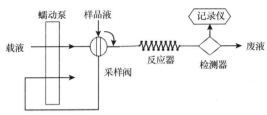

图9-4　流动注射分析原理示意图

流动注射分析时，蠕动泵将载液[含试剂溶液，如 0.02%的 4-（2-吡啶偶氮）-间苯二酚]以一定流速吸入塑料管道中，并经过采样阀、反应器、流进流动检测器中。当采样阀注入一定体积样品溶液（如含 Cu^{2+} 的水样）在载液中形成"试样区带"，流动的试剂充当了运送夹入其中的"试样区带"的载流。反应器管道中的运动的样品与试剂之间相互扩散，并因运动中产生对流而混合使显色反应[4-（2-吡啶偶氮）-间苯二酚与 Cu^{2+} 的显色反应，或其他反应]得以进行。当反应显色的"试样区带"到达检测器时，"试样区带"所携带的信息[如 4-（2-吡啶偶氮）-间苯二酚与 Cu^{2+} 的显色产生在 500nm 处有最大吸收峰，或电信号等]被检测器获得，并被记录仪记录下来。由于样品溶液在严格控制的条件下在试剂载流中分散，因而，只要样品溶液吸入方法，在管道中存留时间、温度和分散过程等条件相同，不要求反应达到平衡状态就可以按照比色法，由标准溶液所绘制的工作曲线测定试样溶液中被测物质的浓度。

流动注射分析体系中注入载流中的样品区带的分散过程如图9-5所示。当把一个样品以区带状注入连续流动的载流中的一瞬间，样品沿着管道分布的轮廓呈长方形。载流推动样品带向前流动，液体处于层流状态，越靠近管壁的流层流速越低，因而形成了抛物线的截面。由于此对流以过程与分子扩散过程同时存在，样品与载流之间逐渐相互渗透，样品区带发生分散，即不断被载流稀释并沿着轴向变长。

二、流动注射分析的主要特点

（1）分析速度极快。一般可达 60～120 个样品/h，有些分析项目甚至可达 420 样/h，即每 7～30s 为一分析周期。

（2）分析精度高。除去了原来分析中大量而烦琐的手工操作，并由间歇式流程过渡到连续自动分析，避免了在操作中人为的差错，相对标准差可达 1%左右。很多用手工法难以准确完成的比色反应用流动注射法常易达到较高的分析精度。

（3）操作简便、易于自动连续分析。流动注射分析将化学分析中常用的操作均在管道体系中自动完成，分析操作变得十分简单。

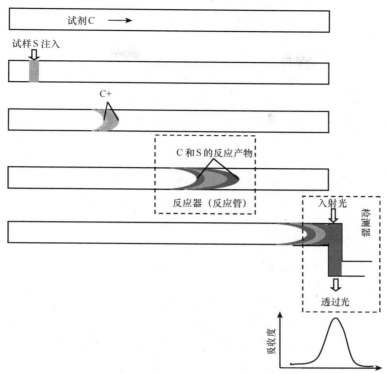

图 9-5　试样进入载流、扩散、对流和检测过程示意图

（4）设备简单、检测手段多。可自己用各类检测器（UV-Vis 计、荧光分析仪、原子吸收、比浊、离子选择电极等其他检测器）、蠕动泵、旋转阀、恒温水浴、记录仪等设备组装。集成或微管道系统的出现，致使流动注射技术朝微型跨进一大步。采用的管道多数是由聚乙烯、聚四氟乙烯等材料制成的，具有良好的耐腐蚀性能。

（5）节省试剂和样品。样品量可小至数微升至数十微升。试剂消耗量也可减少至每种试剂数十微升。不但节省了试剂，降低了费用，对诸如血液、体液等稀少试样的分析显示出独特的优点。

（6）适应性广。可用于多种分析化学反应，电化学反应，原子吸收测定，甚至复杂的萃取分离、富集过程。因此扩大了其应用范围，可广泛地应用于临床化学、药物化学、农业化学、食品分析、冶金分析和环境分析等领域中。

三、流动注射分析（FIA）仪

FIA 发展经历了三个发展阶段：流动注射（flow injection，FI）、顺序注射（sequential injection，SI）和阀上实验室（lab on valve）。相对应的 FIA 仪也有 3 个类型。

（一）流动注射分析仪

第一代流动注射分析仪主要由载流驱动系统、采样阀、反应器及连接管道、流通式检测器和数据处理与信号读出设备 5 部分组成。

1. 载流驱动系统　功能是将试剂、样品等溶液输送到分析系统中。常用的液体传输装置主要有蠕动泵和柱塞泵。载流为用来载带试样的流动液体，最简单的是蒸馏水，也可以是稀的酸（或碱）溶液、缓冲溶液或是参与反应的试剂等溶液。

2. 采样阀 也称注入阀、注样器、注样阀等，其功能是采集一定体积的试样（或试剂）溶液，并以高度重现的方式将其注入连续流动的载流中。随着流动注射分析技术的发展，采样阀从早期的注射器手工注入样品到滑动阀，三层三明治式单通道旋转阀，6孔单通道旋转阀，直至目前较为通用的16孔8通道多功能旋转阀。采样阀的功能从简单到复杂，其功能日益增多。

3. 连接管道及反应器 流动注射分析的各主要部件之间均需要用管道连接，样品成分被检测之前也需要在反应管道中经历一定的分散与反应过程。按这些管道在流动注射分析中的作用，分为采样环、反应管（反应器）、连接管道等。一般内径为0.5～1.0mm的聚四氟乙烯管制成。随着流动注射分析的发展，反应器也不断改进，目前主要有以下3种。

（1）空管式反应器：又可分为直管和盘管两种。直管式的内径为0.3～0.5mm，常以聚乙烯、聚丙烯或聚氯乙烯等制成。载流在管内的流动属层流，"样品区带"在迁移过程中的展宽是纵向扩散和径向扩散的综合结果。盘管式又称螺旋式。当载流在螺旋形管道内以较高速度流动时，由于离心力的作用，使"样品区带"的纵向扩散减小，展宽程度下降，因而提高了进样频率。展宽程度下降，检测灵敏度自然提高。当盘管圈直径与盘管内径之比为10时，"样品区带"的展宽程度是直管的1/3。盘管材料可用聚四氟乙烯、聚乙烯或聚丙烯等，内径在0.5mm左右。内径过大，展宽加剧；内径过小，易堵塞。

（2）填充床反应器：类似于色谱分析中的填充柱。管中填充惰性颗粒填料，如玻璃珠，一般说，填料直径越小，"样品区带"展宽程度越小。采用填充床反应器的优点是，在反应器内接触充分，反应时间延长，易获得较高灵敏度，但是载流通过的阻力大，需采用高压泵。

（3）单珠串反应器：在管内，填充颗粒直径约为管子直径60%～80%的大粒填料，因此极易得到规则的填充结构。这种反应器的展宽程度比空管式小10倍，进样频率高。反应器内径约0.5mm左右。单珠串反应器中的载流流动阻力大，仍可采用普通蠕动泵作载流动力。

4. 流通式检测器 流动注射分析系统中可以采用多种仪器分析检测手段形成高效率的分析系统，FIA与光度法、原子光谱法、电化学法、荧光法、化学发光法等联用技术，几乎可以涉及所有分析领域。目前，流动注射仪以UV-Vis计为检测手段应用最多，只要光源具有足够的强度，采用具有流入口和出入口的流通式比色池代替传统比色池，即可将绝大部分手工操作的传统分光光度法流动注射化。

5. 数据处理与信号读出系统 流动注射仪匹配了不同的数据处理软件，或称工作站。通过电脑采集检测器的测量信息，并显示测定结果。

随着流动注射分析技术的发展，目前流动注射分析仪主流产品是多通道流动注射分析仪，而且已经高度自动化。进样系统采用高精度蠕动泵进样，进样量准确，泵管寿命长，损耗度小。配有自动进样器，有160位样品盘和360位样品盘2各种，支持双针进样或四针进样。反应系统具有在线的加热、蒸馏、萃取、还原、冷凝系统，处理样品快速准确。检测系统多采用双光束设计，自动扣除背景，基线稳定，高灵敏度检测器，ppb级的检出限。多数多通道流动注射分析仪支持最多8通道同时检测，而且每个通道配有独立的检测器，可以作为独立的分析仪器单独使用。可连接其他检测器：pH计和ISE电极。

（二）顺序注射分析仪

顺序注射分析（SIA）基本原理与流动注射分析（FIA）相同，只是流路改变，使得顺序注射分析仪操作更易简便、更易自动化。顺序注射分析仪的关键部件是多通道选择阀、双向泵和储液管。多通道选择阀有多个通道，各个通道分别与试样、试剂、检测器和储液管相连。储液管一边连接双向泵相，一边连接多通道选择阀的公共管，载流液端口连接双向泵，结构见图 9-6。双向泵可以使载流或试样等在管道中顺向流动或逆向流动。工作时多通道选择阀的公共管按设定的顺序分别与试样管端口、试剂管端口连接，双向泵反向转动，使试样、试剂按设定的顺序进入储液管。并在储液管形成样品区带。然后，双向泵改变转动方向吸入载流，同时多通道选择阀的公共管与反应器端口连接，因而载流把样品区带送至反应器中，最后推至检测器。在这一过程中样品和试剂在管道中由于径向和轴向的分散作用而互相渗透，引起试剂与样品带的重叠和混合。试剂与样品发生化学反应，导致反应产物的形成而被检测器检测。

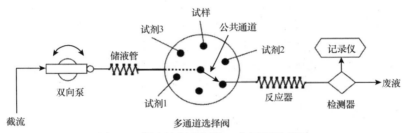

图 9-6 顺序注射分析仪工作原理示意图

与 FIA 相比，顺序注射分析具有以下优点：①系统硬件简单可靠，计算机控制方便，样品和试剂的混合程度、反应时间可完全通过软件控制，最大程度上减少了操作中的人为干预，控制的方便程度和精确程度有大幅度的提高，容易实现集成化和微型化。②可以用同一装置完成不同项目的分析而无须改变流路设置，特别适用于过程分析和多组分同时分析。③样品和试剂的消耗量很小，适于长时间监测和试剂比较昂贵、样品来源受限制的分析。

（三）阀上实验室

阀上实验室属于微型化设计的顺序注射系统，由一系列工作管道和微型流通池等部件集成在一个多通道选择阀上，它是目前集成程度和自动化程度最高的 FIA 系统。集成块上包含中心控制管道、不同用途的工作管道及微型流通池等，选择阀各端口在阀内部用微通道互相连接。可以在计算机控制下正向流动、逆向流动或停流，从而进行样品的稀释、试剂的添加、混合、培养和反应速率的测定。多功能流通池两端用光纤与检测器相连，进行检测，如图 9-7 所示。前述两代流动注射分析系统的分析应用都可以在阀上实验室系统实现，但阀上实验室在操作模式具有更显著的优越性，可根据反应动力学过程通过计算机控制正向流动、逆向流动或停流的液流输送，从而能更有效地控制各种物理化学过程。

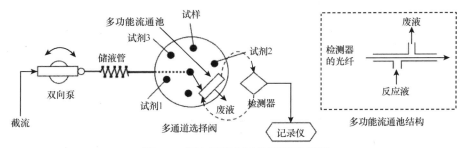

图 9-7 阀上实验室工作原理示意图

四、分析方法

流动注射分析是通过流路进行溶液处理，可采用不同类型的检测器进行测定，通过有效的流路设计，既可完成简单的进样操作，又可实现在线分离、在线消化、在线预反应等较为复杂的溶液前处理和操作，使一些传统的分析方法在分析性能方面得到显著提高，甚至实现整个分析过程的自动化。随着流动注射分析技术的迅速发展，一系列操作技术和实验模式应运而生，如合并带技术、停留技术、试剂注入技术、浓缩富集技术等。使流动注射分析具有分析速度快、节省样品和试剂、良好的重复性，并能适用一些特殊要求的反应。

（一）合并带法

合并带法是采用多道注射阀分别同时注入试剂和试样，使试剂和试样在各自的管道中，由同速的载流推进，并汇合成合并带进入反应器。合并带法所使用的载流为蒸馏水或缓冲溶液，大大的节省试剂，见图 9-8。

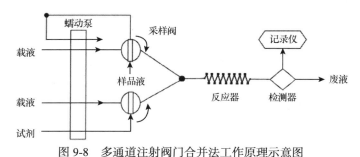

图 9-8 多通道注射阀门合并法工作原理示意图

（二）停流法

在 FIA 中，反应盘管不宜过长，否则阻力大，"样品区带"扩散，检测峰变宽，灵敏度下降。所以要求试样与试剂反应速度要比较快，对于反应速率较慢地体系则有一定的局限性。采用流停法，可以有效地适用于化学反应缓慢地分析体系。该法是在"样品区带"与试剂的混合带进入流通检测器时，准时停止蠕动泵的运行，使"样品区带"与试剂的混合带在检测器内停留一定时间，记录反应混合液在静止状态下进一步反应过程中发生的变化（如吸光度的变化等）使反应逐渐趋于完全，提高测定的灵敏度。它已应用于测定反应常数、研究反应机制、慢反应分析和有色试样分析等。

（三）流动注射溶剂萃取法

将含有待萃取组分的试样从进样器注入水相载流中，当试样塞进入相分隔器时，有机溶剂按比例泵入相分隔器中，有规则的插入到水相载流的样品塞中，形成有规则的水相和有机相互相间隔的区段，在萃取器中萃取后被载流运送到相分离器。由相分析器将有机相和水相分开，有机相进入检测器，水相进入废液瓶，见图 9-9。该法摆脱了传统的手工萃取操作，实现了溶剂萃取自动化，提高了功效。

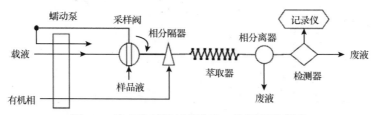

图 9-9　流动注射溶剂萃取法工作原理示意图

（四）具有固相反应的流动注射分离法

化学反应形式或条件种类繁多，化学反应不是都在液相在进行，有时需用固态试剂，如作为还原剂的 Zn 粒 Cd 粒、不溶性酶或离子交换树脂等。固态试剂无法随载流流动，所以必须把试剂的固体颗粒装入柱中并与反应管路相连，构成填充反应器。目前这种反应器主要有填充还原反应器、固定化酶反应器和离子交换填充反应器等。带有还原反应器或固定化酶反应器的流动注射分析，仅需将常规流动注射仪中的反应器换成相应的填充柱，如何不需要与其他试剂反应，则可直接进入检测器进行检测，如果不需要与其他试剂反应，则样品区带过填充柱后再与试剂反应，见图 9-10、图 9-11。

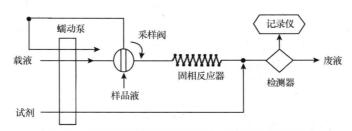

图 9-10　具有固相反应的流动注射分离仪工作示意图

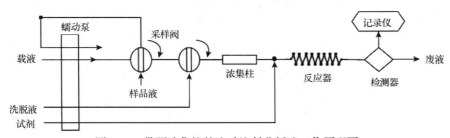

图 9-11　带预浓集柱的流动注射分析法工作原理图

五、流动注射分析在中药化学成分分析的应用

流动注射分析应用非常广泛，它与许多检测技术及分离富集技术结合，已用于数百种有机或无机物的分析及一些基本物理化学常数的测定。在环境、临床、医学、农林、冶金地质、工业过程监测、生物化学、食品等许多领域中都得到广泛的应用。

实例 9-10 流动注射分析测定穿心莲注射液中穿心莲内酯的含量。

穿心莲注射液为穿心莲经加工制成的注射液，具有清热解毒的功能，常用于咽喉肿痛，肺热咳嗽，热痢等。本方法是将穿心莲注射液中活性成分穿心莲内酯与二硝基苯甲酸试液及氢氧化钾乙醇溶液反应后，在 540nm 波长处为最大吸收，测定其吸收度，计算穿心莲内酯含量。

测定方法：反应管长 L_1 和 L_2 分别为 130cm 和 90cm （直径 0.7mm），采样体积 80μl，供试品溶液、1%二硝基苯甲酸溶液和 1%氢氧化钾乙醇溶液的流速都是 2.3ml/min，测定波长 540nm。待输出信号稳定后，将穿心莲内酯标准品及试样依次注入，测定吸收度值（图9-12）。

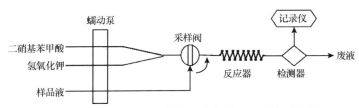

图 9-12 穿心莲注射液中穿心莲内酯 FIA 测定示意图

本方法回归方程为 $A=1.183C+1.35\times10^{-4}$，$r=0.9999$。穿心莲内酯浓度在 0.1～0.5mg/ml 范围内呈良好的线性关系。平均回收率为 101.7%，RSD 为 0.7%。

实例 9-11 FIA-UV 法测定固骨缓释胶囊中总黄酮。

固骨缓释胶囊是由淫羊藿和骨碎补经提取纯化有效部位制成的复方口服缓释制剂，主要用于骨质疏松症的治疗，总黄酮为主要活性部位。UV-Vis 法是测定总黄酮的常用方法，以三氯化铝为显色剂，总黄酮（以淫羊藿苷计）与此显色剂反应生成橙色-黄色化合物，但此生成物不稳定，颜色逐渐变化，采用常规比色法测定，结果不稳定。本实例采用 FIA 技术，样品与显色剂反应经反应盘管到达检测器时，化学反应并没停止，化学反应一直处于动态变化之中。但准确控制 FIA 条件，使每次测定的反应时间一致，可以得到准确测定结果（图9-13）。

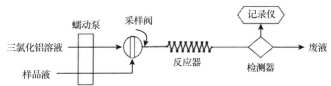

图 9-13 固骨缓释胶囊中总黄酮 FIA-UV 法测定示意图

供试品溶液的制备：精密称取胶囊内容物 15mg，超声频率为 40Hz，室温，70%乙醇提取 1 次，提取时间 45min，回收乙醇，浸膏置 100ml 量瓶中，用少量甲醇使之溶解，再加水至刻度，即得。

　　显色剂溶液的制备：准确称取三氯化铝 3g，置 100ml 量瓶中，加水至刻度，即得。

　　实验操作方法：反应盘管长度 90cm，注样体积 50μl，显色剂流量为 3.2ml/min，测定速率为 168 次/h，进样和注样时间分别为 30s，按 FIA 流路安装仪器，启动蠕动泵，再启动分光光度计，紫外检测波长 413nm。预热 10min，显色剂溶液通入流路中，待基线稳定后注入对照品溶液或供试品溶液进行测定。

　　总黄酮（以淫羊藿苷计）质量浓度在 0.050-0.250mg/ml 与吸光度的线性关系良好，线性方程为 $C= 21.9134A-2.3732$，$r=0.9997$，平均回收率 100.9%。

实例 9-12　流动注射分析测定小儿清热解毒口服液中黄酮含量。

　　小儿清热解毒口服液是由 18 味中药组成的中药制，用于治疗流感、上呼吸道感染等疾病，具有清热解毒的功效。其中黄芩所含的黄酮类成分是活性成分。本方法以芦丁为对照品，先用 $NaNO_2$ 还原，再加 $Al(NO_3)_3$ 络合，最后加 NaOH 溶液显色，产生红色化合物在 510nm 处进行比色测定。

　　精密量取试样 1ml，置 25ml 量瓶中。用 20%乙醇稀释到刻度，摇匀。精取此溶液 2ml 置 5ml 量瓶中用 20%乙醇稀释到刻度。将样品溶液 100μl 注入 FIA 系统，测得峰高。FIA 流路如图 9-14 所示。其中反应管 1、反应管 2 和反应管 3 长度分别为 100mm、500mm 和 900mm。各试剂浓度如图所示。

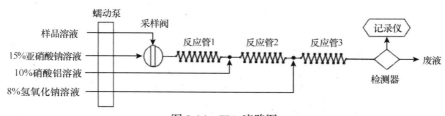

图 9-14　FIA 流路图

实例 9-13　姜黄中姜黄素的流动注射化学发光法测定。

　　鲁米诺（Luminol），又名发光氨，是常用的化学发光试剂，鲁米诺-H_2O_2-Co^{2+}、鲁米诺-H_2O_2-Cu^{2+}、鲁米诺-H_2O_2-Cr^{3+}、鲁米诺-H_2O_2-Fe^{3+}等是常见的化学发光体系。姜黄素对鲁米诺-H_2O_2-Cr^{3+}体系化学发光强度有抑制作用，可用流动注射化学发光法测定。

　　按图 9-15 所示流动注射化学发光分析流路，将各输液管插入相应溶液，启动 IFFL-DD 型流动注射化学发光仪工作程序，蠕动泵将 5.0×10^{-3}mol/L 过氧化氢溶液、2.5×10^{-6}mol/L 铬离子溶液和水（代替样品）以 2.0ml/min 输入流路，注入 60μl 1.0×10^{-6}mol/L 鲁米诺溶液（pH=13），在化学发光池中产生化学发光，记录化学发光曲线，其峰值为强度 I_0，然后以待测样品代替水，记录化学发光曲线，其峰值为强度 I_s。根据化学发光强度峰高的降低值 ΔI（$\Delta I=I_0-I_s$）为分析信号，对姜黄素进行定量分析。

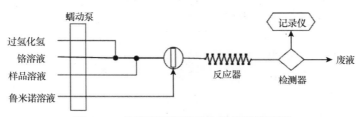

图 9-15　姜黄素反相流动注射分析流路图

在优化的实验条件下，化学发光分析信号 ΔI 与姜黄素的浓度在 $1.0 \times 10^{-10} \sim 1.0 \times 10^{-8}$ mol/L 分段呈线性关系。该方法的检出限为 5.0×10^{-11} mol/L。

实例 9-14 FIA 法测定槐花中芦丁的含量。

本方法是基于 Cr^{3+} 可催化鲁米诺-过氧化氢化学发光体系产生很强的化学发光，加入抗氧化剂芦丁后，由于芦丁与鲁米诺竞争氧化剂而使发光信号降低，信号的降低值与芦丁的浓度在一定的范围内呈线性关系，由此建立了芦丁的化学发光分析法。该法灵敏度高，线性范围宽，简便，同时与流动注射技术结合，进一步提高了方法的准确度和应用价值，用于中药槐花中芦丁的测定。

将炒过或未炒过的槐花样品用研钵磨至粉末状，称取 1g 样品，置于索式提取器中，加乙醚 120ml，加热回流至提取液无色，冷却，弃去乙醚液。再加甲醇 90ml，加热回流至提取液无色，移至 100ml 量瓶中，用少量甲醇洗涤容器，加甲醇稀释至刻度，摇匀。精密量取 10ml，置于 100ml 量瓶中，加水至刻度，摇匀，得样品液。按图 9-16 所示流路分别以 3.2ml/min、2.9ml/min、3.4ml/min、2.9ml/min 的速度泵入 H_2O_2（1×10^{-2} mol/L、Cr^{3+}（1×10^{-3} mol/L）、鲁米诺（1×10^{-3} mol/L，0.1mol/L NaOH 介质）和载流水。通过数字显示系统记录发光信号及其变化值，当基线稳定后发光信号值为 I_0。载入芦丁对照液或样品液 100μl，抑制信号为 I_s，用峰高的降低值 $\Delta I = I_0 - I_s$ 定量。

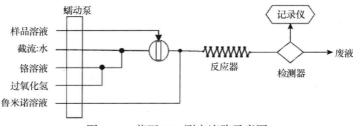

图 9-16 芦丁 FIA 测定流路示意图

在上述最佳条件下绘制芦丁的校准曲线，质量浓度在 $2.0 \times 10^{-8} \sim 1.0 \times 10^{-5}$ g/ml 与发光信号的降低值 ΔI 呈良好的线性关系。其线性回归方程 $\lg\Delta I = 0.65 \lg C + 1.56$，相关系数为 0.9952。

第六节 光纤传感器技术

一、传感器的发展

传感器（sensor）是一种检测装置，能感受到被测量的信息，并能将感受到的信息，按一定规律变换成为电信号或其他所需形式的信息输出，以满足信息的传输、处理、存储、显示、记录和控制等要求。传感器技术历经了多年的发展，其技术的发展大体可分 3 代。

1. 第一代传感器 是结构型传感器，它利用结构参量变化来感受和转化信号。

2. 第二代传感器 是固体型传感器，这种传感器由半导体、电介质、磁性材料等固体元件构成，是利用材料某些特性制成，如利用热电效应、Hall 效应、光敏效应，分别制成热电偶传感器、Hall 传感器、光敏传感器。

3. 第三代传感器 是智能型传感器，是微型计算机技术与检测技术相结合的产物，使传感器具有一定的人工智能。

新型传感器向微型化、多功能化、数字化、智能化、系统化和网络化方向发展，具有灵敏、精确、适应性强、小巧和智能化的特点。其中光纤传感器这个传感器家族的新成员倍受青睐。光纤传感器是 20 世纪 80 年代开始飞速发展起来的一种新型微量和痕量分析技术，随着光纤技术的迅速发展，光纤传感器具有抗电磁干扰、传输信息量大、体积小、功耗小、耐高温与腐蚀稳定性强的特点，并且操作简便、便携、可满足各领域分析要求，因此广泛应用在环境、医疗卫生、航天航空、农业、工业等领域中。

二、光纤传感器的工作原理

光纤传感器通常由光源、入射光纤、出射光纤、光调制器、光探测器及解调制器组成。光纤传感器的基本工作原理是将来自光源的光经过光纤送入调制器，使待测参数与进入调制区的光相互作用后，导致光的光学性质（如光的强度、波长、频率、相位、偏振态等）发生变化，称为被调制的信号光，再经出射光纤送入光探测器、解调器而获得待测参数。光纤传感器的测量原理有两种。

1. 物性型光纤传感器原理 是利用光纤对环境变化的敏感性，将输入物理量变换为调制的光信号。其工作原理基于光纤的光调制效应，即光纤在外界环境因素，如温度、压力、电场、磁场等改变时，其传光特性，如相位与光强，会发生变化的现象。因此，如果能测出通过光纤的光相位、光强变化，就可以知道被测物理量的变化。这类传感器又被称为敏感元件型或功能型光纤传感器。激光器的点光源光束扩散为平行波，经分光器分为两路，一为基准光路，另一为测量光路。如外界参数（温度、压力、振动等）引起光纤长度的变化和相位的光相位变化，从而产生不同数量的干涉条纹，对它的横向移动进行计数，就可测量温度或压等。

2. 结构型光纤传感器原理 是由光检测元件（敏感元件）与光纤传输回路及测量电路所组成的测量系统。其中光纤仅作为光的传播媒质，所以又称为传光型或非功能型光纤传感器。

三、光纤传感器的分类

药物生产过程中监控温度、压力的传感器属于物理传感器，而药物在线分析的传感器通常称为化学传感器。根据敏感元件不同，光纤传感器可分为光纤化学传感器和光纤生物传感器。

1. 光纤化学传感器（fiber optical chemical sensor，FOCS） 是指固定在光纤端部的试剂相由作为分子探针的敏感化学试剂和其他辅助材料制成，光源发出的光辐射聚焦进入光纤到达与样品接触的敏感元，试剂相中的识别物质与分析物发生物理或化学作用后产生光信号的改变，经光纤传送至检测器，通过转换、计算机数据处理，完成对分析物的检测。

2. 光纤生物传感器（fiber optical bio sensor，FOBS） 则是以抗原抗体、酶、核酸等生物活性物质或某些具有模仿生物分子识别功能的化学分子作为敏感元件，当被分析物种的特异性待测物与分子识别元件结合后产生光信号的改变，以光纤传导和收集信号进行生物检测的一类传感器。

四、光纤传感器的特点

（1）灵敏度较高、响应速度快。

（2）传输信息容量高，可同时反映出多元成分的信息，并通过波长、相位、时间分辨、瞬时信息等加以分辨，真正实现多道光谱分析和复合传感器的结合，达到对复杂混合物中特定分析对象的检测。

（3）通过光纤的长距离传输可实现生产过程实时、动态、快速的在线检测。

（4）可减少分析仪器的光学零件，减少光学系统的调整难度，分析分析装置的小型化。

（5）几何形状具有多方面的适应性，可以制成任意形状的光纤传感器。

（6）可以制造传感各种不同物理信息（声、磁、温度、旋转等）的器件。

（7）可以用于高压、电气噪声、高温、腐蚀或其他的恶劣环境。

（8）电绝缘性能好，抗电磁干扰能力强，非侵入性，容易实现对被测信号的远距离监控，耐腐蚀，防爆，光路有可挠曲性，便于与计算机连接。

五、光纤传感器的应用

光纤传感器是最近几年出现的新技术，可以用来测量多种物理量，比如声场、电场、压力、温度、角速度、加速度等，还可以完成现有测量技术难以完成的测量任务。光纤传感器在药物分析应用当中，主要用于药物制剂的溶出度和药物的含量测定，对药物制剂的溶出度测定的应用技术比较成熟，目前在中药分析中的应用主要有中药注射剂的快速分析、中药片剂溶出度等方面。

实例 9-15 光纤传感器快速分析氢溴酸加兰他敏注射液。

氢溴酸加兰他敏注射液以往采用 UV-Vis 法、HPLC 法等方法测定其含量。而采用光纤传感器可快速测定氢溴酸加兰他敏注射液的光谱和含量。该方法采用光纤传感过程分析系统，探测端浸入稀释后的注射剂溶液，输入样品相关信息及稀释倍数，计算机可显示扫描的图谱，并给出药物含量。

实验仪器：UV-Vis 计、FODT-101 型光纤药物溶出度实时测定仪。

操作过程：精密量取氢溴酸加兰他敏注射液 5ml，置 100ml 量瓶中，加水稀释至刻度，摇匀，选用规格为 5mm 的探头，在 FODT 上输入样品信息，将探头插入测试溶液，在 288nm 波长处测定溶液吸收度，使用软件系统，可直接得到溶液浓度。

方法线性回归方程为 $Y=0.1239X+0.005$，线性相关系数为 0.9999，RSD 0.5%，回收率为 98.2%。

参 考 文 献

蔡宝昌. 2012. 中药分析学. 北京：人民卫生出版社.

陈东安，易进海，黄志芳，等. 2010. 附片指纹图谱研究及6种酯型生物碱含量测定. 中国中药杂志，35（21）：2829-2833.

陈二林，刘小花，李文，等. 2009. 高效液相色谱法同时测定少毛北前胡中6种香豆素. 分析化学，37（8）：1227-1231.

戴忠，王钢力，马双成，等. 2006. HPCE法测定卷柏属植物中3种双黄酮类化合物的含量. 药物分析杂志，26（10）：1408-1412.

董小萍. 2015. 天然药物化学. 北京：中国医药科技出版社.

窦志华，安莉萍，罗琳，等. 2014. 指纹图谱与一测多评法相结合测定五味子种子中木脂素类成分. 中药材，37（09）：1604-1608.

樊明月，白雁，雷敬卫，等. 2015. 近红外光谱技术结合偏最小二乘法快速测定砂仁中乙酸龙脑酯的含量. 南京中医药大学学报，31（5）：449-452.

冯卫生. 2012. 波谱解析. 北京：人民卫生出版社.

龚益飞，刘雪松，章顺楠，等. 2007. 近红外光谱法在线判断滴丸料液混合终点. 中国药学杂志，42（7）：509-511.

郭玫. 2006. 中药成分分析. 北京：中国中医药出版社.

国家药典委员会. 2015. 中华人民共和国药典2015年版（一部）. 北京：中国医药科技出版社.

韩爱鸿，李艳霞，张建夫. 2014. 化学分析方式及仪器研究. 北京：中国水利水电出版社.

韩晋，蔡光明. 1997. 差示分光光度法测定复方虎杖丸中蒽醌含量. 中国医院药学杂志，17（9）：407-409.

胡俊扬，陆兔林，毛春芹，等. 2012. HPLC法同时测定不同产地五味子中8种木脂素类成分. 中成药，34（02）：313-316.

胡小莉，白雁，雷敬卫，等. 2016. NIRS快速测定不同产地野菊花中总黄酮含量. 药物分析杂志，36（03）：547-553.

孔令义. 2016. 波谱解析. 北京：人民卫生出版社.

匡海学. 2011. 中药化学. 北京：中国中医药出版社.

雷敬卫，樊明月，郭雁利，等. 2014. 近红外光谱法快速测定木香中木香烃内酯与去氢木香内酯的含量. 天然产物研究与开发，26：1062-1066.

李彩君，林巧玲，谢培山，等. 2001. 高良姜中黄酮类成分薄层色谱指纹图谱鉴别. 中药新药与临床药理，12（03）：183-187.

李军茂，何明珍，冯育林，等. 2017. 木犀草素及木犀草苷在大鼠体内的代谢研究，中药新药与临床药理，28（1）：61-68.

李萍，贡济宇. 2012. 中药分析学. 北京：中国中医药出版社.

李坦，孙绩岩，苑广信，等. 2014. 胶束电动毛细管电泳法快速分离测定南、北五味子中木脂素类成分. 中国实验方剂学杂志，05：67-71.

李晓霞，漆红兰，朱立新，等. 2003. 反相流动注射化学发光法测定姜黄素的研究，陕西师范大学学报（自然科学版），31（3）：85-88.

梁生旺. 2014. 中药制剂分析. 北京：中国中医药出版社.

林玲. 1994. 薄层扫描法测定吴茱萸中三种生物碱的含量. 中国药科大学学报，25（4）：255-256.

林瑞红，张少辉，李显林. 1997. 流动注射分析测定小儿清热解毒口服液中黄酮含量，中草药，28（10）：594-596.

刘斌. 2011. 中药成分体内代谢与分析研究. 北京：中国中医药出版社.

刘国柱. 2010. 中药中黄酮类化合物全定性分析策略. 湖南：湖南师范大学.

刘红梅，张明贤. 2004. 白芷中香豆素类成分的超临界流体萃取和GC-MS分析. 中国中药杂志，29（3）：241-244.

刘桦，赵鑫，齐天，等. 2013. 人参叶总皂苷大孔树脂分离纯化工艺的近红外光谱在线监测模型及其含量测定. 光谱学与光谱分析，33（12）：3226-3230.

刘明珂，郭强胜，禹珊，等. 2015. 定量核磁共振法测定一清胶囊和三黄片中的黄芩黄酮总量. 分析试验室，11：1343-1347.

刘全. 2004. 近红外光谱技术在中药生产过程质量分析中的应用研究. 浙江大学.

刘沐华，张学工，周群，等.2006.近红外漫反射光谱法和模式识别技术鉴别中药材产地.光谱学与光谱分析，26（4）：629-632.

罗国安，梁琼麟，王义明.2009.中药指纹图谱-质量评价、质量控制与新药研发.北京：化学工业出版社.

师宇华，费强，于爱民，等.2015.色谱分析.北京：科学出版社.

石任兵.2012.中药化学.北京：人民卫生出版社.

时维静，王甫成.2016.中药分析与检测.北京：化学工业出版社.

史春香，杨悦武，郭治昕，等.2006.近红外技术定量分析丹参药材.中药材，29（9）：897-899.

宋洋.2012.无梗五加根化学成分的分离、分析和四种木脂素成分的药动学研究.沈阳药科大学.

孙冬梅，董玉娟，胥爱丽，等.　2015.UPLC-Q-TOF-MS 法快速筛查银杏磷脂软胶囊中 12 种黄酮类化合物.中成药，37（02）：320-324.

孙浩理，丁刚，宋波，等.2015.石柑子脂溶性化学成分研究.中国药学杂志，50（14）：1186-1189.

唐芳瑞，刘荣华，邵峰，等.2016.不同产地杜仲叶高效液相色谱指纹图谱分析.时珍国医国药，6：1496-1498.

田宏哲，徐静，胡睿，等.2012.LC-MS/MS 法分析北五味子中的木脂素成分.天然产物研究与开发，24（S1）：32-35+40.

田燕.2002.紫外-可见光谱在黄酮类鉴定中的应用.大连医科大学学报，24（03）：213-214.

王冲之，孙健，李萍.2003.贝母类药材生物碱及生物碱苷含量测定方法学研究.中国药学杂志，38（6）：415-418.

王允，刘毅，付超美，等.2007.FIA-UV 法测定固骨缓释胶囊中总黄酮.中草药，38（6）：853-854.

席海为，马强，王超，等.2010.高效液相色谱法对化妆品中 17 种香豆素类化学成分的同时测定.分析测试学报，29（12）：1168-1172.

徐英，董静，王弘，等.2009.电喷雾-离子阱-飞行时间质谱联用研究黄酮和异黄酮苷元 C 环上的裂解规律.高等学校化学学报，30（01）：46-50.

许文，傅志勤，林婧，等.2014.UPLC-MS/MS 法同时测定三叶青中 10 种黄酮类成分.药学学报，49（12）：1711-1717.

许燕娟，白长敏，钟科军，等.2006.气相色谱/质谱分析烟草中的主要生物碱.分析化学，34（3）：382-384.

杨南林，程翼宇，瞿海斌.2003.一种用于中药纯化过程的近红外光谱分析新方法.化学学报，61（5）：742-747.

张建，黄婉霞，罗轶，等.2011.莪术太赫兹指纹图谱双指标序列分析.中国药房，22（47）：4467-4469.

张蕾.2004.中草药太赫兹（THz）谱.北京：首都师范大学.

张映娜，范梅娟，李旸华，等.2010.胆香鼻炎片定性定量方法的研究.药物分析杂志，30（8）：1502-1506.

郑晓珂，董三丽，冯卫生.2006.浅裂鳞毛蕨地上部分二氢黄酮类化学成分研究.中国药学杂志，07：500-501+540.

朱福秋，王宜祥，包玮鸳.2004.流动注射分析测定穿心莲注射液中穿心莲内酯的含量，中成药，26（10）：24-25.

Ferguson B,Wang S,Gray D, et al.2002.Identification of biological tissue using chirped probe THz imaging. Microelectronics Journal,33：1043-1051.

Taylor Z D,Singh R S,Culjat M O, et al.2008.Reflective terahertz imaging of porcine skin burns. Opties Letters，11.

Watanabe Y,Kawase K,Ikari T, et al.2004.Component analysis of chemical mixtures using terahertz spectroscopic imaging. Optics Communications，234：125-129.

附录一 常用有机溶剂的物理常数表

溶剂	熔点 （mp,℃）	沸点 （bp,℃）	相对密度 （d）	折射率 （n）	介电常数 （ε）	摩尔折射率 （R_D）	偶极矩 （p）
乙酸 acetic acid	17	118	1.049	1.3716	6.15	12.9	1.68
丙酮 acetone	−95	56	0.788	1.3587	20.7	16.2	2.85
乙腈 acetonitrile	−44	82	0.782	1.3441	37.5	11.1	3.45
苯甲醚 anisole	−3	154	0.994	1.5170	4.33	33	1.38
苯 benzene	5	80	0.879	1.5011	2.27	26.2	0.00
溴苯 bromobenzene	−31	156	1.495	1.5580	5.17	33.7	1.55
二硫化碳 carbon disulfide	−112	46	1.274	1.6285	2.6	21.3	0.00
四氯化碳 carbon tetrachloride	−23	77	1.594	1.4601	2.24	25.8	0.00
氯苯 chlorobenzene	−46	132	1.106	1.5248	5.62	31.2	1.54
氯仿 chloroform	−64	61	1.489	1.4458	4.81	21	1.15
环己烷 cyclohexane	6	81	0.778	1.4262	2.02	27.7	0.00
丁醚 dibutyl ether	−98	142	0.769	1.3992	3.1	40.8	1.18
邻二氯苯 o-dichlorobenzene	−17	181	1.306	1.5514	9.93	35.9	2.27
1，2-二氯乙烷 1, 2-diehloroethanel	−36	84	1.253	1.4448	10.36	21	1.86
二氯甲烷 dichoromethane	−95	40	1.326	1.4241	8.93	16	1.55
二乙胺 diethylamine	−50	56	0.707	1.3864	3.6	24.3	0.92
乙醚 dlethyl ether	−117	35	0.713	1.3524	4.33	22.1	1.30
1，2-二甲基乙烷 1, 2-dimethoxyethanel	−68	85	0.863	1.3796	7.2	24.1	1.71
N,N-二甲基乙酰胺 N,N-dimethylacet-amide	−20	166	0.937	1.4384	37.8	24.2	3.72
N,N-二甲基甲酰胺 N,N-dimethylfor-mamide	−60	152	0.945	1.4305	36.7	19.9	3.86
二甲基亚砜 dimethyl sulfoxide	19	189	1.096	1.4783	46.7	20.1	3.90
1,4-二氧六环 1,4-dioxane	12	101	1.034	1.4224	2.25	21.6	0.45
乙醇 ethanol	−114	78	0.789	1.3614	24.5	12.8	1.69
乙酸乙酯 ethyl acetate	−84	77	0.901	1.3724	6.02	22.3	1.88
苯甲酸乙酯 ethyl benzoate	−35	213	1.050	1.5052	6.02	42.5	2.00
甲酰胺 formamide	3	211	1.133	1.4475	111.0	10.6	3.37
六甲基磷酸酰胺 hexamethylphosphoramide	7	235	1.027	1.4588	30.0	47.7	5.54
异丙醇 isopropyl alcohol	−90	82	0.786	1.3772	17.9	17.5	1.66
异丙醚 isopropyl ether	−60	68	—	1.36	—	—	—
甲醇 methanol	−98	65	0.791	1.3284	32.7	8.2	1.70
2-甲基-2-丙醇 2-methyl-2-propanol	26	82	0.786	1.3877	10.9	22.2	1.66
硝基苯 nitrobenzene	6	211	1.204	1.5562	34.82	32.7	8.2
硝基甲烷 nitromethane	−28	101	1.137	1.3817	35.87	12.5	3.54
吡啶 pyridine	−42	115	0.983	1.5102	12.4	24.1	2.37
叔丁醇 tert-butyl alcohol	25.5	82.5	—	1.3878	—	—	—
四氢呋喃 tetrahydrofuran	−109	66	0.888	1.4072	7.58	19.9	1.75
甲苯 toluene	−95	111	0.867	1.4969	2.38	31.1	0.43
三氯乙烯 trichloroethylene	−86	87	1.465	1.4767	3.4	25.5	0.81
三乙胺 triethylamine	−115	90	0.726	1.4010	2.42	33.1	0.87
三氟乙酸 trifluoroacetic acid	−15	72	1.489	1.2850	8.55	13.7	2.26
2，2，2-三氟乙醇 2, 2, 2-trifluorthanol	−44	77	1.384	1.2910	8.55	12.4	2.52
水 water	0	100	0.998	1.3330	80.1	3.7	1.82
邻二甲苯 o-xylene	−25	144	0.880	1.5054	2.57	35.8	0.62

附录二　常用标准缓冲溶液的 pH

缓冲溶液	pH									pH 稳定度	
	0℃	10℃	20℃	25℃	30℃	38℃	40℃	50℃	60℃	对酸碱*	对稀释**
0.11mol/L HCL	1.10	1.10	1.10	1.10	1.10	1.10	1.10	1.10	1.10	—	—
0.05mol/L 四草酸氢钾 （$KC_2O_4H \cdot C_2O_4H_2 \cdot 12H_2O$）	1.67	1.67	1.68	1.68	1.69	—	1.70	1.70	1.73	0.07	+0.19
饱和酒石酸氢钾	—	—	—	3.56	3.55	3.54	3.54	3.55	3.57	0.027	+0.06
0.5mol/L 邻苯二甲酸氢钾	4.01	4.00	4.00	4.01	4.01	4.02	4.03	4.06	4.10	0.024	+0.06
0.025mol/L 琥珀酸氢钠； 0.025mol/L 琥珀酸钠	5.46	5.42		5.40	—	5.41				0.037	+0.06
0.025mol/L 磷酸二氢钠 0.025mol/L 磷酸氢二钠	6.98	6.92	6.88	1.86	6.85	6.84	6.84	6.83	6.84	0.024	+0.09
0.01mol/L 硼砂	9.46	9.33	9.22	9.18	9.94	9.91	9.01	9.01	9.96	0.020	+0.02
0.025mol/L 碳酸氢钠； 0.025mol/L 碳酸钠	10.32	10.18		10.12						0.026	+0.09
0.01mol/L 磷酸三钠	—	—		11.72						0.027	−0.10

*使 1L 溶液的 pH 增加一个单位所需要的氢氧化钠的摩尔数；**将溶液稀释 1 倍后 pH 增加的数

附录三　常用气相色谱固定相

固定相	柱型	商品名
100%甲基硅氧烷	填充柱	OV-1、OV-101、SP-2100、DC-200、UC-W982、S96、CP-Sil5、SE-30
	毛细管柱	HP-1、HP-101、Ultra-1、SPB-1、CP- Sil5CB、RSl-150、RSL-160、Rtx-1、BP-1、CB-1、OV-1、PE-1、007-1、SP-2100、SE-30、DB™-1、DB™-1ht
5%苯基 95%甲基硅氧烷	填充柱	OV-3、OV-73、Dexsil 300、Florolube、CP Sil 8
	毛细管柱	HP-5、Ultra-2、SPB-5、CP-Sil 8 CB、RSL-200、BP-5、CB-5、OV-5、PE-5、007-2、SE-52、SE-54、XTI-5、DB™-5、DB™-5ms、DB™-5ht、Rtx-5
14%氰苯丙基 86%甲基硅氧烷	填充柱	OV-1701
	毛细管柱	SPB-7、CP Sil 19CB、Rtx-1701、BP-10、CB-1701、OV-1701、PE-1701、007-1701、DB™-1701
50%苯基 50%甲基硅氧烷	填充柱	OV-17、OV-11、OV-22、SP-2250、DC-710
	毛细管柱	HP-17、RSL-300、Rtx-50、PE-17、007-17、SP-2250、DB™-17、DB™-17ht
50%三氟丙基 50%甲基硅氧烷	填充柱	OV-210、OV-202、OV-215、QF-1、SP-2401
	毛细管柱	RSL-400、SP-2401、DB™-210
50%氰丙苯基 50%甲基硅氧烷	填充柱	OV-225、Silar 5 CP
	毛细管柱	HP-225、SP-2330、CP Sil 43 CB、RSL-500、Rtx-225、BP-225、CB-225、OV-225、PE-225、007-225、DB™-225
50%氰丙基 50%甲基硅氧烷	填充柱	SP-2310、SP-2330、CP-Sil 58
	毛细管柱	SP-2330、Rtx-2330、PE-CPS-1、007-CPS-1、DB™-23
聚乙二醇	填充柱	Carbowax 20M、Superox、Supelcowax 10、PEG
	毛细管柱	HP-20M、Supelcowax 10、CP-Wax 52 CB、SUPEROX 11、Stabilwax、BP-20、CB-WAX、PE-CW、007-CW、Carbowax、DB™-WAX
聚乙二醇-酸改性	填充柱	Carbowax 20M-Terephthalic acid、OV-351、FFAP
	毛细管柱	HP-FFAP、Nukol、SUPEROX FA、Stabilwax-DA、PE-FFAP、007-FFAP、OV-351、DB™-FFAP
聚乙二醇-碱改性	填充柱	
	毛细管柱	Stabilwax-DB、CP WAX 51 for Amines、CAM
6%氰丙苯基 94%甲基硅氧烷	填充柱	
	毛细管柱	DB™-1301

附录四 常用高效液相色谱固定相

色谱柱	载体	键合基团或孔径（nm）	形状	粒度（μm）	比表面积或覆盖率	生产厂家
YWG	硅胶	<10	无定形	3～5	300	青海海洋化工厂
	硅胶		无定形	5～7	300	青海海洋化工厂
	硅胶		无定形	7～10	300	青海海洋化工厂
Lichrosorb SI-60	硅胶	6	无定形	5、10	550	E，Merk
Patisil	硅胶	4～5	无定形	5	400	Whatman
YQG	硅胶		球形	3、5、7		青海海洋化工厂
μ-Porasil	硅胶		球形	0	400	Waters
Adsorbosphere-HS	硅胶	6	球形	3、5、7	350	Alltech
Spherisorb	硅胶	8	球形	3、5、10	220	Harwell
Nucleosil-100	硅胶	10	球形	3、5、7	350	Macherey-Nagel
YWG-C$_{18}$H$_{37}$	YWG	Si(CH$_2$)$_{17}$CH$_3$	无定形	10±2	11	天津试剂二厂
Micropak CH	Lichrosorb SI-60	Si(CH$_2$)$_{17}$CH$_3$	无定形	5、10	22	Varian
μ-Bondapak-C$_{18}$	μ-Porasil	Si(CH$_2$)$_{17}$CH$_3$		10	10	Waters
Zorbax-ODS		Si(CH$_2$)$_{17}$CH$_3$	球形	5～7		Du Pont
Adsorbosphere	Adsorbosphere-HS	Si(CH$_2$)$_{17}$CH$_3$	球形	3、5、7	20	Alltech
HS-C18	Spherisorb	Si(CH$_2$)$_{17}$CH$_3$	球形	3、5、10	6	Phase Sepration
Spherisorb-ODS-1	Lichrosorb	Si(CH$_2$)$_{17}$CH$_3$	无定形	10	6	E，Merk
YWG-C6H5	YWG	Si(CH$_2$)$_{17}$C$_6$H$_5$	无定形	10	3～14	天津试剂二厂
Lichrosorb RP-8	Adsorbosphere	Si(CH$_2$)$_{17}$CH$_3$	球形	3、5、7	8	Alltech
Adsorbosphere C8	Spherisorb	Si(CH$_2$)$_{17}$CH$_3$	球形	3、5、10	6	Phase Sepration
YWG-CN	YWG	Si(CH$_2$)$_2$CN	无定形	10	8	天津试剂二厂
Micropak CN	Lichrosorb	Si(CH$_2$)$_2$CN	无定形	10		Varian
Adsorbosphere CN	Adsorbosphere	Si(CH$_2$)$_2$CN	球形	5、10		Alltech
Spherisorb CN	Spherisorb	Si(CH$_2$)$_2$CN	球形	3、5、10		Phase Sepration
YWG-NH$_2$	YWG	Si(CH$_2$)$_3$NH$_2$	无定形	10	10	天津试剂二厂
μ-Bondapak NH$_2$	μ-Porasil	Si(CH$_2$)$_3$NH$_2$		10		Waters
Lichrosorb NH$_2$	Lichrosorb	Si(CH$_2$)$_3$NH$_2$	无定形	5、10		E、Merk
YWG-SO$_3$H	YWG-	(CH$_2$)$_2$C$_6$H$_4$-SO$_3$H	无定形	10	7	天津试剂二厂
Zorbax SCX		SO$_3$H	球形	6～8	（5000）	Du Pont
Nucleosil SA		SO$_3$H	球形	5、10		Macherey-Nagel
YWG-R$_4$NCll	YWG	〔N(CH$_3$)$_2$-CH$_2$C$_6$H$_5$〕$^+$Cl$^-$	无定形	10	（1000）	天津试剂二厂
Zorbax SAX		NR$_3$$^+Cl^-$	球形	6～8	（1000）	Du Pont
Nucleosil SB		NR$_3$$^+Cl^-$	球形	5、10	（1000）	Macherey-Nagel

SCX：strong acid tupe cation exchanger；SAX：strong base type anion exchanger；SA：strong acid type（cation）；SB：strong base type（anion）；HS：high surface.

化学键合相色谱和离子交换色谱载体的孔径、比表面积与其相同型号的载体相同，覆盖率项下括号中的数值为交换容量（μmol/L）。比表面积的单位为（m^2/g）

附录五　常用定性分析试剂的配制和应用

一、通用显色剂

1. 碘

配制　碘结晶。

应用　在密闭的色谱缸或其他密闭容器中预先放入少许碘结晶，然后放入展开后晾干的色谱，数分钟后，大部分有机化合物呈现棕色斑点（对于不含有杂原子、双键、叁键、芳环等的有机化合物显色较困难）。为了增加碘的饱和蒸汽，加快碘的显色速度，色谱缸可在恒温水浴上适当加热（或者在色谱缸内放一盛水的小杯，增加缸内的湿度，也可提高显色的灵敏度），放置时间过长时整个色谱会呈现棕色。该方法为一种可逆性显色，显色后的色谱暴露于空气中一段时间后，显色的斑点可褪去颜色。

2. 硫酸

配制　5%的浓硫酸乙醇溶液，或15%浓硫酸的正丁醇溶液，或浓硫酸-正丁醇的1∶1溶液。

应用　在色谱上喷洒显色剂后，置于空气中干燥15min，再在110℃以上加热直至出现颜色或荧光（对于不含有双键、叁键、羟基等的有机化合物显色较困难）。

3. 重铬酸钾-硫酸

配制　将5g重铬酸钾溶于100ml，40%的硫酸中。

应用　在色谱上喷洒显色剂后，置于150℃加热直至斑点显色，一般有机化合物都能显色，但不同化合物会显示不同的颜色。

4. 高锰酸钾

配制　0.5g高锰酸钾溶于100ml蒸馏水中。

应用　在色谱上喷洒显色剂后，含有双键和叁键的不饱和化合物在淡红色背景上显黄色斑点。

5. 碱性高锰酸钾溶液

配制　溶液Ⅰ：1g高锰酸钾溶于100m水中；溶液Ⅱ：5g碳酸钠溶于100ml水中，将溶液Ⅰ和溶液Ⅱ等量混合即可。

应用　在色谱上喷洒显色剂后，含有双键和叁键的不饱和化合物在淡红色背景上显黄色斑点。

6. 硝酸银-高锰酸钾试剂

配制　溶液Ⅰ：0.1mol/L的硝酸银溶液，2mol/L的氢氧化铵溶液，2mol/L的氢氧化钠溶液的1∶1∶2的混合液（临用前配置）。溶液Ⅱ：0.5g高锰酸钾和1g碳酸钠溶于100ml水中。临用前将溶液Ⅰ和溶液Ⅱ等量混合即可。

应用　在色谱上喷洒显色剂后，还原性化合物在蓝绿色背景下立即显黄色。

7. 荧光素-溴

配制　将0.1g荧光素溶于100ml乙醇中。5g溴溶于10ml四氯化碳中。

应用　在色谱上喷洒荧光素溶液后，将其置于含有溴溶液的色谱缸中，用荧光灯检查荧光，荧光素与溴反应生成曙红（eosin），曙红无荧光，而不饱和化合物则与溴生成溴加成物，保留了原来的荧光。如果点样量较大，则呈黄色斑点，红色背景。

8. 其他荧光显色剂

配制　①0.2%的2，7-二氯荧光素乙醇溶液。②0.01%的荧光素乙醇溶液。③0.1%的桑色素乙醇溶液。④0.05%的罗丹明B乙醇溶液。

应用　在色谱上喷洒上述任何一种显色剂后，不同的化合物在荧光背景上显示黑或其他颜色的荧光斑点。

9. 铁氰化钾-三氯化铁试剂

配制　溶液Ⅰ：1g铁氰化钾溶于100ml水中。溶液Ⅱ：2g三氯化铁溶于100ml水中。临用前将溶液Ⅰ和溶液Ⅱ等量混合即可。

应用 色谱上喷洒显色剂后，还原性物质显蓝色。如再喷 2mol/L 盐酸溶液，则会使蓝色加深，纸色谱可用稀盐酸洗去喷洒液。

10. 2，4-二硝基苯肼

配制 2，4-二硝基苯肼 1g 和浓盐酸 10ml，加 1000ml 乙醇溶解。

应用 在色谱上喷洒显色剂后，羰基的化合物显黄色斑点。

11. 磷钼酸

配制 5g 磷钼酸溶于 100ml 乙醇中。

应用 色谱上喷洒显色剂后，于 120℃（烘箱、吹风机、红外灯均可）加热直至出现斑点，还原性物质显蓝色，再用氨气熏，则背景变为无色。

12. 硅钨酸

配制 1g 硅钨酸溶于 20ml 水中，用 10% 盐酸调至强酸性。

应用 在色谱上喷洒显色剂后，于 120℃（烘箱、吹风机、红外灯均可）加热直至出现斑点，还原性物质显蓝色。

二、生 物 碱 类

1. 碘化铋钾试剂（Dragendorff 试剂）

配制 碘化铋 16g，碘化钾 30g 及盐酸 3g 共溶于 100ml 水中。可直接供配制：7.3g 碘化铋钾，冰醋酸 10ml，加蒸馏水 60ml。色谱显色剂为改良碘化铋钾试剂，其配制方法：试剂 I：次硝酸铋 0.85g，溶于 10ml 冰醋酸，40ml 蒸馏水中。试剂 II，碘化钾 8g，溶于 20ml 水中。取试剂 I 和试剂 II 的等体积混合液 1ml 与 2ml 乙酸，10ml 水混合后应用。

应用 取 1ml 样品的稀水液，加入 1～2 滴试剂产生橘红色浑浊或沉淀。显色剂喷洒后显橘红色斑点。

2. 碘-碘化钾试剂（Wagner 试剂）

配制 1g 碘与 10g 碘化钾溶于 50ml 水中，加热，（先溶解碘化钾，后加入碘），加 2ml 乙酸，用水稀释至 100ml。

应用 取 1ml 样品的稀酸水液，加入 1～2 滴上述试剂，产生棕色或褐色沉淀。

3. 碘化汞钾试剂（Mayer 试剂）

配制 13.55g 氯化汞和 49.8g 碘化钾各溶于 20ml 水中，混合后，稀释至 1000ml（混合时将氯化汞溶液慢慢倒入碘化钾溶液中）。

应用 取 1ml 样品的稀酸水液，加入 1～2 滴上述试剂，产生白色沉淀。但有些生物碱的沉淀能溶于乙醇、乙酸及本试剂中，因此样品不能在这些溶剂中及试剂不可过量。

4. 苦味酸（Hager 试剂）

配制 10% 苦味酸水溶液。

应用 取 1ml 样品的稀酸水液，加入 1～2 滴上述试剂，产生黄棕色沉淀。此试剂需在中性溶液及稀酸液中进行反应，如果酸度较强时，苦味酸本身亦会析出。

5. 硫氰化铬铵（雷氏盐 Ammoniumreinechate）试剂

配制 2% 硫氰化铬铵水溶液。

应用 取 1ml 样品的稀酸水液，加入 1～2 滴上述试剂，产生红色沉淀。此试剂常用来分析水溶性生物碱。其沉淀往往有一定的晶形及熔点或分解点等，故可进一步作为鉴定之用。试剂性质不稳定，易分解，用时应新鲜配制。

6. 硅钨酸（Bertrand）试剂

配制 5g 硅钨酸溶于 100ml 水中，加入 10% 盐酸至 pH 2 左右。

应用 取 1ml 样品的稀酸水液，加入 1～2 滴上述试剂，产生白色至褐色沉淀。

7. 鞣质（Tannin）试剂

配制 1g 鞣质加乙醇 1ml 溶解，加水至 10ml。

应用 取 1ml 样品的稀酸水液，加入 1～2 滴上述试剂，产生黄棕色沉淀。

8. 氯化金（Auric chloride 试剂）

配制　3%氯化金水溶液。

应用　取 1ml 样品的稀酸水液，加入 1～2 滴上述试剂，产生黄色沉淀。

9. 氯化铂（Platinic chloride 试剂）

配制　10%氯化铂水溶液。

应用　取 1ml 样品的稀酸水液，加入 1～2 滴上述试剂，产生白色沉淀。

10. 矾酸钠-浓硫酸试剂（Mandelin 试剂）

配制　1g 矾酸钠溶于 100ml 浓硫酸中。

应用　取 1ml 样品的稀酸水液，加入 1～2 滴上述试剂，产生沉淀。不同生物碱产生不同颜色沉淀，如莨菪碱显红色，马钱子碱显血红色，士的宁显蓝紫色，奎宁显淡橙色，吗啡显棕色等。

11. 硫酸铈-硫酸试剂（改良 Sonnensclein 试剂）

配制　0.1g 硫酸铈混悬于 4ml 水中，加入 1g 三氯乙酸，加热至沸，逐滴加入浓硫酸至澄清。

应用　色谱的喷洒剂，喷洒后于 110℃烘烤数分钟至斑点出现，不同生物碱显不同颜色的斑点。

12. 磷钼酸（Sonnenschein）试剂

配制　20g 磷钼酸溶于 200ml 热水中，加入浓硝酸至 pH 2 左右。色谱显色剂为 5%～10%的磷钼酸乙醇溶液。

应用　取 1ml 样品的稀酸水液，加入 1～2 滴上述试剂，产生白色至黄褐色沉淀。或喷洒色谱后 120℃加热 5min，显蓝色斑点。

13. 钒酸钠-浓硫酸（Mandelin）试剂

配制　取钒酸钠 1g，用 100ml 浓硫酸溶解即得。

应用　取 1ml 样品的稀酸水液，加入 1～2 滴上述试剂，产生沉淀。不同生物碱产生不同的颜色沉淀。

14. Ehrlich 试剂

配制　1g 对二甲氨基苯甲醛溶于 25ml 36%盐酸和 75ml 甲醇混合液中。

应用　取 1ml 样品的稀酸水液，加数滴上述试剂，加热后，吡咯、吲哚类生物碱呈紫红色或青紫色。

15. 铁氰化钾-氯化铁（Fieffes）试剂　检查生物碱。

配制　100ml 0.1%FeCl₃ 溶液与 10ml 1%铁氰化钾溶液混合即可。

应用　喷洒后水洗 2～3min，在紫外光下，游离生物碱和苯酚显灰到蓝色斑点。

16. Erdmann 试剂　检查生物碱。

配制　于 100ml 水中加入 5～6 滴浓硝酸，再于 50ml 浓硫酸中加入 25 滴上述溶液。

应用　取 1ml 样品的稀酸水液，加数滴上述试剂，不同生物碱与上述试剂产生不同颜色，如乌头碱显黄色，小檗碱显橙绿色，罂粟碱显暗红色，帝巴因显血红色等。

三、黄　酮　类

1. 盐酸-镁粉试剂

配制　浓盐酸、镁粉。

应用　取样品数毫克，加稀醇加热溶解，加镁粉数毫克，再滴加浓盐酸，溶液由黄色渐变为红色为阳性反应。

2. 盐酸-锌粉试剂

配制　浓盐酸、锌粉。

应用　操作同盐酸-镁粉试剂，此反应对黄酮类化合物呈橙黄色至红色，但对 3-羟基黄酮不显色。

3. 乙酸镁试剂

配制　1%乙酸镁乙醇或甲醇溶液。

应用　取样品的乙醇或甲醇溶液 1ml，加 2～3 滴上述试剂，在紫外光下观察，呈黄色（黄酮类）或天蓝色（二氢黄酮类）荧光为阳性反应。

4. 三氯化铁试剂

配制　1%～5%三氯化铁水溶液或乙醇溶液。

应用　取样品数毫克溶于水或乙醇中，加1～2滴上述试剂，一般对于黄酮类化合物，3-羟基呈褐色，5-羟基呈绿色，3，5-双羟基呈深绿色，8-羟基也呈色，而4，6，7-羟基不呈色。也可用于色谱显色剂 喷洒后显绿或蓝色斑点为阳性反应。

5. 三氯化铝试剂

配制　1%三氯化铝乙醇液或5%三氯化铝水溶液。

应用　取样品数毫克，溶于乙醇中，加上述试剂，呈鲜黄色为阳性反应。用于色谱显色剂时，喷洒上述试剂，如显黄色斑点，再于紫外灯下观察，黄色或黄绿色荧光明显加强为阳性反应。

6. 乙酸铅试剂　检查酚类化合物。

配制　1%中性乙酸铅或碱式乙酸铅水溶液。

应用　取样品数毫克溶于热水或乙醇中，加1～2滴上述试剂，产生黄-红色沉淀为阳性反应。

7. 锆-柠檬酸试剂

配制　试剂Ⅰ：2%二氯氧锆甲醇或乙醇溶液。试剂Ⅱ：2%柠檬酸甲醇或乙醇溶液。

应用　取样品溶液1ml，加3～4滴试剂Ⅰ，显鲜黄色表示有3-羟基或5-羟基，再加3～4滴试剂Ⅱ，黄色不褪，表示黄酮类化合物有3-羟基，黄色褪去，加水稀释后变为无色，表示无3-羟基而有5-羟基。

8. 氯化锶试剂　检查具有邻二酚羟基结构的黄酮类化合物。

配制　试剂Ⅰ：0.01mol/L 氯化锶甲醇或乙醇溶液。

试剂Ⅱ：氨蒸气饱和的甲醇或乙醇溶液。

应用　取样品试液1ml，加3滴试剂Ⅰ，再加3滴试剂Ⅱ，产生绿-棕-黑色沉淀。

9. 碱试剂

配制　氨水、10%氢氧化钠或氢氧化钾溶液、1%或5%碳酸钠溶液等。

应用　色谱上先喷洒显色剂后（可直接用氨水熏，不必喷洒），观察日光下和紫外灯下斑点喷洒显色剂前后的变化。羟基的黄酮类的颜色加深。

10. 硼氢化钾试剂

配制　溶液Ⅰ：1%～2%硼氢化钾（钠）的异丙醇溶液（必须新鲜配制）。溶液Ⅱ：浓盐酸。

应用　在色谱上先喷洒溶液Ⅰ，5min 后，放入具有浓盐酸的蒸汽槽中熏。二氢黄酮类化合物显红、橙红色等。

四、醌　类

1. Borntrager 试剂

配制　2%氢氧化钠或2%碳酸钠水溶液。

应用　取试液1ml，加上述试剂1ml，羟基蒽醌类化合物呈红-红紫色。

2. 对亚硝基二甲基苯胺试剂

配制　0.1%对亚硝基二甲基苯胺的吡啶溶液。

应用　取1ml 样品的乙醇溶液，于水浴蒸干，残渣用1ml 的吡啶溶解，再加数滴上述试剂，蒽醌类化合物呈紫色或绿色。

3. 乙酸镁试剂

配制　0.5%醋酸镁的甲醇或乙醇溶液。

应用　取样品试液0.5ml，加2～3滴上述试剂，蒽醌类化合物呈橙红或紫色为阳性反应，呈橙红色为大黄素型蒽醌，呈紫色为茜草型蒽醌。

4. Feigl 试剂

配制　试剂Ⅰ：25%碳酸钠水溶液。试剂Ⅱ：4%甲醛苯溶液。试剂Ⅲ：5%邻二硝基苯的苯溶液。

应用　取样品的苯溶液1滴，加上述3种试剂各一滴，混匀，置水浴上加热，醌类化合物能于1～4min 产生显著的紫色为阳性反应。

5. 活性次甲基试剂

配制 1g 活性次甲基试剂（如丙二酸酯，乙酰乙酸酯等）溶于 30ml 氨与乙醇的等体积混合溶液中。

应用 取样品的乙醇溶液 5ml，加 3ml 上述试剂，醌类化合物呈蓝色、紫色或红色为阳性反应。

6. 浓硫酸试剂

配制 浓硫酸。

应用 取样品的乙醇溶液 1ml，加 1～2 滴上述试剂，不同醌类化合物产生不同的颜色，如丹参醌 Ⅱ 呈蓝色，隐丹参醌呈棕色等。

7. 钠硼氢-二甲基甲酰胺试剂

配制 20g 钠硼氢溶于 100ml 二甲基甲酰胺中。

应用 喷洒上述试剂后，于紫外灯下观察，显强的黄色、绿色或蓝色荧光为阳性反应。

8. 无色亚甲蓝试剂

配制 100mg 亚甲蓝溶于 100ml 乙醇中，加入 1ml 冰醋酸及 1g 锌粉，缓缓振摇直至蓝色消失即可。

应用 在色谱上喷洒显色剂后，苯醌类和萘醌类在白色背景上显蓝色斑点。

五、糖 类

1. 斐林（Fehling）试剂

配制 试剂 Ⅰ：69.3g 结晶硫酸铜溶于 1000ml 水中。

试剂 Ⅱ：34.9g 酒石酸钾钠及 100g 氢氧化钠溶于 1000ml 水中。

应用 临用前将试剂 Ⅰ 和试剂 Ⅱ 等体积混合成深蓝色溶液，在此溶液中加入样品试液 0.5ml，在水浴上加热 2～3min，还原糖产生红色沉淀为阳性反应。非还原性低聚糖和苷类对斐林试剂均成阴性反应，但以 10%硫酸煮沸 5min 至半小时，冷后以碳酸钠中和，再和斐林试剂在沸水浴上加热数分钟，如果产生红色沉淀，表明可能含有苷或低聚糖。

2. α-萘酚-浓硫酸（Molish）试剂

配制 试剂 Ⅰ：10% α-萘酚乙醇溶液。试剂 Ⅱ：浓硫酸。

应用 取样品以稀乙醇或水溶解，加 2～3 滴试剂 Ⅰ，混匀，沿试管壁缓缓滴加少量试剂 Ⅱ，静置分层，两液面交界处显紫色红色环为阳性反应，可检查还原糖。

3. 氨性硝酸银（Tollen）试剂

配制 试剂 Ⅰ：10% 硝酸银水溶液。试剂 Ⅱ：10% 氢氧化钠水溶液。

应用 临用前将上述两溶液等量混合，滴加浓氨水至生成白色（氧化银）沉淀刚溶解即可。取样品试液，加 1ml 上述试剂，混匀后，40℃微热数分钟，管壁析出银镜或产生黑色沉淀为阳性反应，检查还原糖。显色剂 喷洒上述试剂后，110℃加热数分钟，显棕黑色斑点为阳性反应。

4. Keller-Kilianni 试剂

配制 试剂 Ⅰ：5% 硫酸铁 1ml 与 99ml 冰醋酸混合。试剂 Ⅱ：5% 硫酸铁 1ml 与 99ml 浓硫酸混合。

应用 取样品 1mg，加 1ml 试剂 Ⅰ 溶解后，沿试管壁缓缓滴加试剂 Ⅱ 1ml，静置分层，上层渐显蓝色，下层显红色或棕色为阳性反应（其色随苷元羟基和双键的位置和个数不同而异）。该试剂可检查 α-去氧糖，因 α-去氧糖只存在于强心苷中，故常用于强心苷的鉴定。

5. 咕吨氢醇（xanthydrol）试剂

配制 咕吨氢醇 10mg 溶于 100ml 冰醋酸中，加 1ml 浓硫酸混合。

应用 取样品 1mg，加上述试剂 1ml，置水浴加热 3min，呈红色为阳性反应。用于检查 α-去氧糖及其强心苷。

6. 苯胺-邻苯二甲酸试剂

配制 0.93g 苯胺及 1.66g 邻苯二甲酸溶于 100ml 水饱和的正丁醇中。

应用 用于薄层色谱显色剂，喷洒后，105℃加热 5min，糖类化合物显桃红色，有时也呈棕色斑点（显桃红色为戊醛糖或 2-己酮糖酸，显棕色为己醛糖）。

7. 间苯二胺试剂

配制　0.2M 间苯二胺的 70%乙醇溶液。

应用　薄层色谱显色剂，喷洒后，105℃加热 5min，紫外灯下观察，还原糖显黄色荧光。

8. 氯化三苯四氮唑（TTC）试剂

配制　试剂Ⅰ：4%TTC 甲醇溶液。试剂Ⅱ：1mol/L 氢氧化钠的水溶液。

应用　临用时将试剂Ⅰ、试剂Ⅱ等体积混合为显色剂，喷洒后，100℃加热 5~10min，还原糖显红色斑点。

9. 1，3-二羟基萘酚-磷酸试剂

配制　0.2% 1，3-二羟基萘酚乙醇溶液 100ml 与 85%磷酸 100ml 混匀后使用。

应用　喷洒后，105℃加热 5~10min，酮糖显红色，醛糖显淡蓝色。

10. 对-硝基苯胺-过碘酸反应

配制　试剂Ⅰ：1 体积过碘酸钠的饱和水溶液，用 2 体积水稀释。试剂Ⅱ：4 体积的 1%对-硝基苯胺乙醇溶液和 1 体积盐酸（相对密度 1.19）混合。

应用　喷洒试剂Ⅰ，放置 10min，喷洒试剂Ⅱ，去氧糖和 1，2 二元醇有黄色斑点，在紫外灯下，有强烈荧光，再用 5%氢氧化钠甲醇溶液喷洒，变成绿色。

11. 茴香醛-硫酸试剂

配制　50ml 1%的茴香醛乙醇溶液中加入 1ml 浓硫酸（需临用前配置）。

应用　在色谱上喷洒显色剂后，在 100~105℃下烘烤，各种糖显不同的颜色。

12. 苯胺-二苯胺/磷酸试剂

配制　二苯胺 4g、苯胺 4ml、85%的磷酸 20ml，溶于 200ml 丙酮中。

应用　在色谱上喷洒后，于 85℃烘烤 10min，各种糖显不同的颜色。

13. 茴香醛-邻苯二甲酸试剂

配制　0.1mol/L 对茴香醛醇溶液和 0.1mol/L 邻苯二甲酸乙醇溶液的等量混合液。

应用　在色谱上喷洒显色剂后，于 110℃烘烤 10min，戊糖显红紫色，糠醛酸显棕色，己糖和 6-去氧糖显蓝色。

14. 苯酚-硫酸试剂

配制　苯酚 3g、浓硫酸 5ml，溶于 95ml 乙醇中。

应用　在色谱上喷洒显色剂后，于 100℃烘烤 10~15 分钟，糖显棕色。

六、酚类化合物和鞣质

1. 三氯化铁试剂

配制　1%~5%三氯化铁水溶液或乙醇溶液。

应用　取样品试剂 0.5ml，加 1~2 滴上述试剂，酚类和鞣质呈绿紫色，蓝色或黑色沉淀。

2. Gibbs 试剂

配制　试剂Ⅰ：0.5%2，6-二溴（氯）苯醌-4-氯亚胺的乙醇溶液。试剂Ⅱ：1%氢氧化钾乙醇溶液。

应用　取样品试样 1ml，加试剂Ⅱ，调 pH 至 9~10，再加 1~2 滴试剂Ⅰ，呈深蓝色为阳性反应。检查酚羟基对位无取代的化合物。

3. 重氮化试剂

配制　试剂Ⅰ：0.35g 对硝基钠溶于 5ml 浓盐酸中，加水稀释至 50ml。试剂Ⅱ：5g 亚硝酸钠溶于 70ml 水中。

临用前，将试剂Ⅰ与试剂Ⅱ等体积在冰水浴混合后，方可使用。

应用　取样品数毫克，加 5%Na_2CO_3 溶液 1ml 溶解，滴加上述试剂的混合液 1~2 滴，呈红色为阳性反应。色谱显色剂：试剂Ⅰ与试剂Ⅱ等体积混合后，再加 20ml1%碳酸钠水溶液（临用前混合），喷洒后显黄、红、紫等色斑点为阳性反应。检查酚羟基对位无取代的化合物。

本试剂系由对硝基苯胺和亚硝酸钠在强酸下经重氮化作用而成，由于重氮盐不稳定很易分解，所以

本试剂应临用前配制。

4. 香兰素-盐酸试剂

配制　1g 香兰素溶于 100ml 浓盐酸中，或 0.5g 香兰素溶于 100ml 浓硫酸-乙酸（4：1）中。

应用　取试样乙醇溶液 1ml，加上述试剂，凡有间苯二酚或间苯三酚结构者呈红色。作色谱显色剂时，喷洒上述试剂后，室温或 120℃加热后观察，显红、蓝紫等各种颜色斑点为阳性反应。

5. 4-氨基安替比林-铁氰化钾试剂

配制　试剂Ⅰ：2% 4-氨基安替比林乙醇溶液。试剂Ⅱ：8%铁氰化钾水溶液。或用 0.9%4-氨基安替比林和 5.4%铁氰化钾水溶液。

应用　先喷洒试剂Ⅰ，再喷洒试剂Ⅱ，然后再用氨气熏，显橙红或深红色斑点为阳性反应，检查酚羟基对位无取代基的化合物。

6. 铁氰化钾-三氯化铁试剂

配制　试剂Ⅰ：1%铁氰化钾水溶液。试剂Ⅱ：2%三氯化铁水溶液。

应用　色谱显色剂，临用时将试剂Ⅰ和试剂Ⅱ等体积混合，喷洒后，酚性物质显蓝色斑点，再喷 2mol/L 盐酸能使颜色加深，如欲使纸上的斑点保存下来，当纸片仍湿润时，用稀盐酸洗涤，再用水洗至中性，置室温干燥后即可。本反应可检查鞣质、酚类化合物及还原性化合物。

7. Millon 试剂

配制　将一份金属汞溶于 2 份（重量）相对密度为 1：4 的硝酸中，并用 2 份水（体积）将溶液稀释，不用加热。或者将金属汞溶于（重量）比重为 1：4 的硝酸中，并向溶液中加入等体积的水，为了加速反应，可以加热。

应用　取样品试液 2ml，加上述试剂 0.5ml，加热，产生红色沉淀为阳性反应。检查酚类及蛋白质。

8. 对氨基苯磺酸重氮盐试剂

配制　4.5g 对氨基苯磺酸加热溶于 45ml 12mol/L 盐酸中，用水稀释至 500ml。用 10ml 稀释液用冰冷却，加 10ml 冷 45%亚硝酸钠溶液，0℃放 15min，（此试剂可保存 3 日），用前加等体积 1%碳酸钠水溶液。

应用　取样品试液 1ml，加上述试剂 1ml 呈橙黄色为阳性反应。检查酚羟基对位无取代的化合物。

9. 氯化钠-明胶试剂

配制　1g 白明胶溶于 50ml 水中（在 60℃水浴中加热，助溶）加 10g 氯化钠，完全溶解后，用水稀释至 100ml。

应用　取样品试液 1ml，加数滴上述试剂，鞣质产生白色浑浊或沉淀为阳性反应。

10. 快速蓝盐-B 试剂（Fast blue salt-B）

配制　试剂Ⅰ，取 0.5g 快速蓝盐-B，加蒸馏水 100ml 溶解即得。（需临用前新鲜配制）。试剂Ⅱ，0.1mol/L 氢氧化钠溶液。

应用　在色谱上先喷洒试剂Ⅰ，然后再喷洒试剂Ⅱ，酚类、鞣质存在立即显红色斑点。

七、强 心 苷

1. 3，5-二硝基苯甲酸试剂（Kedde 试剂）

配制　试剂Ⅰ：2%3，5-二硝基苯甲酸甲醇溶液。试剂Ⅱ：4%氢氧化钠水溶液。临用时，将试剂Ⅰ和试剂Ⅱ等体积混合。

应用　取样品试液 1ml，加 3～4 滴上述试剂，显紫红色为阳性反应。检查强心苷 α，β-不饱和内酯环。

2. 碱性苦味酸试剂

配制　试剂Ⅰ：1%苦味酸乙醇溶液。试剂Ⅱ：10%氢氧化钠水溶液。临用时，将 9ml 试剂Ⅰ和 1ml 试剂Ⅱ混合。

应用　取样品试液 1ml，加 1 滴上述试剂，放置 15min 左右，呈橙红或红色为阳性反应。检查强心苷。

3. 亚硝酰铁氰化钠（Legal 试剂）

配制　试剂Ⅰ：0.3 亚硝酰铁氰化钠乙醇溶液。试剂Ⅱ：10%氢氧化钠水溶液。

色谱显色剂：1g 亚硝酰铁氰化钠溶于 100ml 2mol/L 氢氧化钠-乙醇（1∶1）的溶液中。

应用　取样品 1～2mg，溶于 2～3 滴吡啶中，加试剂 I 4～5 滴，混匀，再加 10%氢氧化钠溶液 1～2 滴，呈深红色，而又渐渐消退为阳性反应。色谱显色剂应用时，喷洒后，显红色或紫色斑点为阳性反应。检查不饱和内酯、甲基酮、活性次甲基（常用于强心苷）。

4. 磷酸-溴试剂　检查强心苷。

配制　试剂 I：10%磷酸乙醇溶液。试剂 II：溴化钾的饱和水溶液。试剂 III：溴酸钾的饱和水溶液。试剂 IV：25%盐酸水溶液。临用时，将 II、III、IV 试剂按（1∶1∶1）混合。

应用　先喷试剂 I，125℃加热 12min（薄层太湿时，加热时间可适当延长），在紫外灯下观察，再将薄层烤热，趁热喷洒混合液，不同的强心苷显出不同的颜色斑点。

5. 氯胺 T-三氯乙酸试剂

配制　试剂 I：3%氯胺 T 水溶液（临用时配制）。试剂 II：25%三氯乙酸乙醇溶液。

应用　显色剂，临用前试剂 I 和 II 以 1∶4 混合，喷洒后 100℃加热数分钟，于紫外灯下观察，强心苷显蓝色或黄色荧光。

八、萜类和甾体类

1. 五氯化锑试剂

配制　五氯化锑与三氯甲烷（或四氯化碳）以 1∶4 混合（临用时配制）。

显色剂　喷洒上述试剂，120℃加热至斑点出现，在紫外光下观察，呈黄色或紫蓝色荧光为阳性反应，甾体化合物显黄色荧光，三萜化合物显紫蓝色荧光。

2. 浓硫酸-乙酸酐反应（Liebermann-Burchard）反应试剂

配制　试剂 I：乙酸酐。试剂 II：浓硫酸。

应用　①取试样 0.1～0.2mg，置于白色反应瓷板上，加乙酸酐 0.3ml，再在其旁边加入浓硫酸微滴（用毛细管），先在两界面出现红色，渐渐变为紫-蓝-绿色，最后褪色为阳性反应。②取试样 0.1～0.2mg，溶于少量氯仿中，加浓硫酸-乙酸酐（1∶20）混合液数滴，呈色同上。此反应的颜色变化随分子中的双键数目与位置而定。甾体、甾体皂苷、三萜类及强心苷，此反应都能呈色。

3. 三氯化锑试剂　检查甾体、萜类、皂苷。

配制　25g 三氯化锑溶于 75ml 氯仿中（亦可用氯仿或四氯化碳的饱和溶液）。

应用　显色剂，喷洒上述试剂，100℃加热 5min，在紫外光下观察，呈黄色或紫蓝色荧光为阳性反应，甾体化合物显黄色荧光，三萜化合物显紫蓝色荧光。

4. 间二硝基苯试剂

配制　试剂 I：2%间二硝基苯乙醇溶液。试剂 II：14%氢氧化钾甲醇溶液。临用时，将试剂 I、II 等体积混合。

应用　显色剂，喷洒后，于 80℃加热 1min，17-甾酮类可产生紫色斑点。

5. 三氟乙酸试剂

配制　1%三氟乙酸的氯仿溶液。

应用　喷洒后，于 120℃加热 3min，甾体化合物显示颜色。

6. 苯二胺-邻苯二甲酸试剂　检查甾体化合物。

配制　0.90%苯二胺和 1.6%邻苯二甲酸的水饱和正丁醇溶液（临用前配置）。

应用　喷洒后，于 100～110℃加热，甾体显黄或棕色斑点。

7. 三氯乙酸试剂

配制　三氯乙酸与乙酸（1∶2）的混合溶液。

应用　在色谱上喷洒显色剂后，在 100℃烘烤 20min，三萜、甾体等化合物显黄色斑点。

8. 三氯甲烷-浓硫酸反应（Salkowski 反应）

配制　三氯甲烷和浓硫酸。

应用　用 1ml 三氯甲烷将样品溶解，加入 1ml 浓硫酸，三氯甲烷层呈现红色或青色，三萜、甾体等化合物硫酸层呈现绿色荧光。

九、氨基酸、蛋白质类

1. 茚三酮试剂

配制　0.3g 茚三酮溶于 100ml 正丁醇中，加醋酸 3ml。（或 0.2g 茚三酮溶于 100ml 乙醇或丙酮中）。

应用　取样品试样 0.5ml，加上述试剂 1～2 滴，摇匀，在沸水浴上加热数分钟，呈现蓝色、紫色或红紫色为阳性反应。或将样品试液 1～2 滴点在滤纸上，于 100℃左右烘干后，喷洒上述试剂，再在相同温度下加热 2～5min，即呈上述颜色。用于检查氨基酸、肽类、氨基糖和蛋白质。进行此反应时，应避免氨气存在。

2. 双缩脲试剂

配制　试剂Ⅰ：10%氢氧化钠水溶液。试剂Ⅱ：1%硫酸铜水溶液。

应用　取样品试液 0.5ml，加入 2ml 试剂Ⅰ与Ⅱ的等体积混合液（临用时配制），摇匀后呈紫红色为阳性反应。检查多肽、蛋白质。

3. 吲哚醌试剂

配制　100ml 1%吲哚醌丙酮溶液，加 10ml 乙酸混合。

应用　显色剂，喷洒上述试剂后，100～110℃加热 5～10min，显蓝、红、桃红或棕色斑点为阳性反应。检查氨基酸、多肽。

4. 1，2-萘醌-4-磺酸钠试剂

配制　0.02g1，2-萘醌-4-磺酸钠溶于 100ml5%碳酸钠水溶液中（临用配制）。

应用　显色剂，喷洒上述试剂后，室温晾干，不同氨基酸显不同颜色。

5. 桂皮醛试剂

配制　1%桂皮醛的甲醇溶液。

应用　显色剂，喷洒上述试剂，待甲醇挥发，再用盐酸蒸汽熏，色氨酸显暗褐红斑点，脯氨酸，羟脯氨酸显淡褐紫色，羟基色氨酸显黄色。

6. 鞣质试剂

配制　10%鞣质水溶液。

应用　取样品试液 0.5ml，加 1～2 滴上述试剂，蛋白质呈黄白色沉淀为阳性反应。

十、有 机 酸 类

1. 酸碱指示剂

配制　0.1%溴酚蓝（或溴甲酚绿或溴麝香酚兰）乙醇溶液。

应用　显色剂，喷洒上述试剂后，在蓝色背景下产生黄色斑点，如不明显，可再喷氨水，然后暴露在盐酸气体中，背景逐渐由蓝变为黄色，而斑点由黄变蓝色为阳性反应。检查有机酸。

2. 吖啶试剂

配制　0.005%的吖啶乙醇溶液。

应用　显色剂，喷洒上述试剂后，于紫外灯下观察，有机酸显黄色荧光。

3. 芳香胺-还原糖试剂

配制　5g 芳香胺（如苯胺）和 5g 还原糖（如木糖）溶于 100ml 50%乙醇溶液中。

应用　显色剂，喷洒后，125～130℃加热数分钟，有机酸显棕色斑点。

4. 2，6-二氯苯酚-靛酚钠盐试剂　检查。

配制　0.1%2，6-二氯苯酚-靛酚钠盐的乙醇溶液。

应用　显色剂，喷洒上述试剂后，稍加热，有机酸和酮酸在蓝色背景上显红色斑点。

5. 过氧化氢试剂　检查芳香酸。

配制　0.3%过氧化氢水溶液。

应用 显色剂，喷洒上述试剂后，于紫外灯下观察显强蓝色荧光为阳性反应。

6. 溴甲酚绿-溴酚蓝-高锰酸钾试剂 检查。

配制 试剂Ⅰ：0.075g 溴甲酚绿和 0.025g 溴酚蓝溶于 100ml 无水乙醇中。试剂Ⅱ：0.25g 高锰酸钾和 0.5g 碳酸钠溶于 100ml 水中。

应用 显色剂，临用时将试剂Ⅰ与Ⅱ以 9：1 体积混合后，立即喷洒（本试剂仅能保持 5～10min），有机酸显紫、紫红色等不同颜色斑点。

7. 碘化物-淀粉试剂

配制 8%碘化钾溶液，2%碘酸钾溶液及 1%淀粉溶液等量混合（用时临配）。

应用 显色剂，喷洒后在白色或浅蓝色背景上显深蓝色为阳性反应。

8. 百里酚酞碱溶液试剂

配制 50mg 百里酚酞溶于 2%氢氧化钠溶液 100ml 中。

应用 显色剂，喷洒上述试剂后在灰或蓝色背景上显白色斑点为阳性斑点。

十一、香 豆 素 类

1. 异羟肟酸铁试剂

配制 试剂Ⅰ：7%磷酸羟胺甲醇溶液（临时配）。试剂Ⅱ：1%氢氧化钾甲醇溶液。试剂Ⅲ：1%三氯化铁甲醇溶液。

应用 取样品试液 0.5ml，先等量滴加试剂Ⅰ和Ⅱ，沸水浴上加热 3～4min，冷却后，加稀盐酸调 pH3～4，再加 1～2 滴试剂Ⅲ，呈橙红或紫色斑点为阳性反应。

2. 碱试剂

配制 试剂Ⅰ：1%氢氧化钠的水溶液。试剂Ⅱ：2%盐酸水溶液。

应用 取样品试液 0.5ml，加 1ml 试剂Ⅰ，置沸水浴上加热 3～4min，溶液较未加热时澄清，再加试剂Ⅱ酸化 pH 2，溶液又变为浑浊为阳性反应。

3. 对氨基苯磺酸、重氮盐试剂（Pauly 试剂）

配制 取 4.5g 对氨基苯磺酸，加热溶于 45ml 12mol/L 的盐酸中，用水稀释至 500ml。取 10ml 稀释液用冰冷却，加 10ml 冷的 4.5%亚硝酸钠水溶液，在 0℃放 15min（此试剂在 0℃可保存 3 日），用前加等体积的 1%碳酸钠水溶液。

应用 在色谱上喷洒显色剂后，香豆素显黄、橙、红、棕、紫等颜色。检查香豆素、酚类、芳香胺类及能偶合的杂环类化合物。

4. 4-氨基安替比林-铁氰化钾（Emerson 反应）**试剂**

配制 溶液Ⅰ，2% 4-胺基安替比林的乙醇溶液；溶液Ⅱ，8%铁氰化钾的水溶液（或用 0.9% 4 氨基安替比林的乙醇溶液和 5.4%铁氰化钾的水溶液也可以）。

应用 在色谱上先喷洒溶液Ⅰ，然后再喷洒溶液Ⅱ即显色，或再放入密闭缸内，缸内放 25%氢氧化铵水溶液，即产生黄、橙、红、棕、紫等颜色。检查香豆素、酚类化合物。

5. 间硝基苯试剂

配制 试剂Ⅰ，2%间硝基苯的乙醇溶液；试剂Ⅱ，2.5mol/L 的氢氧化钾水溶液。

应用 在色谱上先喷洒试剂Ⅰ，置于室温干燥后，再喷洒试剂Ⅱ，于 70～100℃烘烤，显紫红色斑点。

十二、挥 发 油

1. 茴香酸-浓硫酸试剂

配制 将 1ml 浓硫酸加到 50ml 冰醋酸中，冷后加入 0.5ml 茴香酸即得。必须临用前新鲜配制。

应用 在色谱板上喷洒显色剂后，在 150℃烘烤，各成分显不同颜色。

2. 香草醛-盐酸试剂

配制 5%香草醛的浓盐酸溶液。

应用　喷洒后 120℃加热，挥发油中各种成分可呈现各种颜色。

3. 磷钼酸试剂

配制　25%磷钼酸乙醇溶液。

应用　油脂的石油醚溶液点在滤纸上，喷洒上述试剂后，115～118℃烘箱中放 2min，对油脂、三萜及甾醇（有不饱和双键）等呈蓝色，背景为黄绿色或蓝青色。

4. 二苯三硝基苯肼试剂

配制　0.06g 二苯三硝基苯肼溶于 100ml 氯仿中。

应用　显色剂，喷洒上述试剂后，110℃加热 5～10min，紫色背景上显黄色斑点为阳性反应。

5. 荧光素-溴试剂

配制　将 0.1g 荧光素溶于 100ml 乙醇中，5g 溴溶于 100ml 四氯化碳中。

应用　在色谱板上喷洒荧光素溶液后，将其置于含有溴溶液的色谱缸中，用荧光灯检测荧光，荧光素与溴反应形成曙红（eosin），曙红无荧光，而不饱和化合物则与溴形成溴加成物，保留了原来的荧光，如果点样量较大，则呈黄色斑点，红色背景。

6. 磷化钾-冰醋酸-淀粉试剂

配制　溶液Ⅰ，4%的磷化钾溶液 10ml 与 40ml 冰醋酸混合，再加锌粉一小勺，过滤即得。溶液Ⅱ，新配制的 1%淀粉溶液。

应用　在色谱上先喷洒溶液Ⅰ，5min 后大量喷洒溶液Ⅱ，喷到薄层色谱透明为止。过氧化物显蓝色斑点。

7. 对二甲氨基苯甲醛试剂

配制　取对二甲氨基苯甲醛 0.25g，加冰醋酸 50g、85%磷酸 5g、蒸馏水 20ml，混合溶解后即得。此试剂储存于棕色瓶中能稳定数日。

应用　在色谱板上喷洒显色剂后，薁烃在室温即能形成蓝紫色斑点，薁前体在 80℃加热 10min 显蓝紫色斑点。

8. 邻联二茴香胺冰乙酸试剂

配制　0.3%邻联二茴香胺的冰醋酸溶液。

应用　在色谱上喷洒显色剂后，醛和酮类化合物可显不同颜色斑点。

9. 硝酸铈试剂

配制　取硝酸铈试剂 6g，加 4mol/L 硝酸溶液 100ml 溶解即得。

应用　在色谱上喷洒显色剂后，醇类化合物在黄色背景上显棕色斑点。

10. 钒酸铵（钠）-8-羟基喹啉试剂

配制　取 1%钒酸铵（钠）水溶液 1ml 和 25% 8-羟基喹啉的 6%乙醇溶液 1ml，用 30ml 苯振摇分出灰蓝色的苯溶液即得。

应用　在色谱上喷洒显色剂后，醇类化合物在灰蓝色背景上显淡红色斑点（有时需微微加热）。